常用中草药识别图鉴

（彩绘典藏版）

谢　宇　主编

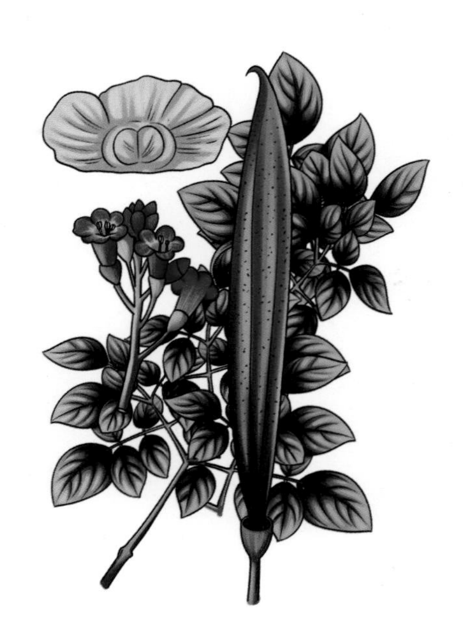

湖南科学技术出版社

编委会名单

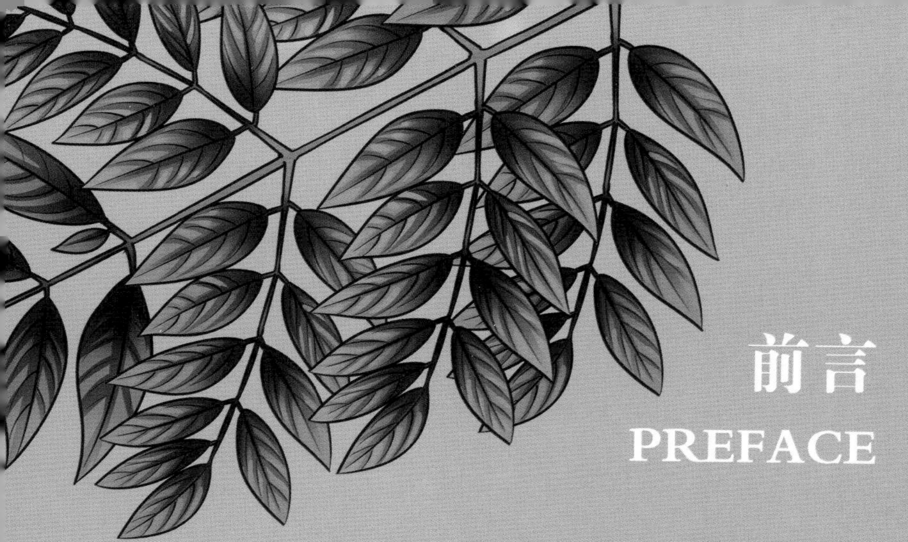

前言
PREFACE

中草药具有疗效确切、副作用小等特点，不仅对常见病、多发病有较好的疗效，而且还可以治疗一些疑难杂症，因此受到了人民群众的深切喜爱。除此之外，由于中草药易于收集、使用方便、经济实惠，因此，越来越多的人倾向于选择用中草药来治疗疾病、美容美体和日常保健。

我国中医药文化历史悠久，源远流长，在世界范围内都有广泛而深远的影响。它不仅为中华民族的繁荣昌盛作出了巨大的贡献，也为人类的医药事业献出了自己的力量，它是大自然赋予我国人民的珍贵财产和文化瑰宝。自古以来，我国都是一个中草药资源大国，各族人民都能够充分利用各种草木、花果等治疗疾病，“神农尝百草”的故事广为流传，就充分说明了我国民间使用中草药治疗疾病的历史的确十分悠久。

我国中草药种类繁多、分布广泛、资源丰富、使用历史悠久，作为天然药物，准确识别是合理使用中草药的前提，也是至为关键的环节。然而，大部分人往往只能识别十几种至几十种中草药，这就大大制约了中草药广泛地进入人们的生活。有鉴于此，为了更好地普及和应用中草药，进一步继承和发扬中医药文化，使中草药更好地为人类健康服务，我们本着安全有效、简便经济、草药易寻和灵验实用的原则，选择了常用且疗效确切的中草药品种，同时参考大量相关文献资料，编撰出这本《常用中草药识别图鉴（彩绘典藏版）》。

本书以《中华人民共和国药典》（2015年版）和普通高等教育国家规划教材《中药学》（第七版）为参考，精选了233种临床常用且疗效确切的中草药。从别名、来源、形态特征、生境分布、采收加工、性味归经、功能主治、用量用法、使用注意等多个方面详细介绍，便于人们在日常生活中识别和应用；同时，本书还精选了近1000例单方验方，以使人们在阅读本书之后，能够在日常生活中加以应用，对症下药，有的放矢，从而最大化地发挥本书的传承、传播效应。此外，本书所选的图片均为手绘图片，图片清晰，容易识别。我们衷心希望本书在传播普及中草药知识、提高医疗保健、保障人民健康、保护和开发中草药资源方面都能发挥积极作用。需要特别提醒的是：广大读者朋友在阅读和应用本书时，如果需要应用书中所列的验方，必须要在专业医师的指导下正确使用，以免造成不必要的伤害！

希望本书的面世能够起到抛砖引玉的作用，希望有更多的有识之士加入我们的行业，为我国的中医药文化进一步传承、传播出谋划策，为人类的健康事业贡献自己的力量。由于编写水平有限，书中难免有不足之处，诚请各位读者批评指正。读者交流邮箱：xywenhua@aliyun.com。

编　者

于北京

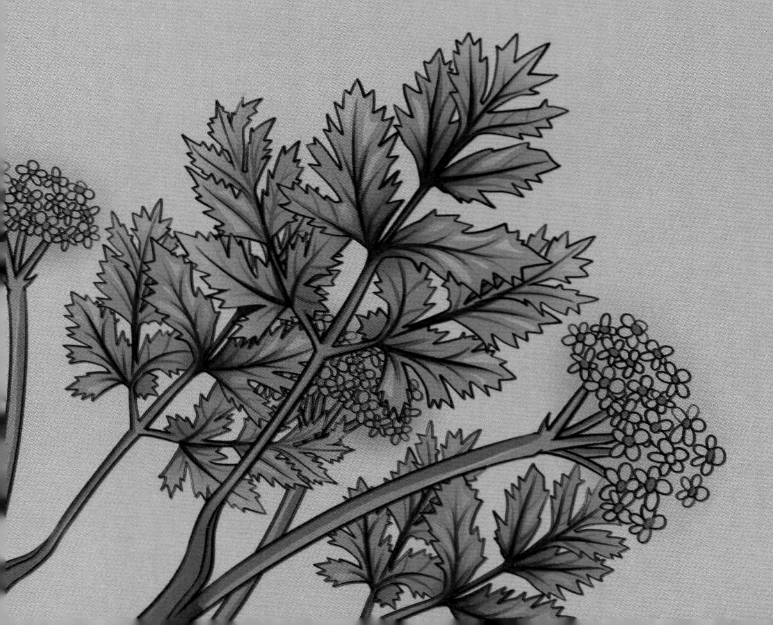

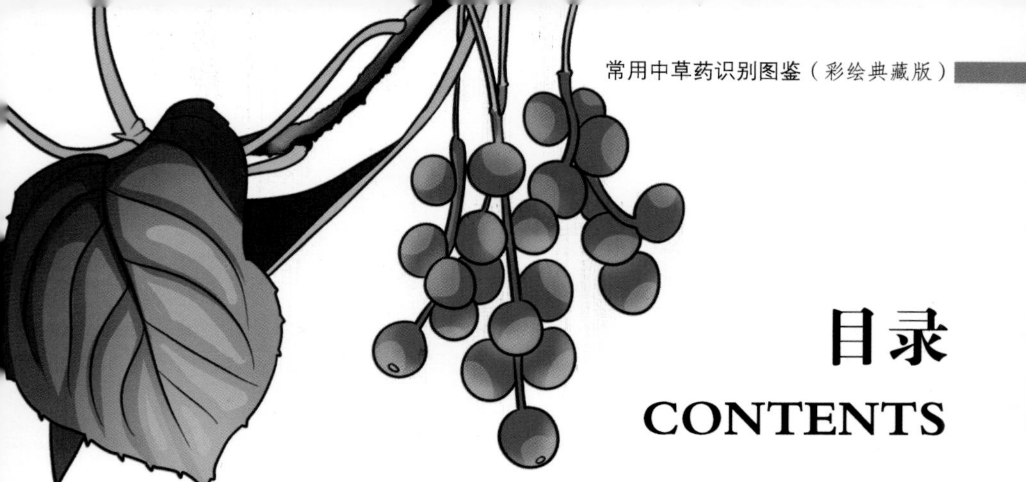

目录
CONTENTS

五画

六画

七画

八画

九画

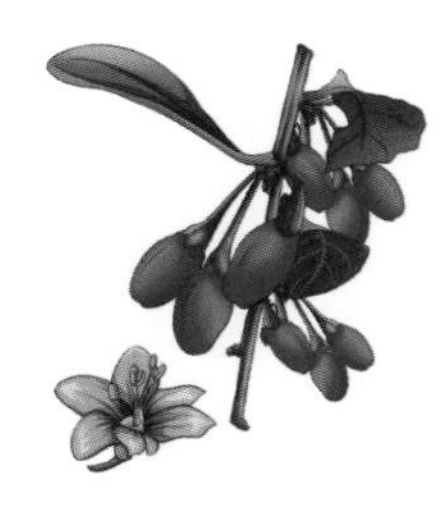

十画

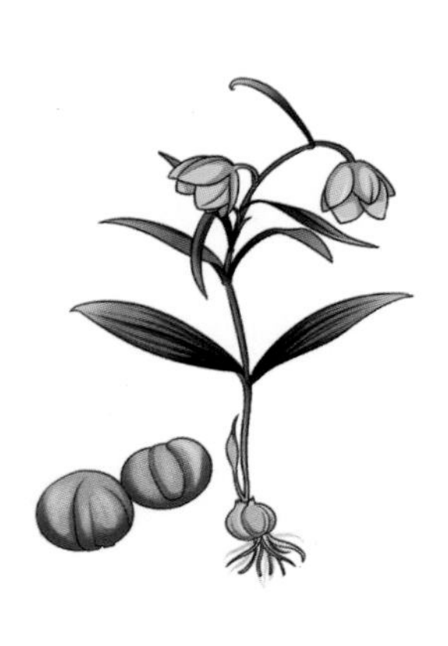

十一画

十二画

十三画

十四画

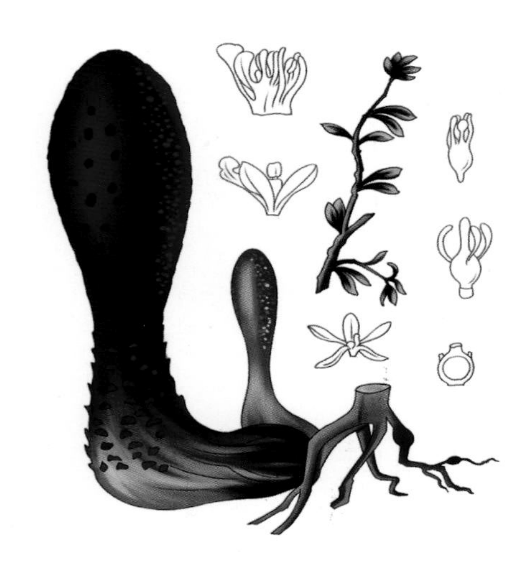

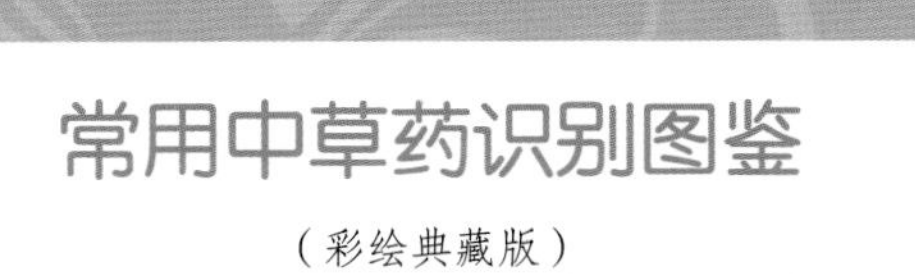

常用中草药识别图鉴

（彩绘典藏版）

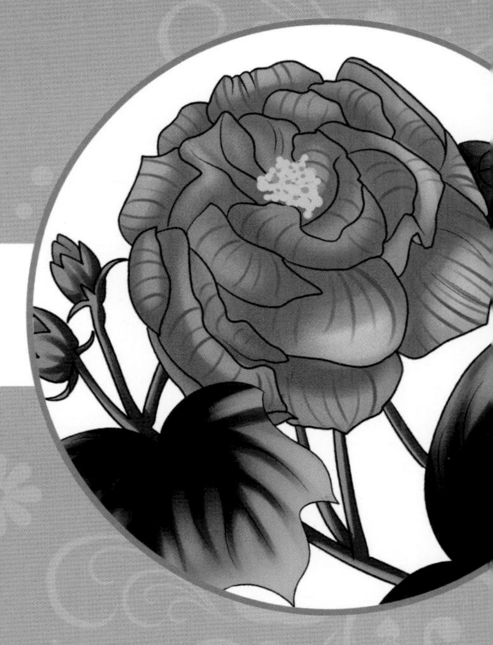

一枝黄花

别名　黄花草、蛇头王、粘糊菜、破布叶、一枝箭、小柴胡、金边菊。

来源　本品为菊科草本植物一枝黄花 *Solidago decurrens* Lour. 的干燥全草。

【形态特征】多年生草本，高35～100厘米。茎直立，通常细弱，单生或少数簇生，不分枝或中部以上有分枝。中部茎叶椭圆形、长椭圆形、卵形或宽披针形，长2～5厘米，宽1～1.5厘米，下部楔形、渐窄，有具翅的柄，仅中部以上边缘有细齿或全缘；向上叶渐小；下部叶与中部茎叶同形，有长2～4厘米或更长的翅柄。全部叶质地较厚，叶两面、沿脉及叶缘有短柔毛或下面无毛。头状花序较小，多数在茎上部排列成紧密或疏松的总状花序或伞房圆锥花序，少有排列成复头状花序的。总苞片4～6层，披针形或狭披针形，顶端急尖或渐尖。舌状花舌片椭圆形，长6毫米。瘦果长3毫米，无毛，极少有在顶端被稀疏柔毛的。花、果期4～11月。

【生境分布】生长于阔叶林缘、林下、灌木丛中、山坡草地上及路边。全国大部分地区均产。

【采收加工】秋季花果期采挖，除去泥沙，晒干。

【性味归经】辛、苦，凉。归肺、肝经。

【功能主治】清热解毒，疏散风热。主治风热感冒，咽喉肿痛，喉痹，乳蛾，疮疖肿毒。

【用法用量】水煎服，9～15克。

【使用注意】孕妇忌服。

单方验方

①**上呼吸道感染、肺炎：**一枝黄花15克，一点红10克。水煎服。②**扁桃体炎：**一枝黄花、白毛鹿茸草各50克。水煎服。③**小儿喘息性支气管炎：**一枝黄花、酢浆草各25～50克，干地龙、枇杷叶各10克。水煎服。

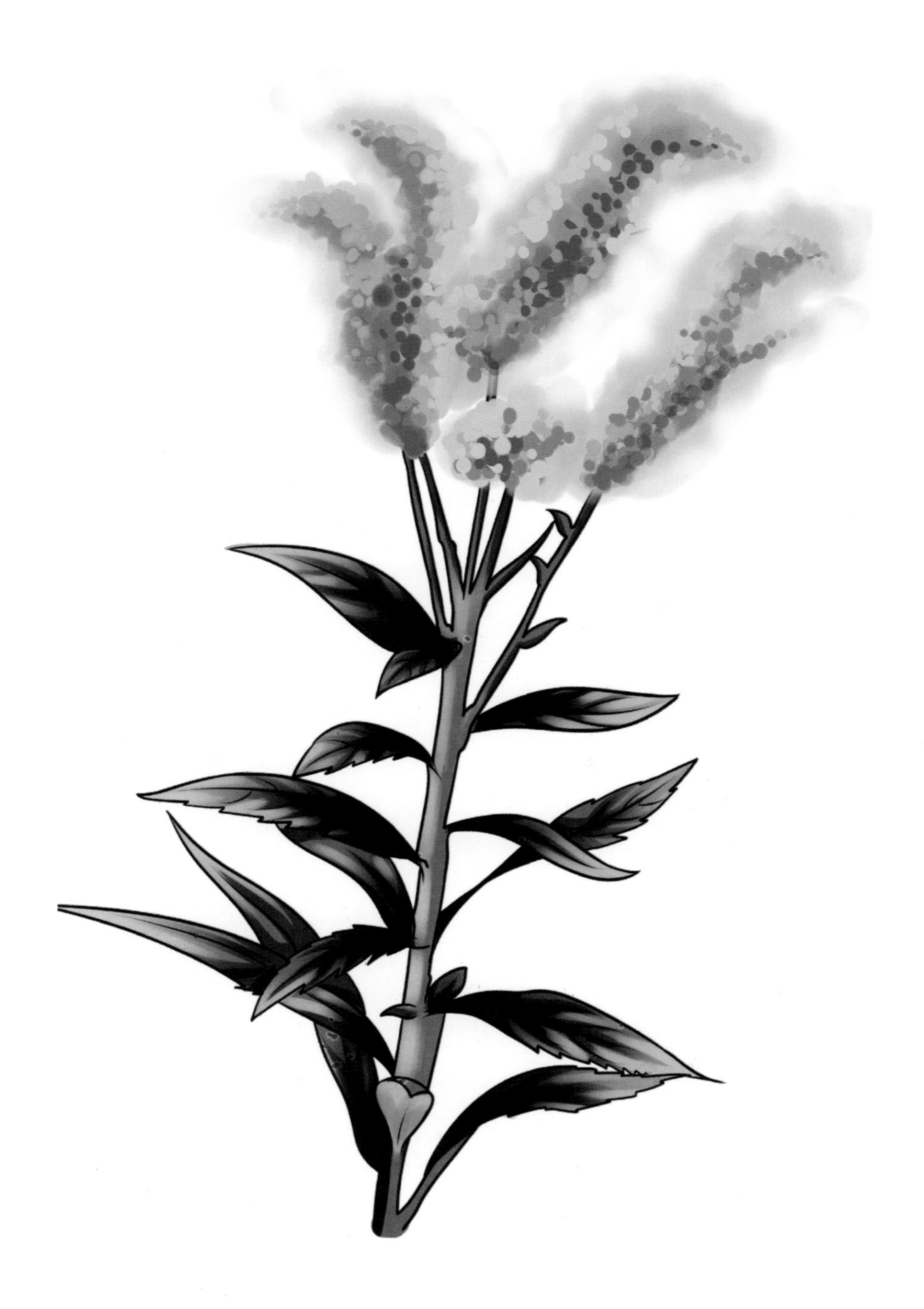

人参

别名 山参、元参、人衔、鬼盖、生晒参、别直参、白糖参。
来源 本品为五加科植物人参 *Panax ginseng* C. A. Mey. 的干燥根和根茎。

【形态特征】多年生草本，根状茎（芦头）短，上有茎痕（芦碗）和芽苞；茎单生，直立，高40～60厘米。叶为掌状复叶，2～6枚轮生于茎顶，小叶3～5，中部的1片最大，卵形或椭圆形，基部楔形，先端渐尖，边缘有细尖锯齿，上面沿中脉疏被刚毛。伞形花序顶生，花小，花萼钟形；花瓣淡黄绿色。浆果状核果扁球形或肾形，成熟时鲜红色，扁圆形。通常3年开花，5～6年结果，花期5～6月，果期6～9月。

【生境分布】生长于昼夜温差小的海拔500～1100米的山地缓坡或斜坡地的针阔混交林或杂木林中。主产于吉林、辽宁、黑龙江。以吉林抚松县产量最大，质量最好，称吉林参。野生者名“山参”；栽培者称“园参”。

【采收加工】多于秋季采挖，洗净后晒干或烘干。栽培的俗称“园参”；在山林野生状态下自然生长的称“林下山参”，习称“籽海”。

【性味归经】甘、微苦，微温。归脾、肺、心、肾经。

【功能主治】大补元气，复脉固脱，补脾益肺，生津养血，安神益智。主治体虚欲脱，肢冷脉微，脾虚食少，肺虚喘咳，津伤口渴，内热消渴，气血亏虚，惊悸失眠，阳痿宫冷。

【用法用量】水煎服，3～9克，另煎兑服；也可研粉吞服，每次2克，每日2次。

【使用注意】不宜与藜芦、五灵脂同用。

单方验方

①**大失血或一切急、慢性疾病引起的虚脱、面色苍白、大汗肢冷、呼吸微弱：**人参25～50克。水煎服；或加制附子2～20克，水煎服。②**气阴两伤、口渴多汗、气短喘促：**人参、五味子各5克，麦冬15克。水煎服。

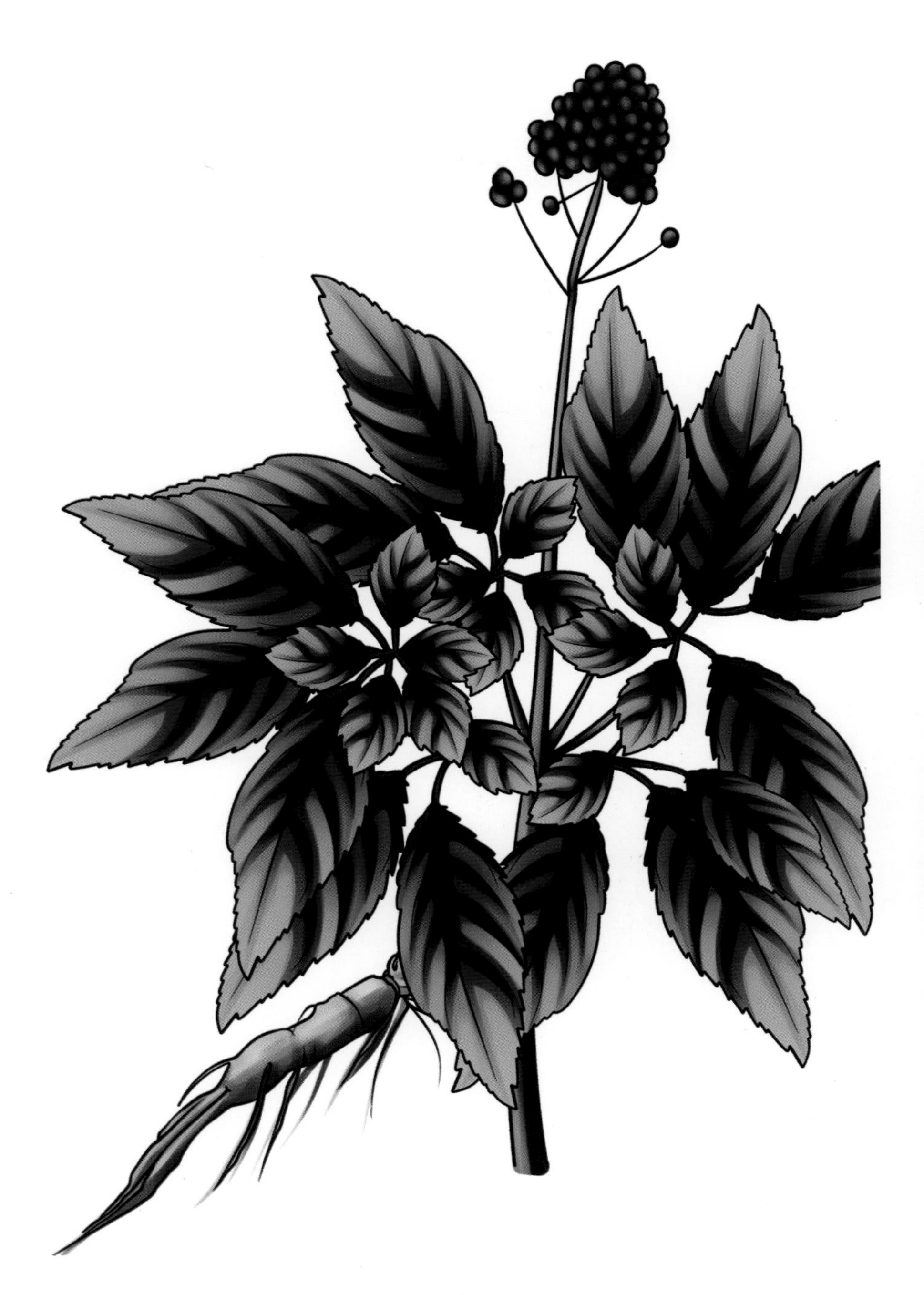

丁公藤

别名 麻辣子。

来源 本品为旋花科植物丁公藤 *Erycibe obtusifolia* Benth. 的干燥藤茎。

【形态特征】攀缘藤本，长可达10米以上。幼枝密被柔毛，老枝无毛。单叶互生；叶柄长1～2厘米；叶片革质，椭圆形、长圆形或倒卵形，长5～15厘米，宽2～6厘米，先端钝尖、急尖或短渐尖，基部楔形，两面均无毛；干时通常呈铁青色或暗绿色，下面有光泽，具小斑点，侧脉每边5～8条，在下面微凸起。总状聚伞花序腋生或顶生，长2～8厘米，密被锈色短柔毛；花小，金黄色或黄白色，两性；萼片5，卵形或阔卵形，先端圆钝，外面被褐色柔毛，宿存；花冠浅钟状，长9～10毫米，5深裂，裂片2裂，外面密被紧贴的橙色柔毛；雄蕊5，着生于花冠管上，花药卵状三角形，顶端锥尖；子房1室，胚珠4。浆果球形，直径1.5～2厘米，种子1粒。花期6～8月，果期8～10月。

【生境分布】生长于山地丛林中，常攀缘于树上。分布于广东省。

【采收加工】全年均可采收，切段或片，晒干。

【性味归经】辛，温；有小毒。归肝、脾、胃经。

【功能主治】祛风除湿，消肿止痛。主治风湿痹痛，半身不遂，跌扑肿痛。

【用法用量】水煎服，3～6克。用于配制酒剂，内服或外搽。

【使用注意】本品有强烈的发汗作用，虚弱者慎用；孕妇禁服。

单方验方

①**风湿身痛：**丁公藤20克，当归、秦艽、生地黄、乳香、桂枝、杜仲、赤芍、杭白芍、青皮、地龙、川牛膝各12克，没药、苍术各10克，木瓜15克，桑寄生13克，鸡血藤25克。水煎服，每日3次。②**跌打损伤：**丁公藤、三七、红花、乳香各适量。浸酒服。③**风湿疼痛：**丁公藤250克，白酒1000毫升。泡酒或煎服（隔水蒸）。

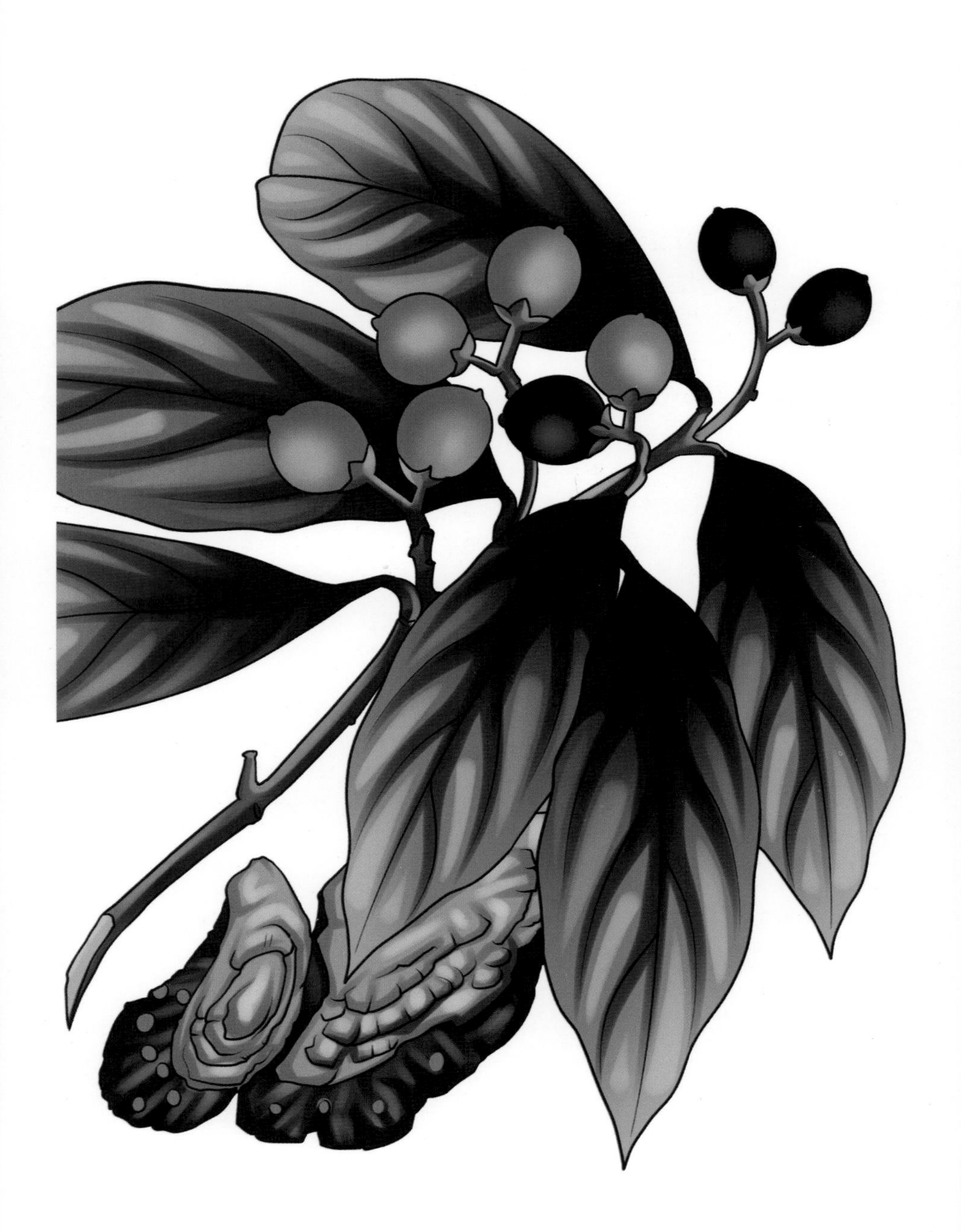

丁香

别名　公丁香、丁子香、母丁香。

来源　本品为桃金娘科植物丁香 *Eugenia caryophyllata* Thunb. 的干燥花蕾。

【形态特征】常绿乔木，高达12米。单叶对生，革质，卵状长椭圆形至披针形，长5～12厘米，宽2.5～5厘米，先端尖，全缘，基部狭窄，侧脉平行状，具多数透明小油点。花顶生，复聚伞花序；萼筒先端4裂，齿状，肉质。花瓣紫红色，短管状，具4裂片，雄蕊多数，成4束与萼片互生；子房下位，2室，具多数胚珠，花柱锥状，细长。浆果椭圆形，长2.5厘米，红棕色。顶端有宿萼。稍似鼓槌状，长1～2厘米，上端蕾近似球形，下端萼部类圆柱形而略扁，向下渐狭。表面呈红棕色或暗棕色，有颗粒状凸起，用指甲刻划时有油渗出。萼片4，三角形，肥厚，外入，花瓣4，膜质，黄棕色，覆瓦状抱合成球形，花瓣内有多数向内弯曲的雄蕊。质坚而重，入水则萼管垂直下沉。香气浓郁，味辛辣，有微麻舌感。花期4～5月。

【生境分布】生长于路边、草坪或向阳坡地或与其他花木搭配栽植在林缘。主要产于坦桑尼亚、马来西亚、印度尼西亚，我国海南省也有栽培。

【采收加工】当花蕾由绿转红时采收，晒干。

【性味归经】辛，温。归脾、胃、肺、肾经。

【功能主治】温中降逆，补肾助阳。主治脾胃虚寒，呃逆呕吐，食少吐泻，心腹冷痛，肾虚阳痿。

【用法用量】水煎服，1～3克，或研末外敷。

【使用注意】不宜与郁金同用。

单方验方

①**胃寒呕逆**：丁香5克，柿蒂10克。水煎服。②**牙痛**：丁香10粒。研末，牙痛时将药末纳入牙缝中，严重者连续用2～3次。

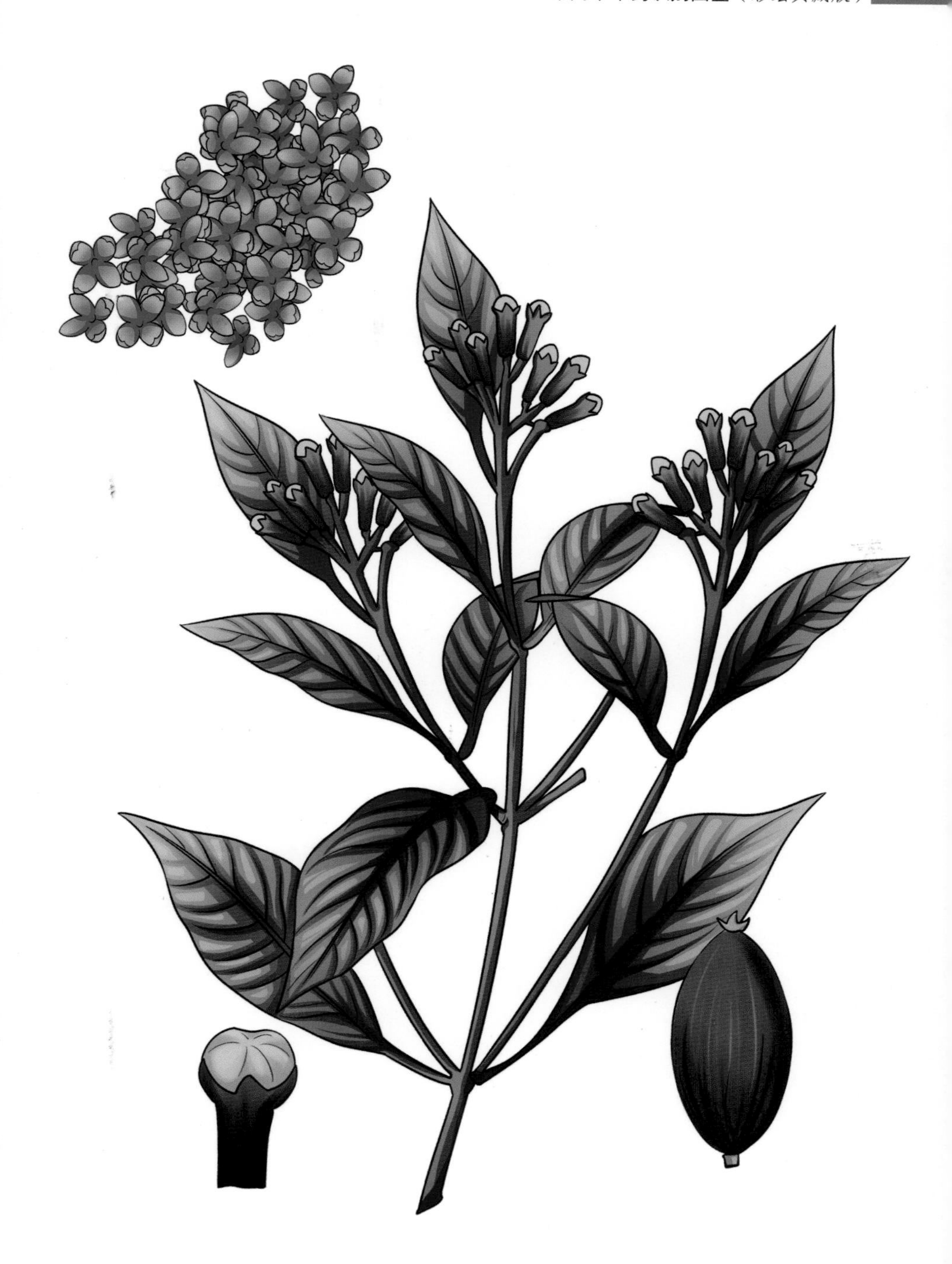

八角茴香

别名 大料、八角、舶茴香、八角香、八角大茴、舶上茴香。

来源 本品为木兰科植物八角茴香 *Illicium verum* Hook. f. 的干燥成熟果实。

【形态特征】常绿乔木，高达20米。树皮灰色至红褐色。叶互生或螺旋状排列，革质，椭圆形或椭圆状披针形，长6～12厘米，宽2～5厘米，上面深绿色，光亮无毛，有透明油点，下面淡绿色，被疏毛。花单生于叶腋，有花梗；萼片3，黄绿色；花瓣6～9，淡红至深红色；胚珠倒生。聚合果星芒状。花期春、秋季，果期秋季至翌年春季。

【生境分布】生长于气候温暖、潮湿、土壤疏松的山地，野生或栽培，栽培品种甚多。分布于福建、台湾、广西、广东、贵州、云南等地。

【采收加工】秋、冬两季果实由绿变黄时采摘，置沸水中略烫后干燥或直接干燥。

【性味归经】辛，温。归肝、肾、脾、胃经。

【功能主治】温阳散寒，理气止痛。主治寒疝腹痛，脘腹冷痛，胃寒呕吐，肾虚腰痛。

【用法用量】水煎服，3～6克。

【使用注意】阴虚火旺者慎服。

单方验方

①**小肠气坠：**八角茴香、小茴香各9克，乳香少许。水煎服，取汗。②**膀胱偏坠疝气：**八角茴香、白牵牛（炒）各适量。研细末，空腹以酒冲服。③**腰重刺胀：**八角茴香适量。炒，研为末，饭前酒服6克。

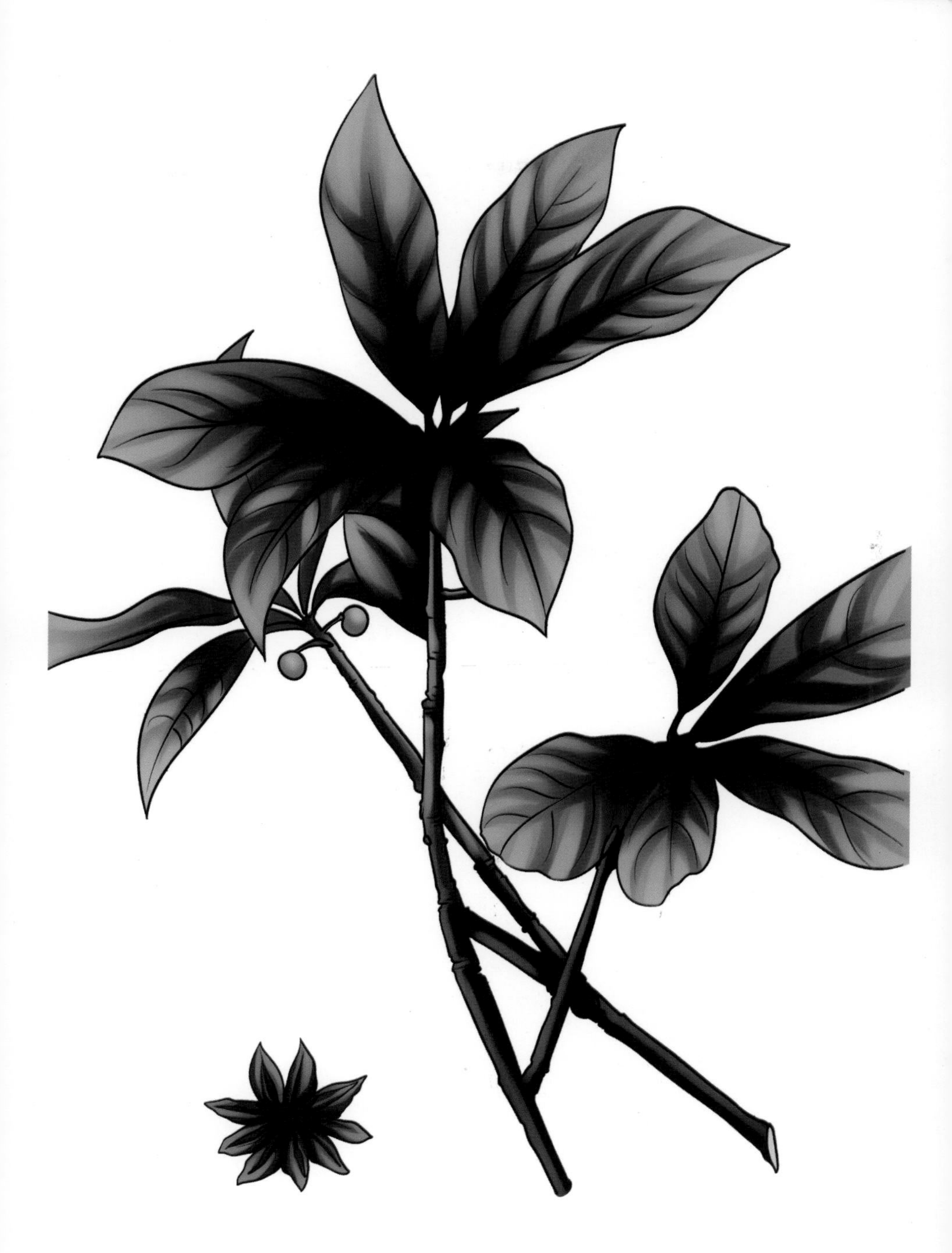

刀豆

别名 葛豆、挟剑豆、刀豆角、大弋豆、关刀豆、马刀豆、野刀板藤。

来源 本品为豆科植物刀豆 *Canavalia gladiata* (Jacq.) DC. 的干燥成熟种子。

【形态特征】一年生半直立缠绕草本，高60～100厘米。三出复叶互生，小叶阔卵形或卵状长椭圆形。总状花序腋生，花萼唇形，花冠蝶形，淡红紫色，旗瓣圆形，翼瓣狭窄而分离，龙骨瓣弯曲。荚果带形而扁，略弯曲，长可达30厘米，边缘有隆脊。种子椭圆形，红色或褐色。花期7～9月，果期10月。

【生境分布】生长于排水良好、肥沃疏松的土壤中。分布于江苏、安徽、湖北、四川等地。

【采收加工】秋季采收成熟果实，剥取种子，晒干。

【性味归经】甘，温。归胃、肾经。

【功能主治】温中，下气，止呃。主治虚寒呃逆，呕吐。

【用法用量】水煎服，6～9克。

【使用注意】胃热盛者慎服。

单方验方

①**小儿疝气**：刀豆粉1.25克。开水冲服。②**落枕**：刀豆15克，羌活、防风各9克。水煎服，每日1剂。③**扭伤腰痛**：刀豆15克，泽兰、苦楝子各12克。水煎服。④**百日咳**：刀豆子（打碎）10粒，甘草5克。加冰糖适量及水一杯半煎至一杯，去渣，频服。⑤**肾虚腰痛**：刀豆子2粒。包于猪腰子内，外裹叶，烧熟食。

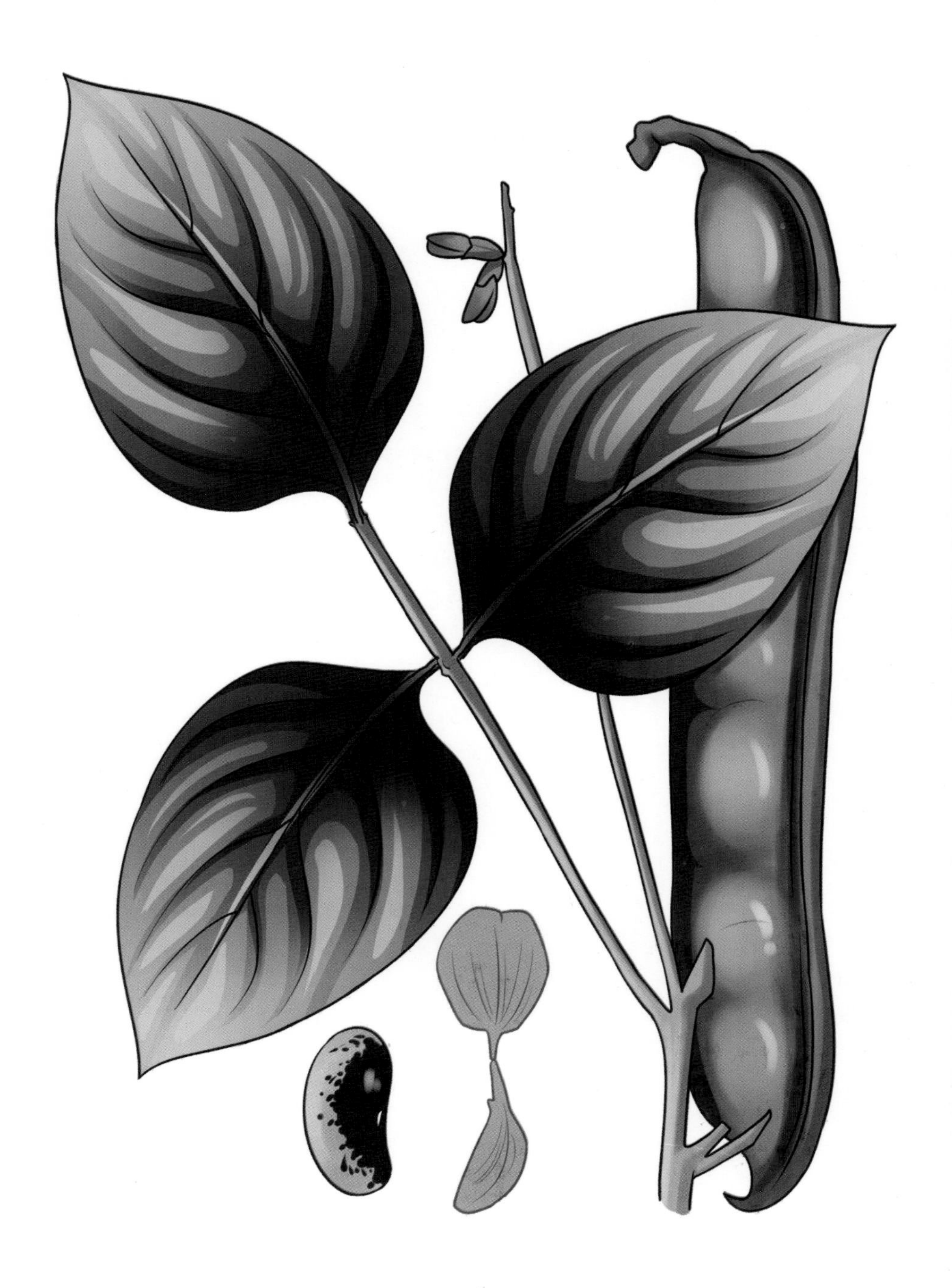

九香虫

别名 黑兜虫、瓜黑蝽、屁板虫、打屁虫、屁巴虫。

来源 本品为蝽科昆虫九香虫 *Aspongopus chinensis* Dallas 的干燥体。

【形态特征】全体椭圆形，长1.7～2.2厘米，宽1～1.2厘米，体一般紫黑色，带铜色光泽，头部、前胸背板及小盾片较黑。头小，略呈三角形；复眼突出，呈卵圆形，位于近基部两侧；单眼1对，橙黄色；喙较短，触角6节，第1节较粗，圆筒形，其余4节较细长而扁，第2节长于第3节。前胸背板前狭后阔，九香虫前缘凹进，后缘略拱出，中部横直，侧角显著；表面密布细刻点，并杂有黑皱纹，前方两侧各有一相当大的眉形区，色泽幽暗，仅中部具刻点。小盾片大。翅2对，前翅为半鞘翅，棕红色，翅末为膜质，纵脉很密。足3对，后足最长，跗节3节。腹面密布细刻及皱纹，后胸腹板近前缘区有2个臭孔，位于后足基前外侧，能由此放出臭气。雄虫第9节为生殖节，其端缘弧形，中央尤为弓凸。

【生境分布】此虫以成虫越冬，隐藏于石隙间。分布于云南、贵州、四川、广西等地。

【采收加工】11月至次年3月前捕捉，置适宜容器内，用酒少许将其闷死，取出阴干；或置沸水中烫死，取出，干燥。

【性味归经】咸，温。归肝、脾、肾经。

【功能主治】理气止痛，温中助阳。主治胃寒胀痛，肝胃气痛，肾虚阳痿，腰膝酸。

【用法用量】水煎服，3～9克。

【使用注意】阴虚内热者禁服。

单方验方

①**胸脘胁痛**：九香虫90克，炙全蝎60克。研末，炼蜜为丸（每丸3克重），每次服半丸，每日2次。②**肾虚阳痿**：九香虫30克。油炒熟，放入花椒粉、盐少许嚼食，用酒或温开水送下，多食有效。

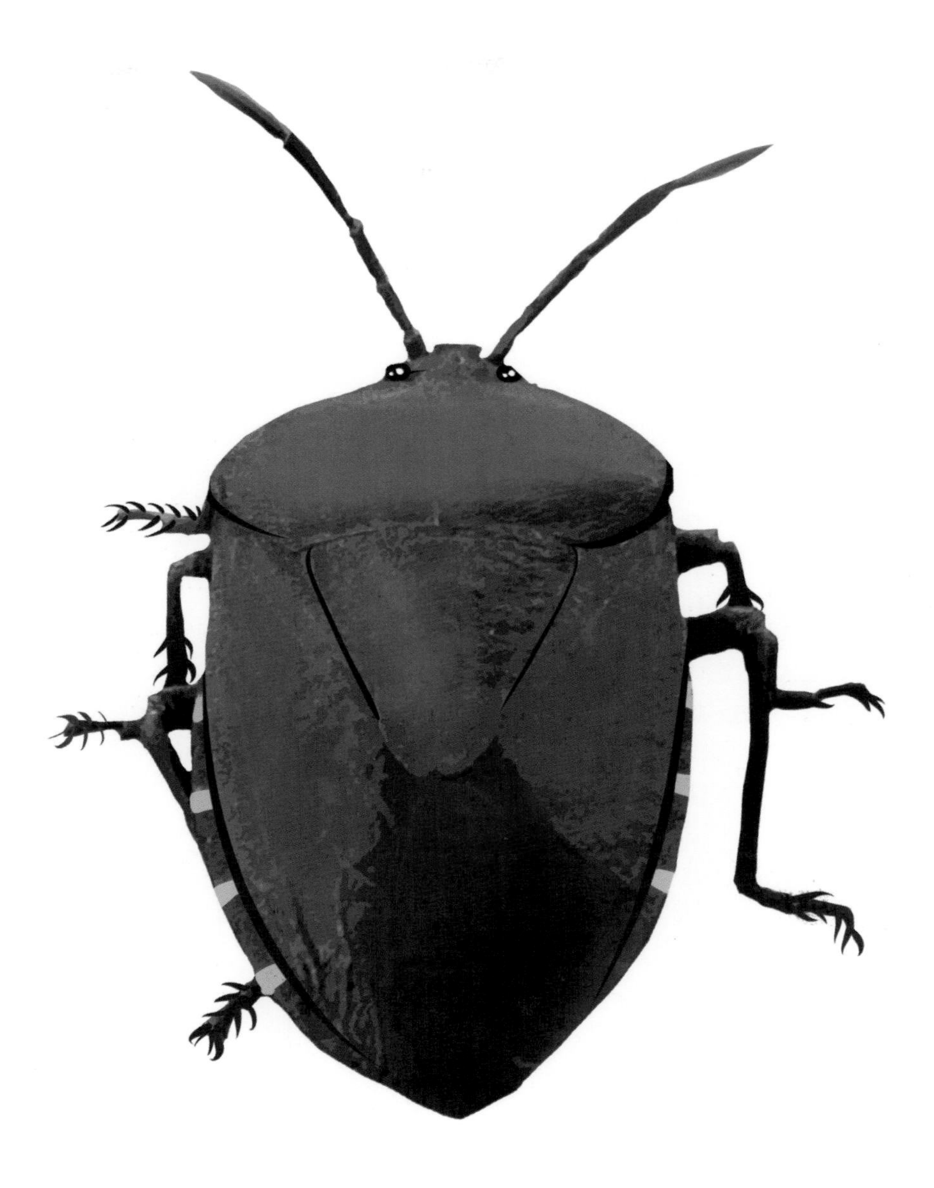

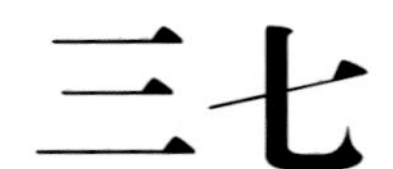

别名 田七、出漆、金不换、参三七、铜皮铁骨。

来源 本品为五加科植物三七 *Panax notoginseng* (Burk.) F. H. Chen 的干燥根和根茎。

【形态特征】多年生草本，高达60厘米。根茎短，茎直立，光滑无毛。掌状复叶，具长柄，3～4片轮生于茎顶；小叶3～7，椭圆形或长圆状倒卵形，边缘有细锯齿。伞形花序顶生，花序梗从茎顶中央抽出，花小，黄绿色。核果浆果状，近肾形，熟时红色。花期6～8月，果期8～10月。

【生境分布】生长于山坡丛林下。主产于云南、广西等地。

【采收加工】秋季开花前采挖，洗净，分开主根、支根及根茎，干燥。支根习称“筋条”，茎基习称“剪口”。

【性味归经】甘、微苦，温。归肝、胃经。

【功能主治】散瘀止血，消肿定痛。主治咯血，吐血，衄血，便血，妇女崩漏，胸腹刺痛，外伤出血，跌扑肿痛。

【用法用量】水煎服，3～9克；研粉吞服，每次1～3克。外用：适量。

【使用注意】孕妇慎用。

单方验方

①**咯血：**三七粉0.5～1克。每日2～3次。②**外伤出血：**三七适量。研极细末，外敷，加压包扎。③**胃寒胃痛：**三七10克，延胡索5克，干姜3克。水煎代茶饮。④**慢性前列腺炎、阴部刺痛：**三七粉3克。水煎服，每日2次。⑤**肺、胃出血：**三七3克。研细末，淡盐汤或温开水送服。⑥**吐血：**三七3克。嚼烂，米汤送服。⑦**大肠下血：**三七适量。研末，淡白酒调服3～6克。⑧**心绞痛：**三七粉适量。每次服0.45克，每日3次，重症加倍。⑨**赤痢血痢：**三七9克。研末，米泔水调服。⑩**跌打损伤：**三七末9克，热黄酒90毫升。睡时用温开水及热黄酒吞服；重则每日2次，轻则1次。

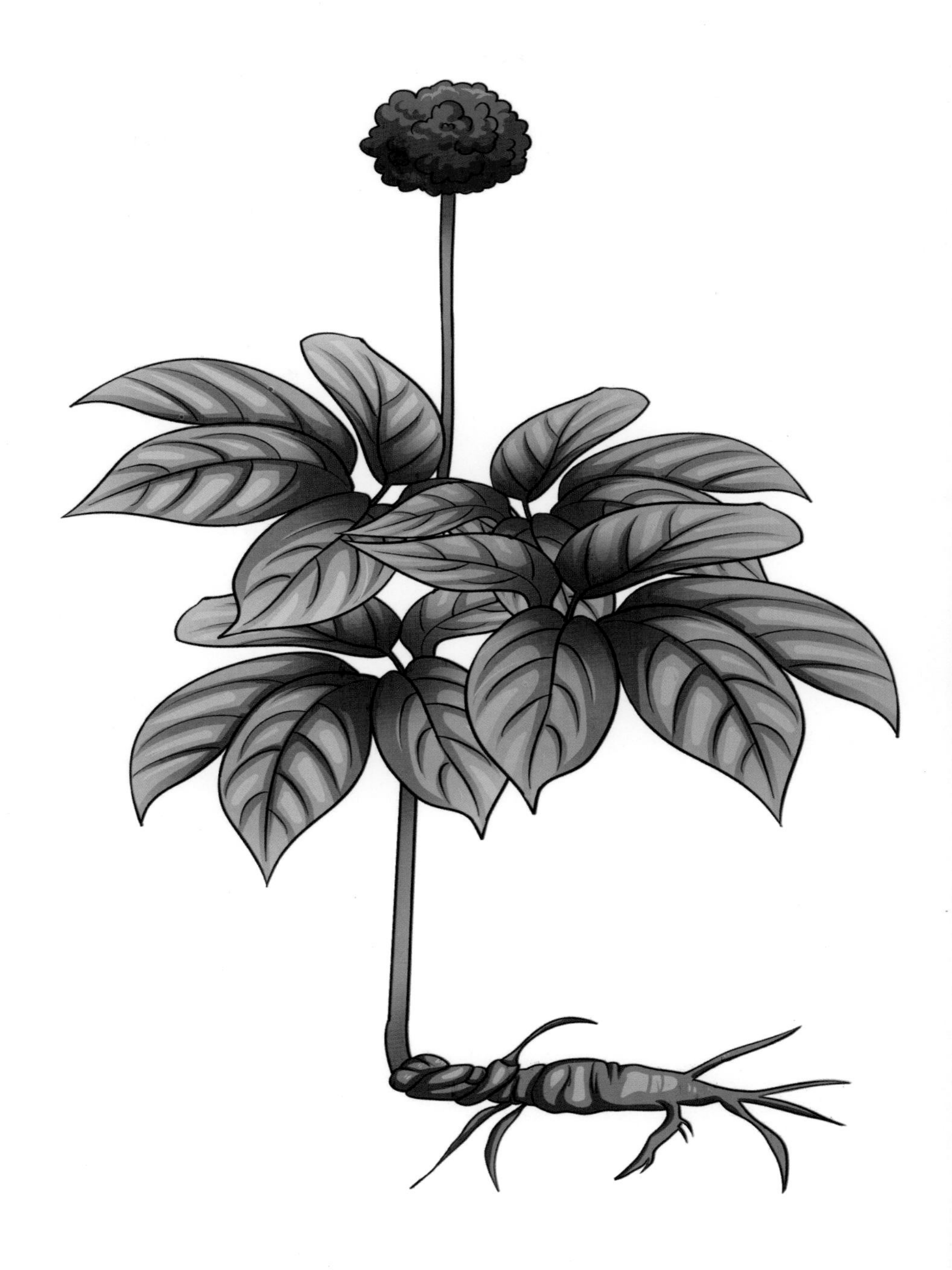

三白草

别名 田三白、白黄脚、白面姑、三点白、白叶莲、水木通、白花照水莲。

来源 本品为三白草科植物三白草 *Saururus chinensis* (Lour.) Baill. 的干燥地上部分。

【形态特征】多年生草本，高30～80厘米。根茎较粗，白色。茎直立，下部匍匐状。叶互生，纸质，叶柄长1～3厘米，基部与托叶合生为鞘状，略抱茎；叶片卵形或卵状披针形，长4～15厘米，宽3～6厘米，先端渐尖或短尖，基部心形或耳形，全缘，两面无毛，基出脉5。总状花序1～2枝顶生，花序具2～3片乳白色叶状总苞；花小，无花被，生于苞片腋内；雄蕊6，花丝与花药等长；雌蕊1，由4个合生的心皮组成，子房上位，圆形，柱头4。果实分裂为4个果瓣，分果近球形，表面具多疣状凸起，不开裂。种子球形。花期4～8月，果期8～9月。

【生境分布】生长于沟旁、沼泽等低湿处。主产江苏、浙江、安徽、广西、四川等地。

【采收加工】全草全年均可采挖，洗净、晒干。

【性味归经】甘、辛，寒。归肺、膀胱经。

【功能主治】利尿消肿，清热解毒。主治水肿，小便不利，淋沥涩痛，带下，脚气；外治疮疡肿毒，湿疹。

【用法用量】水煎服，15～30克。

【使用注意】脾胃虚寒者慎服。

单方验方

①**小儿全身瘙痒：**鲜三白草叶250克，艾叶30克。煎水洗浴，每日1次。②**脾虚带下：**鲜三白草根茎、鲜刺苧根各15克，猪脚1只。煲汤服。③**乳糜尿、白浊、热淋：**鲜三白草根茎60克。水煎，空腹服。④**尿路感染：**三白草30克，芦竹根、白花蛇舌草、车前草各15克。水煎服。⑤**指疔：**鲜三白草适量。加盐和白酒少许捣烂，敷患处。⑥**乳痈：**鲜三白草根茎60克，豆腐适量。水煎服，渣捣烂敷患处。

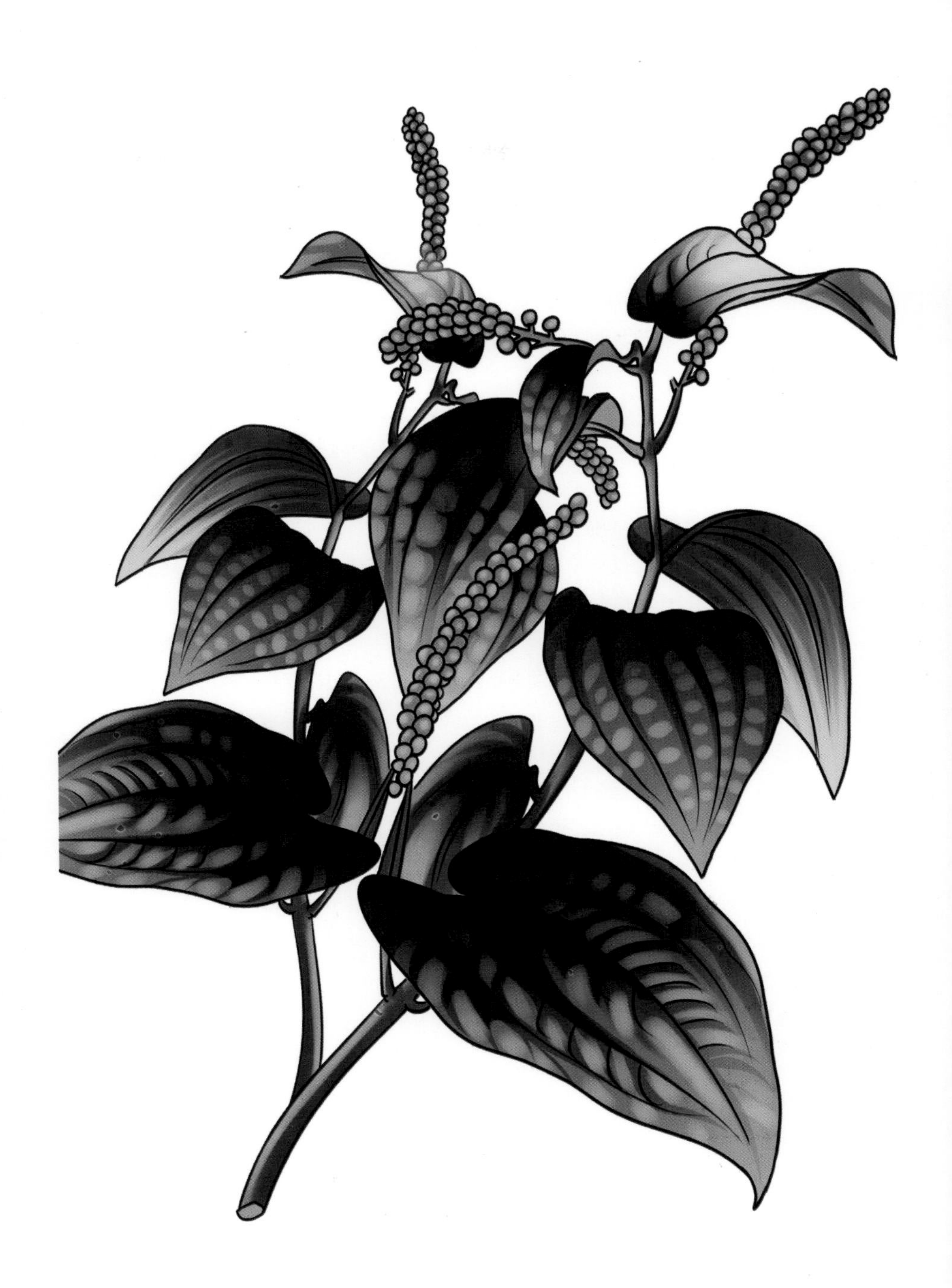

三颗针

别名 小檗、刺黄连、土黄连。

来源 本品为小檗科植物拟獠猪刺 *Berberis soulieana* Schneid. 等同属数种植物的干燥根。

【形态特征】常绿灌木，高1～3米，茎圆柱形，节间长3～6厘米，幼枝带红色，老枝黄灰色或棕褐色，有时具稀疏而明显的疣点。刺坚硬，3分叉，长1～3厘米。单叶互生或3片簇生，几无柄，叶革质，叶片长圆状椭圆形或长圆状披针形，长4～10厘米，宽1～3厘米，先端急尖，有小尖刺，基部楔形，上面暗绿色，下面淡绿色或黄色，边缘具15～25个刺状小锯齿，齿距2.5～4毫米，叶脉网状，密集。花3～10朵簇生，花梗长1～2厘米，小苞片披针形；萼片6，长圆形或卵形；花淡黄色，直径约1厘米，花瓣6，先端微凹，基部有2枚蜜腺；雄蕊6，长约4.5毫米，与花瓣对生；子房圆柱形，内有2～3粒胚珠，柱头头状扁平。浆果卵形至球形，蓝黑色，长6～7毫米，直径4～6毫米，柱头宿存，无花柱，无粉或微有粉。花期4～5月，果期6～7月。

【生境分布】生长于海拔1000～2000米的向阳山坡、荒地、路旁及山地灌木丛中。分布于湖北、四川、贵州、陕西、甘肃、宁夏、西藏等地。

【采收加工】春、秋两季采挖，除去泥沙和须根，晒干或切片晒干。

【性味归经】苦，寒；有毒。归肝、胃、大肠经。

【功能主治】清热燥湿，泻火解毒。主治湿热泻痢，黄疸，咽喉肿痛，目赤，聤耳流脓，湿疹湿疮，痈肿疮毒。

【用法用量】水煎服，9～15克。

【使用注意】脾胃虚寒者慎用。

单方验方

①**血痢：**三颗针、红糖各15克。水煎服。②**黄疸：**三颗针15克。水煎服。③**火眼：**三颗针适量。研细末，水点眼角。④**刀伤：**三颗针适量。研末，敷伤口。

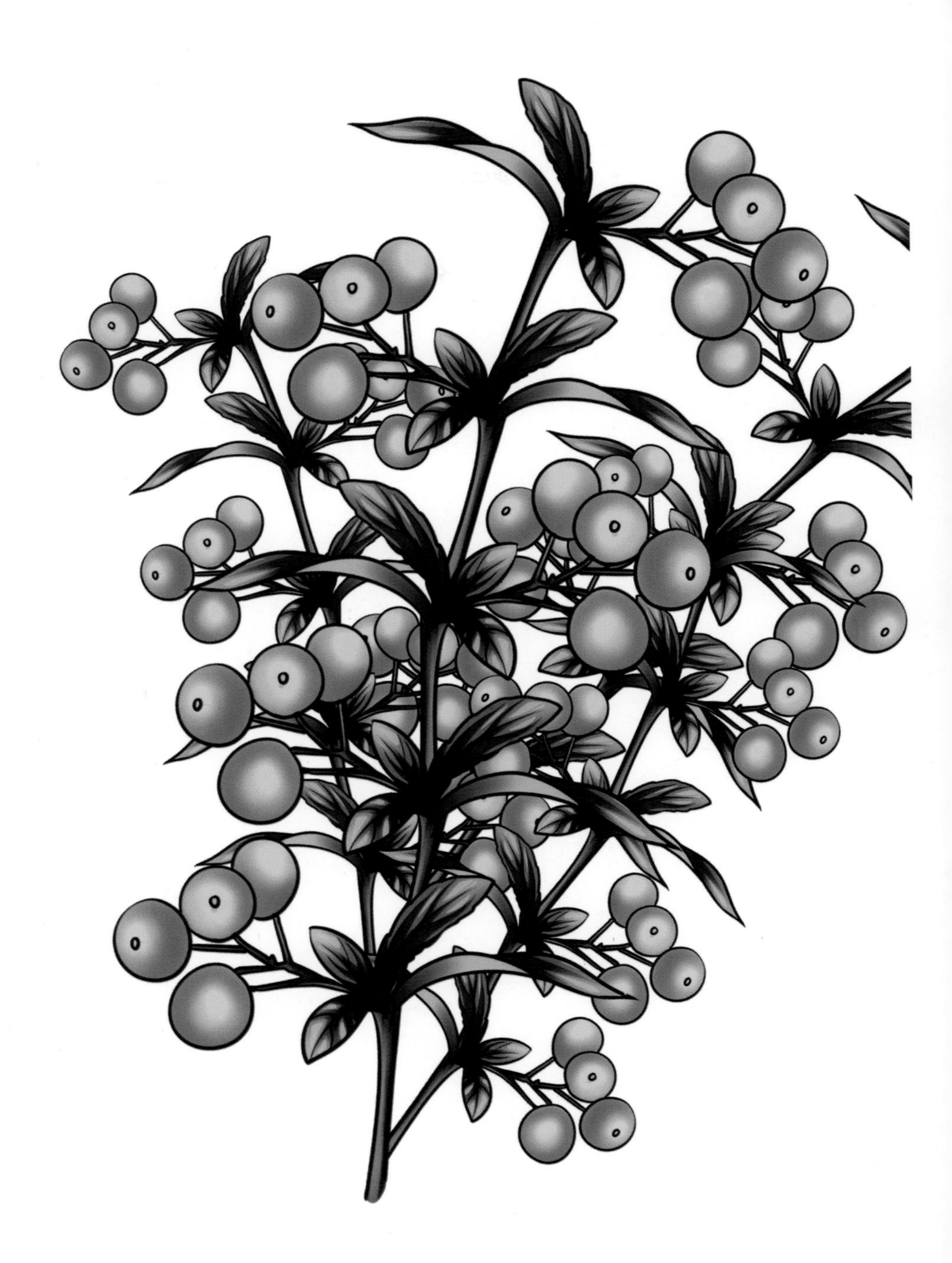

千年健

别名 一包针、千颗针、千年见、丝棱线。
来源 本品为天南星科植物千年健 *Homalomena occulta* (Lour.) Schott 的干燥根茎。

【形态特征】多年生草本。根茎匍匐，细长，根肉质，密被淡褐色短茸毛，须根纤维状。叶互生，具长柄，肉质，绿色，平滑无毛，基部扩大成淡黄色叶鞘，包着根茎，叶鞘脱落或宿存；叶片卵状箭形，长11～15厘米，宽7～11厘米，先端渐尖，基部箭形而圆，开展，全缘，表面绿色，背面淡绿色，两面平滑无毛，侧脉平行向上斜升，干后呈有规则的皱缩。花为肉穗花序；佛焰苞管部宿存，片部脱落；花单性，无花被。花期3～4月。
【生境分布】生长于树木生长繁茂的阔叶林下、土质疏松肥沃的坡地、河谷或溪边阴湿地。主产于广西、云南等地。
【采收加工】春、秋两季采挖，洗净，除去外皮，晒干。
【性味归经】苦、辛，温。归肝、肾经。
【功能主治】祛风湿，壮筋骨。主治风寒湿痹，腰膝冷痛，拘挛麻木，筋骨痿软。
【用法用量】水煎服，5～10克。
【使用注意】阴虚内热者，不宜用。

单方验方

①中风关节肿痛：千年健、当归尾、落得打、伸筋草、木瓜各20克，忍冬藤、红花、土鳖虫各15克，丝瓜络12克。水煎，取汁放入治疗巾中敷患处，每次20～30分钟。②风寒筋骨疼痛、拘挛麻木：千年健、钻地风各30克，老鹳草90克。共研细粉，每服3克。③胃寒疼痛：千年健适量。研末，每服3克。

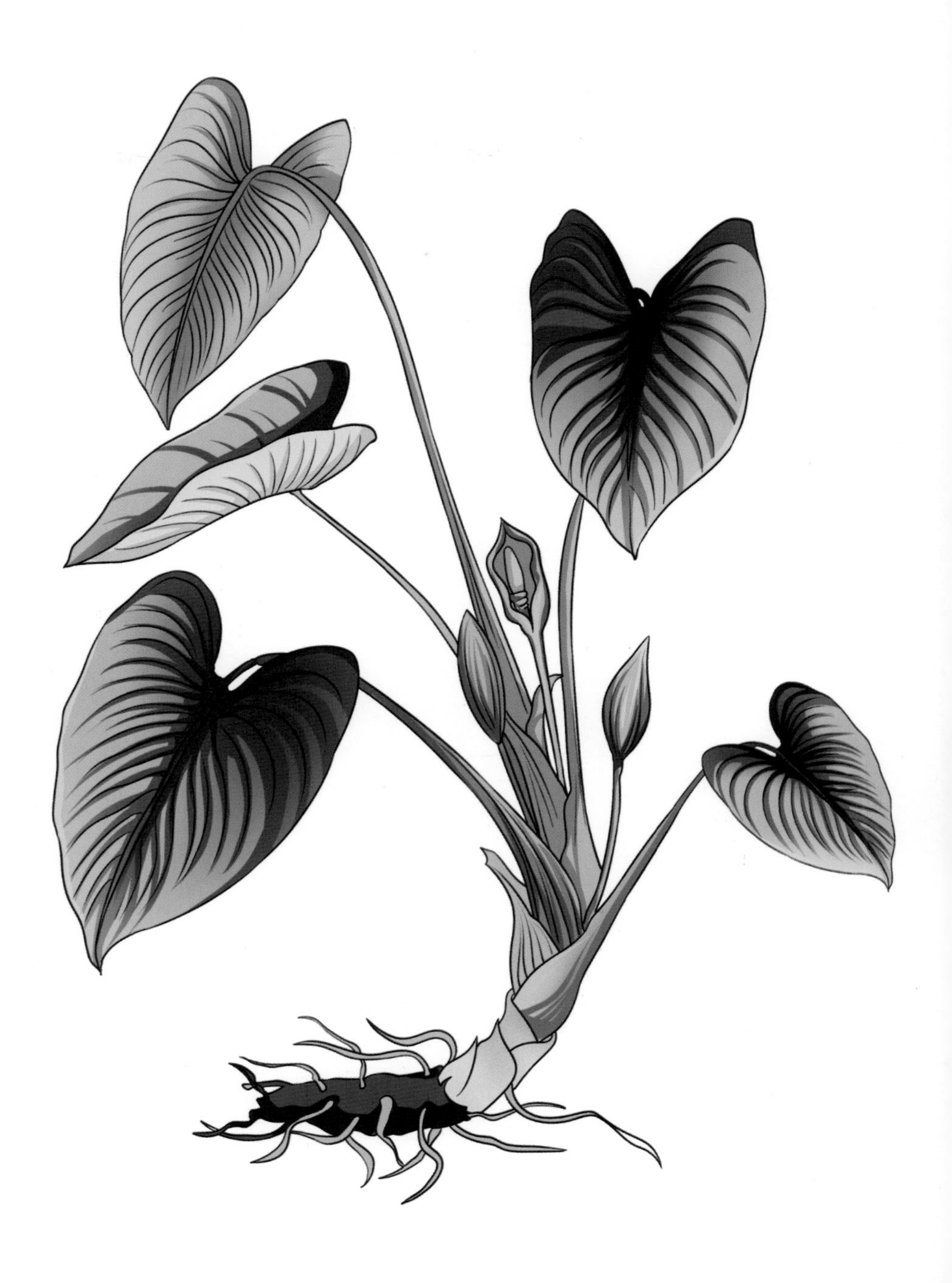

千里光

别名　九里明、九里光、黄花母、九龙光、九岭光。

来源　本品为菊科植物千里光 *Senecio scandens* Buch.-Ham. 的干燥地上部分。

【形态特征】多年生草本，有攀缘状木质茎，高1～5米，有微毛，后脱落。叶互生，卵状三角形或椭圆状披针形，长4～12厘米，宽2～6厘米，先端渐尖，基部楔形至截形，边缘有不规则缺刻状齿裂，或微波状或近全缘，两面疏被细毛。头状花序顶生，排成伞房状；总苞筒形，总苞片1层；花黄色，舌状花雌性，管状花两性。瘦果圆柱形，有纵沟，被短毛，冠毛白色。花果期秋、冬季至次年春。

【生境分布】生长于路旁及旷野间。分布于江苏、浙江、安徽、江西、湖南、四川、贵州、云南、广东、广西等地。

【采收加工】全年均可采收，除去杂质，阴干。

【性味归经】苦，寒。归肺、肝经。

【功能主治】清热解毒，明目，利湿。主治感冒发热，痈肿疮毒，目赤肿痛，泄泻痢疾，皮肤湿疹。

【用法用量】水煎服，15～30克。外用：适量，煎水熏洗。

【使用注意】脾胃虚寒者慎服。

单方验方

①**风热感冒**：千里光、爵床、野菊鲜草各30克。水煎，分3次服，每日1剂。②**疮痈溃烂**：千里光、半边莲、犁头草各适量。共捣烂，敷患处。③**目赤肿痛**：千里光60克，路边菊30克。煎水，熏洗患处。

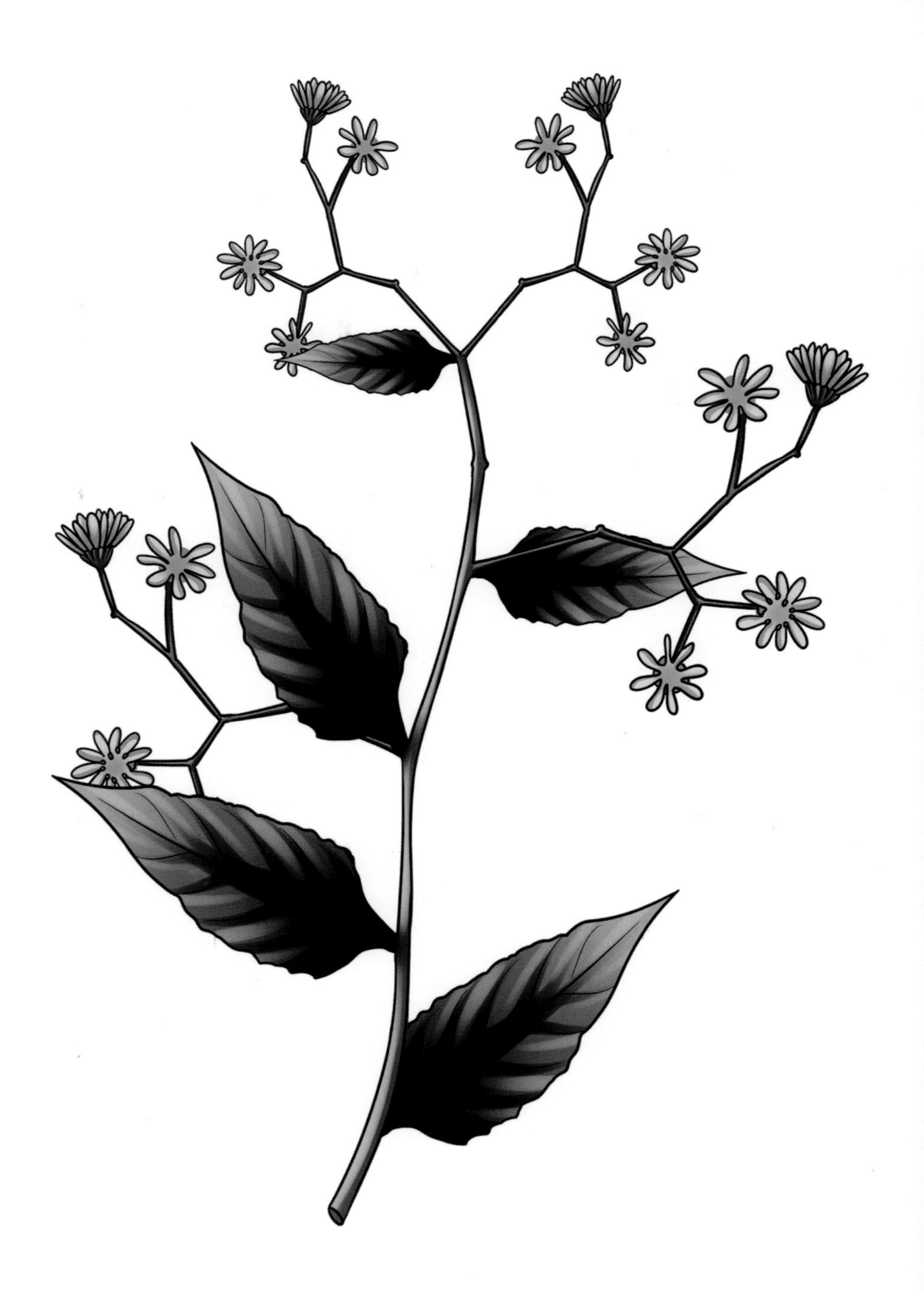

千金子

别名 续随子、打鼓子、一把伞、小巴豆、看园老。

来源 本品为大戟科植物续随子 *Euphorbia lathyris* L. 的干燥成熟种子。

【形态特征】二年生草木，高达1米，全株表面微被白粉，含白色乳汁；茎直立，粗壮，无毛，多分枝。单叶对生，茎下部叶较密而狭小，线状披针形，无柄；往上逐渐增大，茎上部叶具短柄，叶片广披针形，长5～15厘米，基部略呈心形而抱茎，全缘。花单性，呈圆球形杯状聚伞花序；各小聚伞花序有卵状披针形苞片2枚，总苞杯状，4～5裂；裂片三角状披针形，腺体4，黄绿色，肉质，略成新月形；雄花多数，无花被，每花有雄蕊1枚，略长于总苞，药黄白色；雌花1朵，子房三角形，3室，每室具一胚珠，花柱3裂。蒴果近球形。花期6～7月，果期8月。

【生境分布】生长于向阳山坡，各地也有野生。主产于河南、浙江、河北、四川、辽宁、吉林等地。

【采收加工】夏、秋两季果实成熟时采收，除去杂质，干燥。

【性味归经】辛，温；有毒。归肝、肾、大肠经。

【功能主治】泻下逐水，破血消癥；外用疗癣蚀疣。主治二便不通，痰饮，水肿，积滞胀满，血瘀经闭；外治顽癣，赘疣。

【用法用量】水煎服，1～2克，去壳、去油用，多入丸、散服。外用：适量，捣烂敷患处。

【使用注意】孕妇及体虚便溏者忌服。

单方验方

①毒蛇咬伤：千金子20～30粒（小儿酌减）。捣烂，用米泔水调服。神昏者，加龙胆30克，水煎服。②晚期血吸虫病腹水：鲜千金子适量。去壳，捣泥，装入胶囊，早晨空腹服，根据腹围大小决定用量；腹围较大者，每次6～9克，5日服药1次。

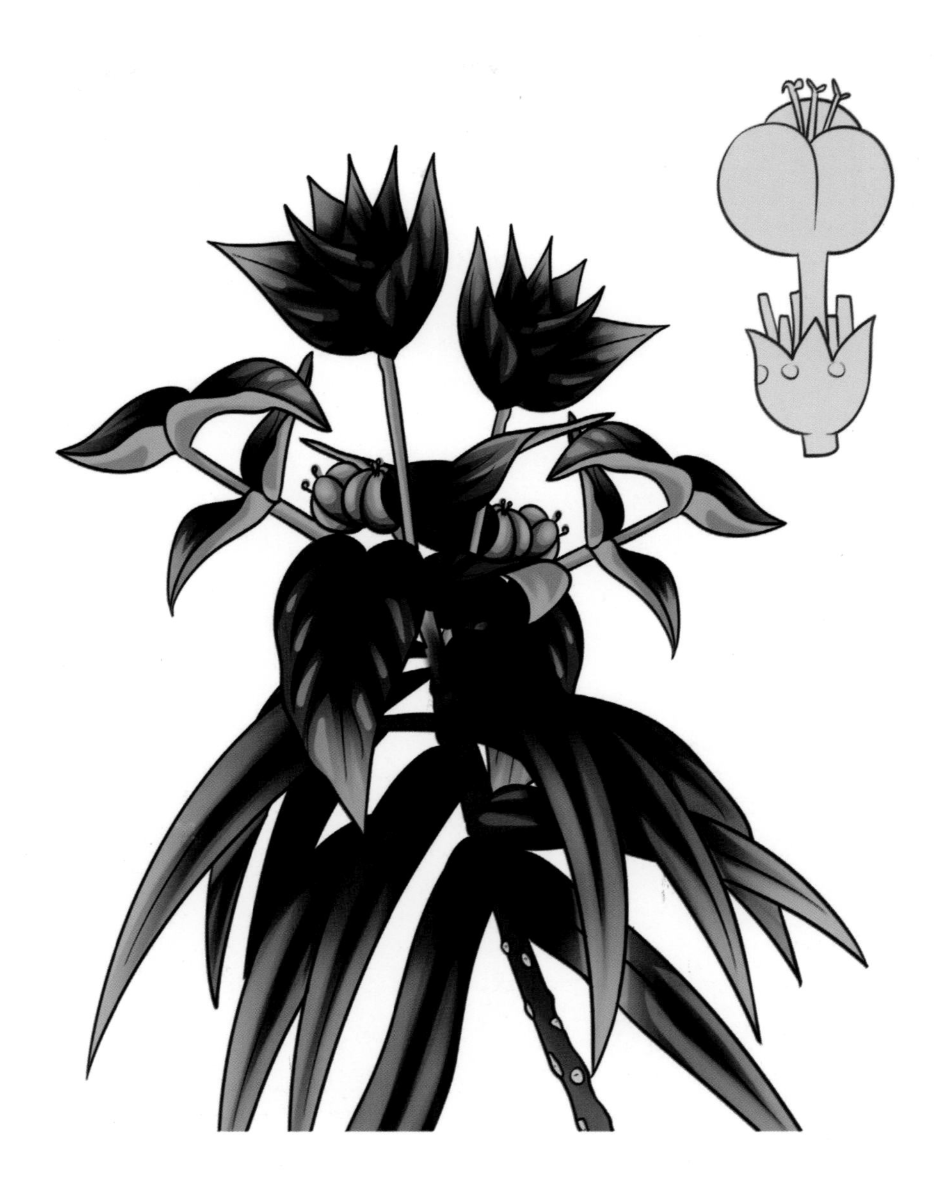

土茯苓

别名 刺猪苓、过山龙、冷饭团、山归来、久老薯、红土苓。
来源 本品为百合科植物光叶拔葜 *Smilax glabra* Roxb. 的干燥根茎。

【形态特征】多年生常绿攀缘状灌木，茎无刺。单叶互生，薄革质，长圆形至椭圆状披针形，先端渐尖，全缘，表面通常绿色，有时略有白粉，有卷须。花单性异株，腋生伞形花序；花被白色或黄绿色。浆果球形，红色，外被白粉。花期7～8月，果期9～10月。
【生境分布】生长于林下或山坡。长江流域南部各省（区）均有分布。
【采收加工】夏、秋两季采挖，除去须根，洗净，干燥；或趁鲜切成薄片，干燥。
【性味归经】甘、淡，平。归肝、胃经。
【功能主治】解毒，除湿，通利关节。主治梅毒及汞中毒所致肢体拘挛，筋骨疼痛；湿热淋浊，带下，痈肿，瘰疬，疥癣。
【用法用量】水煎服，15～60克。
【使用注意】服药期间忌饮茶，否则可致脱发。

单方验方

①**急性细菌性痢疾：**土茯苓120克。水煎服。②**瘰疬溃烂：**土茯苓适量。切片，或研末，水煎服。③**颈淋巴结结核：**鲜土茯苓500克。水煎，分2次服。④**皮炎：**土茯苓60～90克。水煎，代茶饮。

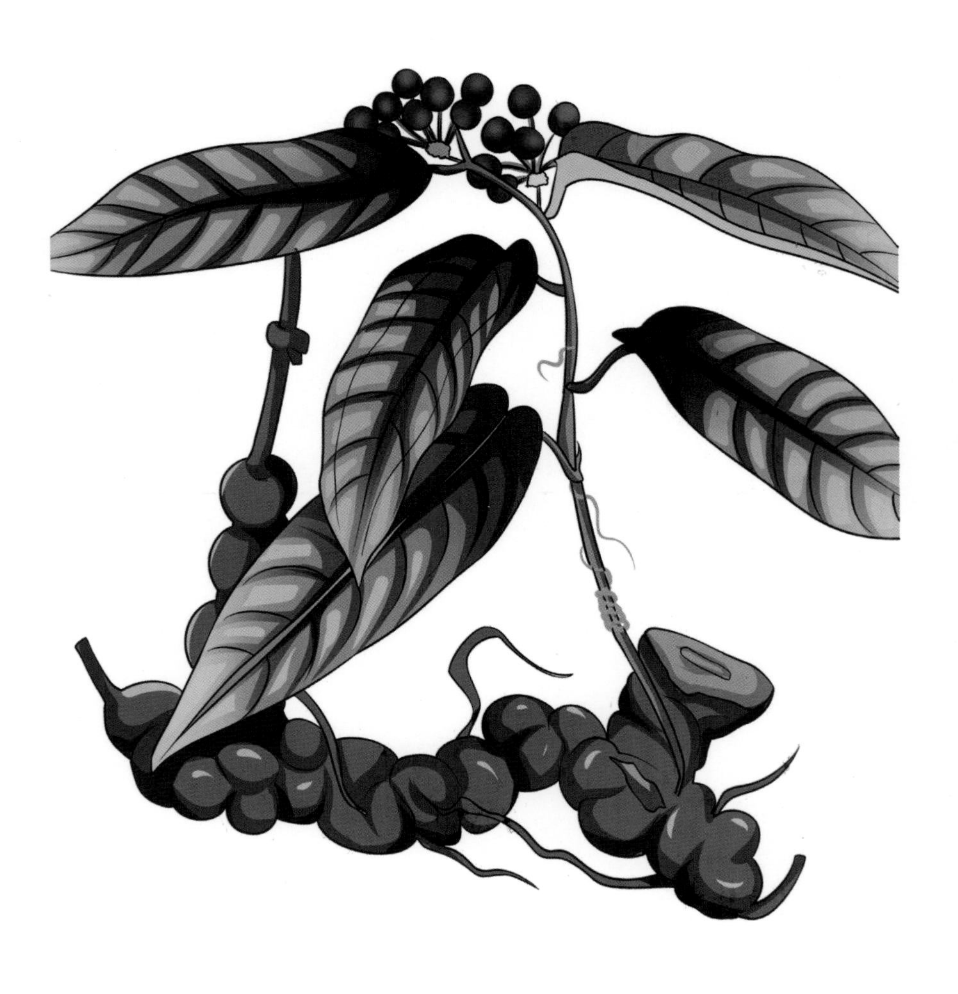

土贝母

别名 土贝、草贝、大贝母、地苦胆。

来源 本品为葫芦科植物土贝母 *Bolbostemma paniculatum* (Maxim.) Franquet 的干燥块茎。

【形态特征】攀缘性蔓生草本。块茎肉质，白色，扁球形，或不规则球形，直径达3厘米。茎纤弱，有单生的卷须。叶互生，具柄；叶片心形，长宽均4～7厘米，掌状深裂，裂片先端尖，表面及背面粗糙，微有柔毛，尤以叶缘为显著。腋生圆锥花序；花单性，雌雄异株；花萼淡绿色，基部合生，上部5深裂，裂片窄长，先端渐尖，呈细长线状；花冠与花萼相似，但裂片较宽；雄蕊5，花丝1枚分离，其余4枚基部两两成对连合；雌花子房下位，3室，柱头6枚。蒴果圆筒状，成熟后顶端盖裂。种子4枚，斜方形，表面棕黑色，先端具膜质翅。花期6～7月，果期8～9月。

【生境分布】生长于山坡或平地。分布于河南、河北、山东、山西、陕西、甘肃、云南等地。

【采收加工】秋季采挖，洗净掰开，煮至无白心，晒干。

【性味归经】苦，微寒。归肺、脾经。

【功能主治】解毒，散结，消肿。主治乳痈，瘰疬，痰核。

【用法用量】水煎服，5～10克。

【使用注意】无。

单方验方

①**乳痈初起**：土贝母、白芷各适量。研细末，每服9克，陈酒热服。护暖取汗即消，重者再服。②**热毒蕴结型乳腺癌**：土贝母500克，香附、穿山甲各250克。共研细粉，瓶装备用；口服，每日2次，每次3克。

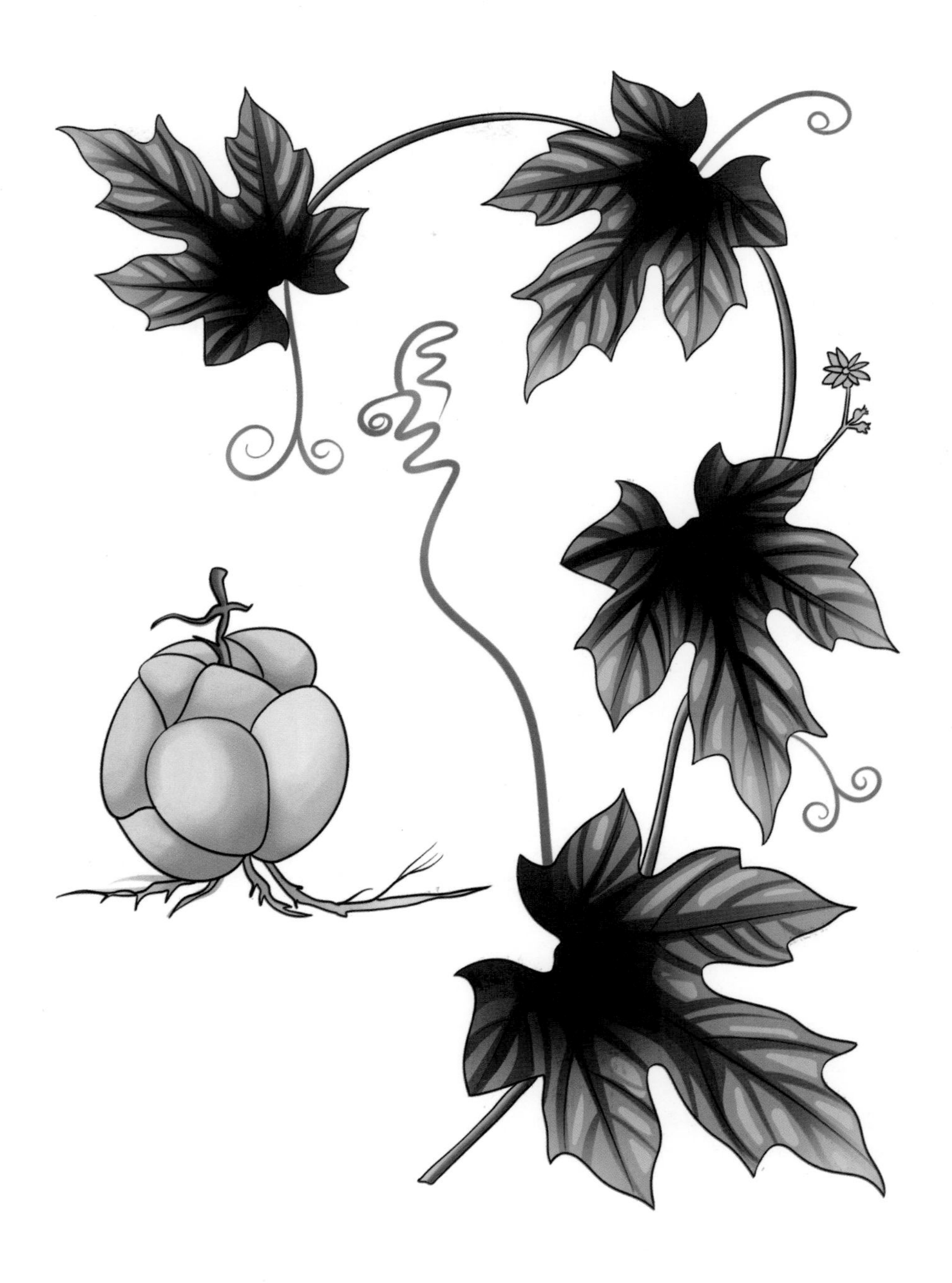

大血藤

别名　红藤、血藤、红皮藤。

来源　本品为木通科植物大血藤 *Sargentodoxa cuneata* (Oliv.) Rehd.et Wils. 的干燥藤茎。

【形态特征】落叶攀缘灌木，长达10米。茎褐色，圆形，有条纹，光滑无毛。3出复叶，互生；叶柄长，上面有槽；中间小叶菱状卵形，长7～12厘米，宽3～7厘米，先端尖，基部楔形，全缘，有柄；两侧小叶较中间者大，斜卵形，先端尖，基部两边不对称，内侧楔形，外侧截形或圆形，几无柄。花单性，雌雄异株，总状花序腋生，下垂，具苞片，花多数，芳香；雄花黄色，花萼6片，长圆形，花瓣小，6片，菱状圆形，雄蕊6枚，花丝极短；雌花与雄花同，有不发育雄蕊6枚，子房上位，1室，有1胚珠。浆果卵圆形。种子卵形，黑色，有光泽。花期3～5月，果期8～10月。

【生境分布】生长于林下、溪边。分布于河南、安徽、江苏、浙江、江西、福建、广东、广西、湖南、湖北、四川、贵州、陕西等地。

【采收加工】秋、冬两季采收，除去侧枝，截段，干燥。

【性味归经】苦，平。归大肠、肝经。

【功能主治】清热解毒，活血，祛风止痛。主治肠痈腹痛，热毒疮疡，经闭痛经，风湿痹痛，跌扑肿痛。

【用法用量】水煎服，9～15克。

【使用注意】无。

单方验方

①**风湿筋骨疼痛、经闭腰痛：**大血藤18～30克。水煎服。②**风湿腰腿痛：**大血藤、牛膝各9克，青皮、长春七、朱砂七各6克。水煎服。③**肠胃炎腹痛：**大血藤9～15克。水煎服。④**钩虫病：**大血藤、钩藤、喇叭花、凤叉蕨各9克。水煎服。⑤**血崩：**大血藤、仙鹤草、白茅根各15克。水煎服。

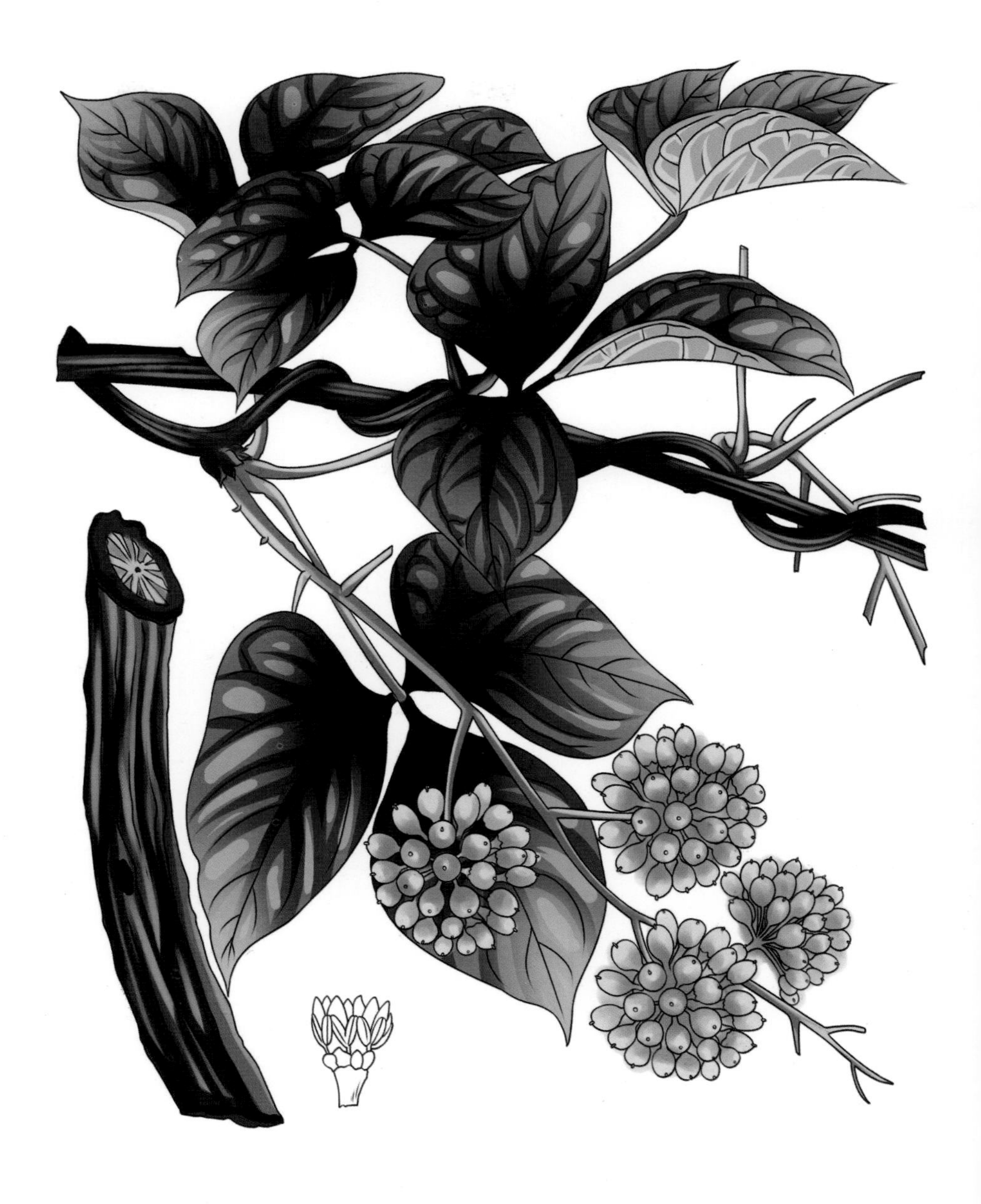

大青叶

别名　蓝菜、大青、蓝叶、菘蓝叶、靛青叶、板蓝根叶。
来源　本品为十字花科植物菘蓝 *Isatis indigotica* Fort. 的干燥叶。

【形态特征】两年生草本，茎高40～90厘米，稍带粉霜。基生叶较大，具柄，叶片长椭圆形，茎生叶披针形，互生，无柄，先端钝尖，基部箭形，半抱茎。花序复总状，在枝顶组成圆锥状；花小，黄色短角果长圆形，扁平有翅，下垂，紫色；种子1枚，椭圆形，褐色。花期4～5月，果期5～6月。

【生境分布】生长于山地林缘较潮湿的地方。野生或栽培。分布于江苏、安徽、河北、河南、浙江等地。

【采收加工】夏、秋两季分2～3次采收，除去杂质，晒干。

【性味归经】苦，寒。归心、胃经。

【功能主治】清热解毒，凉血消斑。主治温病高热神昏，发斑发疹，痄腮，喉痹，丹毒，痈肿。

【用法用量】水煎服，9～15克。

【使用注意】脾胃虚寒者忌用。

单方验方

①**流行性乙型脑炎、流行性脑脊髓膜炎、感冒发热、腮腺炎：**大青叶25～50克，海金沙根50克。水煎服，每日2剂。②**热甚黄疸：**大青叶60克，茵陈、秦艽各30克，天花粉24克。水煎服。③**肺炎高热喘咳：**鲜大青叶30～60克。捣烂绞汁，调蜂蜜少许，炖热，温服，每日2次。④**血淋、小便尿血：**鲜大青叶30～60克，生地黄15克。水煎，调冰糖服，每日2次。

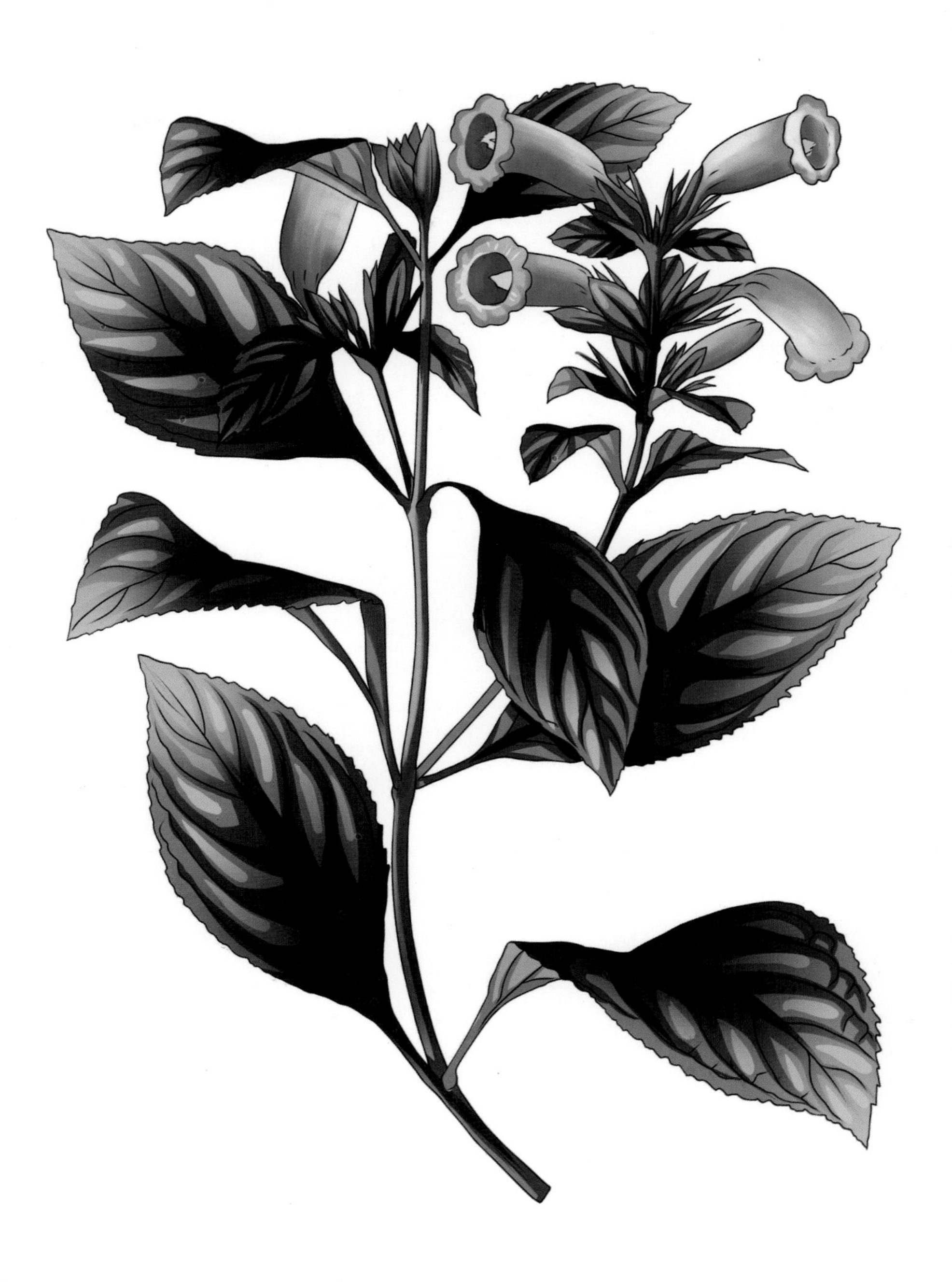

大腹皮

别名 茯毛、槟榔皮、大腹毛、槟榔衣、大腹绒。

来源 本品为棕榈科植物槟榔 *Areca catechu* L. 的干燥果皮。

【形态特征】乔木，高10～18米，不分枝，叶脱落后形成明显的环纹。叶在顶端丛生，羽状复叶，长1.3～2米，光滑，叶轴3棱形，小叶披针状线形或线形。花序着生于最下一叶的基部，有佛焰苞状大苞片，长倒卵形，长达40厘米，光滑，花序多分枝；花单性，雌雄同株；雄花小，多数，无柄，紧贴分枝上部，通常单生，很少对生，花萼3，厚而细小，花瓣3，卵状长圆形，长5～6毫米，雄蕊6，花丝短小，退化雌蕊3，丝状；雌花较大而少，无柄，着生于花序轴或分枝基部，花萼3，长圆状卵形，长12～15毫米。坚果卵圆形或长圆形，长5～6厘米，花萼和花瓣宿存，熟时红色。每年二次开花，花期3～8月，冬花不结果，果期12月至翌年2月。

【生境分布】生长于无低温地区和潮湿疏松肥沃的土壤、高环山梯田。分布于海南、广西、云南等地。

【采收加工】冬季至次春采收未成熟的果实，煮后干燥，纵剖两瓣，剥取果皮，习称“大腹皮”；春末至秋初采收成熟果实，煮后干燥，剥取果皮，打松，晒干，习称“大腹毛”。

【性味归经】辛，微温。归脾、胃、大肠、小肠经。

【功能主治】行气宽中，行水消肿。主治湿阻气滞，脘腹胀闷，大便不爽，水肿胀满，脚气浮肿，小便不利。

【用法用量】水煎服，5～10克。

【使用注意】本品辛散耗气，气虚者慎用。

单方验方

①**全身浮肿：**大腹皮20克，陈皮、姜皮各1.25克，茯苓皮25克，桑白皮15克。水煎服。

②**妊娠气壅攻腰、疼痛不可忍：**大腹皮（锉）、郁李仁（汤浸后去皮尖并微炒）、泽泻各50克。共研为散，每服20克，水一中盏，生姜0.25克，煎至6分，去渣温服，不拘时。

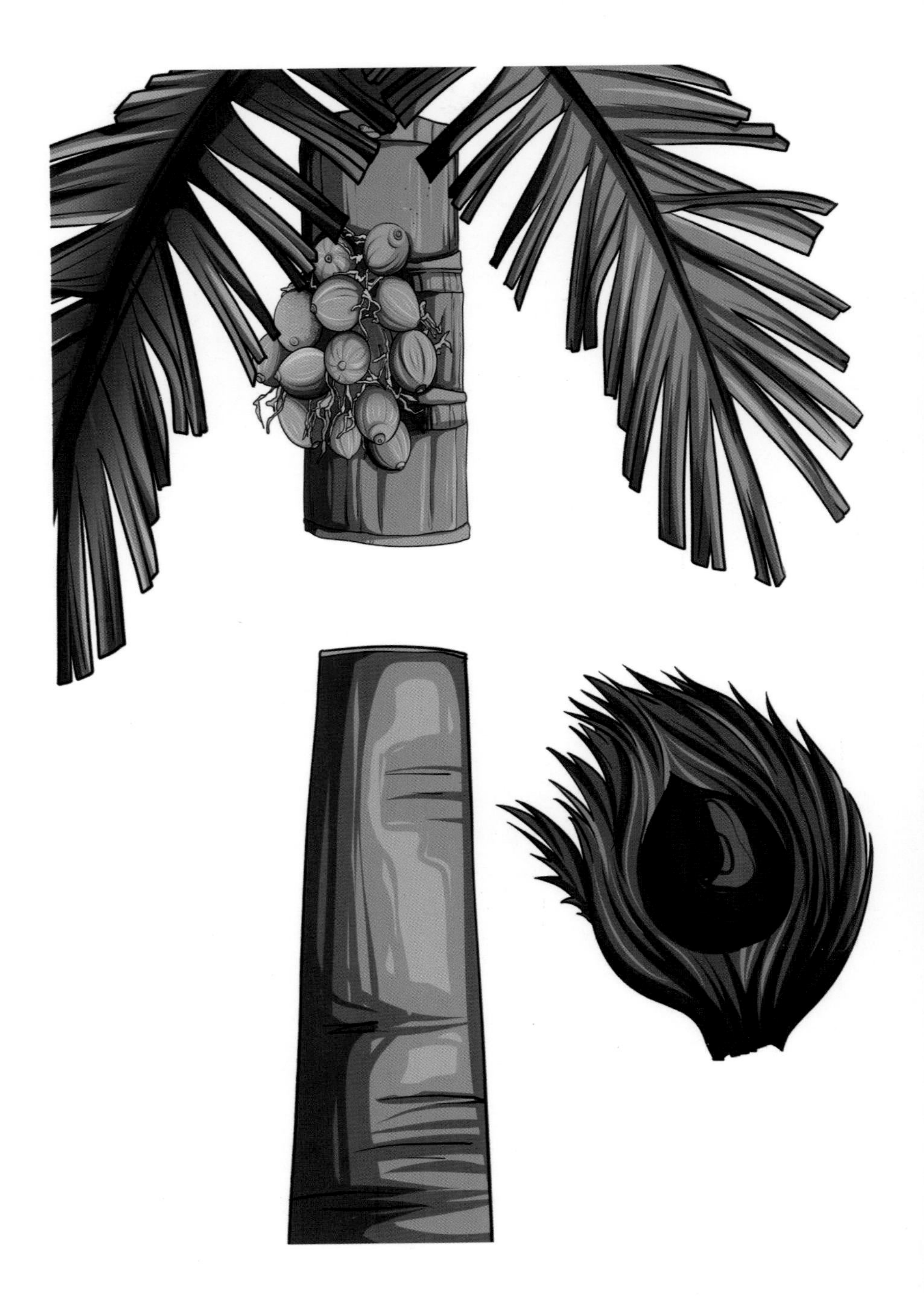

大蓟

别名　马蓟、刺蓟、虎蓟、鸡项草、山牛蒡、鸡脚刺、野红花。

来源　本品为菊科植物蓟 *Cirsium japonicum* Fisch. ex DC. 的干燥地上部分。

【形态特征】多年生草本，高50～100厘米。根长圆锥形，从生，肉质，鲜时折断可见橙红色油滴渗出。茎直立，基部被白色丝状毛。基生叶有柄，倒卵状披针形或披针状长椭圆形，长10～30厘米，宽5～8厘米，羽状深裂，边缘不整齐，浅裂，齿端具针刺，上面疏生丝状毛。背面脉上有毛；茎生叶无柄，基部抱茎。头状花序，顶生或腋生；总苞钟状，有蛛丝状毛，总苞片多层，条状披针形。外层顶端有刺；花两性，全部为管状花，花冠紫红色。瘦果椭圆形，略扁，冠毛暗灰色，羽毛状，顶端扩展。花期5～8月，果期6～8月。

【生境分布】生长于山野、路旁、荒地。全国大部分地区均产。

【采收加工】夏、秋两季花开时割取地上部分，除去杂质，晒干。

【性味归经】甘、苦，凉。归心、肝经。

【功能主治】凉血止血，散瘀解毒消痈。主治衄血，吐血，尿血，血淋，便血，肠痈，崩漏，外伤出血，痈肿疮毒。

【用法用量】水煎服，9～15克。

【使用注意】虚寒性出血不宜用。

单方验方

①**上消化道出血：**大蓟根（研细粉）250克，白糖50克，香料适量。混匀，每服3克，每日3次。②**功能失调性子宫出血、月经过多：**大蓟、小蓟、茜草、炒蒲黄各9克，女贞子、墨旱莲各12克。水煎服。③**产后流血不止：**大蓟、杉木炭、百草霜各25克。水煎，分2次服；每日1剂。④**热结血淋：**大蓟鲜根50～150克。洗净，捣碎，酌冲开水炖1小时，饭前服，每日3次。

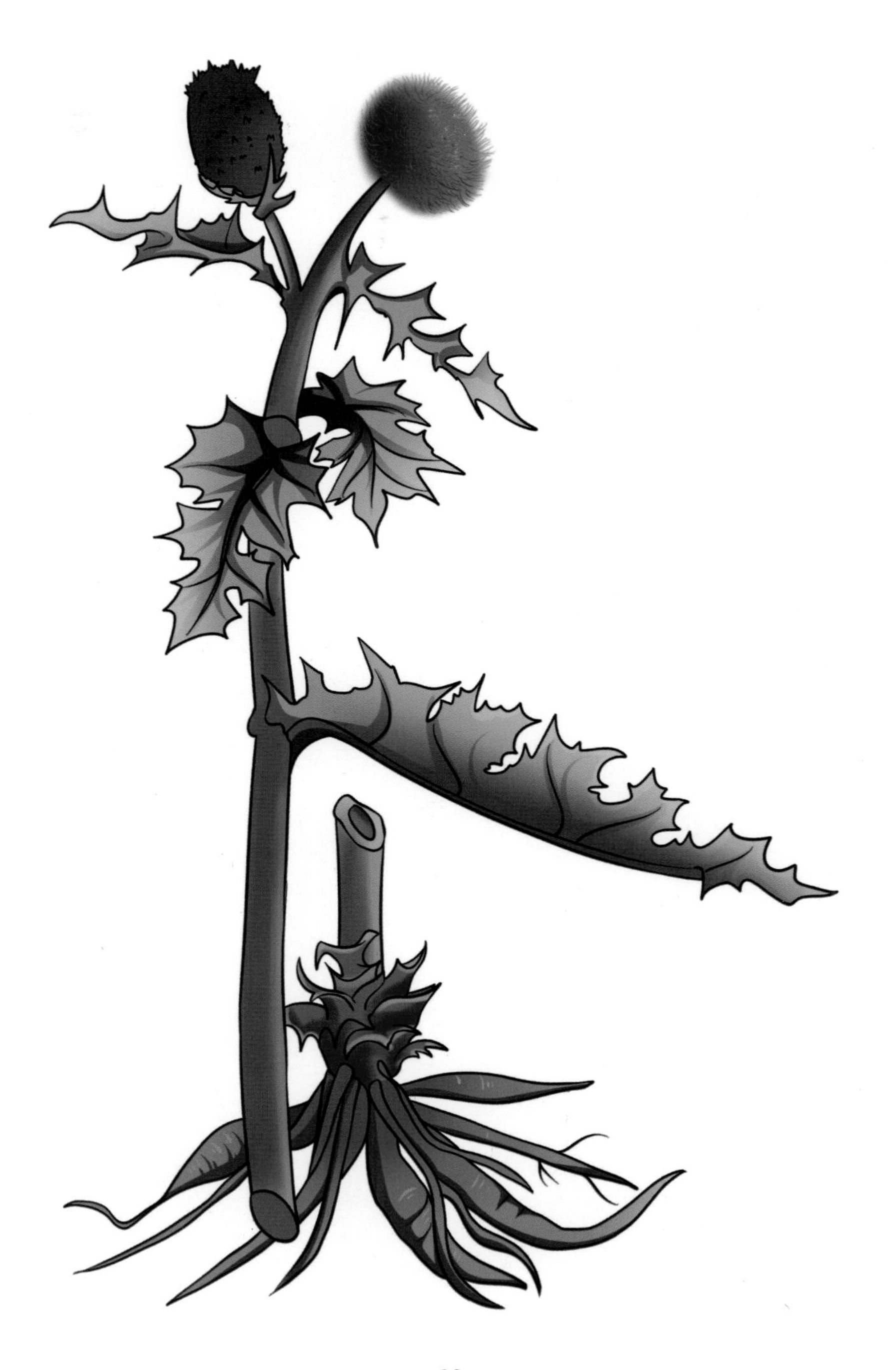

女贞子

别名 爆格蚤、冬青子。

来源 本品为木犀科植物女贞 *Ligustrum lucidum* Ait. 的干燥成熟果实。

【形态特征】常绿乔木，树皮光滑不裂。叶对生，叶片卵圆形或长卵状披针形，全缘，无毛，革质，背面密被细小的透明腺点。圆锥花序顶生，花白色，花萼钟状，花冠裂片长方形，子房上位，花柱细长。浆果状核果，成熟时蓝黑色，内有种子1～2枚。花期5～7月，果期7月至翌年5月。

【生境分布】生长于湿润、背风、向阳的地方，尤适合深厚、肥沃、腐殖质含量高的土壤中。我国各地均有栽培。

【采收加工】冬季果实成熟时采收，除去枝叶，稍蒸或置沸水中略烫后，干燥；或直接干燥。

【性味归经】甘、苦，凉。归肝、肾经。

【功能主治】滋补肝肾，明目乌发。主治肝肾阴虚，头晕目眩，耳鸣耳聋，腰膝酸软，须发早白，目暗不明，内热消渴，骨蒸潮热。

【用法用量】水煎服，6～12克。

【使用注意】脾胃虚寒泄泻及阳虚者忌服。

单方验方

①**肾虚腰酸**：女贞子9克，墨旱莲、桑椹、枸杞子各12克。水煎服，每日1剂。②**肝虚视物模糊**：女贞子、枸杞子、生地黄、菊花、蒺藜各10克。水煎服，每日1剂。③**身体虚弱、腰膝酸软**：女贞子15克，墨旱莲、桑椹、枸杞子各20克。水煎服。④**神经衰弱**：女贞子、桑椹、墨旱莲各25克。水煎服。⑤**慢性气管炎**：女贞树皮100克或枝叶150克（鲜品加倍）。水煎，加糖适量，分3次服；10日为1个疗程，连服2个疗程。⑥**先兆流产**：女贞子、续断、桑寄生各20克。水煎服。

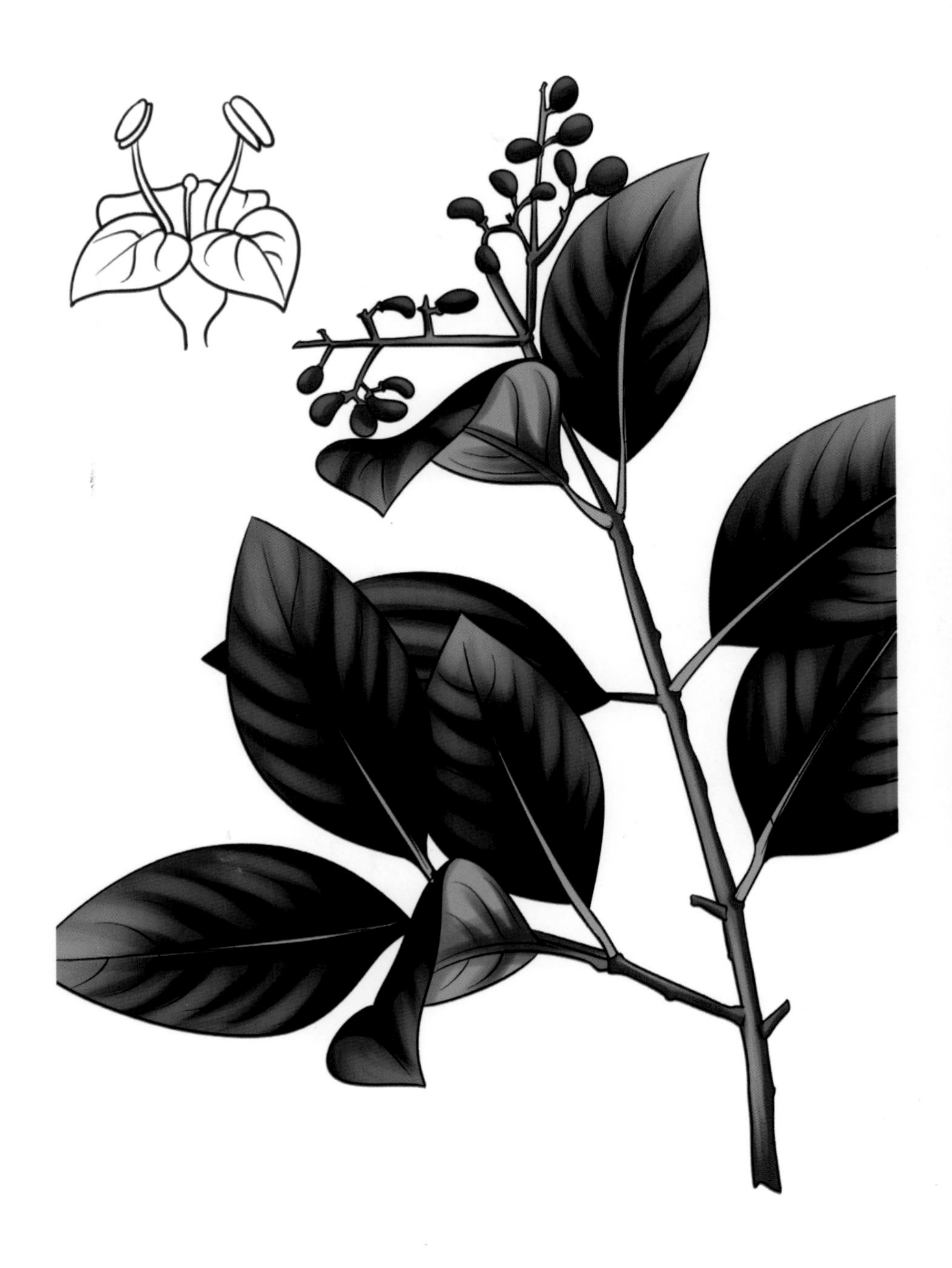

小蓟

别名 刺菜、野红花、小刺盖、青刺蓟、千针草、刺蓟菜、刺儿菜。

来源 本品为菊科植物刺儿菜 *Cirsium setosum* (Willd.) MB. 的干燥地上部分。

【形态特征】多年生草本，具长匍匐根。茎直立，高约50厘米，稍被蛛丝状绵毛。基生叶花期枯萎；茎生叶互生，长椭圆形或长圆状披针形，长5～10厘米，宽1～2.5厘米，两面均被蛛丝状绵毛，全缘或有波状疏锯齿，齿端钝而有刺，边缘具黄褐色伏生倒刺状牙齿，先端尖或钝，基部狭窄或钝圆，无柄。雌雄异株，头状花序单生于茎顶或枝端；总苞钟状，苞片5裂，疏被绵毛，外列苞片极短，卵圆形或长圆状披针形，顶端有刺，内列的呈披针状线形，较长，先端稍宽大，干膜质；花冠紫红色；雄花花冠细管状，长达2.5厘米，5裂，花冠管部较上部管檐长约2倍，雄蕊5，聚药，雌蕊不育，花柱不伸出花冠外；雌花花冠细管状，长达2.8厘米，花冠管部较上部管檐长约4倍，子房下位，花柱细长，伸出花冠管之外。瘦果长椭圆形，无毛。花期5～7月，果期8～9月。

【生境分布】生长于山坡、河旁或荒地、田间。全国大部分地区均产。

【采收加工】夏、秋两季花开时采割，除去杂质，晒干。

【性味归经】甘、苦，凉。归心、肝经。

【功能主治】凉血止血，散瘀解毒消痈。主治衄血，吐血，尿血，便血，血淋，崩漏下血，外伤出血，痈肿疮毒。

【用法用量】水煎服，5～12克。

【使用注意】脾胃虚寒而无瘀滞者忌服。

单方验方

①**传染性肝炎：**鲜小蓟根状茎60克。水煎服。②**吐血、衄血、尿血：**鲜小蓟60克。捣烂，取汁调蜂蜜（或冰糖冲水）服。③**高血压：**鲜小蓟60克。榨汁，加冰糖炖服。④**肠炎、腹泻：**小蓟、番石榴叶各12克。水煎服。

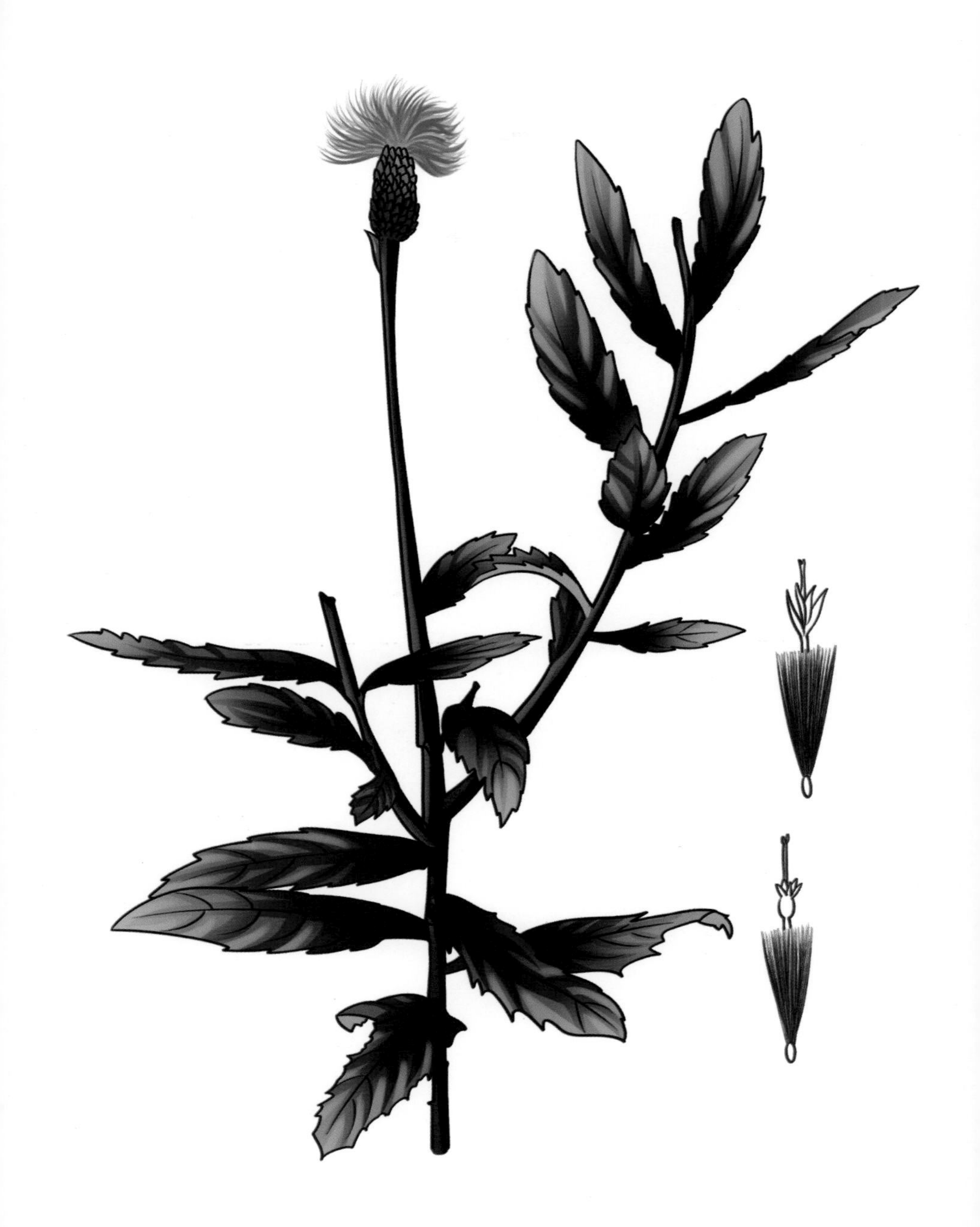

山豆根

别名 豆根、黄结、广豆根、南豆根、小黄连、山大豆根。

来源 本品为豆科植物越南槐 *Sophora tonkinensis* Gagnep. 的干燥根及根茎。

【形态特征】灌木，高1～2米，几乎不分枝。羽状复叶互生，小叶11～17，卵形或长圆状卵形，长1～2.5厘米，宽0.5～1.5厘米，顶端一小叶较大，上面疏生短柔毛，下面密生灰棕色短柔毛；小叶柄短，被毛。总状花序顶生及腋生，有毛；花萼阔钟形；花冠蝶形，黄白色；雄蕊10；子房密生柔毛，花柱弯曲，柱头上簇生长柔毛。荚果连珠状，先端钝圆，具细尖，黑色，光滑无毛。花期5～6月，果期7～8月。

【生境分布】生长于坡地、平原等地。分布于广西、广东、江西、贵州等地。

【采收加工】秋季采挖，除去杂质，洗净，干燥。

【性味归经】苦，寒；有毒。归肺、胃经。

【功能主治】清热解毒，消肿利咽。主治火毒蕴结，喘满热咳，乳蛾喉痹，咽喉肿痛，牙龈肿痛，口舌生疮。

【用法用量】水煎服，3～6克。

【使用注意】用量不宜过大；脾胃虚寒者慎用。

单方验方

①**牙龈肿痛：**山豆根、白头翁各12克，生石膏15克。水煎服。②**赤白痢：**山豆根适量。捣末，炼蜜为丸，空腹服，每次20丸，服3次即可。

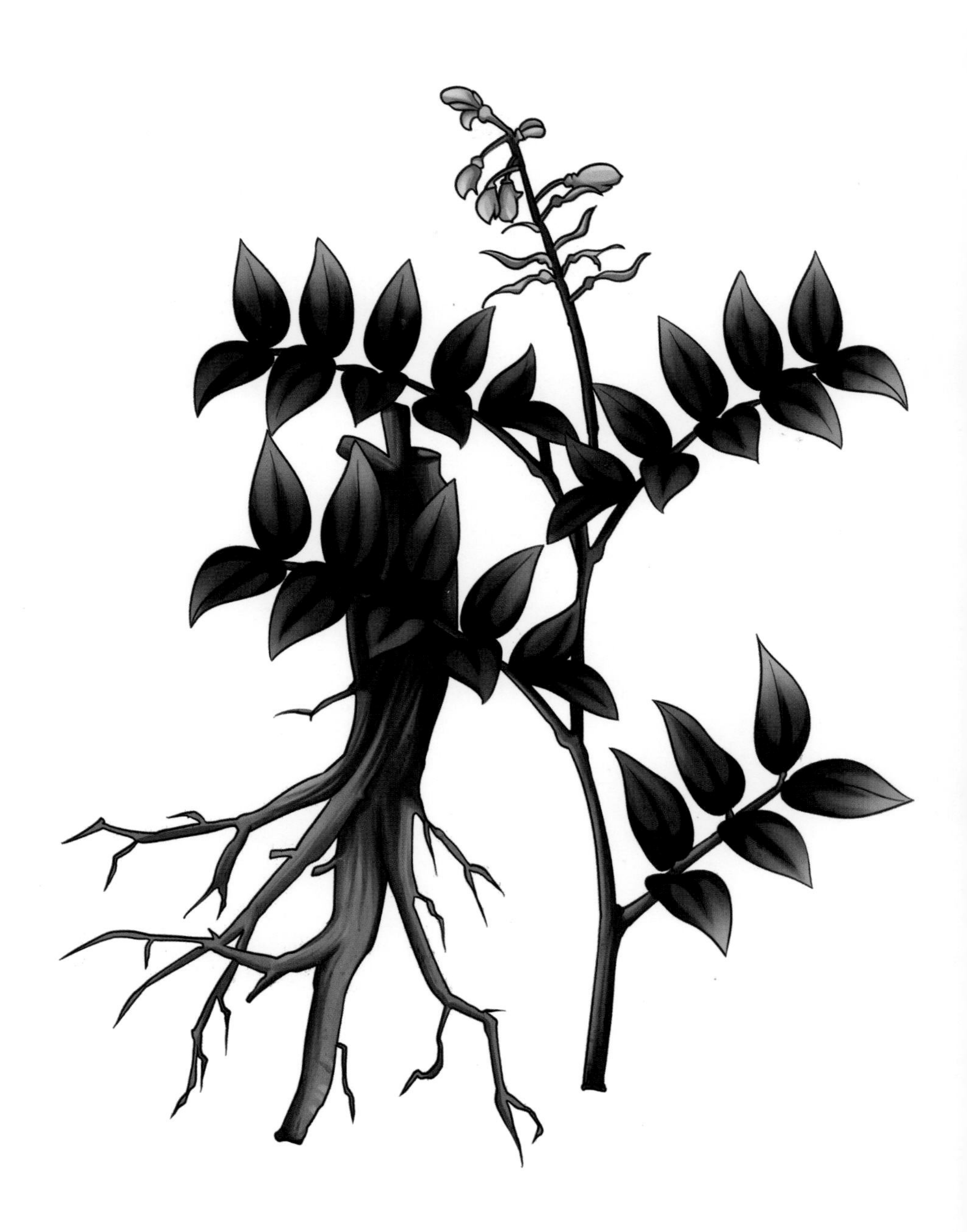

山茱萸

别名 药枣、枣皮、萸肉、山萸肉、蜀酸枣、天木籽、山芋肉、实枣儿。

来源 本品为山茱萸科植物山茱萸 *Cornus officinalis* Sieb.et Zucc. 的干燥成熟果肉。

【形态特征】落叶小乔木，高达10米，树皮灰褐老枝黑褐色，嫩枝绿色。单叶对生，卵形至椭圆形，稀卵状披针形，长5～7厘米，全缘，脉腋间有黄褐色毛丛，侧脉5～8对，弧形平行排列。伞形花序腋生，具卵状苞片4，花先叶开放，黄色。核果长椭圆形，成熟时红色或紫红色。花期3月，果期8～10月。

【生境分布】生长于山沟、溪旁或较湿润的山坡。分布于浙江、安徽、河南、陕西等地。

【采收加工】秋末冬初果实成熟变红后采摘，用文火焙烘或置沸水中略烫后，及时除去果核，干燥。

【性味归经】酸、涩，微温。归肝、肾经。

【功能主治】补益肝肾，收涩固脱。主治眩晕耳鸣，腰膝酸痛，阳痿遗精，遗尿尿频，崩漏带下，大汗虚脱，内热消渴。

【用法用量】水煎服，6～12克。

【使用注意】实邪、湿热证不宜用。

单方验方

①**自汗、盗汗：**山茱萸、黄芪、防风各9克。水煎服。②**大汗不止、四肢发冷、脉搏微弱、体虚欲脱：**山茱萸50～100克。水煎服。③**肩周炎：**山茱萸35克。水煎，分2次服；每日1剂；待病情好转后，剂量减为10～15克，水煎（或代茶泡）服。④**遗尿：**山茱萸、茯苓、覆盆子各10克，附子3克，熟地黄12克。水煎服。⑤**阳痿：**山茱萸、巴戟天各15克，菟丝子、熟地黄各30克。每日1剂，水煎，分次服用。⑥**自汗：**山茱萸、党参各25克，五味子15克。水煎服。

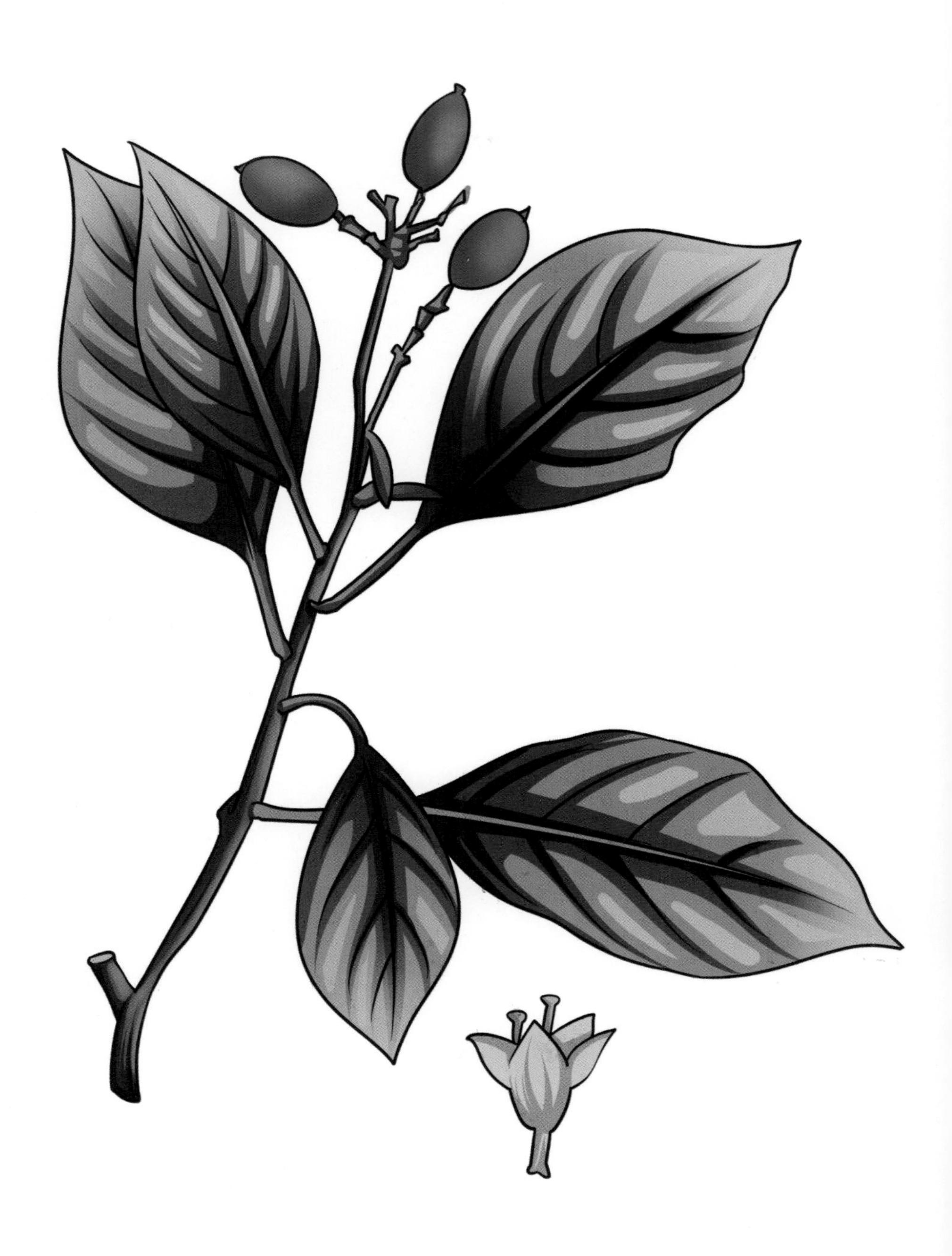

山慈菇

别名 毛菇、山茨菇、毛慈菇、光慈菇、冰球子、山慈姑。
来源 本品为兰科植物杜鹃兰 *Cremastra appendiculata* (D.Don) Makino 的干燥假鳞茎。

【形态特征】陆生植物。假鳞茎聚生，近球形，粗1～3厘米。顶生1叶，很少具2叶；叶片椭圆形，长达45厘米，宽4～8厘米，先端急尖，基部收窄为柄。花葶侧生于假鳞茎顶端，直立，粗壮，通常高出叶外，疏生2枚筒状鞘；总状花序疏生多数花；花偏向一侧，紫红色；花苞片狭披针形，等长于或短于花梗（连子房）；花被片呈筒状，先端略开展；萼片和花瓣近相等，倒披针形，长3.5厘米左右，中上部宽约4毫米，先端急尖；唇瓣近匙形，与萼片近等长，基部浅囊状，两侧边缘略向上反折，前端扩大并为3裂，侧裂片狭小，中裂片长圆形，基部具1个紧贴或多少分离的附属物；合蕊柱纤细，略短于萼片。花期6～8月。
【生境分布】生长于山坡及林下阴湿处。分布于长江流域以南地区及山西、陕西、甘肃等地。
【采收加工】夏、秋两季采挖，除去地上部分及泥沙，按大小分别置沸水锅内蒸煮至透心，干燥。
【性味归经】甘、微辛，凉。归肝、脾经。
【功能主治】清热解毒，化痰散结。主治痈肿疔毒，瘰疬痰核，癥瘕痞块，蛇虫咬伤。
【用法用量】水煎服，3～9克。外用：适量。
【使用注意】气虚体弱者慎用。

单方验方

①**颈椎病：**山慈菇、昆布各10克，赤芍15克，夏枯草12克。水煎服，每日1剂。②**肺癌：**山慈菇、猪苓各24克，败酱草、冬瓜子、薏苡子、白英、芦根各30克，桃仁、法半夏各12克，茯苓、瓜蒌、莪术各15克。水煎服。

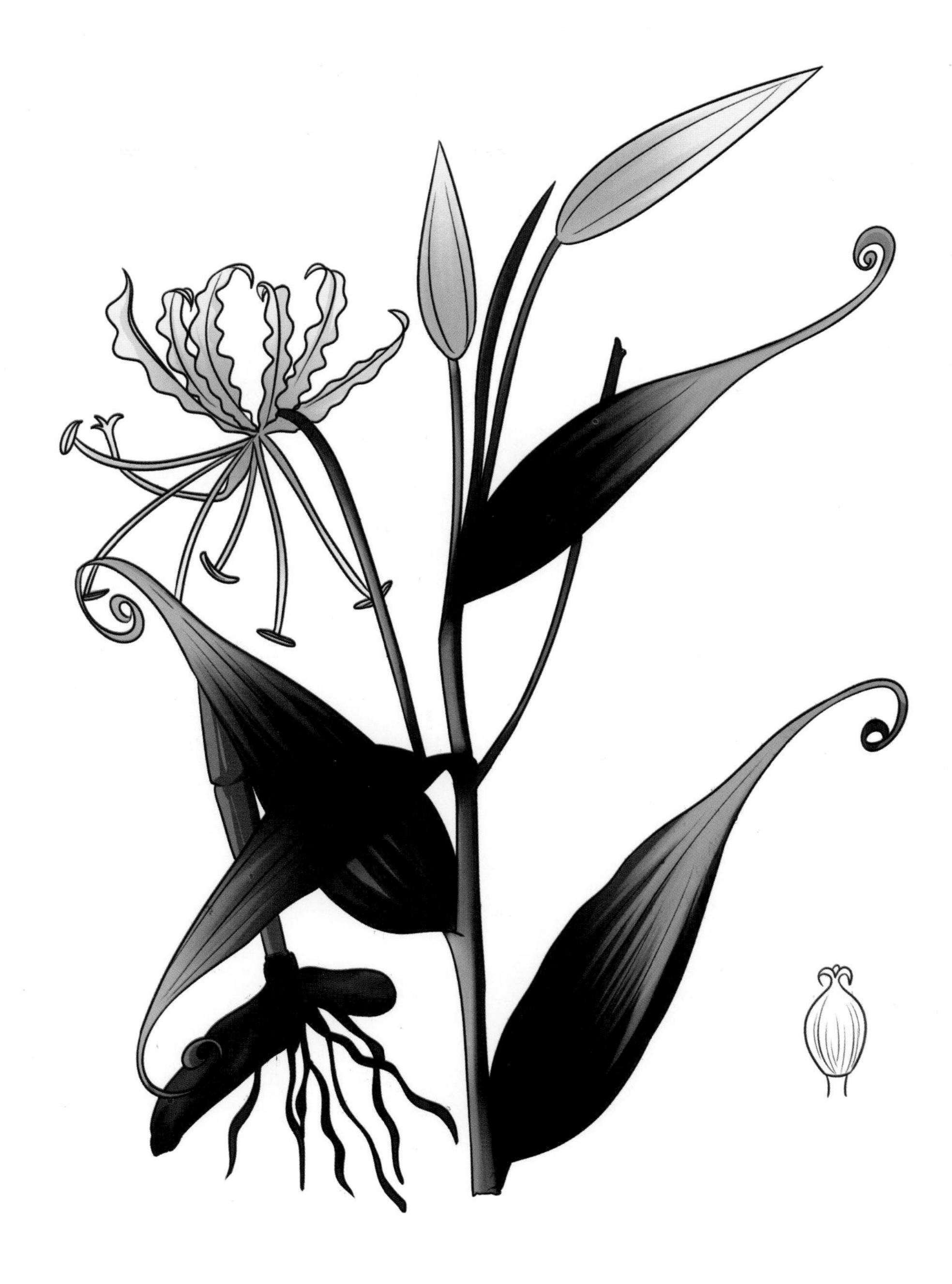

山楂

别名 山梨、山查、鼠楂、羊梂、茅楂、赤爪实、赤爪子、棠梂子。

来源 本品为蔷薇科落叶小乔木山里红 *Crataegus pinnatifida* Bge. var. *major* N. E. Br. 的干燥成熟果实。

【形态特征】 落叶乔木，高达6米。枝刺长1～2厘米，或无刺。单叶互生；叶柄长2～6厘米；叶片阔卵形或三角卵形稀菱状卵形，有2～4对羽状裂片，先端渐尖，基部宽楔形，上面有光泽，下面沿叶脉被短柔毛，边缘有不规则重锯齿。伞房花序；萼筒钟状，5齿裂；花冠白色，花瓣5，倒卵形或近圆形；雄蕊约20，花药粉红色；雌蕊1，子房下位，5室，花柱5。梨果近球形，深红色，有黄白色小斑点，萼片脱落很迟，先端留下一圆形深洼；小核3～5，向外的一面稍具棱，向内面侧面平滑。花期5～6月，果期8～10月。

【生境分布】 生长于山谷或山地灌木丛中。全国大部分地区均产。

【采收加工】 秋季果实成熟后采收，切片，干燥。

【性味归经】 酸、甘，微温。归脾、胃、肝经。

【功能主治】 消食健胃，行气散瘀，化浊降脂。主治肉食积滞，胃脘胀满，泻痢腹痛，瘀血经闭，产后瘀阻，心腹刺痛，胸痹心痛，疝气疼痛，高脂血症。焦山楂消食导滞作用增强。

【用法用量】 水煎服，9～12克。

【使用注意】 胃酸过多、胃溃疡患者慎用；脾胃虚弱无积滞者慎用。

单方验方

①**伤食腹胀、消化不良：** 炒山楂、炒麦芽、炒莱菔子、陈皮各15克。水煎服。②**细菌性痢疾：** 山楂、红糖各50克，红茶15克。水煎服。③**一切食积：** 山楂200克，白术200克，六神曲100克。共研为末，蒸饼丸（如梧桐子大），白汤下70丸。

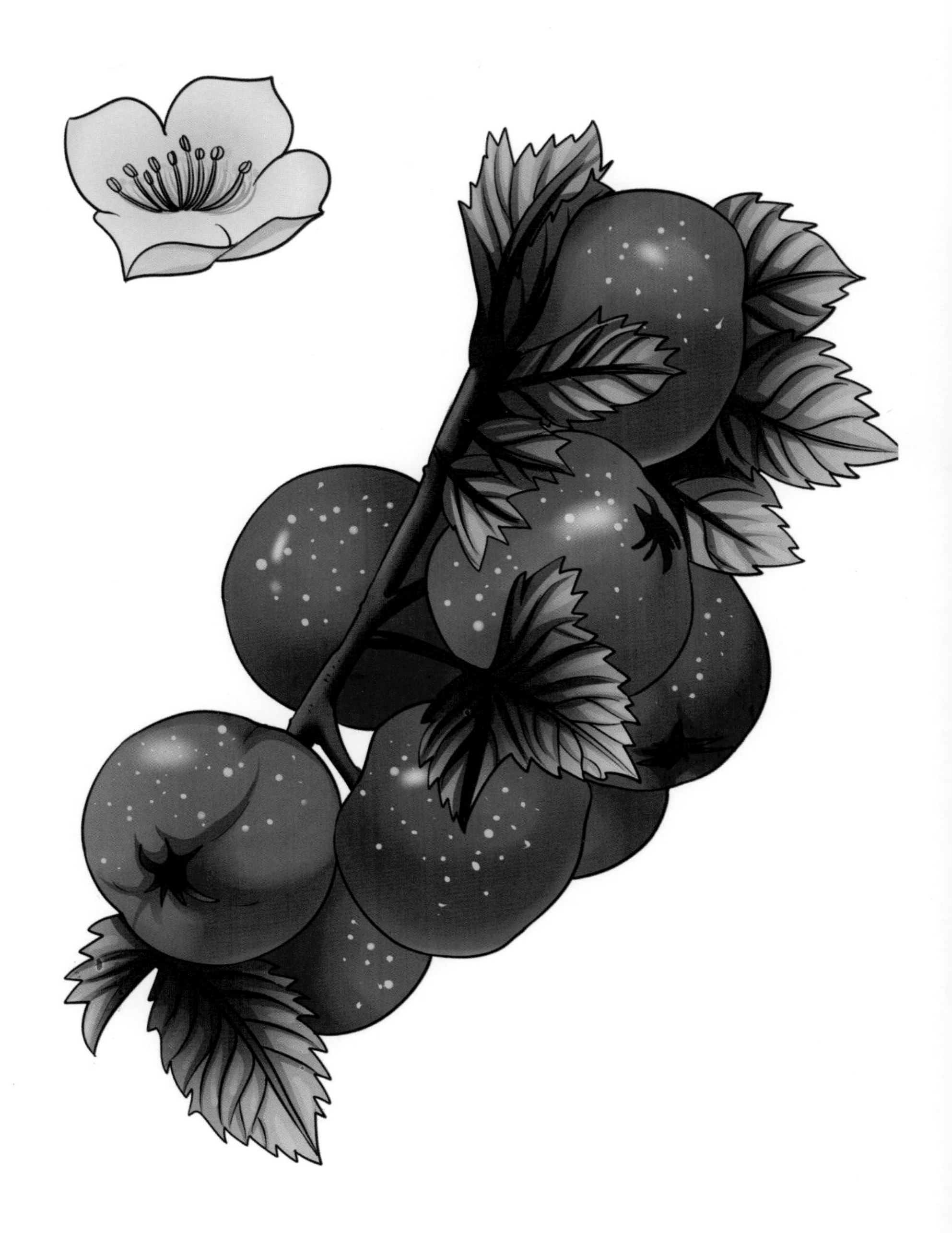

山药

别名 薯蓣、土薯、山薯、玉延、怀山药、淮山药。

来源 本品为薯蓣科植物薯蓣 *Dioscorea opposita* Thunb. 的干燥根茎。

【形态特征】缠绕性宿根草质藤本。块茎长而粗壮，外皮灰褐色，有须根，茎常带紫色。单叶在茎下部互生，中部以上对生。少数为三叶轮生，叶片三角形至宽卵形或戟形，变异大。花极小，单性，雌雄异株，穗状花序，雄花序直立，聚生于叶腋内。蒴果扁圆形，具三棱翅状，表面被白粉。种子扁圆形，四周有膜质宽翅。花期6～9月，果期7～11月。

【生境分布】生长于排水良好、疏松肥沃的土壤中。全国各地均有栽培。产于河南焦作市的习称怀山药，质量最佳。

【采收加工】冬季（11～12月）茎叶枯萎后采挖，切去根头，洗净，除去外皮及须根，干燥，称为“毛山药”；或除去外皮，趁鲜切厚片干燥，称为“山药片”；也有选择肥大顺直的干燥山药，置清水中，浸至无干心，闷透，切齐两端，用木板搓成圆柱状，晒干，打光，习称“光山药”。

【性味归经】甘，平。归脾、肺、肾经。

【功能主治】补脾养胃，生津益肺，补肾涩精。主治脾虚食少，食欲不振，倦怠无力，久泻不止，肺虚喘咳，肾虚遗精，尿频，带下，腰膝酸软，虚热消渴。

【用法用量】水煎服，15～30克。

【使用注意】本品养阴而兼涩性，能助湿，故湿盛中满或有积滞者不宜单独使用，实热邪实者忌用。

单方验方

①**糖尿病、口渴、尿多：**山药15克，黄连6克。水煎服。②**咳嗽痰喘、慢性气管炎、老人慢性支气管炎：**鲜山药适量。捣烂，与甘蔗汁和匀，炖热服，每日2次。③**肺病发热咳喘、自汗、心悸、便溏：**山药60～120克。水煎服（或每日适量煮食）。

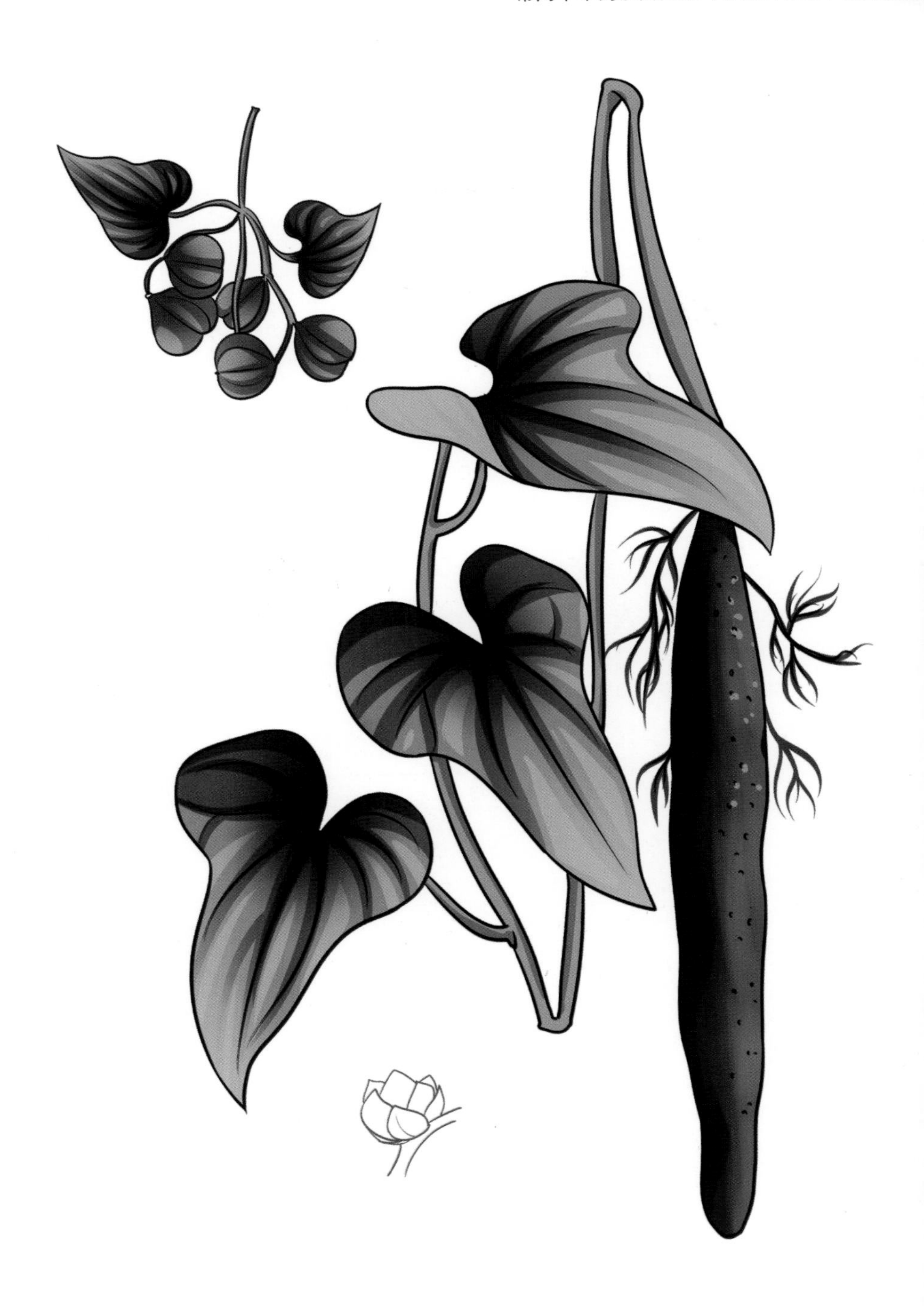

川木香

别名 铁杆木香、槽子木香。

来源 本品为菊科植物川木香 *Vladimiria souliei* (Franch.) Ling 等的干燥根。

【形态特征】多年生草本。主根圆柱形，直径1～2厘米，外皮褐色，少有分枝，几无茎。叶基生，叶莲座状平铺地面；叶柄长8～20厘米，被白色茸毛；叶片卵形、长圆状披针形或椭圆形，长12～30厘米，宽8～20厘米，羽状中裂或浅裂，少有不分裂，裂片5～7对，卵状披针形，边缘有锯齿，基部有小裂片。头状花序6～8密集；总苞宽钟形，直径6厘米，总苞片6层，全部苞片质地坚硬，先端尾状渐尖成针刺状，边缘有稀疏的缘毛；花筒状，花冠紫色，檐部长1厘米，5裂，花冠裂片长6毫米，细管部长3厘米；雄蕊5，花药箭形，先端有长尾，子房下位。瘦果圆柱形。花、果期7～10月。

【生境分布】生长于海拔3000米以上的高山草地。主产于四川。

【采收加工】秋季采挖，除去须根、泥沙及根头上的胶状物，干燥。

【性味归经】辛、苦，温。归脾、胃、大肠、胆经。

【功能主治】行气止痛。主治胸胁、脘腹胀痛，肠鸣腹泻，里急后重。

【用法用量】水煎服，3～9克。

【使用注意】无。

单方验方

①**宿食腹胀：**川木香、牵牛子（炒）、槟榔各适量。共研为末，滴水丸（如梧桐子大），生姜、萝卜汤送服，每次服30丸。②**肝炎：**川木香适量。研末，每日9～18克，分3～4次服。③**痢疾腹痛：**川木香6克，黄连12克。水煎服。④**胆绞痛：**川木香10克，生大黄10～20克。加开水300毫升浸泡10分钟，频服。

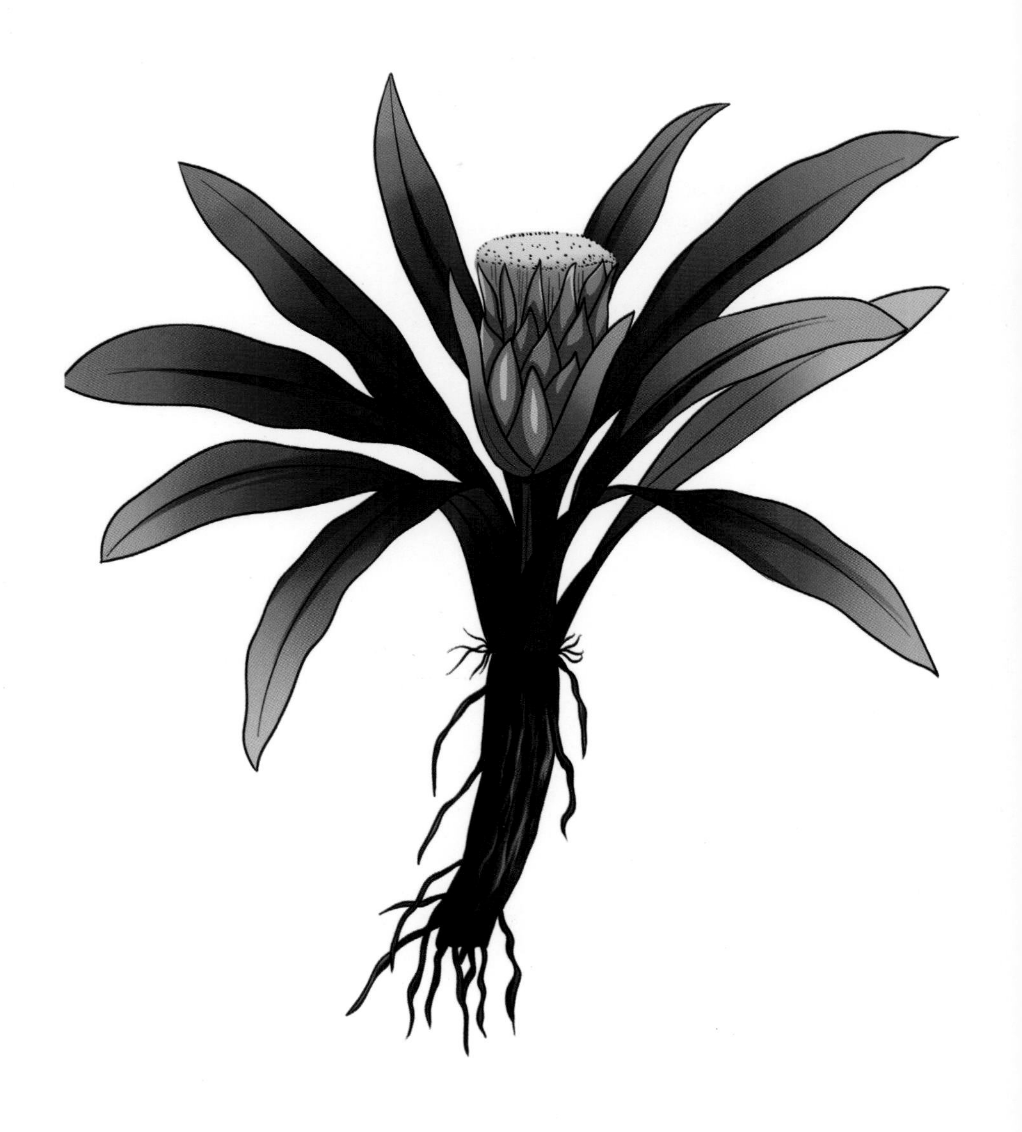

川木通

别名 花木通、油木通、白木通、山铁线莲。

来源 本品为毛茛科植物小木通 *Clematis armandii* Franch. 的干燥藤茎。

【形态特征】 木质藤本，长达6米。茎圆柱形，有纵条纹，小枝有棱，有白色短柔毛，后脱落无毛。叶对生；三出复叶，小叶片革质，卵状披针形、卵形或披针形，长4～16厘米，宽2～8厘米，先端渐尖，基部圆形或浅心形，全缘，两面无毛。聚伞花序圆锥状，顶生或腋生；腋生花序基部有宿存芽鳞片；花序下部苞片近长圆形，常3浅裂，上部苞片较小，披针形或钻形，花两性；萼片4～7，开展，长圆形或椭圆形，外面边缘有短柔毛；花瓣无；雄蕊多数，无毛，花药长圆形；心皮多数。瘦果扁，椭圆形，疏生柔毛，宿存花柱羽毛状。花期3～4月，果期4～7月。

【生境分布】 生长于海拔1200～4000米的山坡、山谷灌木林中、林边或沟旁。分布于陕西南部、宁夏南部、甘肃南部、安徽、江西、福建北部、台湾、河南西部、湖北西部、湖南、四川、贵州、云南、西藏南部等地。

【采收加工】 春、秋两季采挖，除去粗皮，晒干，或趁鲜切成薄片，晒干。

【性味归经】 苦，寒。归心、小肠、膀胱经。

【功能主治】 利尿通淋，清心除烦，通经下乳。主治淋证，水肿，心烦尿赤，口舌生疮，经闭乳少，湿热痹痛。

【用法用量】 水煎服，3～6克。

【使用注意】 精滑遗尿、小便过多者及孕妇禁服。

单方验方

①**痛风：**川木通60克。锉细，水煎，取汁顿服。②**尿路感染：**川木通、车前子、生蒲黄、萹蓄各9克。水煎服。③**喉痹失音：**川木通、石菖蒲、僵蚕各12克。水煎服。

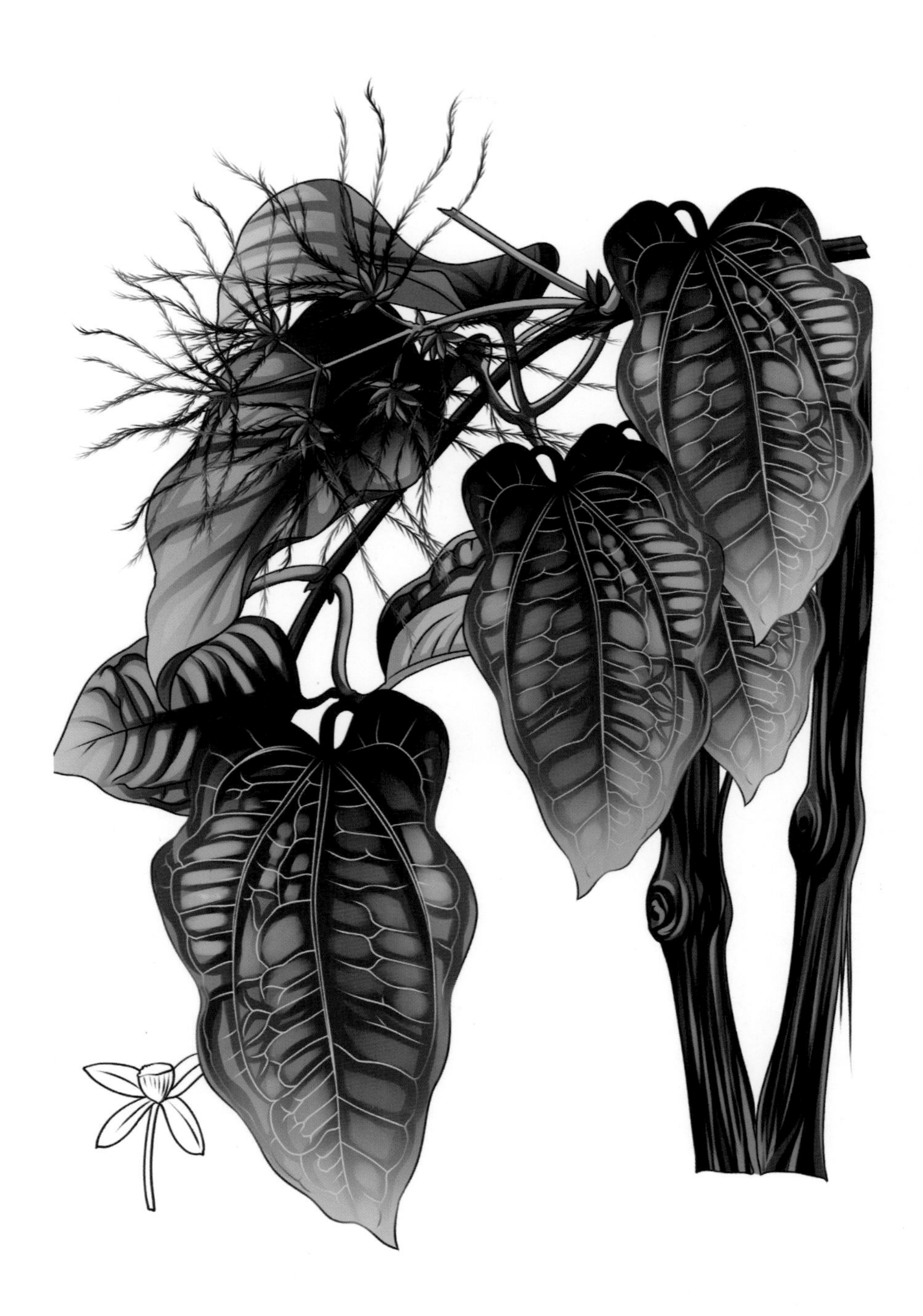

川牛膝

别名 甜牛膝、大牛膝、白牛膝、拐牛膝、龙牛膝、天全牛膝。

来源 本品为苋科植物川牛膝 *Cyathula officinalis* Kuan 的干燥根。

【形态特征】多年生草本，高40～100厘米。主根圆柱形，外皮棕色。茎下部近圆柱形，中部近四棱形，疏被糙毛，节处略膨隆。叶互生，椭圆形至狭椭圆形，长3～13厘米，宽1.5～5厘米，先端渐尖，基部楔形或宽楔形，全缘，上面密叠倒伏糙毛，下面密生长柔毛。花绿白色，头状花序数个于枝端排成穗状；苞片卵形，干膜质，先端具钩状芒刺；苞腋有花纹，能育花居中，不育花居两侧；不育花的花被退化为2～5枚钩状芒刺，能育花的花被5，2长3短；雄蕊5，花丝基部密被长柔毛；退化雄蕊5，长方形，狭细，长0.3～0.4毫米，宽0.1～0.2毫米。先端齿状浅裂；雄蕊基部外侧围绕子房丛生的长柔毛较退化雄蕊为长；雌蕊子房上位，1室，花柱细。胞果长椭圆状倒卵形，长2～5毫米。种子卵形。花期6～7月，果期8～9月。

【生境分布】野生于林缘、草丛中或栽培。主要分布于四川。贵州、云南等地也产。

【采收加工】秋、冬两季采挖，除去芦头、支根及须根，去净泥土，炕或晒至半干，堆放回润，再炕干或晒干。

【性味归经】甘、微苦，平。归肝、肾经。

【功能主治】逐瘀通经，通利关节，利尿通淋。主治血瘀经闭，癥瘕积聚，胞衣不下，跌扑损伤，风湿痹痛，足痿筋挛，尿血血淋。

【用法用量】水煎服，5～10克。

【使用注意】孕妇慎用。

单方验方

①小儿麻痹后遗症：川牛膝15克，土鳖虫7个，马钱子（油炸黄）1.5克。共研细末，分为7包，每晚临睡前黄酒送服1包，用于瘫痪期及后遗症期。**②痛经、闭经：**川牛膝、香附各10克，当归2克，红花6克，益母草30克。水煎服。

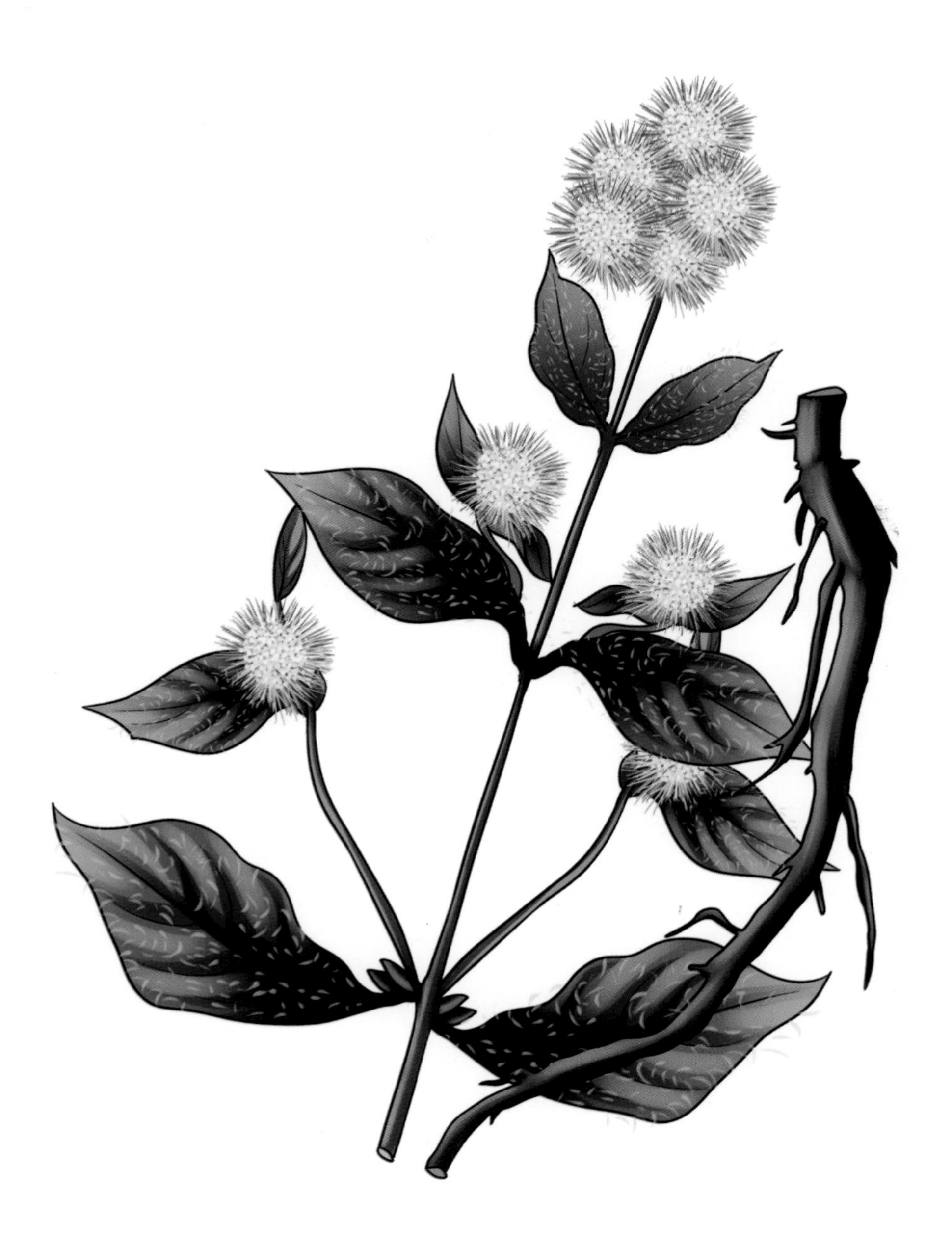

川芎

别名 香果、凉芎、胡芎。

来源 本品为伞形科植物川芎 *Ligusticum chuanxiong* Hort. 的干燥根茎。

【形态特征】多年生草本。根茎呈不整齐的结节状拳形团块，有明显结节状，节盘凸出；茎下部的节明显膨大成盘状。叶2～3回单数羽状复叶，小叶3～5对，边缘又作不等齐的羽状全裂或深裂，叶柄基部成鞘状抱茎。复伞形花序生于分枝顶端，伞幅细，有短柔毛；总苞和小总苞片线形；花白色。双悬果卵形，5棱。花期7～8月，果期9～10月。

【生境分布】生长于向阳山坡或半阳山的荒地或水地，以及土质肥沃、排水良好的沙壤土。分布于四川省的灌县、崇庆、温江，栽培历史悠久，野生者较少，为道地药材。西南及北方大部地区也有栽培。

【采收加工】夏季当茎上的节盘显著突出，并略带紫色时采挖，除去泥沙，晒后烘干，再去须根。

【性味归经】辛，温。归肝、胆、心包经。

【功能主治】活血行气，祛风止痛。主治胸痹心痛，胸胁刺痛，跌打肿痛，月经不调，经闭痛经，癥瘕肿块，脘腹疼痛，头痛眩晕，风湿痹痛。

【用法用量】水煎服，3～10克。

【使用注意】性偏温燥，且有升散作用，阴虚火旺、舌红津少口干者不宜用，月经过多者应慎用。

单方验方

①**月经不调：**川芎10克，当归、白芍各15克，熟地黄、香附、丹参各20克。水煎服。②**血虚头痛：**川芎、当归各15克。水煎服。③**头痛眩晕：**川芎10克，蔓荆子、菊花各15克，荆芥穗1.25克。水煎服。④**化脓性鼻旁窦炎：**川芎25克，白芷、细辛、薄荷各10克，辛夷、黄连各15克，黄芩20克。水煎服，每日1剂。

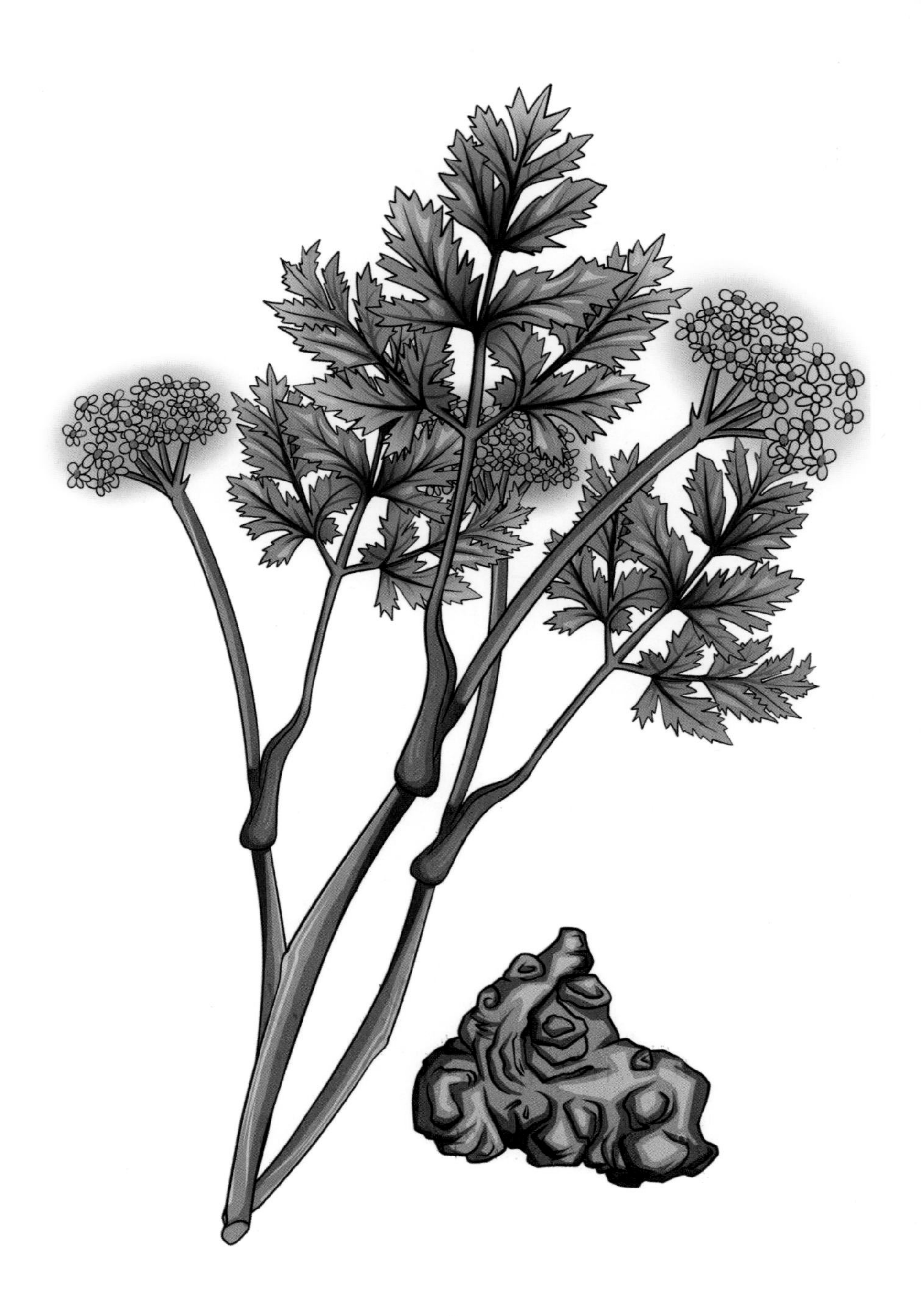

川楝子

别名 楝实、楝子、仁枣、金铃子、苦楝子、石茱萸、川楝实、川楝树子。

来源 本品为楝科植物川楝 *Melia toosendan* Sieb.et Zucc. 的干燥成熟果实。

【形态特征】落叶乔木，高可达10余米。树皮灰褐色，有纵沟纹，幼嫩部分密被星状鳞片。叶互生，2～3回单数羽状复叶，小叶3～11片，长卵圆形，长4～7厘米，宽2～3.5厘米，先端渐尖，基部圆形，两侧常不对称，全缘或部分具稀疏锯齿。紫色花，腋生圆锥状排列的聚伞花序，花直径6～8毫米，萼片5～6；花瓣5～6；雄蕊为花瓣的2倍，花丝连合成一管；子房瓶状。核果大，椭圆形或近圆形，长约3厘米，黄色或栗棕色，有光泽，核坚硬木质，有棱，6～8室。种子3～5粒。花期夏季。

【生境分布】生长于丘陵、田边；有栽培。我国南方各地均产，以四川产者为佳。

【采收加工】冬季果实成熟时采收，除去杂质，干燥。

【性味归经】苦，寒；有小毒。归肝、小肠、膀胱经。

【功能主治】疏肝泄热，行气止痛，杀虫。主治肝郁化火，胸胁、脘腹胀痛，疝气疼痛，虫积腹痛。

【用法用量】水煎服，5～10克。外用：适量，研末调涂。

【使用注意】本品有毒，不宜过量或持续服用。脾胃虚寒者慎用。

单方验方

①**慢性胃炎：**川楝子、白芍、柴胡、枳实、木香、延胡索各10克，大血藤15克，甘草5克。每日1剂，水煎2次，早、晚分服。②**头癣：**川楝子30克（研成粉），凡士林70克。混匀，擦患处，每日早、晚各1次；搽药前，应用盐水将患处洗净，有脓或痂者应清除。

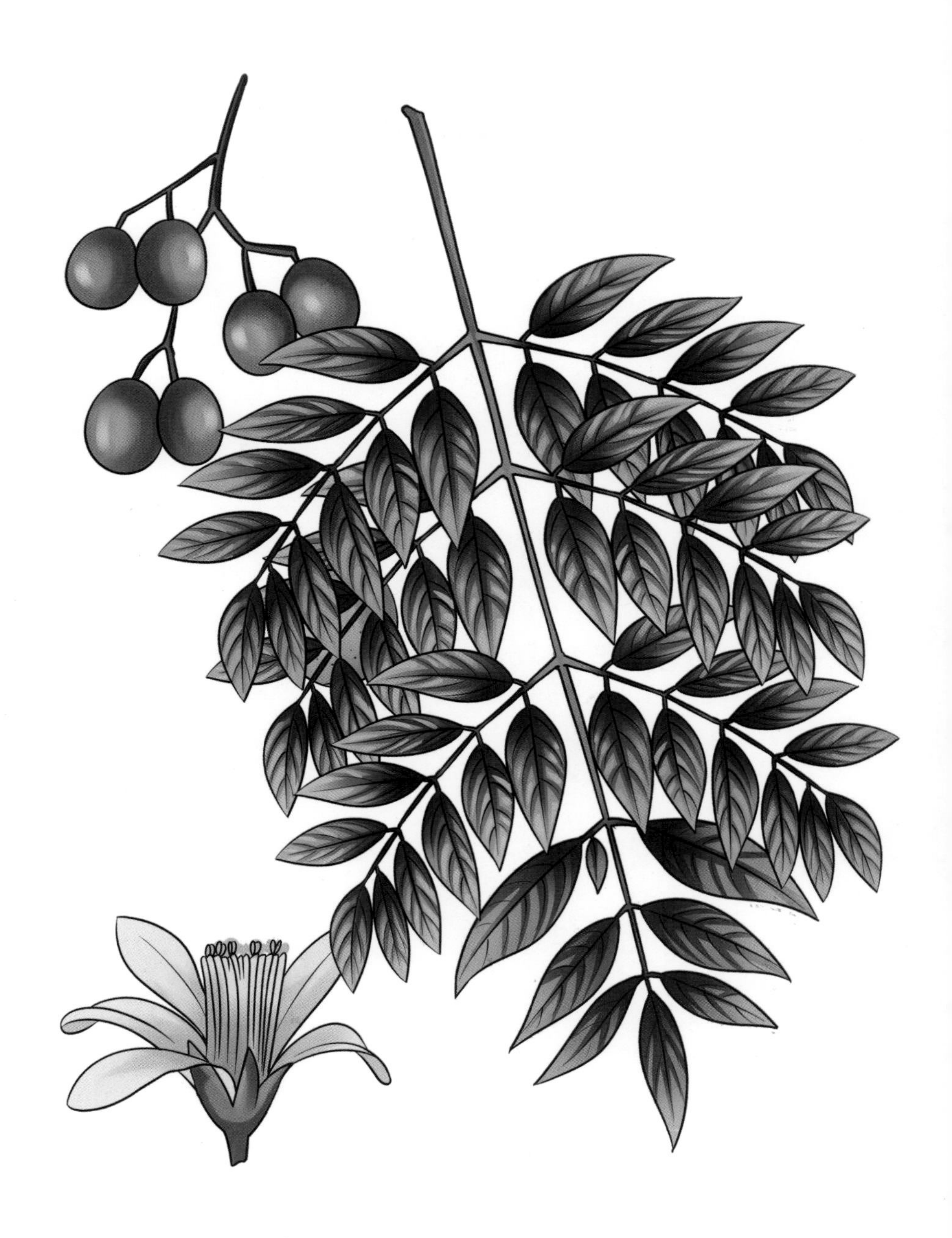

川乌

别名 铁花、五毒、鹅儿花。

来源 本品为毛茛科植物乌头 *Aconitum carmichaelii* Debx. 的干燥母根。

【形态特征】多年生草本，高60～150厘米。主根纺锤形至倒卵形，中央的为母根，周围数个根（附子）。叶片五角形，3全裂，中央裂片菱形，两侧裂片再2深裂。总状圆锥花序狭长，密生反曲的微柔毛；裂片5，蓝紫色（花瓣状），上裂片高盔形，侧萼片近圆形；花瓣退化，其中两枚紧贴盔片下，有长爪，距部扭曲；雄蕊多数分离，心皮3～5，通常有微柔毛。蓇葖果，种子有膜质翅。花期6～8月，果期7～8月。

【生境分布】生长于山地草坡或灌木丛中。主产于四川、陕西等地。

【采收加工】6月下旬至8月上旬采挖，除去子根、须根及泥沙，晒干。

【性味归经】辛、苦，热；有大毒。归心、肝、肾、脾经。

【功能主治】祛风除湿，温经止痛。主治风寒湿痹，关节疼痛，心腹冷痛，寒疝疼痛及麻醉止痛。

【用法用量】一般炮制后用。

【使用注意】生品内服宜慎；孕妇禁用；不宜与半夏、瓜蒌、瓜蒌子、瓜蒌皮、天花粉、川贝母、浙贝母、平贝母、伊贝母、湖北贝母、白蔹、白及同用。

单方验方

①**年久头痛：**川乌、天南星各适量。共研为末，葱汁调和，涂抹太阳穴。②**小儿慢惊风：**川乌（生去皮、脐）50克，全蝎10个（去尾），姜7片。水煎服。③**破伤风：**乌头（生，去皮、脐）1枚，雄黄（研）、麝香（研）各0.5克。共为细末，每服5克，温酒调下。

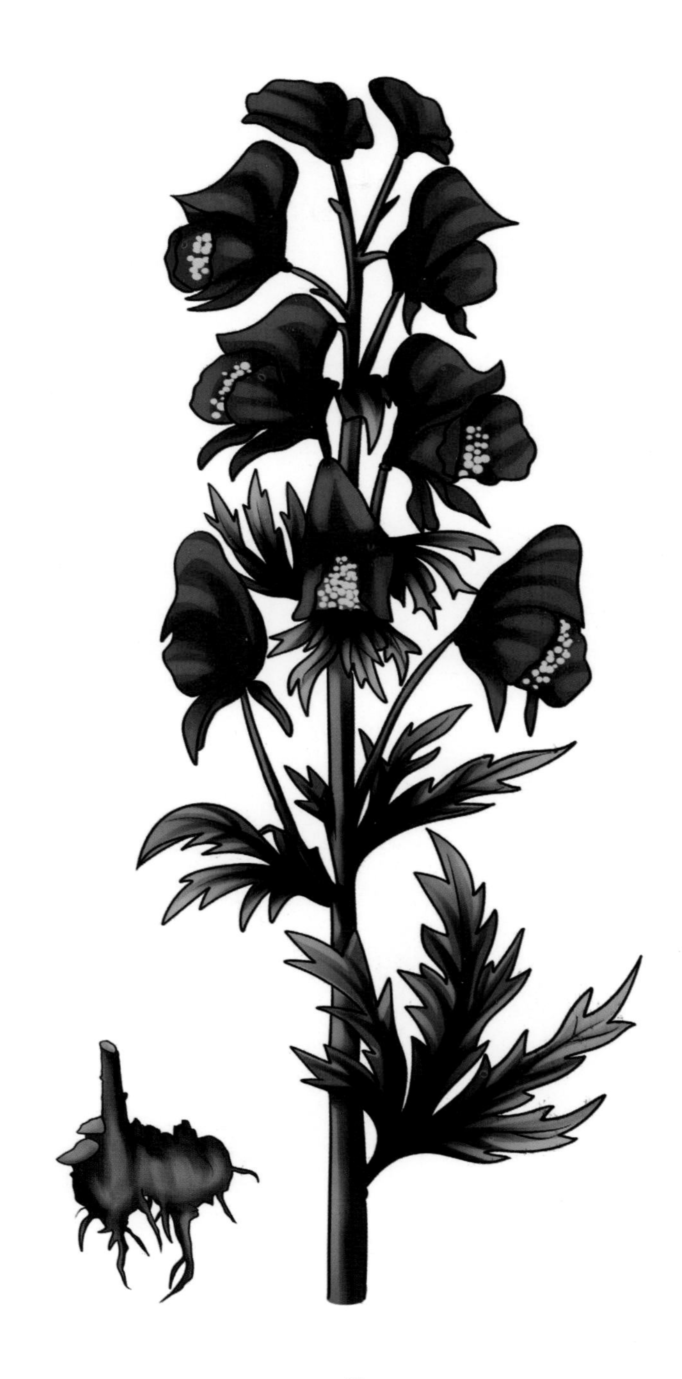

川贝母

别名 川贝、青贝、松贝、炉贝。

来源 本品为百合科植物川贝母 *Fritillaria cirrhosa* D. Don 的干燥鳞茎。

【形态特征】多年生草本，高15～25厘米。鳞茎球形或圆锥形，由2枚鳞片组成，直径6～8毫米。茎直立，单一，无毛。叶在下面的1～2对为对生，上面的1～2枚散生或对生，无柄，条形或条状披针形，先端急尖，不卷曲。花单生于茎顶，深黄色，有黄褐色小方格；叶状苞片1枚，先端不卷曲；花被片6，2轮，内3片倒卵状长圆形，外3片近长圆形；蜜腺窝稍凸出或不很明显；雄蕊6，长约为花被片的一半，花药近基着生，花丝具或不具小乳突；柱头3裂，裂片短而外展。蒴果长圆形，具6棱，棱上的翅很窄。花期6月，果期8月。

【生境分布】生长于海拔3200～4500米的草地上。分布于四川、青海等地。

【采收加工】夏、秋两季或积雪融化时，采挖地下鳞茎，除去须根、粗皮及泥沙，晒干或低温干燥。

【性味归经】苦、甘，微寒。归肺、心经。

【功能主治】清热润肺，化痰止咳，散结消痈。主治肺热燥咳，干咳少痰，阴虚劳嗽，咳痰带血，瘰疬，乳痈，肺痈。

【用法用量】水煎服，3～10克；研末冲服，每次1～2克。

【使用注意】不宜与川乌、制川乌、草乌、制草乌、附子同用。

单方验方

①**肺热咳嗽多痰、咽喉中干：**川贝母（去心）、苦杏仁（汤浸，去皮、尖、炒）各45克。共捣末，炼蜜为丸（如弹子大），含化咽津。②**小儿肺热咳嗽：**川贝母10克，天花粉20克，石膏、甘草各5克。共研末，冲服，每次0.5克。

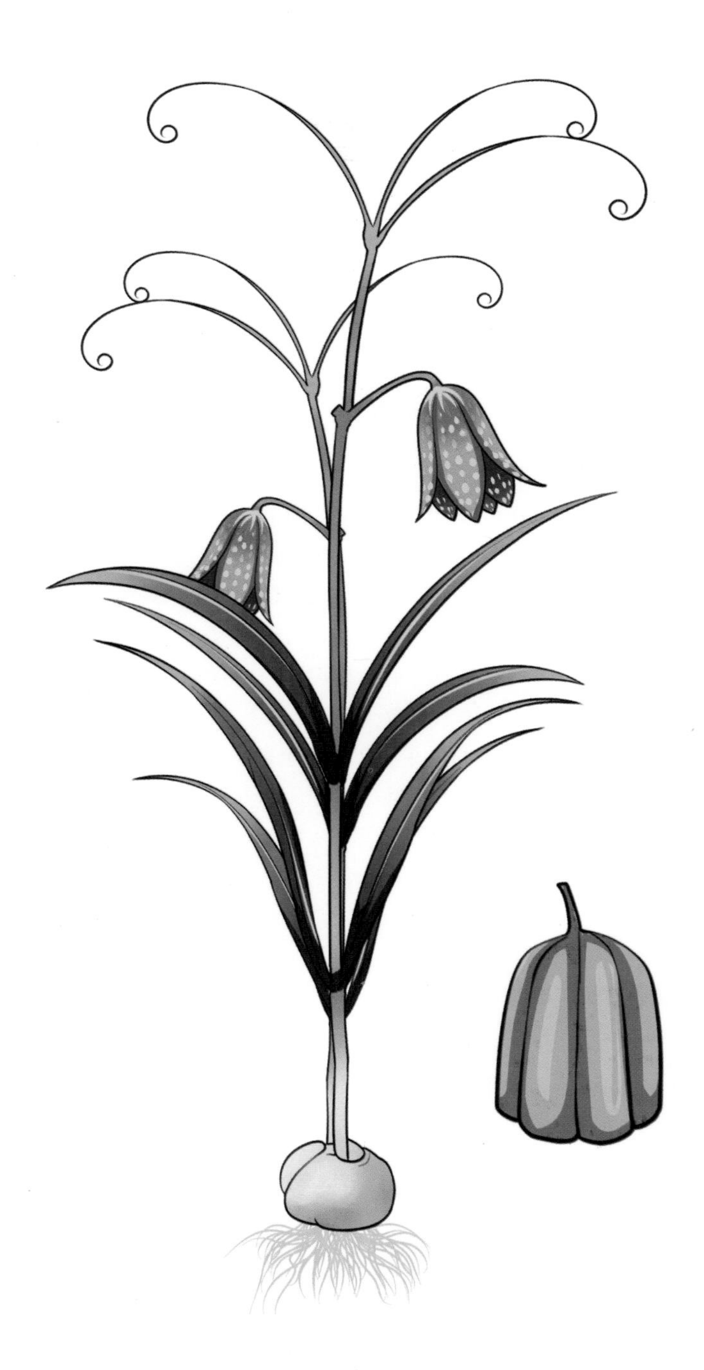

飞扬草

别名 乳籽草、飞相草、大飞扬、节节花、大乳汁草。

来源 本品为大戟科植物飞扬草 *Euphorbia hirta* L. 的干燥全草。

【形态特征】一年生草本，高20～50厘米，全体有乳汁。茎基部曲膝状向上斜升，单一或基部丛生，被粗毛，上部的毛更密，不分枝或下部稍有分枝。单叶对生，具短柄；叶片披针状长圆形或长椭圆状卵形，长1～3厘米，宽0.5～1.3厘米，先端急尖或钝，基部偏斜不对称，边缘有细锯齿，稀全缘，两面被毛，下面及沿脉上的毛较密；托叶膜质，披针形或条状披针形，边缘刚毛状撕裂早落。淡绿色或紫色小花，杯状聚伞花序多数排成紧密的腋生头状花序；总苞宽钟形，外面被密生短柔毛，顶端4裂；腺体4，漏斗状，有短柄及花瓣状附属物。蒴果卵状三棱形，被贴伏的短柔毛。花期夏季。

【生境分布】生长于向阳山坡、山谷、路旁和灌木丛下，多见于沙质土上或村边。分布于广西、云南、湖南、江西、福建、台湾等地。

【采收加工】夏、秋两季采挖，洗净，晒干。

【性味归经】辛、酸，凉；有小毒。归肺、膀胱、大肠经。

【功能主治】清热解毒，利湿止痒，通乳。主治肺痈，乳痈，痈疮肿毒，牙疳，痢疾，泄泻，热淋，血淋，湿疹湿疮，脚癣，皮肤瘙痒，产后少乳。

【用法用量】水煎服，6～9克。外用：适量，煎水洗。

【使用注意】孕妇慎用。

单方验方

①**痢疾：**飞扬草30克。水煎，蜂蜜调服。②**疟疾：**飞扬草适量。研细粉，每服6克，冰糖水煎服，连服3日。③**小儿脓疱疮、皮肤湿疹：**飞扬草适量。煎水洗患处。④**痈疮、体癣：**鲜飞扬草适量。捣烂，敷（或搽）患处。⑤**带状疱疹：**鲜飞扬草适量。捣烂，取汁加雄黄粉末2克调涂患处。⑥**湿热黄疸：**飞扬草100克。水煎服。

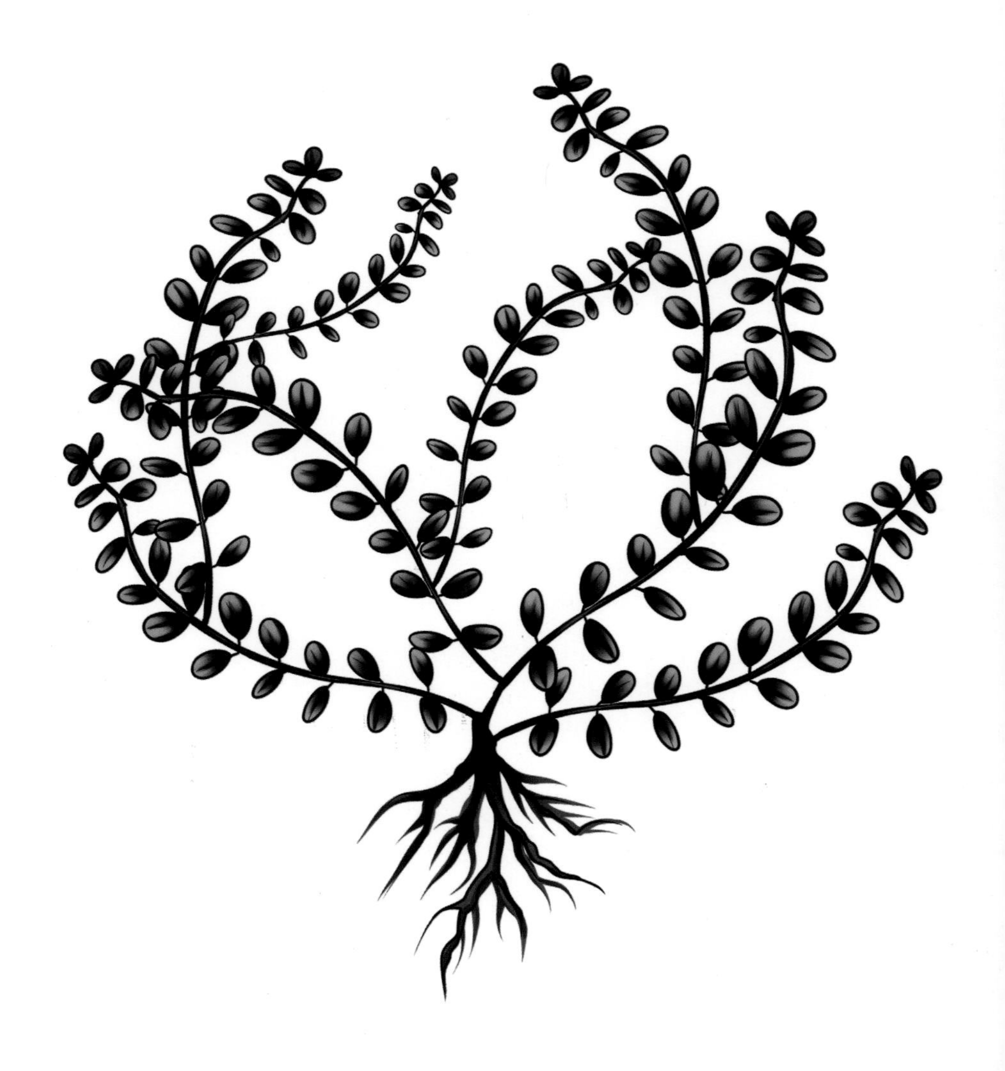

马勃

别名 灰菇、药苞、灰菌、马屁勃、灰包菌、大气菌、鸡肾菌。

来源 本品为灰包科真菌大马勃 *Calvatia gigantea* (Batach. ex Pers.) Lloyd. 等的干燥子实体。

【形态特征】寄腐生真菌。子实体球形至近球形，直径15～45厘米或更大，无不孕基部或很小，由粗菌索与地面相连。包被白色，老后污白色，初期有细纤毛，渐变光滑，包被两层，外包被膜状，内包被较厚，成熟后块状脱落，露出浅青褐色孢体。孢子呈球形，具微细小疵，淡青黄色，孢丝分枝，横隔稀少。

【生境分布】生长于旷野草地上。分布于内蒙古、甘肃、吉林、辽宁等地。

【采收加工】夏、秋两季子实体成熟时及时采收，除去泥沙，干燥。

【性味归经】辛，平。归肺经。

【功能主治】清肺利咽，止血。主治风热郁肺咽痛，音哑，咳嗽；外治鼻衄，创伤出血。

【用法用量】水煎服，2～6克。外用：适量，敷患处。

【使用注意】风寒咳嗽失音者禁服。

单方验方

①**外伤出血、鼻出血、拔牙后出血：**马勃适量。去皮膜，取内部海绵绒样物压迫出血部位。②**痈疽疮疖：**马勃粉适量。以蜂蜜调敷患处。③**积热吐血：**马勃适量。研为末，加砂糖做成丸子（如弹子大），每次半丸，冷水化下。④**久咳不止：**马勃适量。研为末，炼蜜丸如梧子大，每服20丸，白汤下。

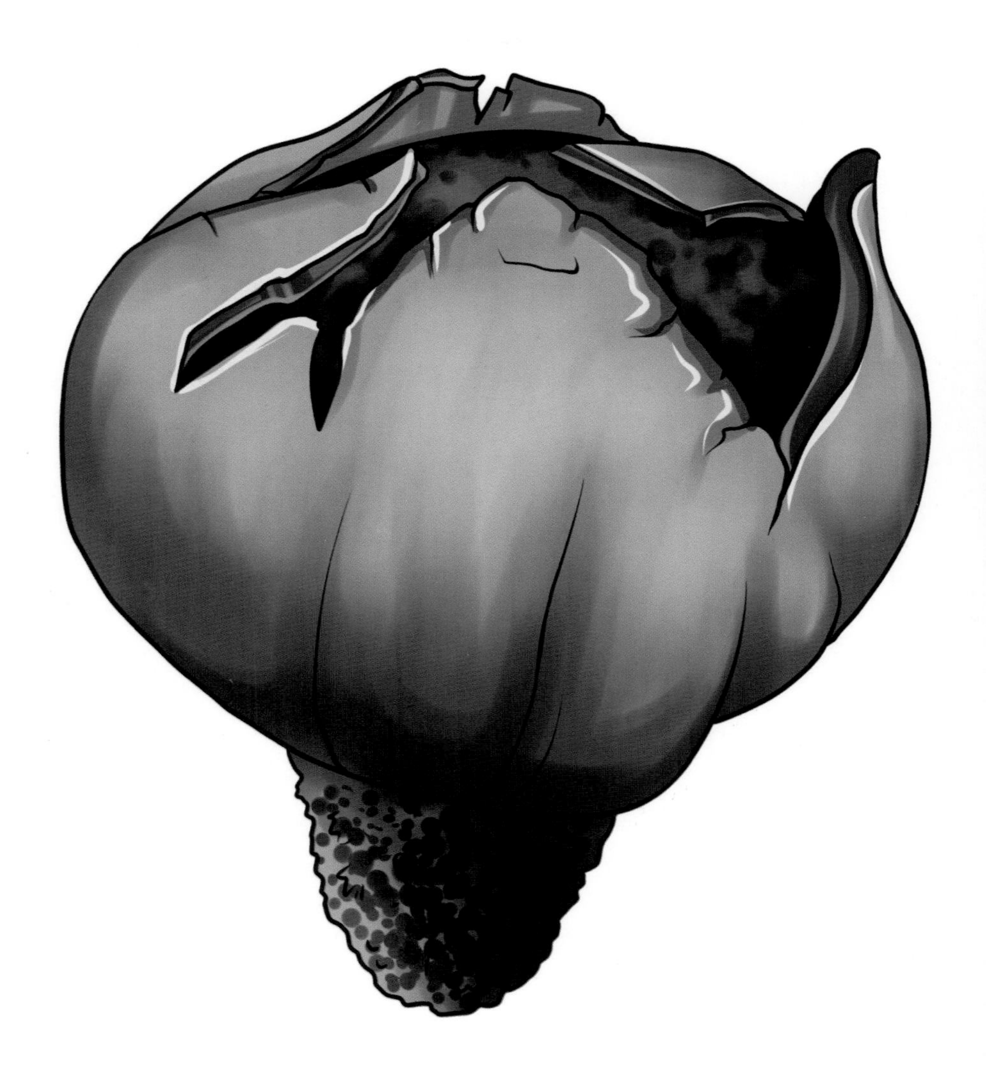

马兜铃

别名 兜铃、马铃果。

来源 本品为马兜铃科植物马兜铃 *Aristolochia debilis* Sieb. et Zucc. 的干燥成熟果实。

【形态特征】多年生缠绕草本，长达1米余，全株无毛。根细长，圆柱形，外皮黄褐色，有香气，断面有油点。茎有棱，缠绕成团，捻揉有特殊臭气。叶互生，柄细长，叶片三角状心形，长3～10厘米，长宽近相等，先端钝或钝尖，基部深心形，全缘，主直脉5～7条，下面灰绿色。叶腋簇生数朵绿紫色花；花被喇叭状，长2～3.5厘米，花被管基部膨大成球形，中部为管状，上端逐渐扩大向一侧平展成一先端具长尖尾的花被片（侧片）；雄蕊6，贴生于肉质花柱体周围；子房下位，6室。蒴果近圆形或宽倒卵形，长3～7厘米，直径2～4厘米，果梗下垂，成熟时果沿室间开裂为6瓣，果梗亦裂成6条丝状。种子多数，扁平三角形，周围有宽翅。花期5～7月，果期8～10月。

【生境分布】生长于郊野林缘、路边、灌木丛。分布于黑龙江、吉林、河北等地。

【采收加工】秋季果实由绿变黄时采收，干燥。

【性味归经】苦，微寒。归肺、大肠经。

【功能主治】清肺降气，止咳平喘，清肠消痔。主治肺热喘咳，痰中带血，肠热泻痢，痔血，痔疮肿痛。

【用法用量】水煎服，3～9克。

【使用注意】本品含马兜铃酸，可引起肾脏损害等不良反应；儿童及老人慎用；孕妇、婴幼儿及肾功能不全者禁用。

单方验方

①**肺热咳嗽：**马兜铃、桑白皮、苦杏仁、甘草各10克。水煎服。②**百日咳：**马兜铃、百部各10克，大蒜3头。放碗内加适量水，蒸后取汁服。

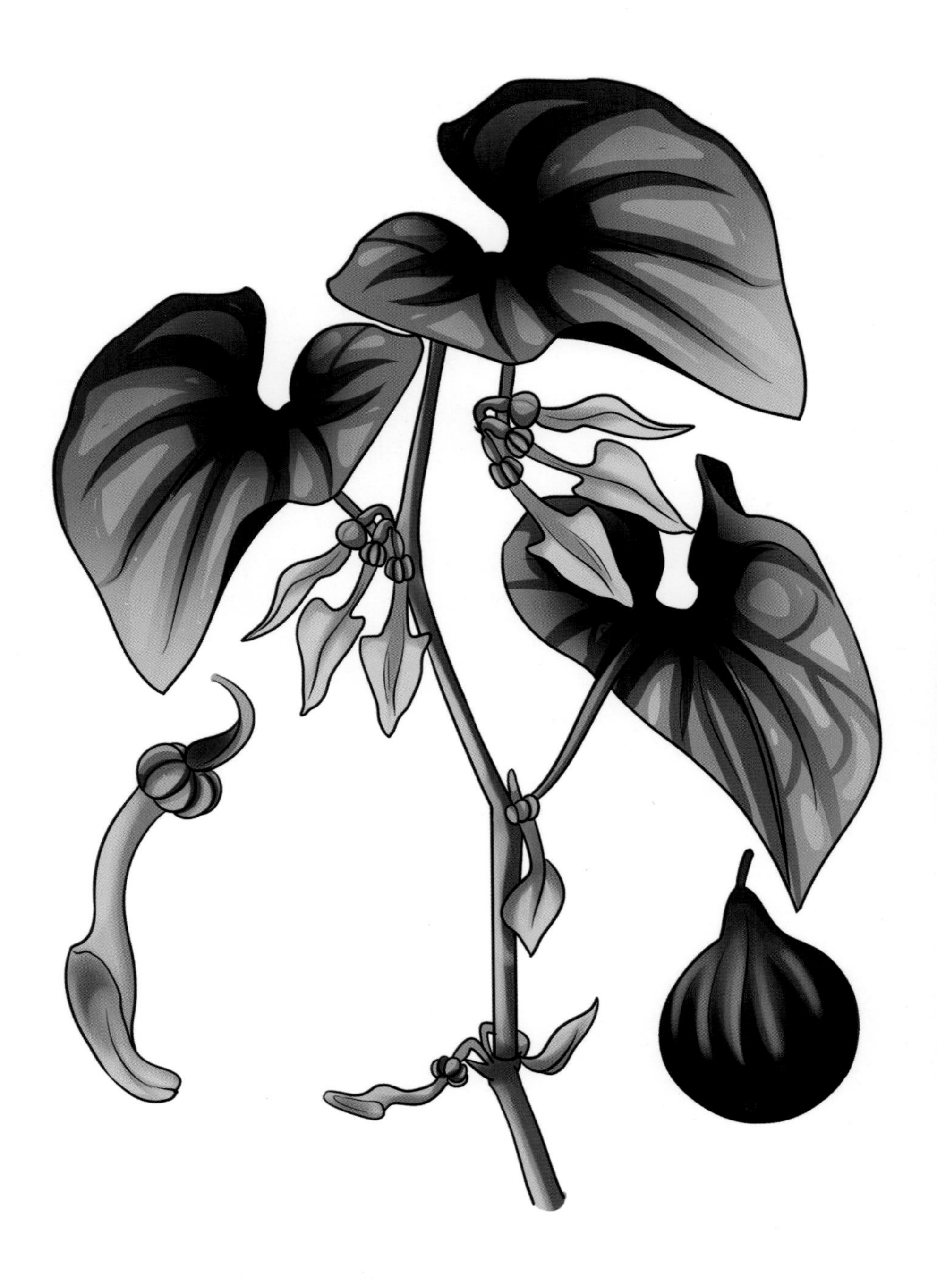

马鞭草

别名　野荆芥、蜻蜓草、龙芽草、退血草、燕尾草、紫顶龙芽草。
来源　本品为马鞭草科植物马鞭草 *Verbena officinalis* L. 的干燥地上部分。

【形态特征】多年生草本，高30～120厘米；茎四方形，上部方形，老后下部近圆形，棱和节上被短硬毛。单叶对生，卵形至长卵形，长2～8厘米，宽1.5～5厘米，3～5深裂，裂片不规则的羽状分裂或不分裂而具粗齿，两面被硬毛，下面脉上的毛尤密。花夏、秋开放，蓝紫色，无柄，排成细长、顶生或腋生的穗状花序；花萼膜质，筒状，顶端5裂；花冠长约4 毫米，微呈二唇形，5裂；雄蕊4枚，着生于冠筒中部，花丝极短；子房无毛，花柱短，顶端浅2裂。果包藏于萼内，长约2毫米，成熟时裂开成4个小坚果。花、果期6～10月。
【生境分布】全国各地均产。均为野生。
【采收加工】6～8月花开时采割，除去杂质，晒干。
【性味归经】苦，凉。归肝、脾经。
【功能主治】活血散瘀，解毒，利水，退黄，截疟。主治癥瘕积聚，妇女疝痛，痛经经闭，喉痹，痈肿，水肿，黄疸，疟疾寒热。
【用法用量】水煎服，5～10克。
【使用注意】孕妇慎服。

单方验方

①**疟疾：**鲜马鞭草100～200克（干品减半）。水煎，浓缩至300毫升，于疟发前4小时、2小时各服1次，连服5～7日。②**痢疾：**鲜马鞭草100克，土牛膝25克。水煎服，每日1剂。

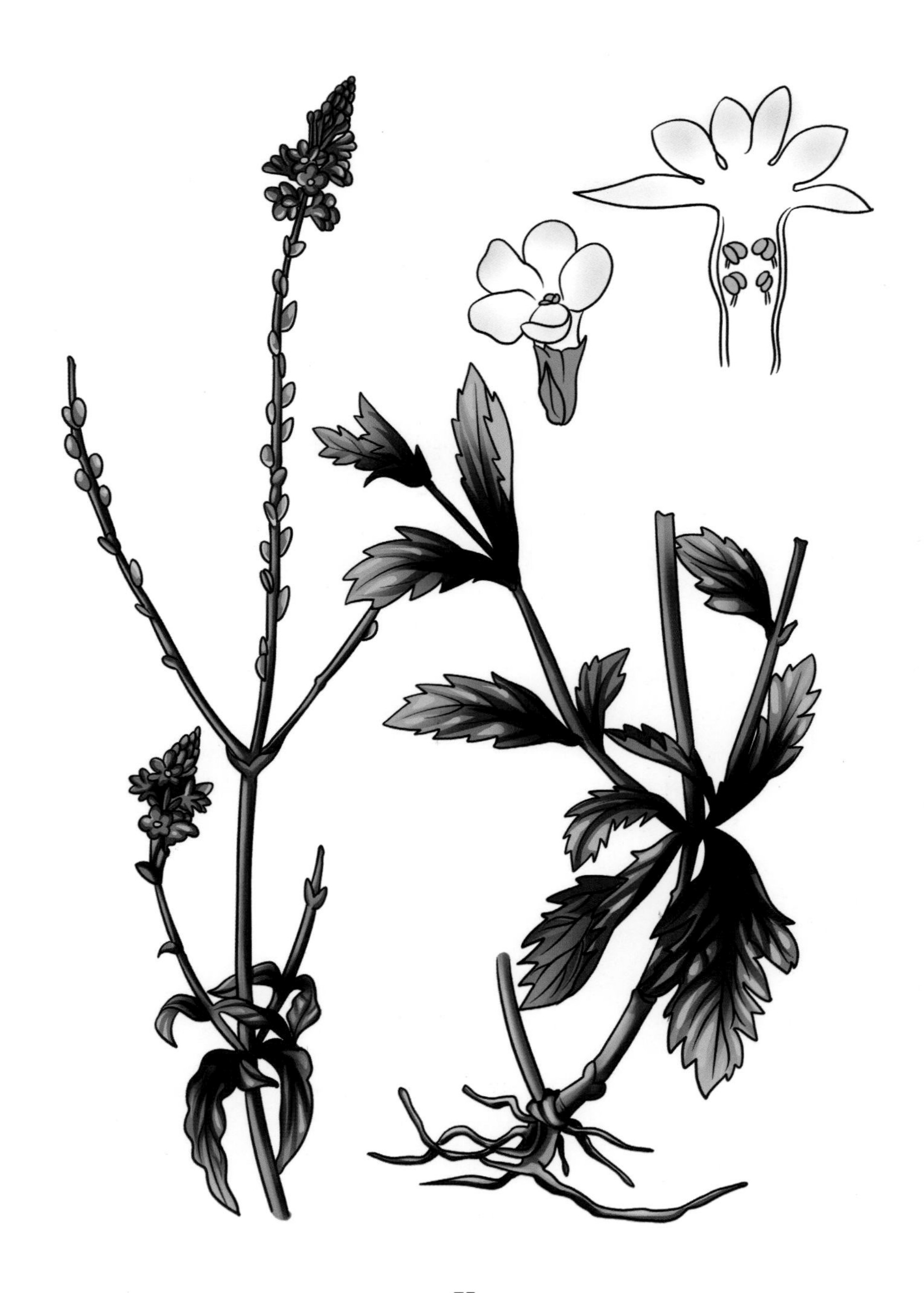

马钱子

别名 马前、大方八、马前子、油马钱子。

来源 本品为马钱科植物马钱 *Strychnos nux-vomica* L. 的干燥成熟种子。

【形态特征】乔木，高10～13米。树皮灰色，具皮孔，枝光滑。叶对生，叶柄长4～6毫米；叶片草质，广卵形或近于圆形，长6～15厘米，宽3～8.5厘米，先端急尖或微凹，基部广楔形或圆形，全缘，两面均光滑无毛，有光泽，主脉5条，罕3条，在背面凸起，两侧者较短，不达叶端，细脉呈不规则的网状，在叶的两面均明显；叶腋有短卷须。聚伞花序顶生枝端，被短柔毛；总苞片及小苞片均小，三角形，先端尖，被短柔毛；花白色，几无梗，花萼绿色，先端5裂，被短柔毛；花冠筒状，先端5裂，裂片卵形，内面密生短毛；雄蕊5，花药黄色，椭圆形，无花丝；子房卵形，光滑无毛，花柱细长，柱头头状。浆果球形，幼时绿色，成熟时橙色，表面光滑。种子3～5粒或更多，圆盘形，表面灰黄色，密被银色茸毛，并生于一面的中央，另一面略凹入，有丝光。花期春、夏两季，果期8月至翌年1月。

【生境分布】生长于热带。分布于印度、越南、缅甸、泰国、斯里兰卡等地，我国海南、云南、广西等地亦有分布。

【采收加工】冬季采收成熟果实，取出种子，晒干。

【性味归经】苦，温；有大毒。归肝、脾经。

【功能主治】通络止痛，散结消肿。主治跌打损伤，骨折肿痛，风湿顽痹，肢体拘挛，麻木瘫痪，外伤肿痛，痈疽疮毒，咽喉肿痛。

【用法用量】炮制后入丸、散，0.3～0.6克。

【使用注意】孕妇禁用；不宜多服、久服及生用；运动员慎用；有毒成分能经皮肤吸收，外用不宜大面积涂敷。

单方验方

①**喉炎肿痛：**马钱子、青木香、山豆根各适量。研末，吹入喉中。②**功能性不射精：**马钱子（制）0.3克，蜈蚣0.5克，冰片0.1克。共研细末，每晚睡前1.5小时吞服。

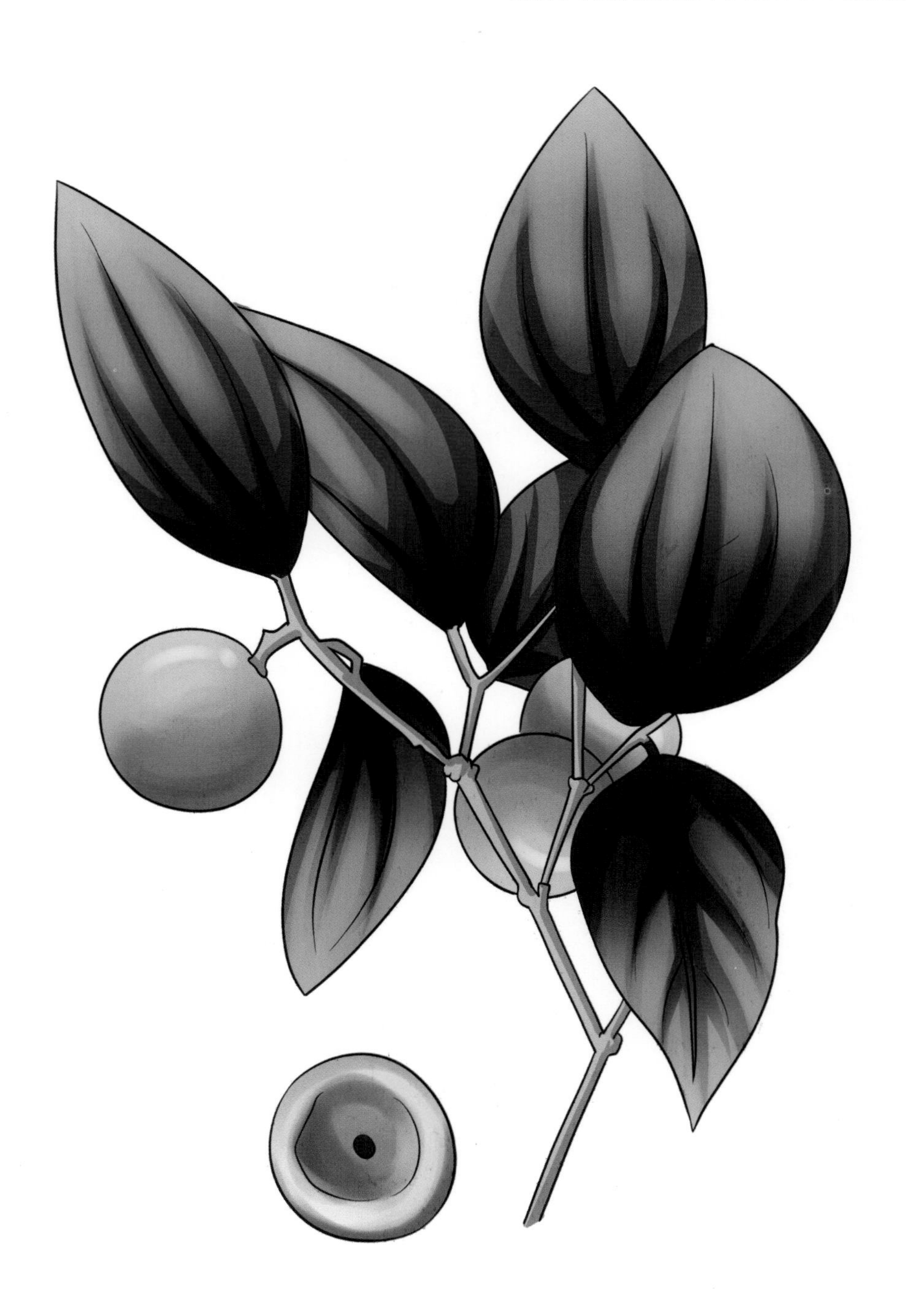

马齿苋

别名 酸苋、马齿草、长命菜、马齿菜、马齿龙芽。

来源 本品为马齿苋科植物马齿苋 *Portulaca oleracea* L. 的干燥地上部分。

【形态特征】一年生草本，长可达35厘米。茎下部匍匐，四散分枝，上部略能直立或斜上，肥厚多汁，绿色或淡紫色，全体光滑无毛。单叶互生或近对生；叶片肉质肥厚，长方形或匙形，或倒卵形，先端圆，稍凹下或平截，基部宽楔形，形似马齿，故名“马齿苋”。小花黄色。蒴果圆锥形，自腰部横裂为帽盖状，内有多数黑色扁圆形细小种子。花期5～8月，果期6～9月。

【生境分布】生长于田野、荒芜地及路旁。南北各地均产。

【采收加工】夏、秋两季采收，除去残根及杂质，洗净，略蒸或烫后晒干。

【性味归经】酸，寒。归肝、大肠经。

【功能主治】清热解毒，凉血止血，止痢。主治热毒血痢，痈肿疔疮，湿疹湿疮，丹毒，蛇虫咬伤，便血，痔血，妇女崩漏。

【用法用量】水煎服，9～15克。外用：适量，捣敷患处。

【使用注意】脾胃虚寒、肠滑作泄者忌服。

单方验方

①**痢疾便血、湿热腹泻**：马齿苋250克，粳米60克。粳米加水煮成稀粥，加入马齿苋（切碎后）煮熟，空腹食。②**赤白带**：鲜马齿苋（洗净，捣烂，绞汁）约60克，生鸡蛋2个（去黄）。用蛋白和入马齿苋汁中搅和，开水冲服，每日1次。③**痈肿疮疡、丹毒红肿**：马齿苋120克。水煎服；并以适量鲜品捣烂，敷患处。

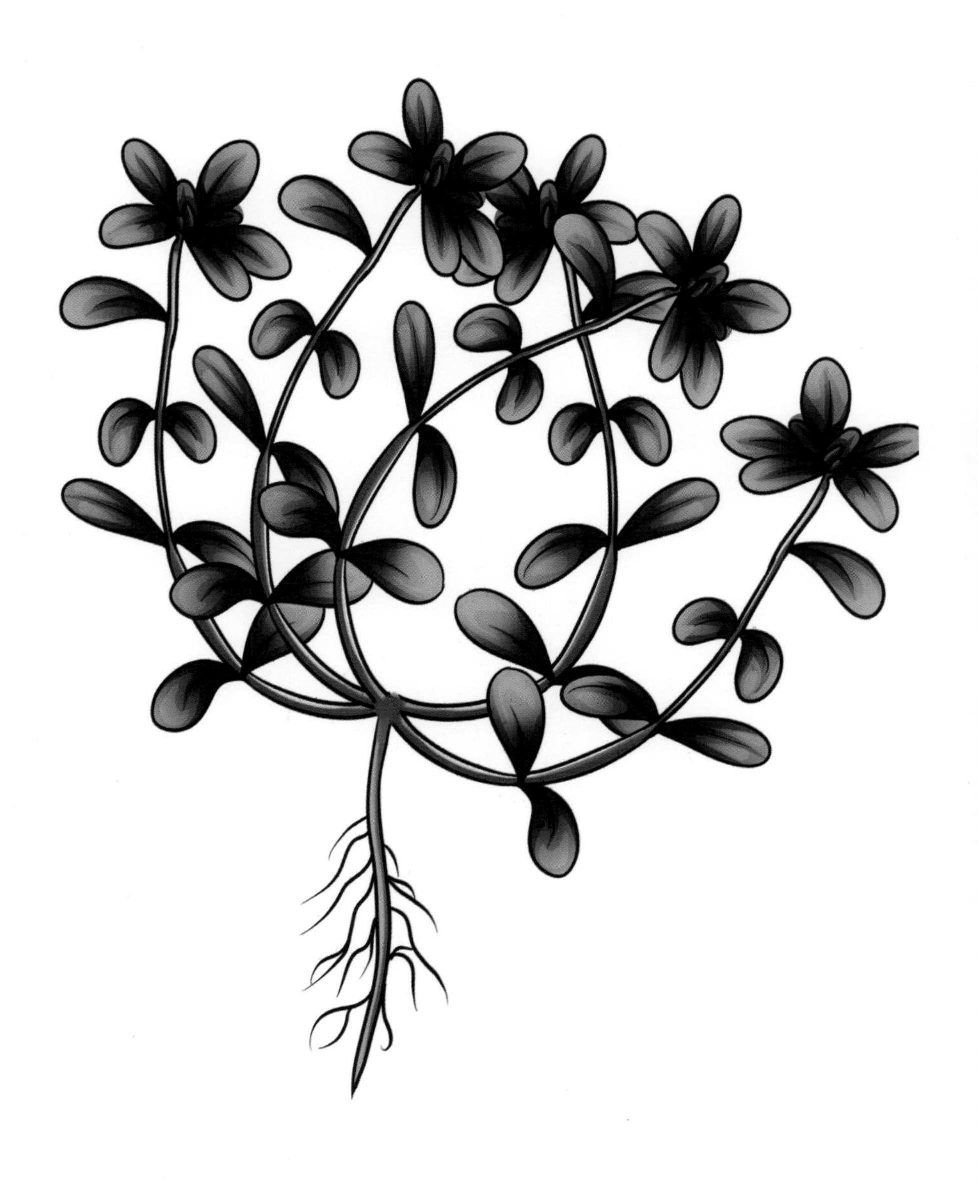

广金钱草

别名 假花生、山地豆、落地金钱草。
来源 本品为豆科植物广金钱草 *Desmodium styracifolium* (Osb.) Merr. 的干燥地上部分。

【形态特征】灌木状草本，高30～90厘米。茎直立，枝圆柱形，密被伸展的黄色短柔毛。通常有小叶1片，有时3小叶；顶端小叶圆形，革质，先端微凹，基部心形，长1.8～3.4厘米，宽2.1～3.5厘米，上面无毛，下面密被贴伏的茸毛，脉上最密；托叶小披针状钻形，具条纹。总状花序顶生或腋生，极稠密，长约2.5厘米；苞片卵形，被毛；花梗长2～3毫米；花小，紫色，有香气；花萼被粗毛，萼齿披针形，长为萼筒的2倍；花冠蝶形，长约4毫米，旗瓣圆形或长圆形，基部渐狭成爪，翼瓣贴生于龙骨瓣上；雄蕊10，子房线形；荚果线状长圆形，被短毛，腹缝线直，背缝线浅波状，4～5个节，每节近方形。花期6～9月。
【生境分布】生长于荒地草丛中，或经冲刷过的山坡上。分布于福建、广东、广西、湖南等地。主产于广东、福建等地。
【采收加工】夏、秋两季采割，除去杂质，晒干。
【性味归经】甘、淡，凉。归肝、肾、膀胱经。
【功能主治】利湿退黄，利尿通淋。主治热淋，石淋，沙淋，黄疸尿赤，小便涩痛，水肿尿少。
【用法用量】水煎服，15～30克。
【使用注意】孕妇忌服。

单方验方

①**泌尿系统感染：**广金钱草24克，车前草、海金沙、金银花各15克。水煎服，每日1剂。
②**泌尿系结石：**广金钱草、石韦、穿破石、冬葵果各18克，萹蓄、海金沙各12克，瞿麦、泽泻、茯苓各9克，木通4.5克。每日1剂，水煎服。

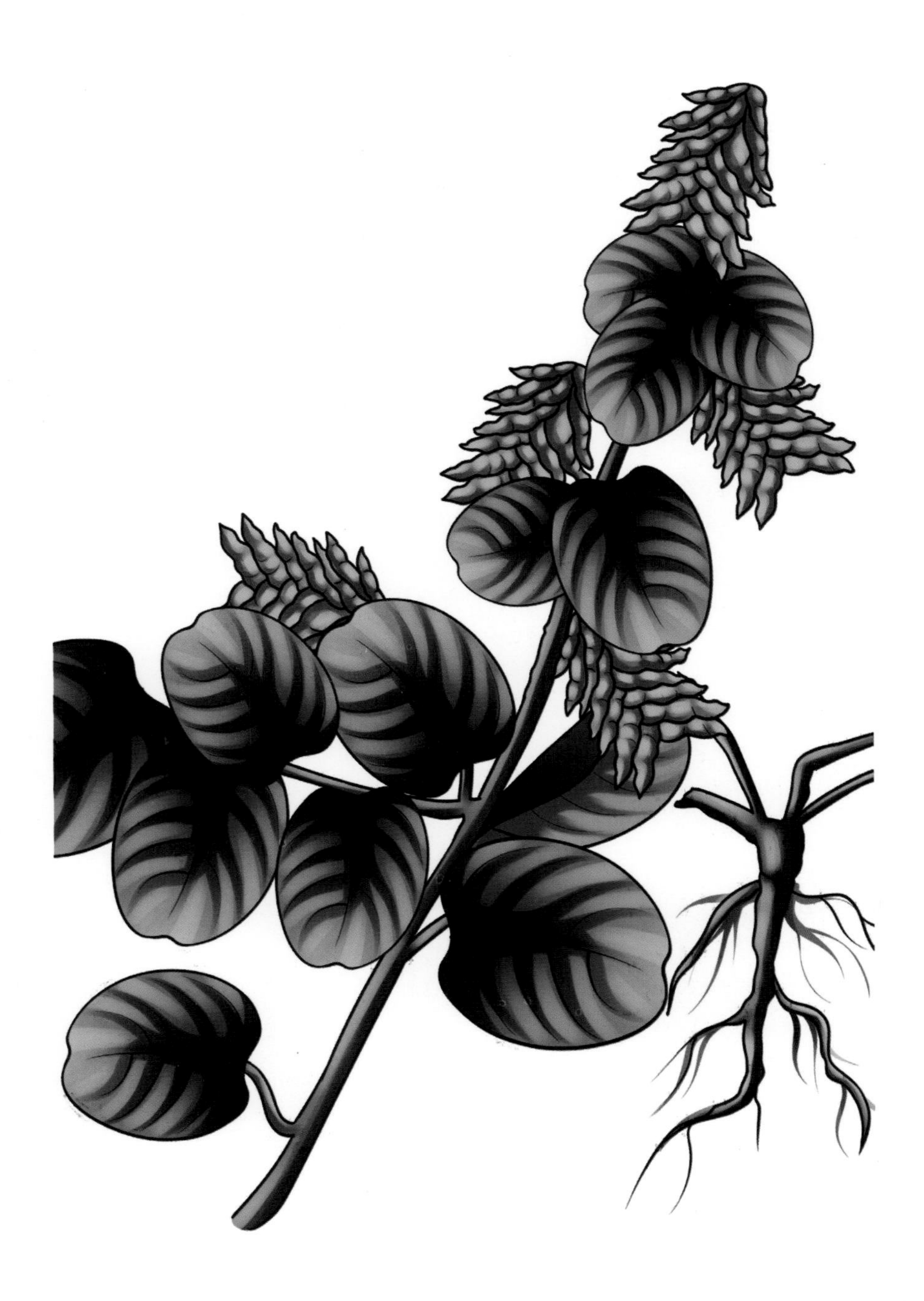

丹参

别名 赤参、山参、红参、郄蝉草、木羊乳、奔马草、紫丹参、活血根。
来源 本品为唇形科植物丹参 *Salvia miltiorrhiza* Bge. 的干燥根和根茎。

【形态特征】多年生草本，高30～100厘米。全株密被淡黄色柔毛及腺毛。茎四棱形，具槽，上部分枝。叶对生，奇数羽状复叶；叶柄长1～7厘米；小叶通常5，稀3或7片，顶端小叶较大，侧生小叶较小，小叶片卵圆形至宽卵圆形，长2～7厘米，宽0.8～5厘米，先端急尖或渐尖，基部斜圆形或宽楔形，边具圆锯齿，两面密被白色柔毛。轮伞花序组成顶生或腋生的总状花序，每轮有花3～10朵，下部者疏离，上部者密集；苞片披针形，上面无毛，下面略被毛；花萼近钟状，紫色；花冠二唇形，蓝紫色，长2～2.7厘米，上唇直立，呈镰刀状，先端微裂，下唇较上唇短，先端3裂，中央裂片较两侧裂片长且大；发育雄蕊2，着生于下唇的中部，伸出花冠外，退化雄蕊2，线形，着生于上唇喉部的两侧，花药退化成花瓣状；花盘前方稍膨大；子房上位，4深裂，花柱细长，柱头2裂，裂片不等。小坚果长圆形，熟时棕色或黑色，长约3.2厘米，径1.5毫米，包于宿萼中。花期5～8月，果期8～9月。
【生境分布】生长于海拔120～1300米的山坡、林下草地或沟边。分布于辽宁、河北、山西、陕西、宁夏、甘肃、山东、江苏、安徽、浙江、福建、江西、河南、湖北、湖南、四川、贵州等地。
【采收加工】春、秋两季采挖，除去泥沙，干燥。
【性味归经】苦，微寒。归心、肝经。
【功能主治】活血祛瘀，通经止痛，清心除烦，凉血消痈。主治胸痹心痛，胸胁刺痛，脘腹疼痛，癥瘕积聚，热痹疼痛，心烦不眠，月经不调，痛经经闭，疮疡肿痛。
【用法用量】水煎服，10～15克。
【使用注意】不宜与藜芦同用。

单方验方

①**月经不调、腹痛、腰背痛：**丹参适量。研末服，每次6克，每日2次。②**慢性胃炎、胃十二指肠溃疡、胃神经症对于气滞血瘀、上腹疼痛者：**丹参30克，檀香、砂仁各5克。水煎服。

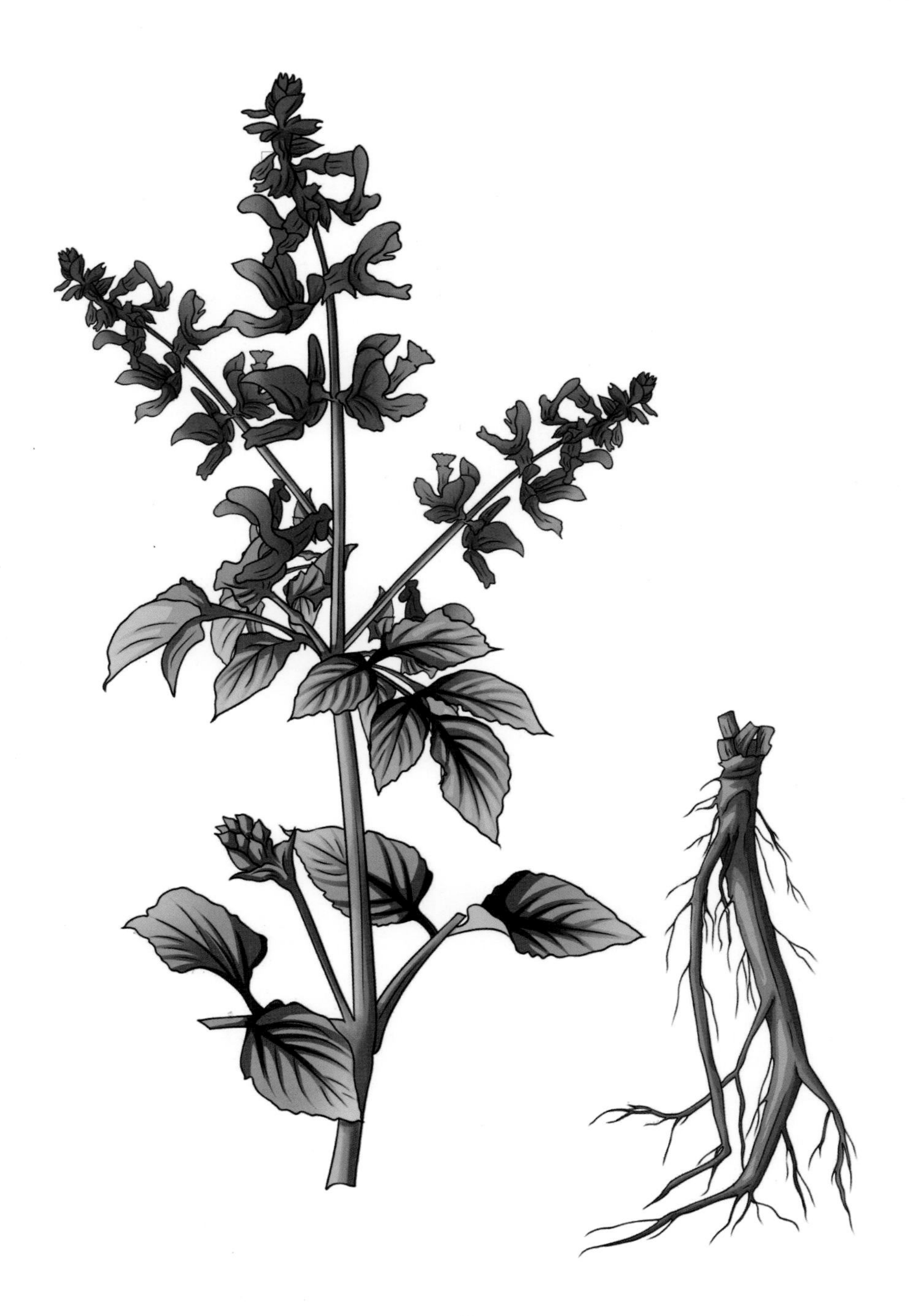

五加皮

别名 五谷皮、南五加皮、红五加皮。

来源 本品为五加科植物细柱五加 *Acanthopanax gracilistylus* W. W. Smith 的干燥根皮。

【形态特征】落叶灌木，高2～3米，枝呈灰褐色，无刺或在叶柄部单生扁平刺。掌状复叶互生，在短枝上簇生，小叶5，稀3～4，中央一片最大，倒卵形或披针形，长3～8厘米，宽1～3.5厘米，边缘有钝细锯齿，上面无毛或沿脉被疏毛，下面脉腋有簇毛。伞形花序单生于叶腋或短枝上，总花梗长2～6厘米，花小，黄绿色，萼齿，花瓣及雄蕊均为5数。子房下位，2室，花柱2，丝状分离。浆果近球形，侧扁，熟时黑色。花期4～6月，果期6～10月。

【生境分布】生长于路边、林缘或灌木丛中。分布于湖北、河南、辽宁、安徽等地。

【采收加工】夏、秋两季采挖根部，洗净，剥取根皮，晒干。

【性味归经】辛、苦，温。归肝、肾经。

【功能主治】祛风除湿，补益肝肾，强筋壮骨，利水消肿。主治风湿痹病，筋骨痿软，小儿行迟，体虚乏力，水肿，脚气。

【用法用量】水煎服，5～10克。

【使用注意】阴虚火旺者慎用。

单方验方

①**男子妇女脚气、骨节皮肤肿湿疼痛：**五加皮（酒浸）、远志（去心）各120克（酒浸令透，易为剥皮）。共曝干，研末；春秋冬用浸药酒为糊（夏则用酒为糊）丸（如梧子大），每服40～50丸，空腹温酒送下。②**一切风湿痿痹：**五加皮适量。洗刮去枝干，水煎，取汁和曲酿成饮之；或切碎用袋盛，浸酒煮饮。③**妇女无病而不生育：**远志30克，当归身60克。炒燥，和匀，每服30克，浸酒二壶，每日随量，早、晚饮用。

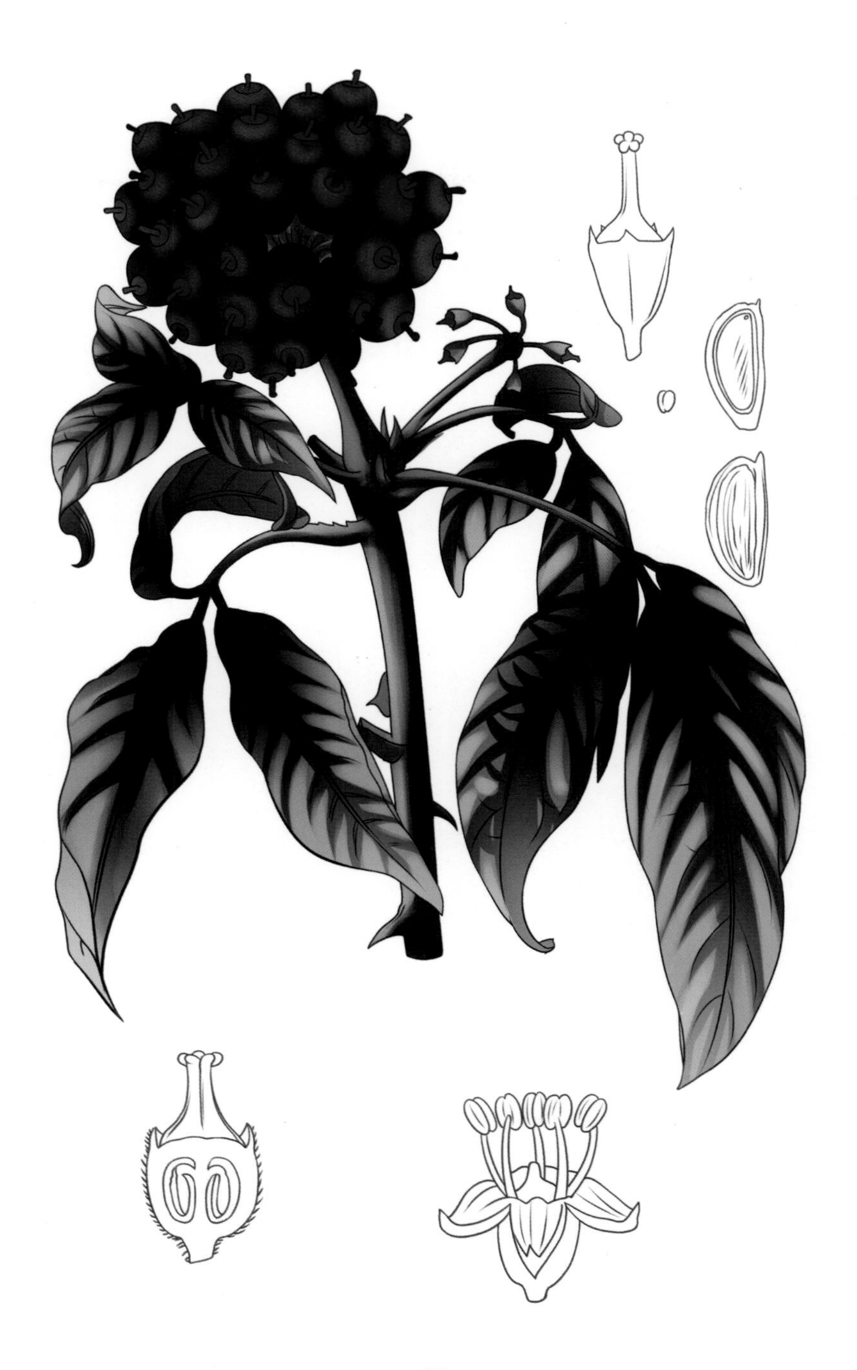

五味子

别名　玄及、会及、五味、华中五味子。

来源　本品为木兰科植物五味子 *Schisandra chinensis* (Turcz.) Baill. 的干燥成熟果实。

【形态特征】落叶木质藤本，长达8米。茎皮灰褐色，皮孔明显，小枝褐色，稍具棱角。叶互生，柄细长；叶片薄而带膜质；卵形、阔倒卵形以至阔椭圆形，长5～11厘米，宽3～7厘米，先端尖，基部楔形、阔楔形至圆形，边缘有小齿牙，上面绿色，下面淡黄色，有芳香。花单性，雌雄异株；雄花具长梗，花被6～9，椭圆形，雄蕊5，基部合生；雌花花被6～9，雌蕊多数，螺旋状排列在花托上，子房倒梨形，无花柱，受粉后花托逐渐延长呈穗状。浆果球形，直径5～7毫米，成熟时呈深红色，内含种子1～2枚。花期5～7月，果期8～9月。

【生境分布】生长于半阴阴湿的山沟、灌木丛中。北五味子为传统使用的正品。分布于东北、内蒙古、河北、山西等地。南五味子多产于长江流域以南及西南地区。

【采收加工】秋季果实成熟时采摘，晒干或蒸后晒干，除去果梗和杂质。

【性味归经】酸、甘，温。归肺、心、肾经。

【功能主治】收敛固涩，益气生津，补肾宁心。主治久嗽虚喘，久泻不止，梦遗滑精，遗尿尿频，自汗盗汗，津伤口渴，内热消渴，胸中烦热，心悸失眠。

【用法用量】水煎服，2～6克。

【使用注意】本品酸涩收敛，凡新病、实邪者不宜用。

单方验方

①**肾虚遗精、滑精、虚羸少气：**五味子250克。水煎，取汁浓缩成稀膏，再加适量蜂蜜以小火煎沸待冷备用，每次1～2匙，空腹以沸水冲服。②**失眠：**五味子6克，丹参15克，远志3克。水煎服，午休及晚上睡前各服1次。③**耳源性眩晕：**五味子、当归、山药、酸枣仁各10克，龙眼肉15克。水煎2次，取汁40毫升，早、晚分服。④**神经衰弱：**五味子15～25克。水煎服；或五味子50克，白酒300毫升，同浸泡7日，每次饮酒1盅。

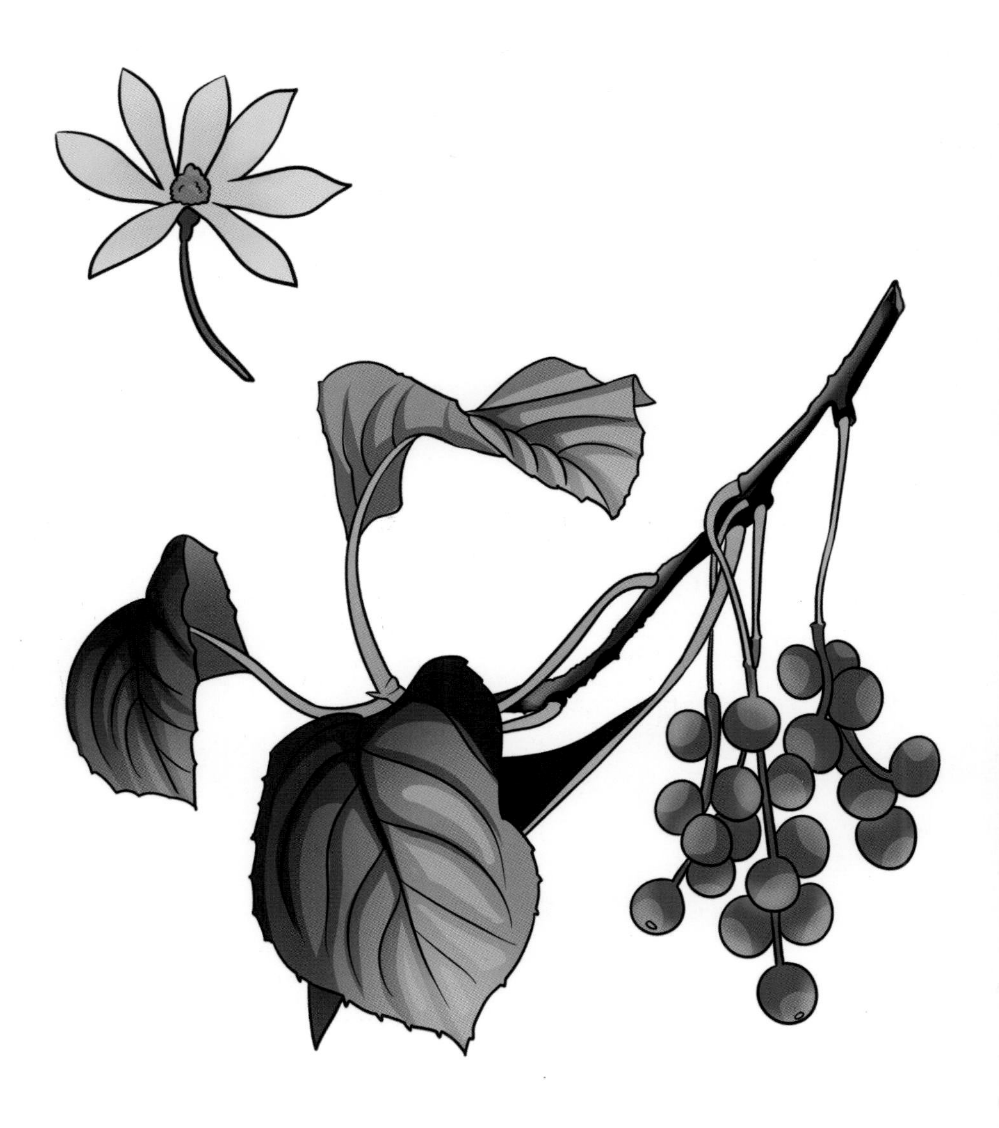

五倍子

别名 角倍、肤杨树、盐肤子、盐酸白、五倍柴。

来源 本品为漆树科植物盐肤木 *Rhus chinensis* Mill. 等叶上寄生的虫瘿。主要由五倍蚜寄生而形成。

【形态特征】落叶小乔木或灌木，高2～10米；小枝棕褐色，被锈色柔毛，具圆形小皮孔。奇数羽状复叶有小叶（2～）3～6对，叶轴具宽的叶状翅，小叶自下而上逐渐增大，叶轴和叶柄密被锈色柔毛；小叶多形，卵形或椭圆状卵形或长圆形，长6～12厘米，宽3～7厘米，先端急尖，基部圆形。圆锥花序宽大，多分枝，密被锈色柔毛；苞片披针形，被微柔毛，小苞片极小，花白色，花梗长约1毫米，被微柔毛；雄花花萼外面被微柔毛，裂片长卵形；花瓣倒卵状长圆形，开花时外卷；雄蕊伸出，花丝线形，无毛，花药卵形；子房不育；雌花花萼裂片较短，外面被微柔毛，边缘具细睫毛，花瓣椭圆状卵形，里面下部被柔毛，雄蕊极短，花盘无毛，子房卵形，密被白色微柔毛，花柱3，柱头头状。核果球形，略压扁，被具节柔毛和腺毛，成熟时红色。花期8～9月，果期10月。

【生境分布】生长于向阳的山坡。分布除东北、西北外，大部分地区均有，主要分布于四川。

【采收加工】秋季采摘，置沸水中略煮或蒸至表面呈灰色，杀死蚜虫，取出，干燥。按外形不同，分为“肚倍”和“脚倍”。

【性味归经】酸、涩，寒。归肺、大肠、肾经。

【功能主治】敛肺降火，涩肠止泻，敛汗，止血，收湿敛疮。主治肺虚久咳，肺热痰嗽，久泻久痢，自汗盗汗，消渴，便血痔血，脱肛，遗精，白浊，外伤出血，痈肿疮毒，皮肤湿烂。

【用法用量】水煎服，3～6克。外用：适量。

【使用注意】湿热泻痢者忌用。

单方验方

①**产后肠脱：**五倍子适量。研末掺之；或以五倍子、白矾煎汤熏洗。②**脱肛不收：**五倍子末15克，白矾1块。水汤洗。

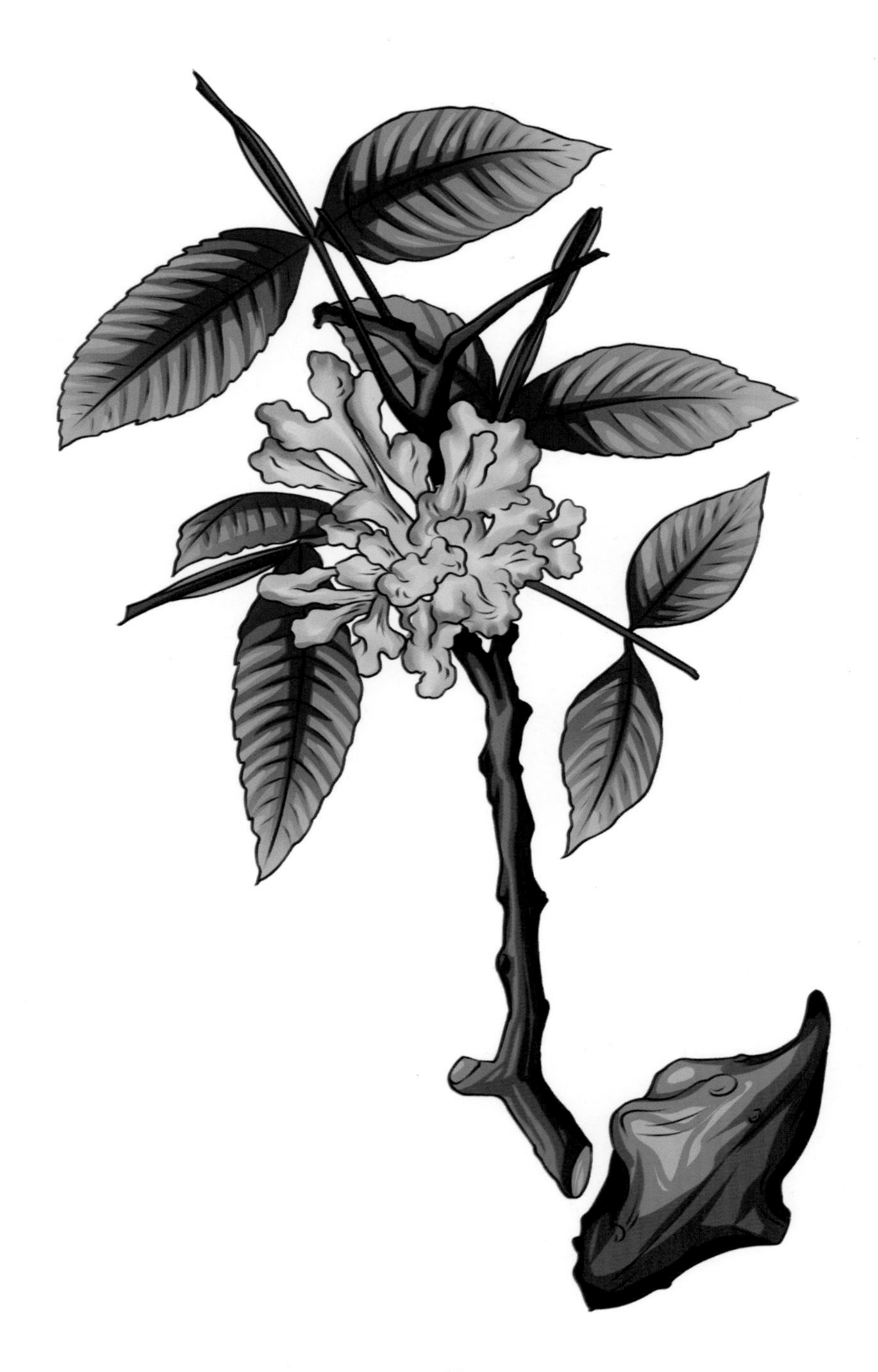

升麻

别名　龙眼根、莽牛卡架、窟窿牙根。

来源　本品为毛茛科植物升麻 *Cimicifuga foetida* L. 等的干燥根茎。

【形态特征】多年生草木，根茎上生有多数内陷圆洞状的老茎残基。叶互生，2回3出复叶，小叶卵形至广卵形，上部3浅裂，边缘有锯齿。圆锥花序具分枝3～20条，花序轴和花梗密被灰色或锈色的腺毛及柔毛。花两性，退化雄蕊长卵形，先端不裂；能育雄蕊多数，花丝长短不一，心皮3～5，光滑无毛。蓇葖果无毛。种子椭圆形，四周有膜质鳞翅。花期8～9月，果期9～10月。

【生境分布】生长于山坡、沙地。升麻的根茎为药材西升麻或称川升麻，分布于陕西、四川等地。

【采收加工】秋季采挖，除去泥沙，晒至须根干时，燎去或除去须根，晒干。

【性味归经】辛、微甘，微寒。归肺、脾、胃、大肠经。

【功能主治】发表透疹，清热解毒，升举阳气。主治风热感冒，头痛，齿痛，口舌生疮，咽喉肿痛，麻疹不透，阳毒发斑，脱肛，子宫脱垂。

【用法用量】水煎服，3～10克。

【使用注意】麻疹疹出已透、阴虚火旺、肝阳上亢、上盛下虚者忌用。

单方验方

①**麻疹、斑疹不透：**升麻、赤芍、甘草各5克，葛根10克。水煎服。②**喉痹作痛：**升麻片适量。含咽；或以15克煎服取吐。③**口热生疮：**升麻30株，黄连18株。共研为末，绵裹含，咽汁。④**雷头风、头面疙瘩肿痛、憎寒壮热、状如伤寒：**升麻、苍术各25克，荷叶1枚。水煎服。⑤**咽喉闭塞、津液不通：**升麻25克，马蔺子、白矾、马牙消、玄参各0.5克。捣罗为末，炼蜜和丸（如楝子大），用薄绵裹，常含1丸咽津。

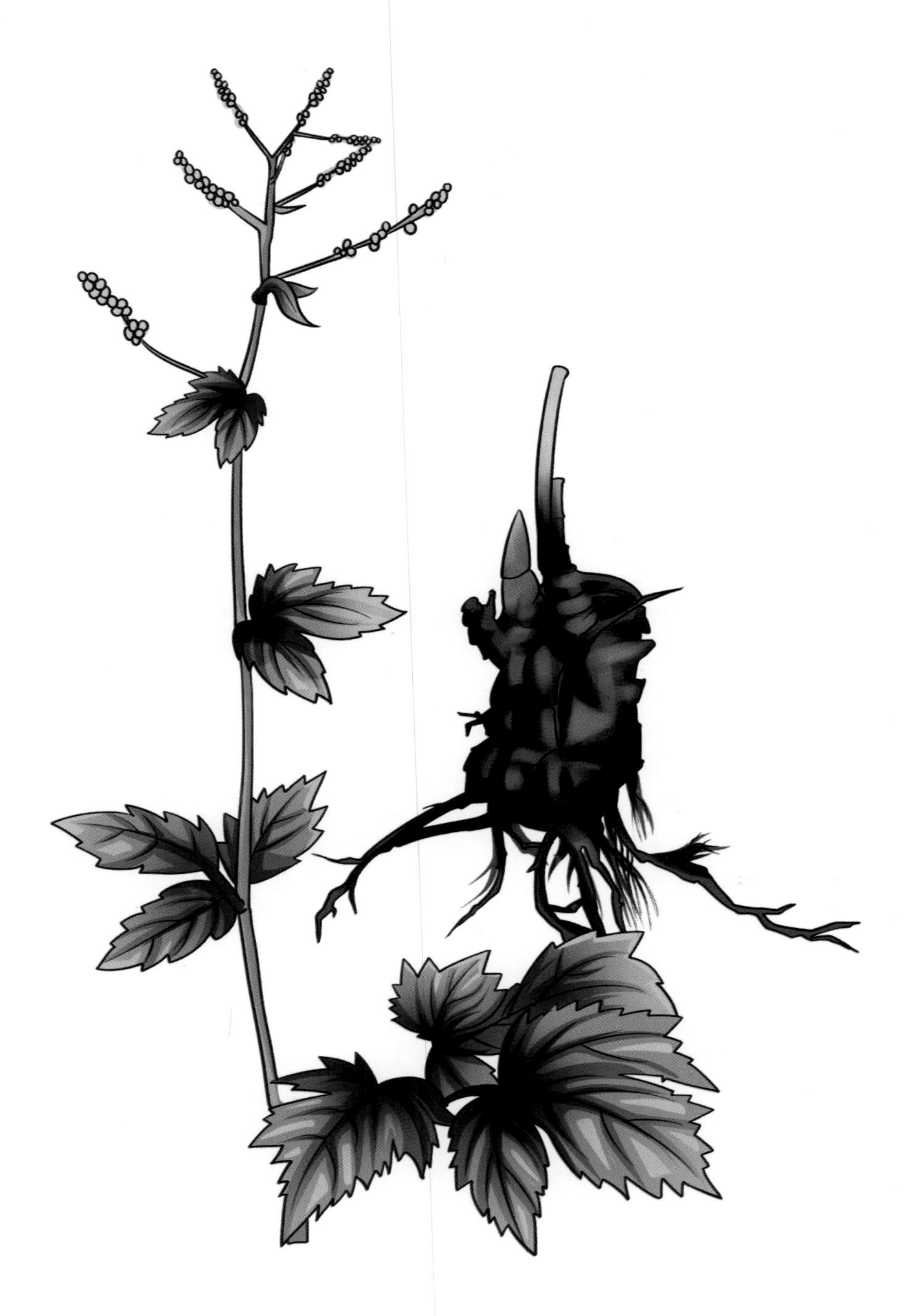

瓦松

别名 瓦花、瓦玉、屋松、岩笋、塔松、瓦霜、向天草、昨叶荷草。

来源 本品为景天科植物瓦松 *Orostachys fimbriata* (Turcz.) Berg. 的干燥地上部分。

【形态特征】多年生肉质草本，高10～40厘米。茎略斜伸，全体粉绿色。基部叶成紧密的莲座状，线形至倒披针形，长2～3厘米，绿色带紫，或具白粉，边缘有流苏状的软骨片和1针状尖刺。茎上叶线形至倒卵形，长尖。花梗分枝，侧生于茎上，密被线形或为长倒披针形苞叶，花呈顶生肥大穗状的圆锥花序，幼嫩植株上则排列疏散，呈伞房状圆锥花序；花萼与花瓣通常均为5片，罕为4片；萼片卵圆形或长圆形，基部稍合生；花瓣淡红色，膜质，长卵状披针形或长椭圆形；雄蕊10，几与花瓣等长；雌蕊为离生的5心皮组成，花柱与雄蕊等长。蓇葖果。花期7～9月，果期8～10月。

【生境分布】生长于屋顶、墙头及石上。全国各地均有分布。

【采收加工】夏、秋两季花开时采收，除去根及杂质，晒干。

【性味归经】酸、苦，凉。归肝、肺、脾经。

【功能主治】凉血止血，解毒，敛疮。主治血痢，便血，痔血，疮口久不愈合。

【用法用量】水煎服，3～9克。外用：适量，研末敷患处。

【使用注意】脾胃虚寒者忌用。

单方验方

①**吐血：**瓦松适量。与猪杀口肉同炖内服。②**热毒酒积、肠风血痢：**瓦松400克（捣汁，和酒200毫升），白芍、炮姜末各25克。同煎至一半，空腹服。③**疟疾：**鲜瓦松25克，烧酒50毫升。隔水炖汁，早晨空腹服，连服1～3剂。④**火淋、白浊：**瓦松适量。熬水兑白糖服。⑤**湿疹：**瓦松（晒干）适量。烧灰，研末，合茶油调抹。⑥**宫颈癌腹痛：**瓦松、大黄、五倍子、苦参、芒硝各9克，白茄根、川花椒、马兰花、委陵菜各15克，生枳壳、京大戟各30克。水煎，去渣，熏洗阴道，每日1次。

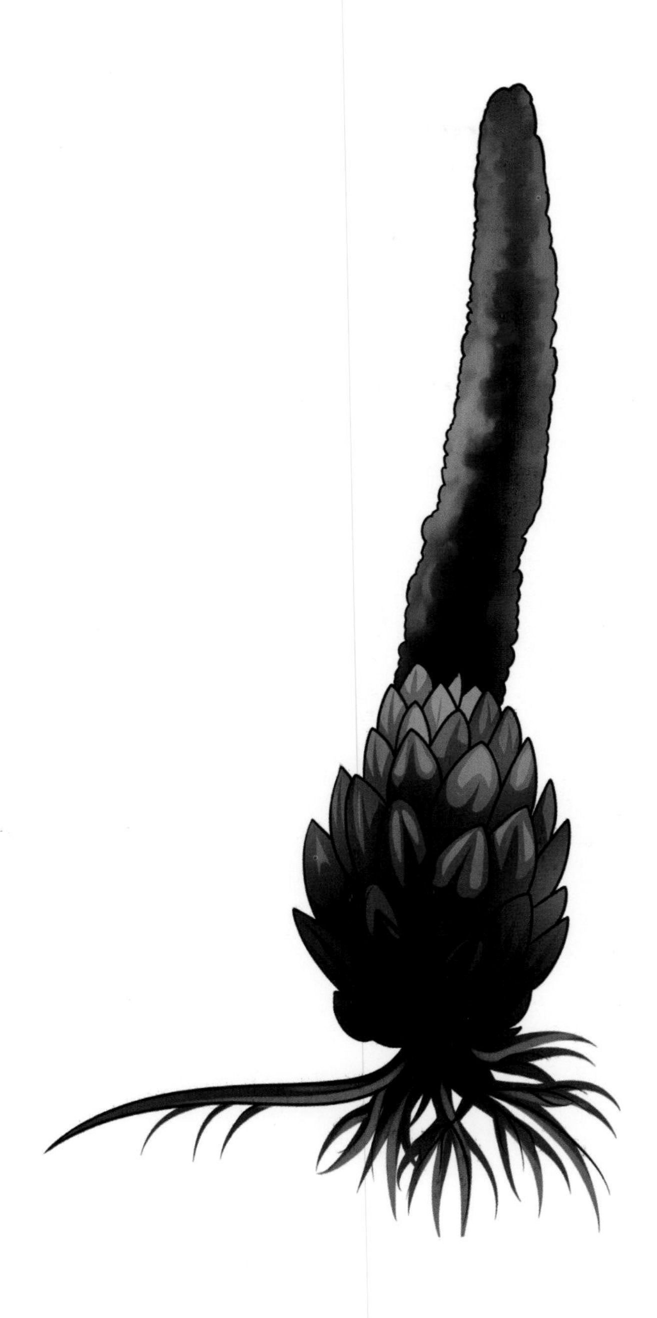

天山雪莲

别名 寒雪草、天山雪莲花、新疆雪莲花。

来源 本品系维吾尔族习用药材。为菊科植物天山雪莲 *Saussurea involucrata* (Kar.et Kir.) Sch.-Bip. 的干燥地上部分。

【形态特征】多年生草本，高10～30厘米。茎粗壮，基部有许多棕褐色丝状残存叶片。叶密集，无柄，叶片倒披针形，长10～13厘米，宽2.5～4.5厘米，先端渐尖，基部抱茎，边缘有锯齿。头状花序顶生，密集；总苞片叶状，卵形，多层，近似膜质，白色或淡绿黄色；花棕紫色，全为管状花。瘦果，冠毛白色，刺毛状。花期7月。

【生境分布】生长于高山石缝、砾石和沙质河滩中。分布于新疆、青海、甘肃等地。

【采收加工】夏、秋两季花开时采收，阴干。

【性味归经】维吾尔医：性质，二级湿热。中医：微苦，温。

【功能主治】维吾尔医：补肾活血，强筋骨，营养神经，调节异常体液。主治风湿性关节炎，关节疼痛，肺寒咳嗽，肾与小腹冷痛，白带过多等。中医：温肾助阳，祛风胜湿，通经活血。主治风寒湿痹痛、类风湿性关节炎，小腹冷痛，月经不调。

【用法用量】水煎服，3～6克，或酒浸服。外用：适量。

【使用注意】孕妇忌用。

单方验方

①**风湿性关节炎、类风湿关节炎：**天山雪莲15克，枸杞子、红花各10克，白酒2500毫升。同密封浸泡15日即可饮用；每日早、晚各1次，每次10～20毫升。②**刀伤出血：**天山雪莲适量。碾碎为细粉，敷患处。

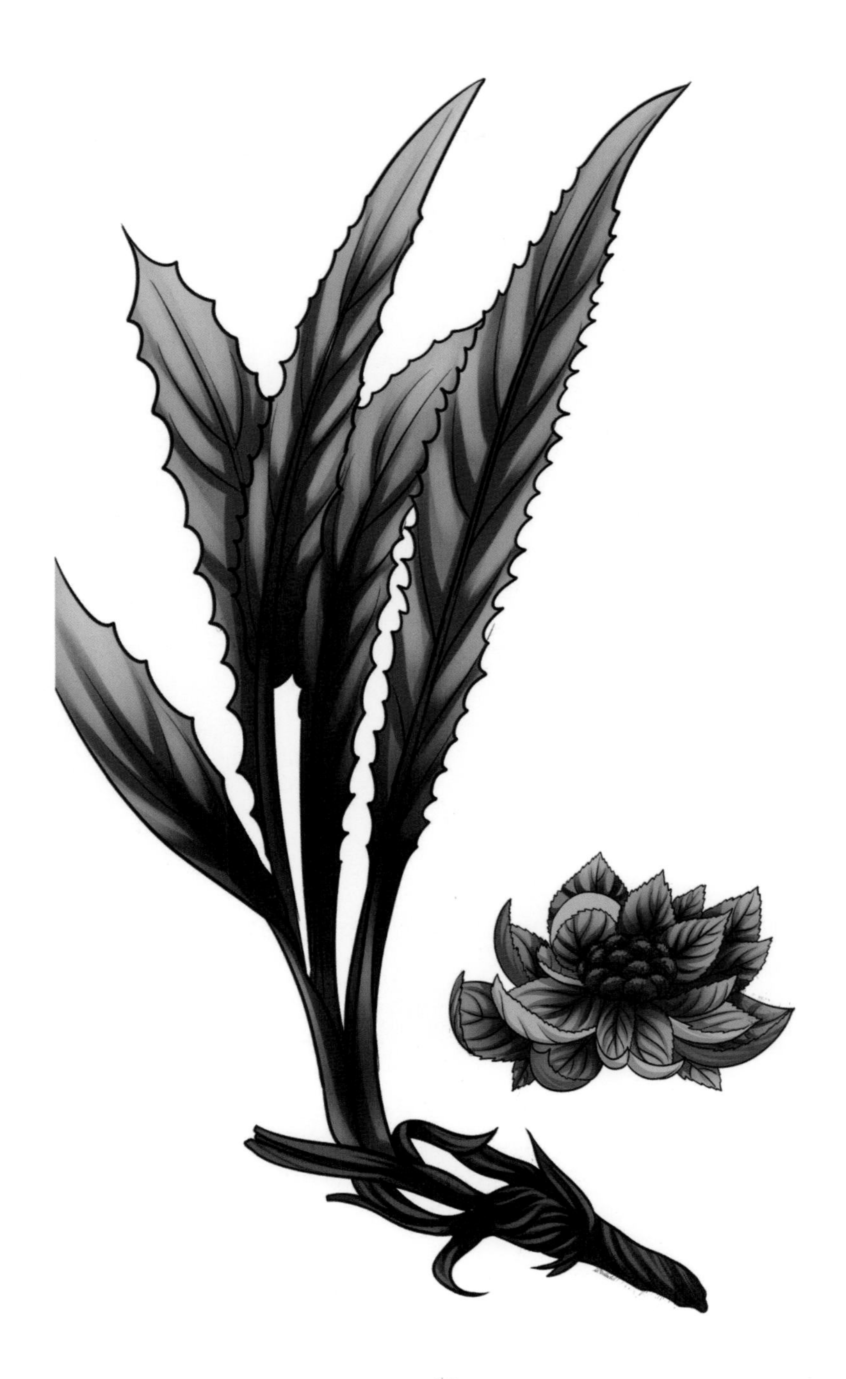

天仙子

别名 莨菪子。

来源 本品为茄科植物莨菪 *Hyoscyamus niger* L. 的干燥成熟种子。

【形态特征】两年生草本植物，高15～70厘米，有特殊臭味，全株被黏性腺毛。根粗壮，肉质，茎直立或斜上伸。密被柔毛。单叶互生，叶片长卵形或卵状长圆形，顶端渐尖，基部包茎，茎下部的叶具柄。花淡黄绿色，基部带紫色、花萼筒状钟形、花冠钟形、花药深紫色、子房略呈椭圆形。蒴果包藏于宿存萼内。种子多数，近圆盘形，淡黄棕色。花期5月，果期6月。

【生境分布】生长于海拔1700～2600米的山坡、林旁和路边。分布于华北、东北、西北诸省（区）及河南、河北、辽宁等地。

【采收加工】夏、秋两季果实成熟时采摘果实，曝晒，打下种子，筛去枝梗、果皮，晒干。

【性味归经】苦、辛，温；有大毒。归心、胃、肝经。

【功能主治】解痉止痛，平喘，安神。主治胃脘挛痛，喘咳，癫狂。

【用法用量】水煎服，0.06～0.6克。

【使用注意】本品大毒，内服宜慎重，不能过量或持续服用。心脏病、心动过速、青光眼患者及孕妇禁用。

单方验方

①**气管炎：**天仙子、三颗针、金刚骨各适量。研末，每次服0.35克。②**龋齿：**天仙子适量。烧烟，用竹筒抵牙，以烟熏之。③**赤白痢、脐腹疼痛、肠滑后重：**天仙子50克，大黄25克。捣罗为散，每服5克，饭前米饮调下。④**石痈坚如石、不作脓者：**天仙子末少许。醋和敷头上。

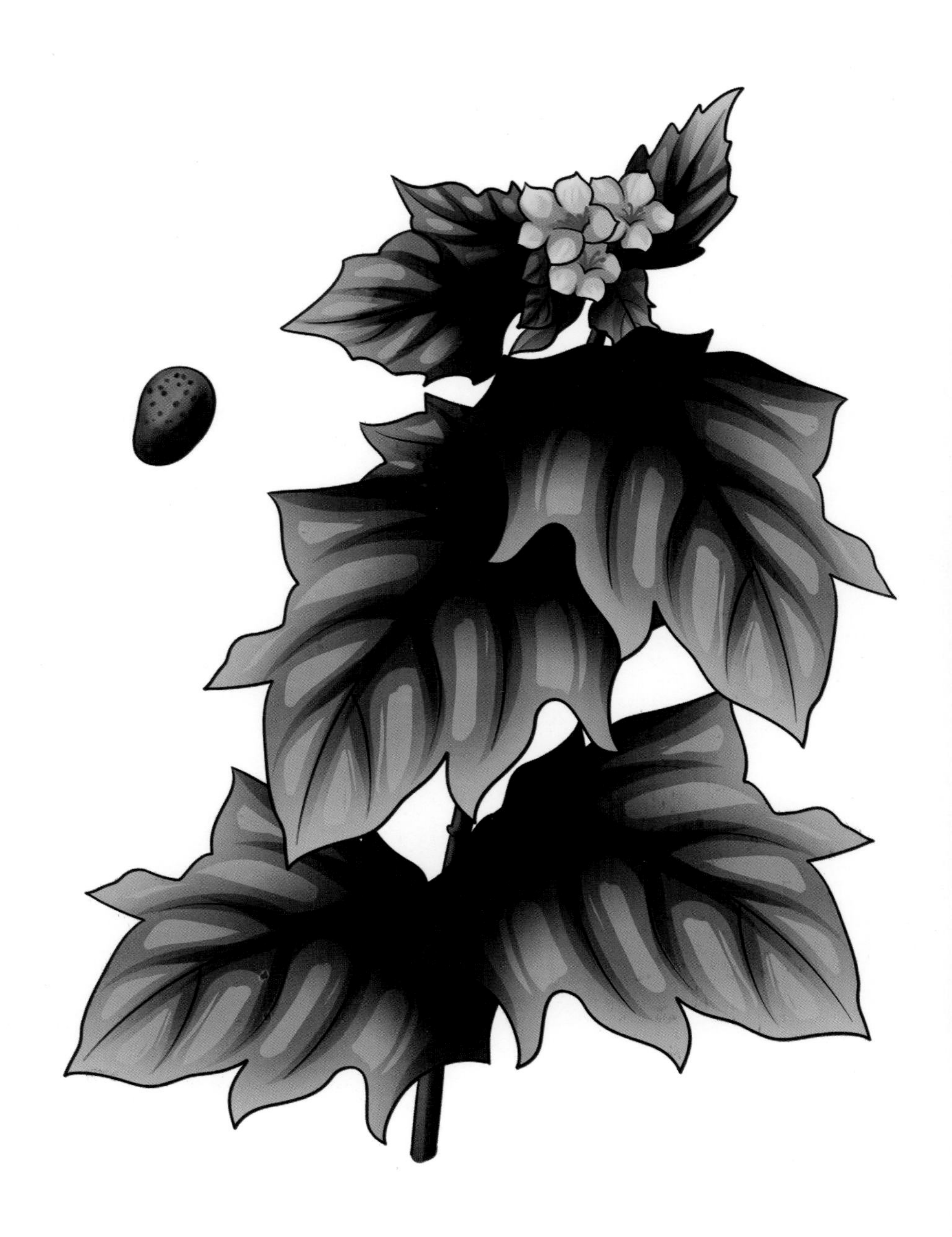

天冬

别名 天门冬、天文冬、肥天冬、大天冬、润天冬、鲜天冬、朱天冬。

来源 本品为百合科植物天冬 *Asparagus cochinchinensis* (Lour.) Merr. 的干燥块根。

【形态特征】攀缘状多年生草本。块根肉质，簇生，长椭圆形或纺锤形，灰黄色。茎细，常扭曲多分枝，有纵槽纹。主茎鳞片状叶，顶端尖长，叶基部伸长为2.5～3厘米硬刺，在分枝上的刺较短或不明显，叶状枝2～3枚簇生叶腋，扁平有棱，镰刀状。花通常2朵腋生，淡绿色，单性，雌雄异株，雄花花被6，雄蕊6枚，雌花与雄花大小相似，具6枚退化雄蕊。浆果球形，熟时红色，有种子1粒。花期5月，果期8～10月。

【生境分布】生长于阴湿的山野林边、山坡草丛或丘陵地带灌木丛中。主要分布于贵州、四川、广西、浙江、云南等地。陕西、甘肃、湖北、安徽、河南、江西亦有分布。

【采收加工】秋、冬两季采挖，洗净，除去茎基和须根，置沸水中煮或蒸至透心，趁热除去外皮，洗净干燥。

【性味归经】甘、苦，寒。归肺、肾经。

【功能主治】养阴润燥，清肺生津。主治肺燥干咳，顿咳痰黏，腰膝酸痛，骨蒸潮热，内热消渴，热病津伤，咽干口渴，肠燥便秘。

【用法用量】水煎服，6～12克。

【使用注意】脾胃虚寒、食少便溏者不宜用；外感风寒咳嗽、虚寒泄泻忌用。

单方验方

①**疝气：**鲜天冬（去皮）25～50克。水煎服（酒为引）。②**催乳：**天冬100克。炖肉服。③**风癫发作（耳如蝉鸣、两胁牵痛）：**天冬（去心、皮）适量。晒干，捣为末，酒送服，每日3次。④**心烦：**天冬、麦冬各15克，水杨柳9克。水煎服。

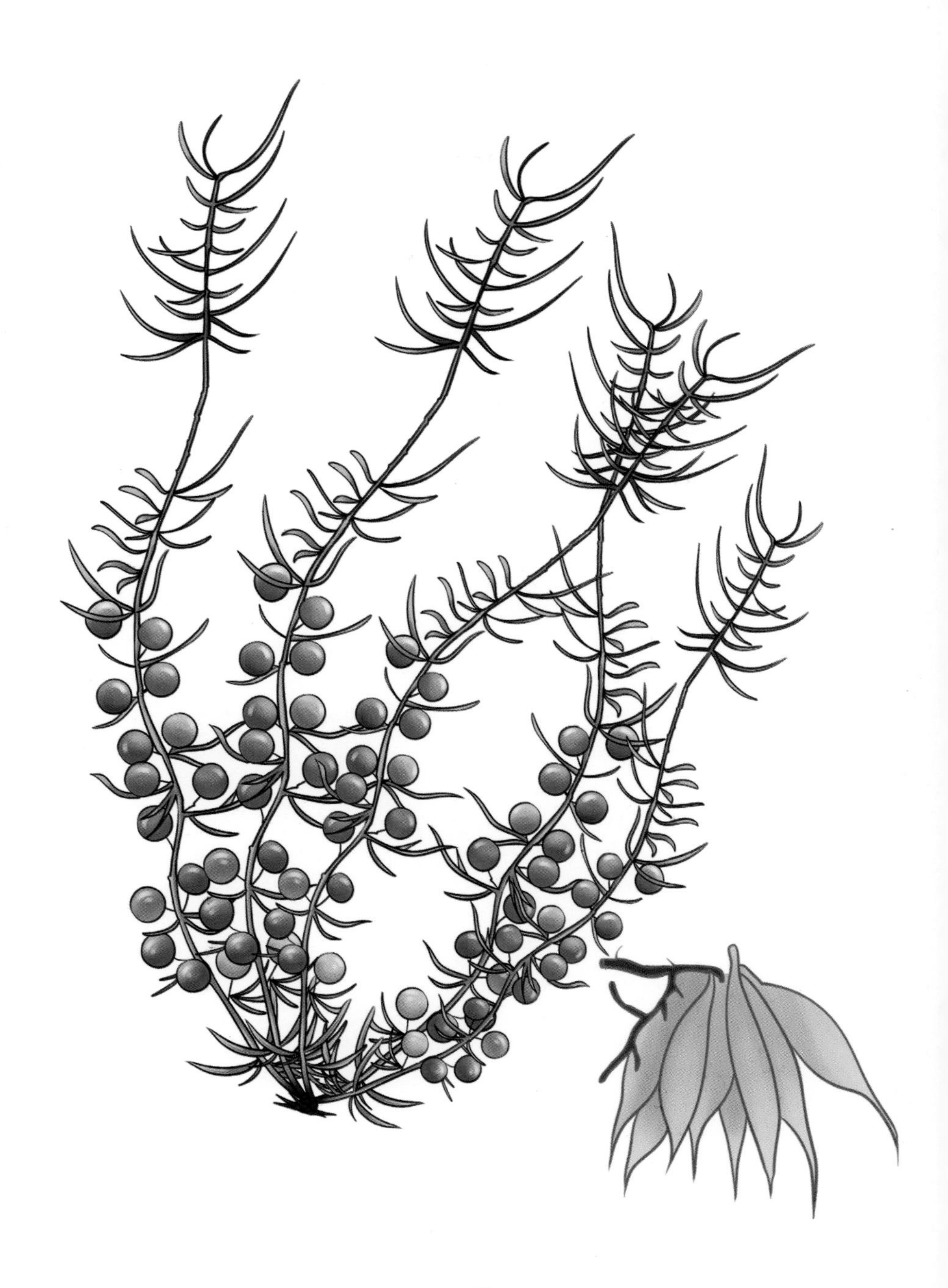

天花粉

别名 花粉、楼根、蒌粉、白药、瑞雪、瓜蒌根、天瓜粉、屎瓜根、栝蒌粉。

来源 本品为葫芦科植物栝楼 *Trichosanthes kirilowii* Maxim. 等的干燥根。

【形态特征】多年生草质藤本，根肥厚。叶互生，卵状心形，常掌状3～5裂，裂片再分裂，基部心形，两面被毛，花单性雌雄异株，雄花3～8排，成总状花序，花冠白色，5深裂，裂片先端流苏状，雌花单生，子房卵形，果实圆球形，成熟时橙红色。花期5～8月，果期8～10月。

【生境分布】生长于向阳山坡、石缝、山脚、田野草丛中。分布于我国南北各地。

【采收加工】秋、冬两季采挖，洗净，除去外皮，切段或纵剖成瓣，干燥。

【性味归经】甘、微苦，微寒。归肺、胃经。

【功能主治】清热泻火，生津止渴，消肿排脓。主治热病烦渴，肺热燥咳，内热消渴，疔疮肿毒。

【用法用量】水煎服，10～15克。

【使用注意】孕妇慎用；不宜与川乌、制川乌、草乌、制草乌、附子同用。

单方验方

①**肺燥咳嗽、口渴：**天花粉、生地黄、白芍、天冬、麦冬、秦艽各适量。水煎服。②**胃十二指肠溃疡：**天花粉10克，贝母6克，鸡蛋壳5个。共研为粉，每次服6克，每日3次。③**天疱疮、痱子：**天花粉、金银花、连翘、泽泻、滑石、车前子、赤芍、淡竹叶、甘草各适量。水煎服。④**乳头溃疡：**天花粉6克。研细末，鸡蛋清调敷。⑤**肺热燥咳、干咳带血丝：**天花粉、麦冬各15克，仙鹤草12克。水煎服。⑥**中、晚期小细胞肺癌：**天花粉、川贝母各15克，天冬、党参各20克，白花蛇舌草、猪苓各30克，生牡蛎60克，苦杏仁10克。每日1剂，水煎，分2次服。

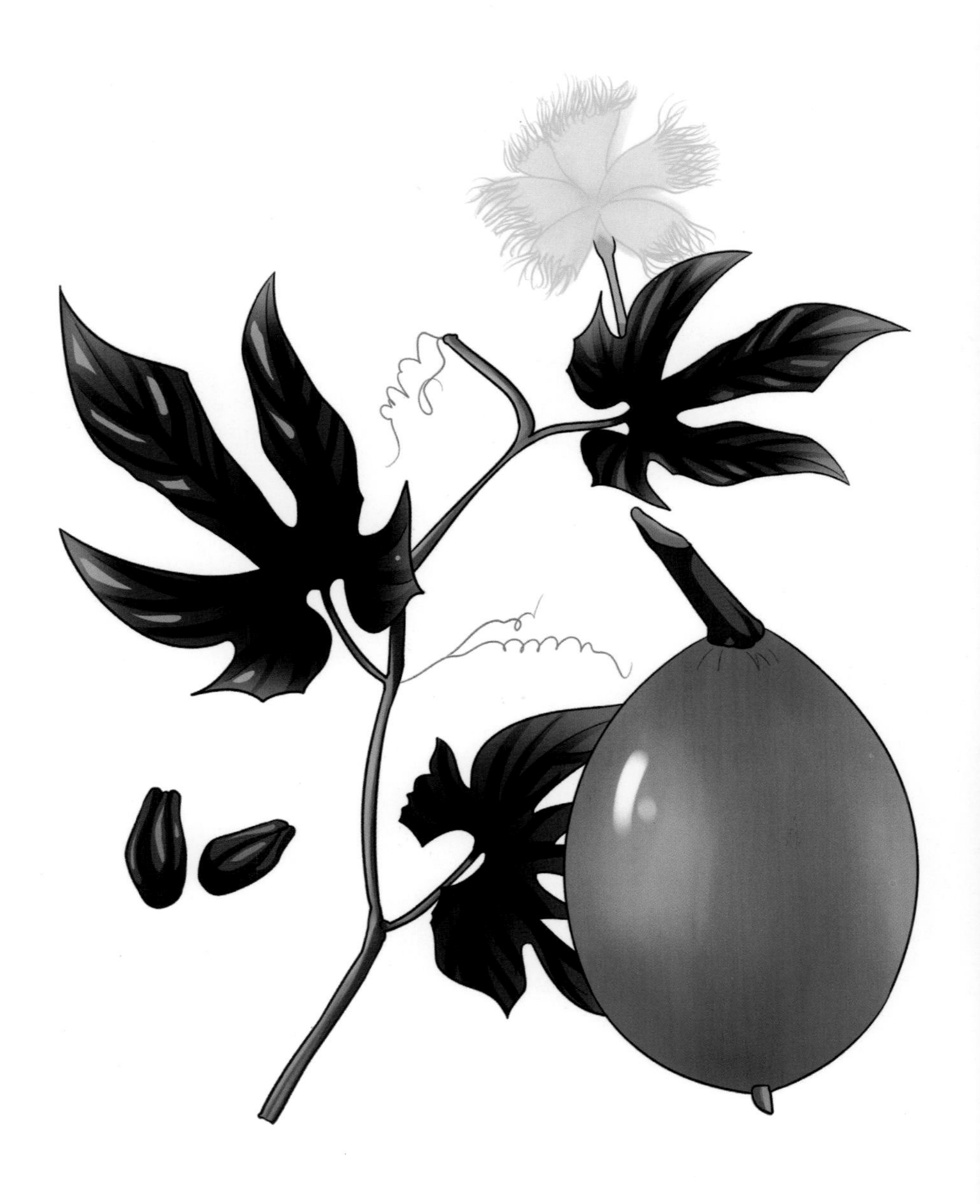

天南星

别名 南星、白南星、蛇包谷、山苞米、山棒子。

来源 本品为天南星科植物天南星 *Arisaema erubescens* (Wall.) Schott 等的干燥块茎。

【形态特征】株高40～90厘米。叶1枚基生，叶片放射状分裂，披针形至椭圆形，顶端具线形长尾尖，全缘，叶柄长，圆柱形，肉质，下部成鞘，具白色和散生紫色纹斑。总花梗比叶柄短，佛焰苞绿色和紫色，肉穗花序单性，雌雄异株，雌花序具棒状附属器，下具多数中性花，无花被，子房卵圆形雄花序的附属器下部光滑和有少数中性花。浆果红色，球形。花期5～6月，果期8月。

【生境分布】生长于丛林之下或山野阴湿处。分布于河南、河北、四川等地。

【采收加工】秋、冬两季茎叶枯萎时采挖，除去须根及皮，干燥。

【性味归经】苦、辛，温；有毒。归肺、肝、脾经。

【功能主治】散结消肿。主治痈疮肿毒，蛇虫咬伤。

【用法用量】水煎服，外用：生品适量。研末，以醋或酒调敷患处。

【使用注意】孕妇慎用；生品内服宜慎。

单方验方

①**痰湿臂痛：**天南星、苍术各适量，生姜3片。水煎服。②**风痫：**天南星适量。九蒸九晒后研为末，姜汁糊丸（如梧桐子大），煎人参、菖蒲汤（或麦冬汤）下20丸。③**诸风口噤：**天南星（炮、锉）15克（小儿5克），生姜5片，紫苏叶5克。水煎至半，入雄猪胆汁少许，温服。④**身面疣子：**天南星末适量。醋调涂患处。⑤**中风：**天南星3克，冰片1.5克，乌梅6克。共研细末，搽牙齿。

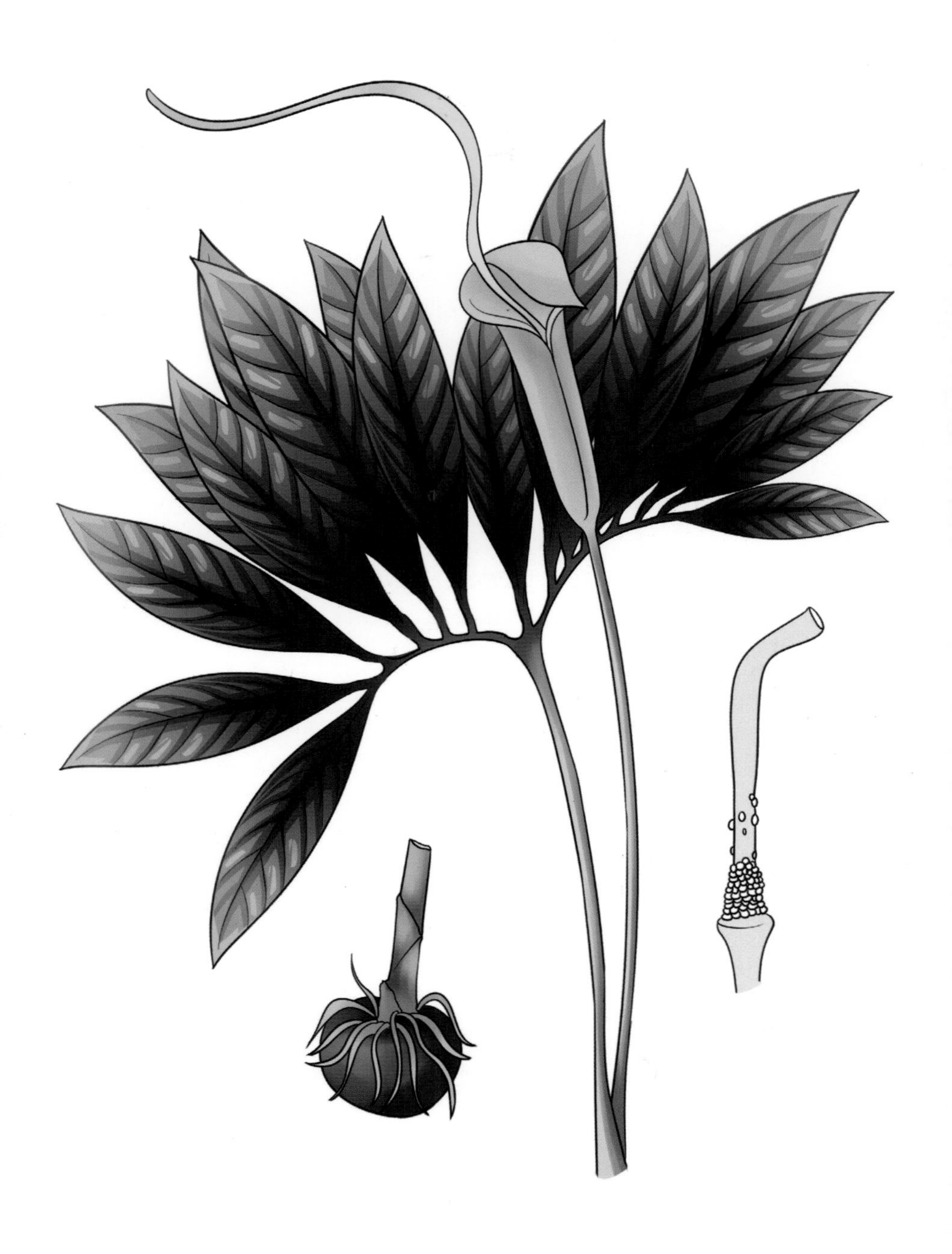

天麻

别名 神草、赤箭、离母、木浦、赤箭芝、独摇芝、鬼督邮、定风草。

来源 本品为兰科植物天麻 *Gastrodia elata* Bl. 的干燥块茎。

【形态特征】多年生寄生植物。寄主为密环菌，以密环菌的菌丝或菌丝的分泌物为营养源。块茎横生，椭圆形或卵圆形，肉质。茎单一，直立，黄红色。叶退化成膜质鳞片状，互生，下部鞘状抱茎。总状花序顶生；苞片膜质，披针形或狭叶披针形，膜质，具细脉。花淡绿黄色或橙红色，花被下部合生成歪壶状，顶端5裂；唇瓣高于花被管2/3，能育冠状雄蕊1枚，着生于雄蕊上端子房柄扭转。蒴果长圆形或倒卵形。种子多而极小，呈粉末状。花期6～7月，果期7～8月。

【生境分布】生长于腐殖质较多而湿润的林下，向阳灌木丛及草坡也有。分布于四川、云南、贵州等地。

【采收加工】立冬后至次年清明前采挖，立即洗净，蒸透，敞开低温干燥。

【性味归经】甘，平。归肝经。

【功能主治】息风止痉，平抑肝阳，祛风通络。主治小儿惊风，癫痫，破伤风，头痛头晕，眩晕耳鸣，手足不利，肢体麻木，风湿痹痛。

【用法用量】水煎服，3～10克。

【使用注意】津液衰少，血虚、阴虚者慎用；不可与御风草根同用，否则有令人肠结的危险。

单方验方

①**头晕、肢体疼痛、皮肤瘙痒、偏头痛等：**天麻9克，川芎6克。水煎2次，药液混合，早、晚分服，每日1剂。②**风湿痹、四肢拘挛：**天麻25克，川芎100克。共研为末，炼蜜为丸（如芡子大），饭后每次嚼服1丸，茶或酒送下。③**半身不遂、风湿痹痛、坐骨神经痛、慢性腰腿痛：**天麻、杜仲、牛膝各30克，枸杞子50克，羌活20克。切片，放入烧酒中浸泡7日，每次服1小盅，每日2～3次。

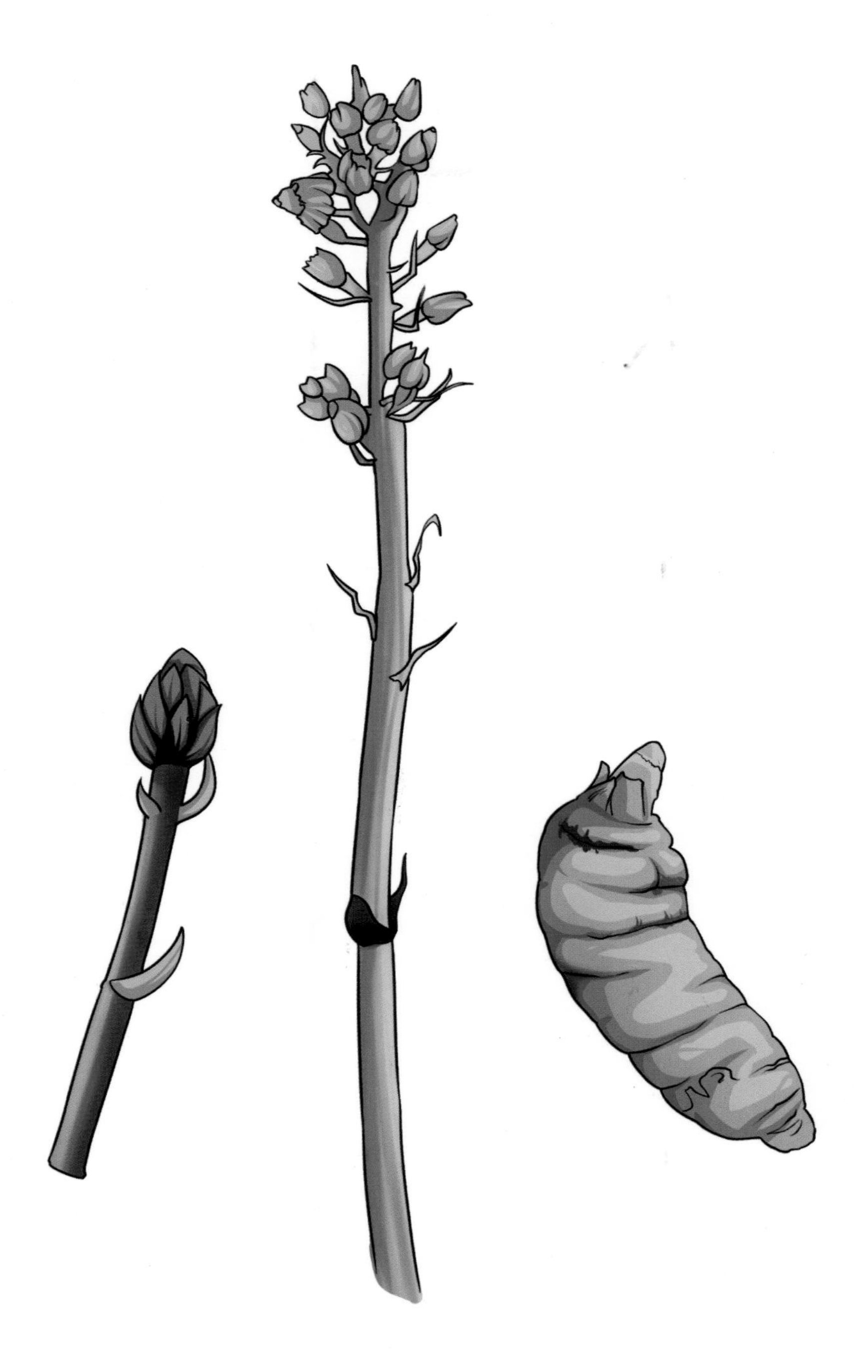

太子参

别名 童参、米参、孩儿参、双批七、四叶参。

来源 本品为石竹科植物孩儿参 *Pseudostellaria heterophylla* (Miq.) Pax ex Pax et Hoffm. 的干燥块根。

【形态特征】多年生草本，块根纺锤形，茎多单生直立，节部膨大。叶对生，下部的叶片窄小，长倒披针形，叶基渐狭，叶基渐狭，全缘；上部的叶片较大，卵状披针形或菱状卵形，叶基渐狭成楔形，叶缘微波状，茎顶端两对叶稍密集，叶大，呈十字型排列。花两型，茎下部腋生小的闭锁花，五花瓣；茎端的花大型，披针形。蒴果近球形。花期4月，果期5～6月。

【生境分布】生长于林下富腐殖质的深厚土壤中。分布于江苏、安徽、山东等地。

【采收加工】夏季茎叶大部分枯萎时采挖，洗净，除去须根，置于沸水中略烫后晒干或直接晒干。

【性味归经】甘、微苦，平。归脾、肺经。

【功能主治】益气健脾，生津润肺。主治脾虚体倦，食欲不振，病后虚弱，气阴不足，自汗口渴，心悸怔忡，肺燥干咳。

【用法用量】水煎服，9～30克。

【使用注意】邪实之证慎用。

单方验方

①**胁痛：**太子参、黄芪、绵茵陈、金钱草、茜草各15克，丹参、郁金、白术各12克，茯苓、川楝子、延胡索、六神曲各10克，厚朴9克，鸡内金6克，甘草3克。水煎服。②**肺癌：**太子参15克，鱼腥草、白英各30克，北沙参、海藻、麦冬各12克，桔梗9克。水煎服，每日1剂。

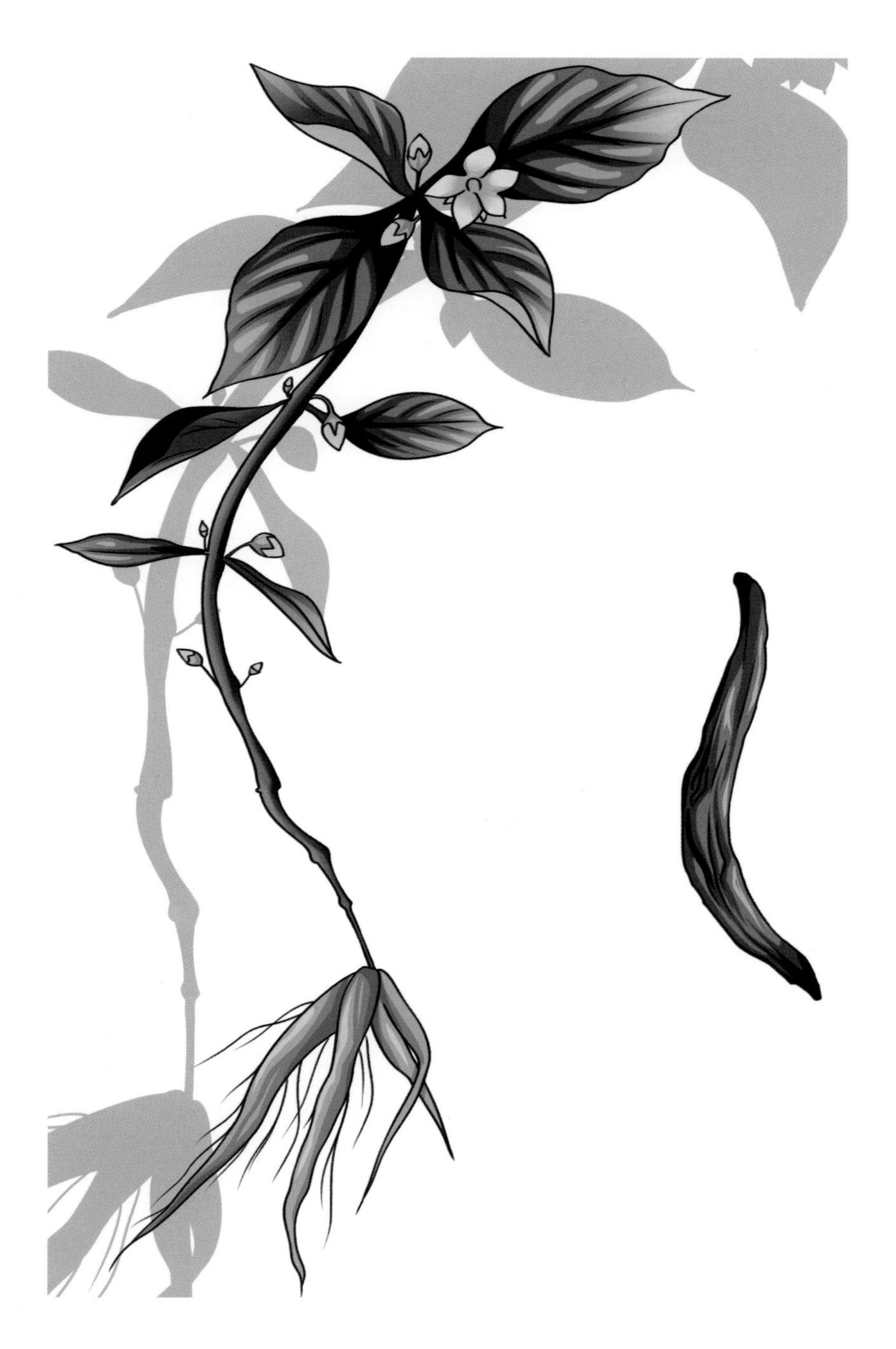

巴豆

别名 巴果、巴米、刚子、江子、老阳子、双眼龙、猛子仁。

来源 本品为大戟科植物巴豆 *Croton tiglium* L. 的干燥成熟果实。

【形态特征】常绿小乔木。幼枝绿色，被稀疏星状柔毛或几无毛；二年生枝灰绿色，有不明显黄色细纵裂纹。叶互生，卵形至矩圆状卵形，顶端渐尖，两面被稀疏的星状毛，近叶柄处有2腺体。花单性，雌雄同株；总状花序顶生，上部着生雄花，下部着生雌花，亦有全为雄花者；花梗细而短，有星状毛。蒴果类圆形，3室，每室内含1粒种子，果实呈卵圆形或类圆形，表面黄白色，有6条凹陷的纵棱线。去掉果壳有3室，每室有1枚种子。花期3～5月，果期6～7月。

【生境分布】多为栽培植物；野生于山谷、溪边、旷野，有时也见于密林中。主产于四川、广西、云南、贵州等地。

【采收加工】秋季果实成熟时采收，堆置2～3日，摊开，干燥。

【性味归经】辛，热；有大毒。归胃、大肠经。

【功能主治】外用蚀疮。主治恶疮疥癣，疣痣。

【用法用量】水煎服，外用：适量，研末涂患处；或捣烂以纱布包擦患处。

【使用注意】孕妇禁用；不宜与牵牛子同用。生品不作内服。

单方验方

①**神经性皮炎**：巴豆（去壳）30克，雄黄0.3克。磨碎后用3～4层纱布包裹，每日擦患处3～4次，每次1～2分钟（直至痒感消失，皮损消退为止）。②**食停肠胃、腹胀气急**：巴豆100克，大黄、干姜各200克。共研细粉，炼蜜为丸（约黄豆大小），每次服3～4丸。③**疮毒**：巴豆（去壳）适量。炒焦，研膏，涂抹患处。

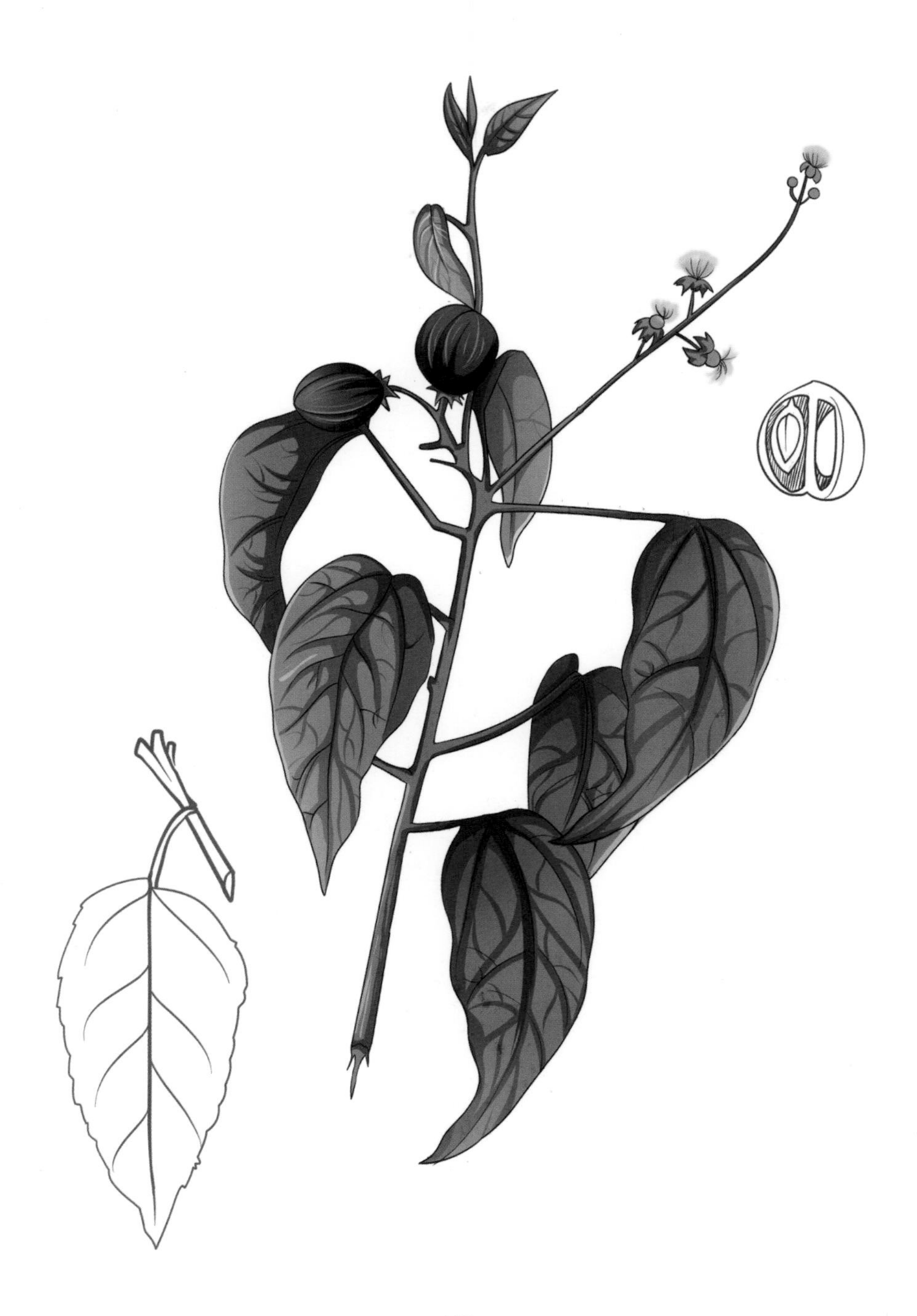

巴戟天

别名 糠藤、黑藤钻、鸡肠风、兔仔肠、鸡眼藤、三角藤。

来源 本品为茜草科植物巴戟天 *Morinda officinalis* How 的干燥根。

【形态特征】藤状灌木。根肉质肥厚，圆柱形，呈结节状，茎有纵棱，小枝幼时有褐色粗毛。叶对生，叶片长椭圆形，全缘，叶缘常有稀疏的短睫毛，下面中脉被短粗毛，托叶鞘状。头状花序，有花2～10朵，排列于枝端，花序梗被污黄色短粗毛，花萼先端有不规则的齿裂或近平截，花冠白色，肉质；子房下位，4室，花柱纤细，2深裂，藏于花冠内。核果近球形，种子4粒。花期4～5月，果期9～10月。

【生境分布】生长于山谷、溪边或林下。分布于广东高要、德庆，广西苍梧等地。

【采收加工】全年均可采挖，洗净，除去须根，晒至六七成干，轻轻捶扁，晒干。

【性味归经】甘、辛，微温。归肾、肝经。

【功能主治】补肾阳，强筋骨，祛风湿。主治阳痿遗精，宫冷不孕，月经不调，少腹冷痛，风湿痹痛，筋骨痿软。

【用法用量】水煎服，3～10克。

【使用注意】阴虚火旺者不宜单用。

单方验方

①**老人衰弱、足膝痿软：**巴戟天、熟地黄各10克，人参4克（或党参10克），菟丝子、补骨脂各6克，小茴香2克。水煎服，每日1剂。②**遗尿、小便不禁：**巴戟天、覆盆子各12克，益智10克。水煎服，每日1剂。

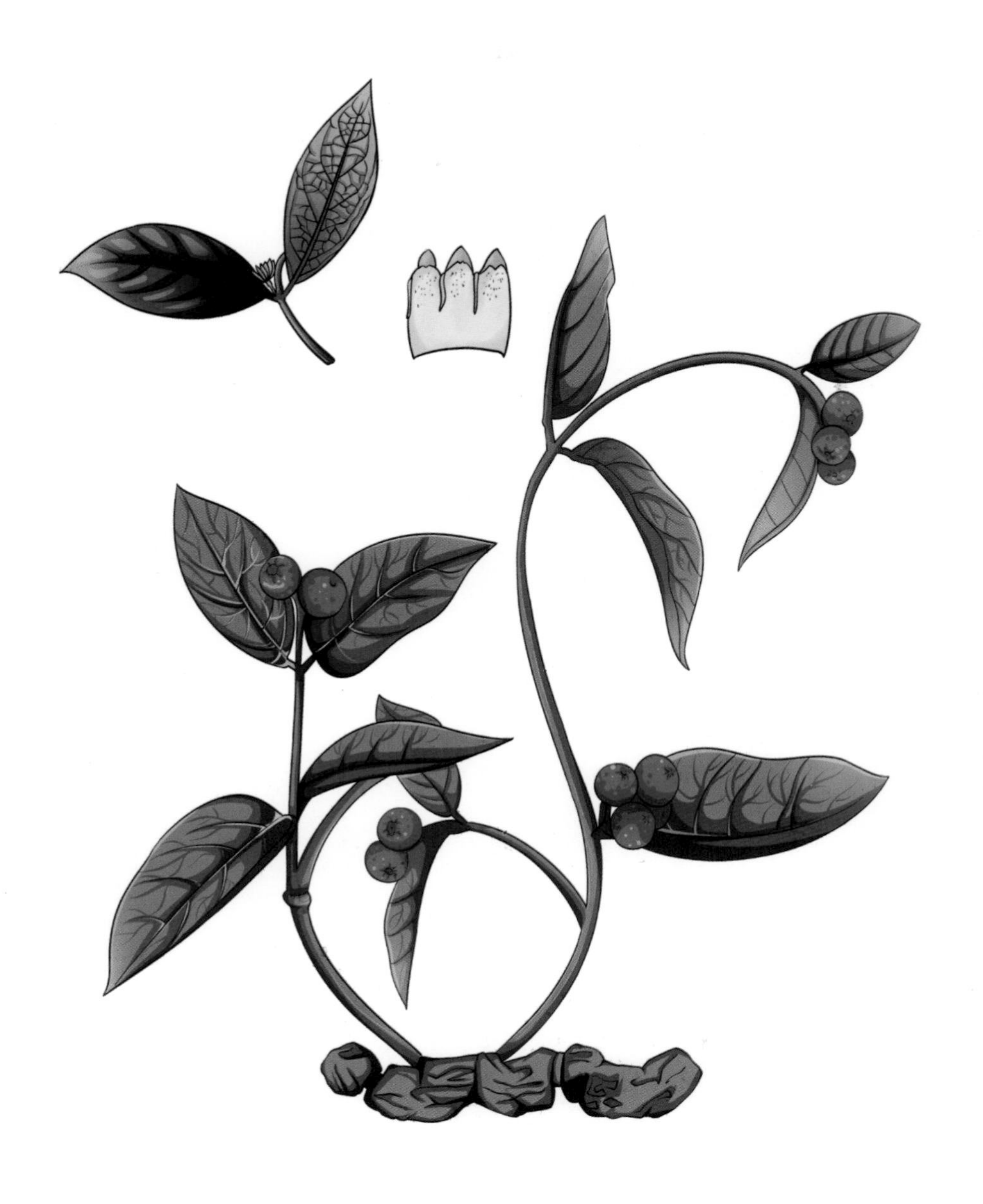

木瓜

别名 木梨、木李、楂、木瓜花、木瓜海棠、光皮木瓜。

来源 本品为蔷薇科植物贴梗海棠 *Chaenomeles speciosa* (Sweet) Nakai 的干燥近成熟果实。

【形态特征】落叶灌木，高达2米，小枝无毛，有刺。叶片卵形至椭圆形，边缘有尖锐重锯齿；托叶大，肾形或半圆形，有重锯齿。花3～5朵簇生于两年生枝上，先叶开放，绯红色，稀淡红色或白色；萼筒钟状，基部合生，无毛。梨果球形或长圆形，木质，黄色或带黄绿色，干后果皮皱缩。花期4月，果期9～10月。

【生境分布】生长于山坡地、田边地角、房前屋后。主产于山东、河南、陕西、安徽、江苏、湖北、四川、浙江、江西、广东、广西等地。

【采收加工】夏、秋两季果实绿黄时采摘，置沸水中烫至外皮灰白色，对半纵剖，晒干。

【性味归经】酸，温。归肝、脾经。

【功能主治】舒筋活络，和胃化湿。主治湿痹拘挛，腰膝酸软，关节酸重疼痛，暑湿吐泻，转筋挛痛，脚气水肿。

【用法用量】水煎服，6～9克。

【使用注意】本品味酸收敛，凡表证未解、痢疾初期或胃酸过多者不宜用。

单方验方

①消化不良：木瓜10克，木香3克，麦、谷芽各15克。水煎服。②风湿性关节炎：木瓜、老鹳草、豨莶草各15克。水煎服。③脚气：干木瓜1个，白矾50克。煎水，趁热熏洗。④荨麻疹：木瓜18克。水煎，分2次服，每日1剂。⑤银屑病：木瓜片100克，生姜2克，蜂蜜300毫升。水煎至沸，改小火再煮10分钟，吃瓜喝汤。

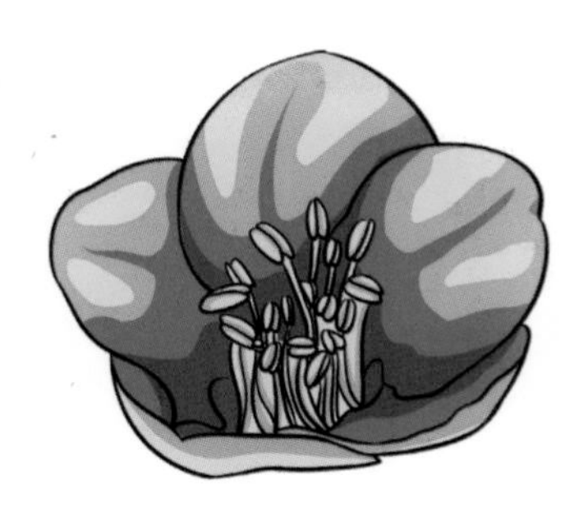

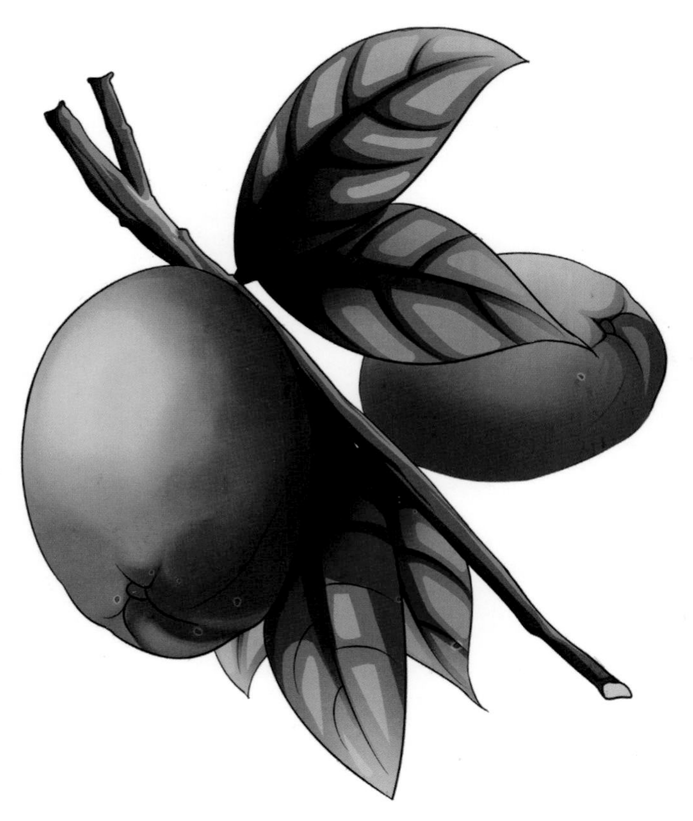

木香

别名 蜜香、五香、青木香、五木香。

来源 本品为菊科植物木香 *Aucklandia lappa* Decne. 的干燥根。

【形态特征】多年生草本，高1～2米。主根粗壮，圆柱形。基生叶大型，具长柄，叶片三角状卵形或长三角形，基部心形，边缘具不规则的浅裂或呈波状，疏生短刺；基部下延成不规则分裂的翼，叶面被短柔毛；茎生叶较小，呈广椭圆形。头状花序2～3个丛生于茎顶，叶生者单一，总苞由10余层线状披针形的薄片组成，先端刺状；花全为管状花。瘦果线形，有棱，上端着生一轮黄色直立的羽状冠毛。花期5～8月，果期9～10月。

【生境分布】生长于高山草地和灌木丛中。木香产于云南、广西者称为云木香，产于印度、缅甸者称为广木香。

【采收加工】秋、冬两季采挖，除去泥沙及须根，切段，大的再纵剖成瓣，干燥后撞去粗皮。

【性味归经】辛、苦，温。归脾、胃、大肠、三焦、胆经。

【功能主治】行气止痛，健脾消食。主治胸胁、脘腹胀痛，泻痢后重，食积不消，呃逆呕吐，不思饮食。煨木香实肠止泻。主治泄泻腹痛。

【用法用量】水煎服，3～6克。

【使用注意】阴虚、津液不足者慎用。

单方验方

①**内灼腹痛**：木香、没药、乳香各1.5克。水煎服。②**一切气不和**：木香适量。温水磨浓，热酒调下。

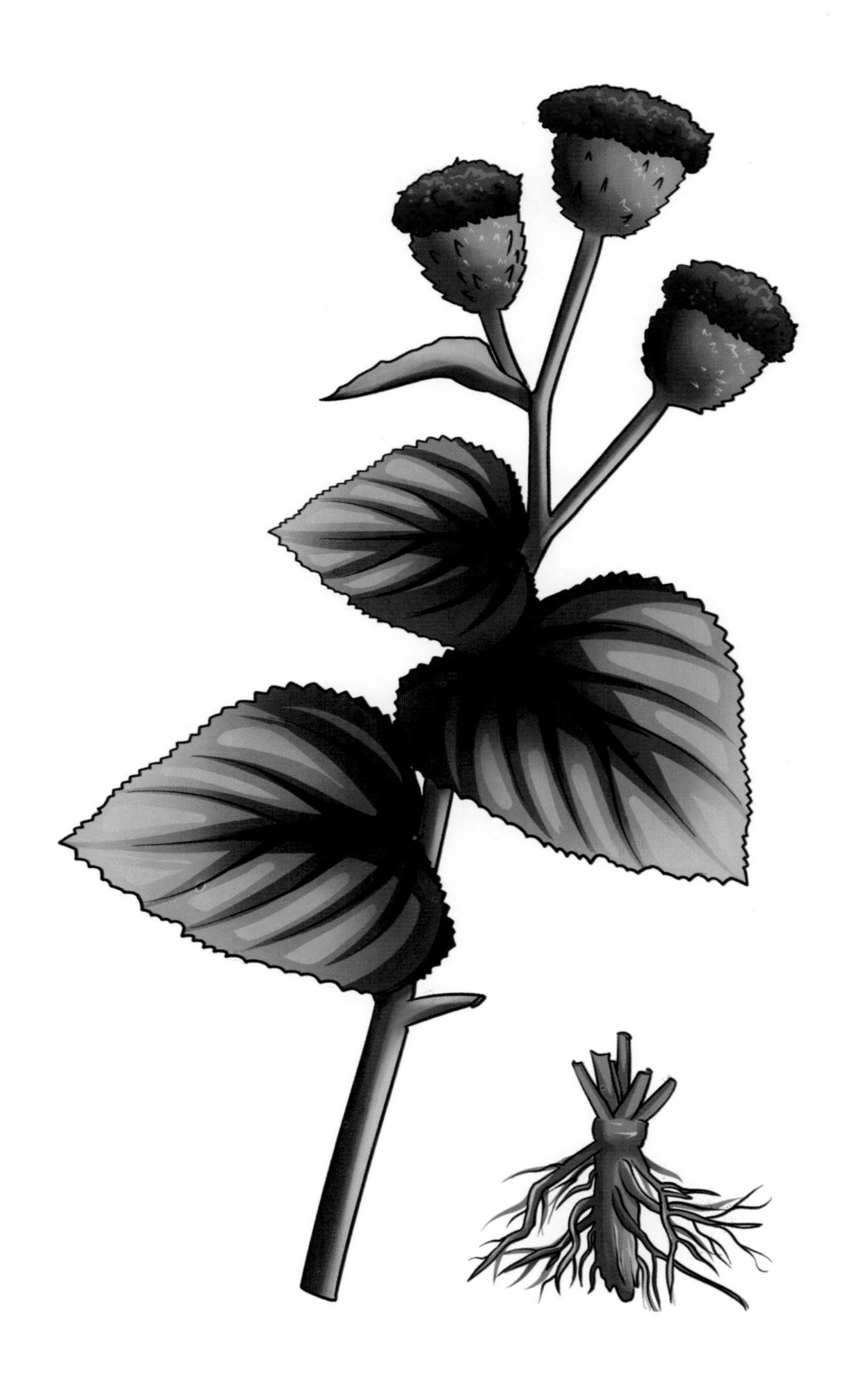

木蝴蝶

别名 纸肉、故纸、千张纸、白玉纸、玉蝴蝶、云故纸、破布子、白故纸。

来源 本品为紫葳科植物木蝴蝶 *Oroxylum indicum* (L.) Vent. 的干燥成熟种子。

【形态特征】落叶乔木，高7～12米。树皮灰色，厚而有皮孔，有细纵裂纹，小枝皮孔极多而凸起，叶痕明显而大。叶交互对生，3～4回羽状复叶，长60～160厘米，宽20～80厘米；小叶柄长5～10毫米；小叶片椭圆形至宽卵形，长6～13厘米，宽4.5～10厘米，先端短尾尖，基部圆形或宽楔形而偏斜。总状花序顶生；花大钟形，花萼肉质；花冠橙红色，长约6.5厘米，裂片5；雄蕊5个，伸出花冠外，花丝基部被绵毛，第5个雄蕊较其他4个短，花柱长6厘米，柱头为2个半圆形的薄片。蒴果扁平，长30～90厘米，宽5～8.5厘米，厚达1厘米，边缘稍内弯似马刀，成熟时棕黄色，开裂成两片木质的果瓣。种子多数，薄而扁平，卵圆形，有白色透明的膜翅，似蝴蝶。花期夏、秋。

【生境分布】生长于山坡、溪边、山谷及灌木丛中。分布于云南、广西、贵州等地。

【采收加工】秋、冬两季采摘成熟果实，暴晒至果实开裂，取出种子，晒干。

【性味归经】苦、甘，凉。归肺、肝、胃经。

【功能主治】清肺利咽，疏肝和胃。主治肺热咳嗽，喉痹咽痛，音哑，肝胃气痛。

【用法用量】水煎服，1～3克。

【使用注意】本品苦寒，脾胃虚弱者慎用。

单方验方

①**久咳音哑：**木蝴蝶、桔梗、甘草各6克。水煎服。②**胁痛、胃脘疼痛：**木蝴蝶2克。研粉，好酒调服。③**慢性咽喉炎：**木蝴蝶3克，金银花、菊花、南沙参、麦冬各9克。水煎，代茶饮。

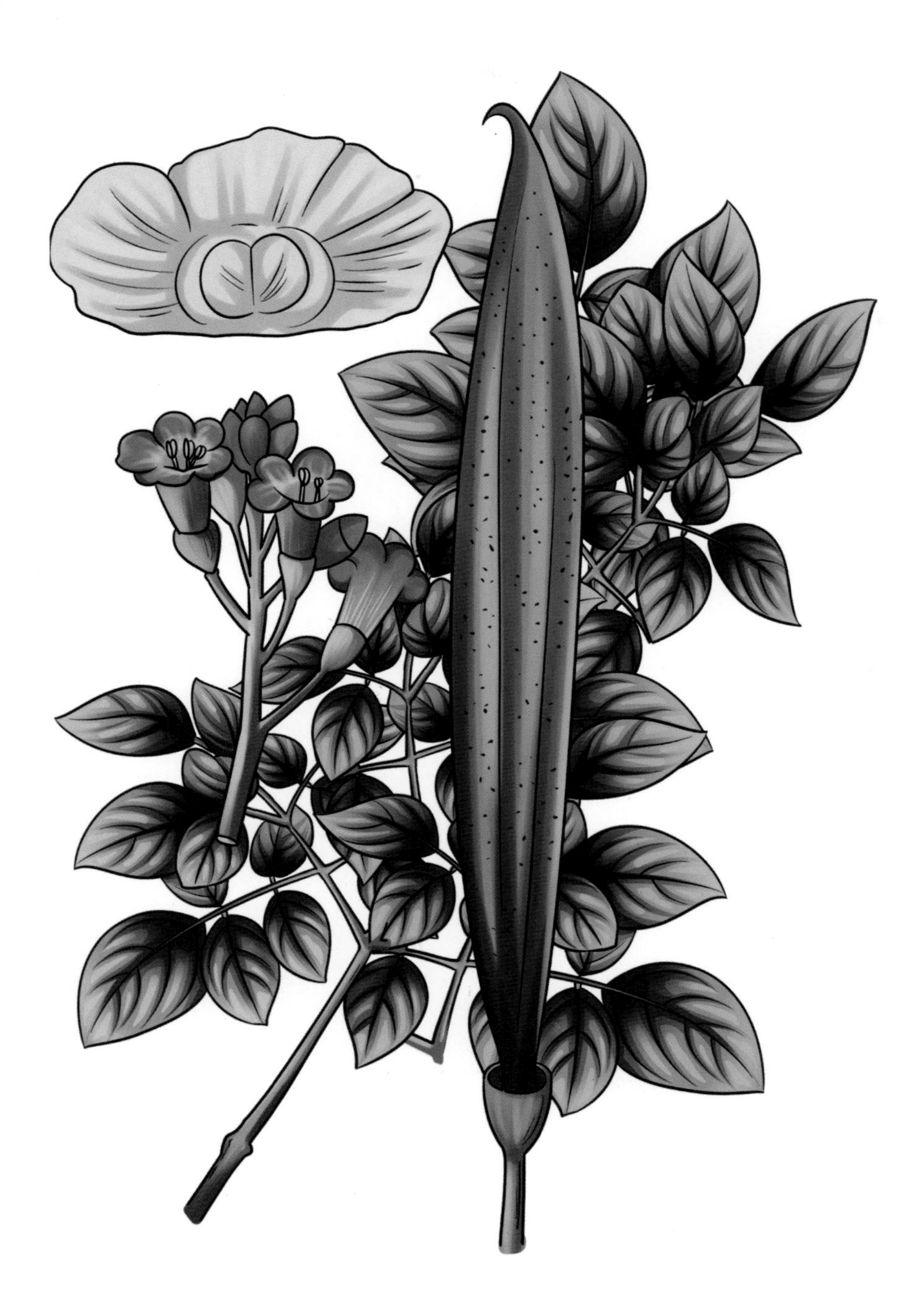

木贼

别名 擦草、锉草、木贼草、无心草、节骨草、节节草、擦桌草。

来源 本品为木贼科植物木贼 *Equisetum hyemale* L. 的干燥地上部分。

【形态特征】一年或多年生草本蕨类植物，根茎短，棕黑色，匍匐丛生；植株高达100厘米。枝端产生孢子叶球，矩形，顶端尖，形如毛笔头。地上茎单一不分枝，中空，有纵列的脊，脊上有疣状凸起2行，极粗糙。叶成鞘状，紧包节上，顶部及基部各有一黑圈，鞘上的齿极易脱落。孢子囊生于茎顶，长圆形，无柄，具小尖头。孢子囊穗6～8月间抽出。

【生境分布】生长于河岸湿地、山坡树林下阴湿处、溪边等阴湿的环境。分布于东北、华北和长江流域各省（区）。

【采收加工】夏、秋两季采割，除去杂质，晒干或阴干。

【性味归经】甘、苦，平。归肺、肝经。

【功能主治】疏散风热，明目退翳。主治风热目赤，迎风流泪，目生云翳。

【用法用量】水煎服，3～9克。

【使用注意】气血虚者慎服。

单方验方

①**目障多泪**：木贼（去节）30克。研为末，和羊肝捣为丸，早晚饭后各服6克，白汤下。②**目昏多泪**：木贼（去节）、苍术（泔浸）各30克。研为末，每服6克，茶调下（或蜜丸亦可）。③**风寒湿邪，欲发汗者**：木贼（去节）30克，生姜、葱白各15克。水煎热饮服（即汗）。④**肠风下血**：木贼（去节，炒）30克，木馒头（炒）、枳壳（制）、槐角（炒）、茯苓、荆芥各15克。研为末，每服6克，浓煎大枣汤调下。⑤**血痢不止**：木贼15克。水煎温服，每日1剂。

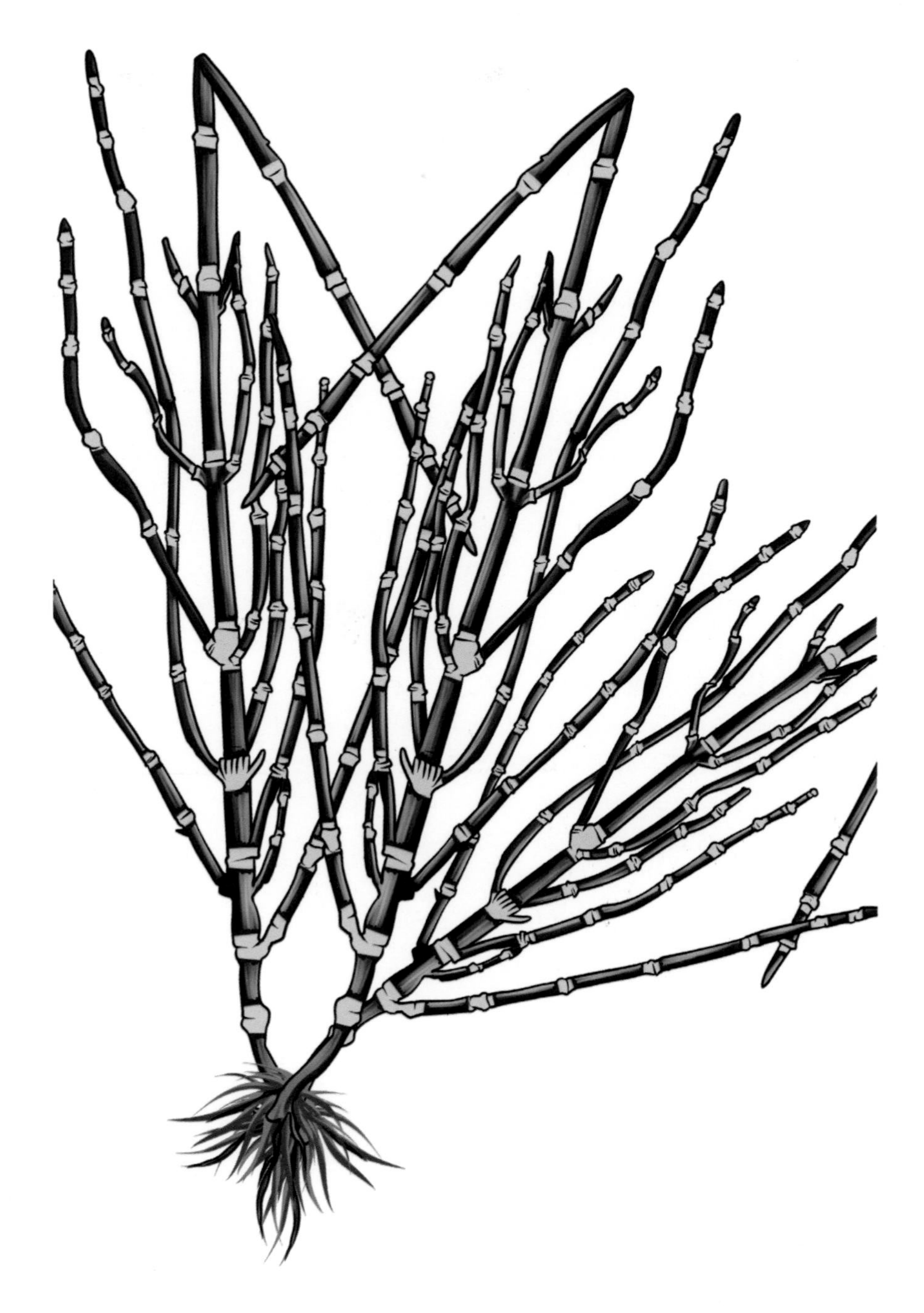

木鳖子

别名 木鳖、漏苓子、糯饭果、藤桐子、番木鳖。
来源 本品为葫芦科植物木鳖 *Momordica cochinchinensis* (Lour.) Spreng. 的干燥成熟种子。

【形态特征】叶互生，圆形至阔卵形，长7～14厘米，通常3浅裂或深裂，裂片略呈卵形或长卵形，全缘或具微齿，基部近心形，先端急尖，上面光滑，下面密生小乳突，3出掌状网脉；叶柄长5～10厘米，具纵棱，在中部或近叶片处具2～5腺体。花单性，雌雄同株，单生叶腋，花梗细长，每花具1片大型苞片，黄绿色。瓠果椭圆形，成熟后红色，肉质，外被软质刺尖，种子略呈扁圆形或近椭圆形，边缘四周具不规则的凸起，呈龟板状，灰棕色。花期6～8月，果期9～11月。

【生境分布】生长于山坡、林缘，土层较深厚的地方。分布于广西、四川、湖北、河南、安徽、浙江、福建、广东、贵州、云南等地。

【采收加工】冬季采收成熟果实，剖开，晒至半干，除去果肉，取出种子，干燥。

【性味归经】苦、微甘，凉；有毒。归肝、脾、胃经。

【功能主治】散结消肿，攻毒疗疮。主治疮疡肿毒，乳痈，瘰疬，痔瘘，干癣，秃疮。

【用法用量】水煎服，0.9～1.2克。外用：适量，研末，以油或醋调涂患处。

【使用注意】孕妇慎用。

单方验方

①痔疮：木鳖子、荆芥、朴硝各适量。药煎汤，放入瓶内，熏后温洗。②血管瘤：鲜木鳖子适量。去壳，研如泥，醋调敷患处，每日3～5次。

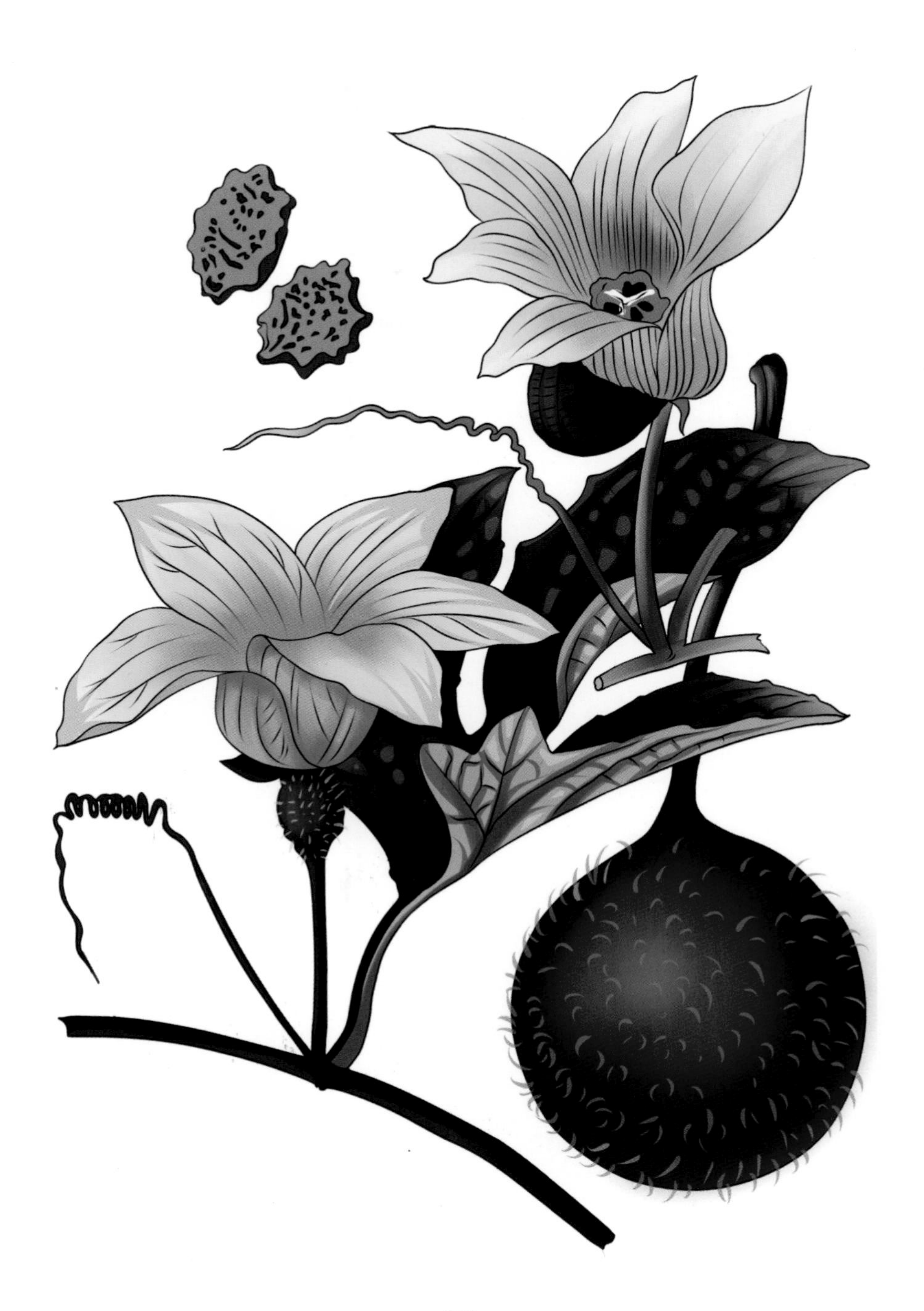

水蛭

别名 马蛭、蚂蟥、烫水蛭。

来源 本品为水蛭科动物水蛭 *Hirudo nipponica* Whitman 的干燥全体。

【形态特征】体长稍扁，乍视之似圆柱形，体长2～2.5厘米，宽2～3毫米。背面绿中带黑，有5条黄色纵线，腹面平坦，灰绿色，无杂色斑，整体环纹显著，体节由5环组成，每环宽度相似。眼10个，呈∩形排列，口内有3个半圆形的颚片围成一Y形，当吸着动物体时，用此颚片向皮肤钻进，吸取血液，由咽经食道而贮存于整个消化道和盲囊中。身体各节均有排泄孔，开口于腹侧。雌雄生殖孔相距4环，各开口于环与环之间。前吸盘较易见，后吸盘更显著，吸附力也强。

【生境分布】生长于稻田、沟渠、浅水污秽坑塘等处。全国大部分地区均有出产，多属野生。主产于我国南部地区。

【采收加工】夏、秋两季捕捉，用沸水烫死，晒干或低温干燥。

【性味归经】咸、苦，平；有小毒。归肝经。

【功能主治】破血通经，逐瘀消癥。主治血瘀经闭，癥瘕痞块，腹痛，痈肿丹毒，中风偏瘫，跌扑损伤。

【用法用量】水煎服，1～3克。

【使用注意】孕妇禁用。

单方验方

①**伤骨损折疼痛：**水蛭（糯米炒黄，去米）、白绵（烧灰）、没药（另研）、乳香（另研）各等份，血余（童子小发）十五团（烧灰）。共为末，五十岁以上服3克，二十岁以下服1.5克，小儿服0.15克，温酒调下。②**妇女腹内有瘀血、月水不利或断或来、心腹满急：**水蛭（炒微黄）、虻虫（炒微黄，去翅、足）各40枚，桃仁（汤浸，去皮、尖、双仁，麸炒微黄）、大黄（锉碎微炒）各90克。水煎服。③**小儿丹毒：**水蛭数条。放于红肿处，令吃出毒血。④**发背、初作赤肿：**水蛭（活）适量。置肿上，令饮血。

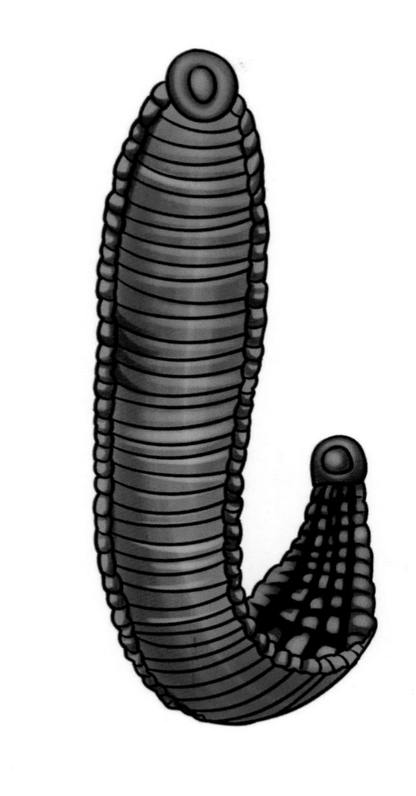

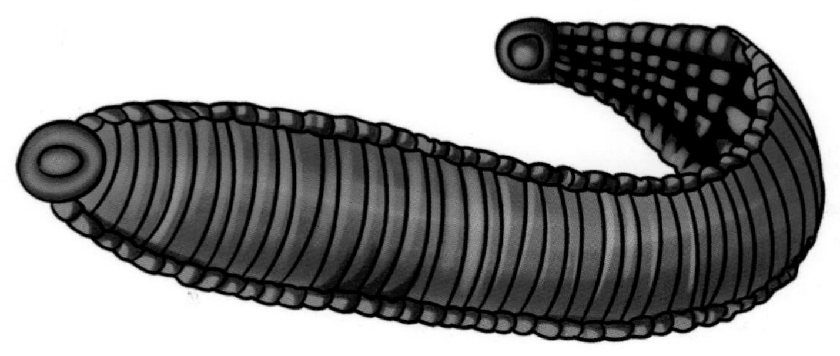

火麻仁

别名　火麻、大麻仁、线麻子。

来源　本品为桑科植物大麻 *Cannabis sativa* L. 的干燥成熟种子。

【形态特征】一年生直立草本，高1～3米。茎直立，表面有纵沟，密被短柔毛，皮层富纤维，基部木质化。掌状叶互生或下部对生，全裂，裂片3～11枚，披针形至条状披针形，下面密被灰白色毡毛。花单性，雌雄异株；雄花序为疏散的圆锥花序，黄绿色，花被片5；雌花簇生于叶腋，绿色，每朵花外面有一卵形苞片。瘦果卵圆形，质硬，灰褐色，有细网状纹，为宿存的黄褐色苞片所包裹。花期5～6月，果期7～8月。

【生境分布】我国各地均有栽培，也有半野生。分布于东北、华北、华东、中南等地。

【采收加工】秋季果实成熟时采收，除去杂质，晒干。

【性味归经】甘，平。归脾、胃、大肠经。

【功能主治】润肠通便。主治血虚津亏，肠燥便秘。

【用法用量】水煎服，10～15克。

【使用注意】大量食入可引起中毒。

单方验方

①虚劳、下焦虚热、骨节烦痛、肌肉急、小便不利、大便数少：火麻仁500克。研细末，加水2000毫升煎至1000毫升，顿服。②大便不通：火麻仁适量。加米少许煮粥食。

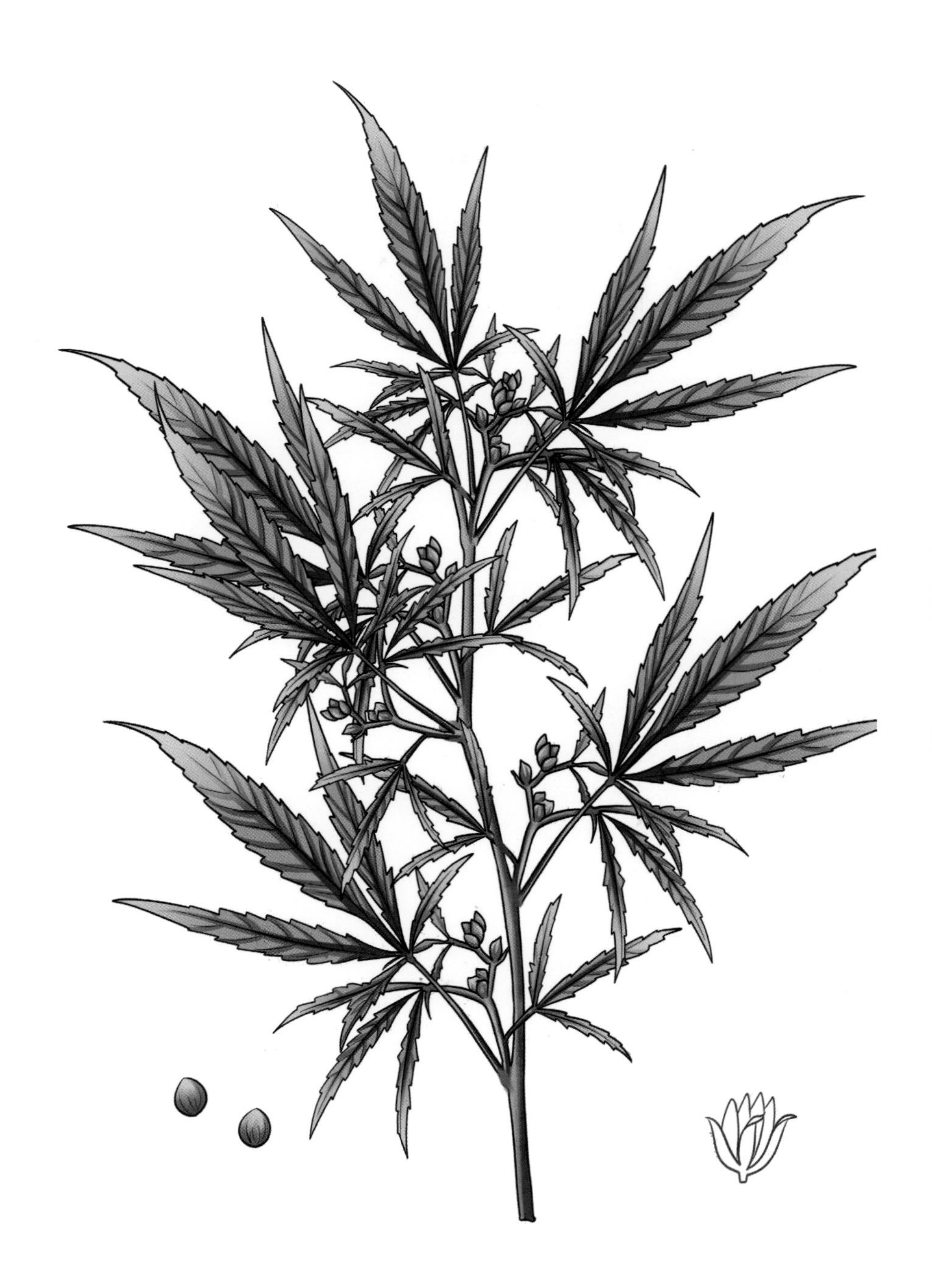

牛蒡子

别名 恶实、鼠粘子、毛然子、黍粘子、黑风子、大力子、毛锥子。

来源 本品为菊科植物牛蒡 *Arctium lappa* L. 的干燥成熟果实。

【形态特征】两年生大形草本，高1～2米，上部多分枝，带紫褐色，有纵条棱。根粗壮，肉质，圆锥形。基生叶大形，丛生，有长柄。茎生叶互生，有柄，叶片广卵形或心形，长30～50厘米，宽20～40厘米，边缘微波状或有细齿，基部心形，下面密布白色短柔毛。茎上部的叶逐渐变小。头状花序簇生于茎顶或排列成伞房状，花序梗长3～7厘米，表面有浅沟，密生细毛；总苞球形，苞片多数，覆瓦状排列，披针形或线状披针形，先端延长成尖状，末端钩曲。花小，淡红色或红紫色，全为管状花，两性，聚药雄蕊5；子房下位，顶端圆盘状，着生短刚毛状冠毛，花柱细长，柱头2裂。瘦果长圆形，具纵棱，灰褐色，冠毛短刺状，淡黄棕色。花期6～7月，果期7～8月。

【生境分布】生长于沟谷林边、荒山草地中；有栽培。全国各地均产，主产于河北、吉林、辽宁、黑龙江、浙江，其中尤以东北三省产量为大。

【采收加工】秋季果实成熟时采收果序，晒干，打下果实，除去杂质，再晒干。

【性味归经】辛、苦，寒。归肺、胃经。

【功能主治】疏散风热，宣肺透疹，解毒利咽。主治风热咳嗽，咽喉肿痛，麻疹，风疹，痄腮，丹毒，痈肿疮毒。

【用法用量】水煎服，6～12克。

【使用注意】本品性寒滑肠、便溏者慎用。

单方验方

①**痰厥头痛：**牛蒡子（微炒）、旋覆花各50克。捣细罗为散，不计时候，腊面茶清调下5克。②**喉痹：**牛蒡子3克，马蔺子4克。捣为散，空腹温水送服1克，渐加至1.5克。③**风热闭塞咽喉、遍身浮肿：**牛蒡子100克（半生半熟）。杵为末，热酒调下5克。④**风龋牙痛：**牛蒡子（炒）适量。煎水含漱。⑤**痘疹不透：**牛蒡子（研细）25克。柽柳煎汤调下。⑥**皮肤风热、遍身生瘾疹：**牛蒡子、浮萍各适量。等量薄荷汤调服，每次5克，每日2次。

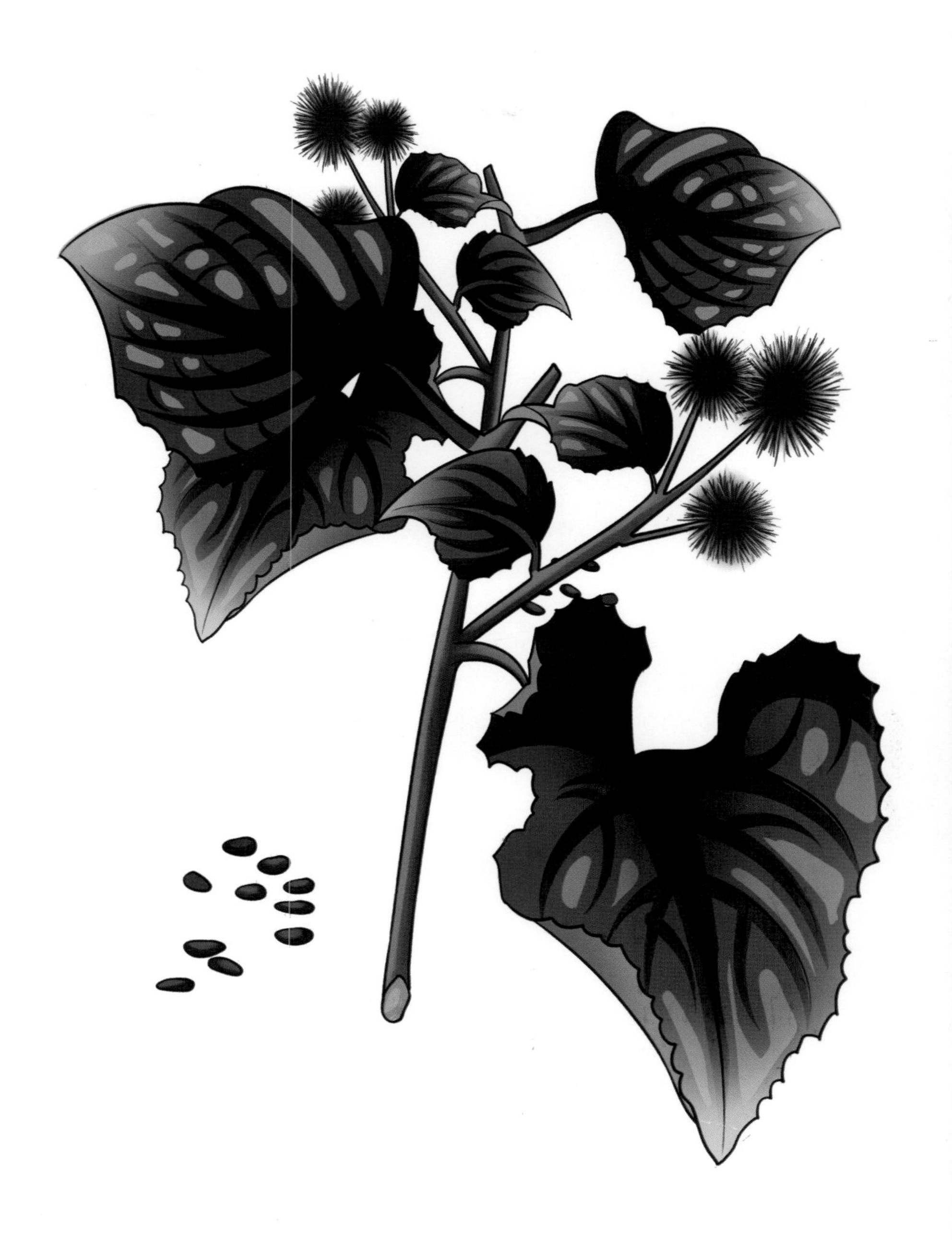

牛膝

别名 牛茎、百倍、土牛膝、怀牛膝、淮牛膝、红牛膝。
来源 本品为苋科植物牛膝 *Achyranthes bidentata* Bl. 的干燥根。

【形态特征】一年生草本，高40～100厘米。根细长，淡黄白色。茎方形有棱角，节处稍膨大如牛的膝盖，节上有对生的分枝，叶为对生，叶片椭圆形或椭圆状披针形，两面有柔毛，全缘。穗状花序腋生兼顶生，花小，绿色，花下折，贴近花梗。果实长圆形，内有种子1枚，黄褐色。花期8～9月，果期10月。
【生境分布】生长于海拔200～1750米的地区，常生长在山坡林下。分布于中国除东北外的全国各地。
【采收加工】冬季茎叶枯萎时采挖，除去须根和泥沙，捆成小把，晒至干皱后，将顶端切齐，晒干。
【性味归经】苦、甘、酸，平。归肝、肾经。
【功能主治】逐瘀通经，补肝肾，强筋骨，利尿通淋，引血下行。主治经闭，痛经，腰膝酸痛，筋骨无力，淋证，水肿，头痛，眩晕，牙痛，口疮，吐血，衄血。
【用法用量】水煎服，5～12克。
【使用注意】孕妇慎用。

单方验方

①**血瘀闭经：**牛膝、红花、桃仁、香附、当归各9克。水煎服。②**尿道结石：**牛膝30克，乳香9克。水煎服，重症每6小时1剂，轻症每日1～2剂。③**功能失调性子宫出血：**牛膝30～45克。水煎顿服（或分2次服）。④**乳糜尿：**牛膝90～120克，芹菜种子45～60克。水煎2次，混匀，分2～3次服；一般连用3～4剂。⑤**术后肠粘连：**牛膝、木瓜各50克。浸泡于500毫升白酒中，7日后饮用，每晚睡前饮用1次（以能耐受为度）。⑥**胎位不正：**牛膝、川芎、附子各10克，党参25克，当归15克，升麻3克。水煎服。

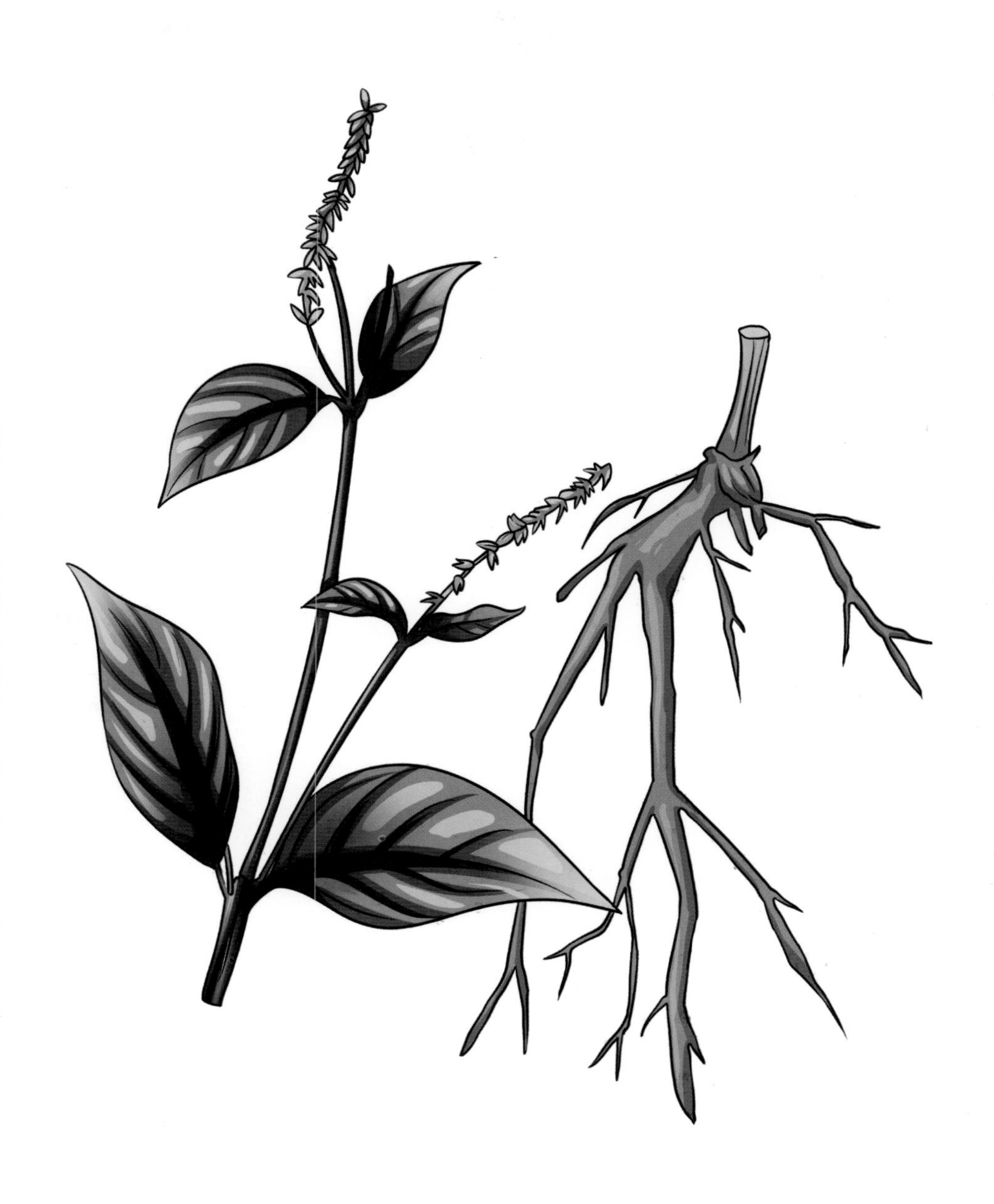

王不留行

别名 奶米、大麦牛、不母留、王母牛、禁宫花、剪金花、金盏银台。
来源 本品为石竹科植物麦蓝菜 *Vaccaria segetalis* (Neck.) Garcke 的干燥成熟种子。

【形态特征】一年或两年生草本，高30～70厘米，全株无毛。茎直立，节略膨大。叶对生，卵状椭圆形至卵状披针形，基部稍连合抱茎，无柄。聚伞花序顶生，下有鳞状苞片2枚；花瓣粉红色，倒卵形，先端具不整齐小齿，基部具长爪。蒴果卵形，包于宿萼内，成熟后，先端十字开裂。花期4～5月，果期5～6月。

【生境分布】生长于山地、路旁及田间。全国各地均产，分布于江苏、河北、山东及东北等地。以河北产量为最大，习惯认为产于河北邢台者质优。

【采收加工】夏季果实成熟、果皮尚未开裂时采割植株，晒干，打下种子，除去杂质，再晒干。

【性味归经】苦，平。归肝、胃经。

【功能主治】活血通经，下乳消肿，利尿通淋。主治经闭，痛经，乳汁不下，乳痈肿痛，淋证涩痛。

【用法用量】水煎服，5～10克。

【使用注意】孕妇慎用。

单方验方

①**血闭不行：**王不留行30克，当归梢、红花、延胡索、牡丹皮、生地黄、川芎、乌药各9克。共为细末，每早服9克。②**乳汁不通：**王不留行15克，穿山甲（醋炙）5克。炖猪蹄筋膜服。③**乳痈初起：**王不留行30克，蒲公英、瓜蒌子各15克，当归梢9克。酒煎服。

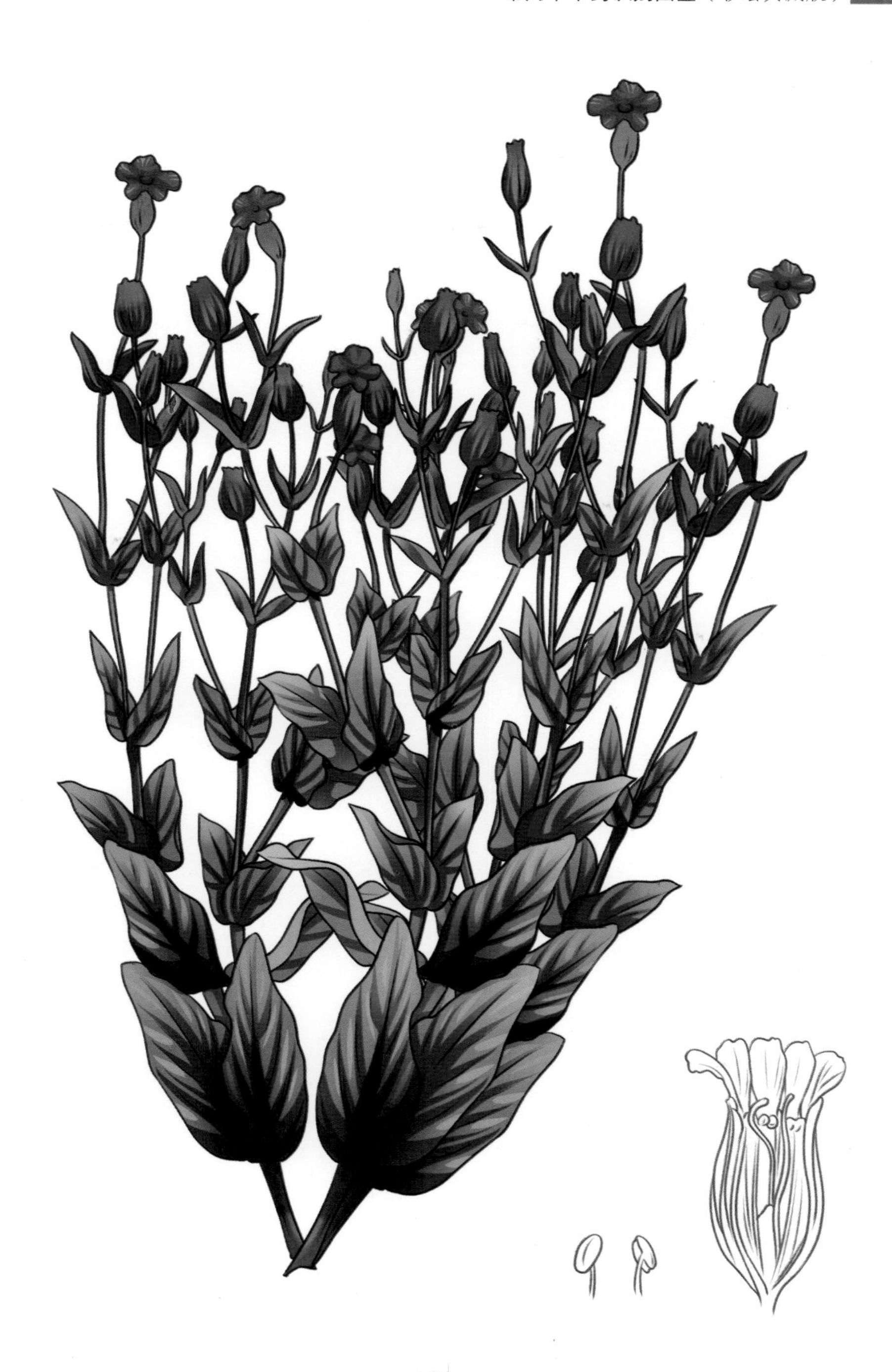

车前子

别名 车前实、虾蟆衣子、凤眼前仁、猪耳朵穗子。

来源 本品为车前科植物车前 *Plantago asiatica* L. 等的干燥成熟种子。

【形态特征】多年生草本，连花茎可高达50厘米。具长柄，几与叶片等长或长于叶片，基部扩大；叶片卵形或椭圆形，长4～12厘米，宽2～7厘米，先端尖或钝，基部狭窄成长柄，全缘或呈不规则的波状浅齿，通常有5～7条弧形脉。花茎数个，高12～50厘米，具棱角，有疏毛，穗状花序为花茎的2/5～1/2；花淡绿色，每花有宿存苞片1枚，三角形；花萼4，基部稍合生，椭圆形或卵圆形，宿存；花冠小，膜质，花冠管卵形，先端4裂片三角形，向外反卷；雄蕊4，着生于花冠管近基部，与花冠裂片互生，花药长圆形，先端有三角形突出物，花丝线形；雌蕊1；子房上位，卵圆形，2室（假4室），花柱1，线形有毛。蒴果卵状圆锥形，成熟后约在下方2/5外周裂，下方2/5宿存。种子4～8颗或9颗，近椭圆形，黑褐色。花期6～9月，果期10月。

【生境分布】生长于山野、路旁、沟旁及河边。分布于全国各地。

【采收加工】夏、秋两季种子成熟时采收果穗，晒干，搓出种子，除去杂质。

【性味归经】甘，寒。归肝、肾、肺、小肠经。

【功能主治】清热利尿通淋，渗湿止泻，明目，祛痰。主治热淋涩痛，淋浊带下，水肿胀满，暑湿泄泻，目赤肿痛，痰热咳嗽。

【用法用量】水煎服，9～15克，包煎。

【使用注意】内伤劳倦，阳气下陷，肾虚精滑，内无湿热者慎服。

单方验方

①**小便热秘不通：**车前子30克，黄柏15克，白芍6克，甘草3克。水煎，徐徐饮服。②**小便赤涩、热淋血淋：**车前子、瞿麦、萹蓄、滑石、栀子、甘草（炙）、木通、大黄（面裹煨，去面，切，焙）各300克。上为散，每服6克，入灯心草水煎，去渣温服，饭后临卧。③**小便血淋作痛：**车前子适量。晒干，研末，每服6克，车前叶煎汤下。

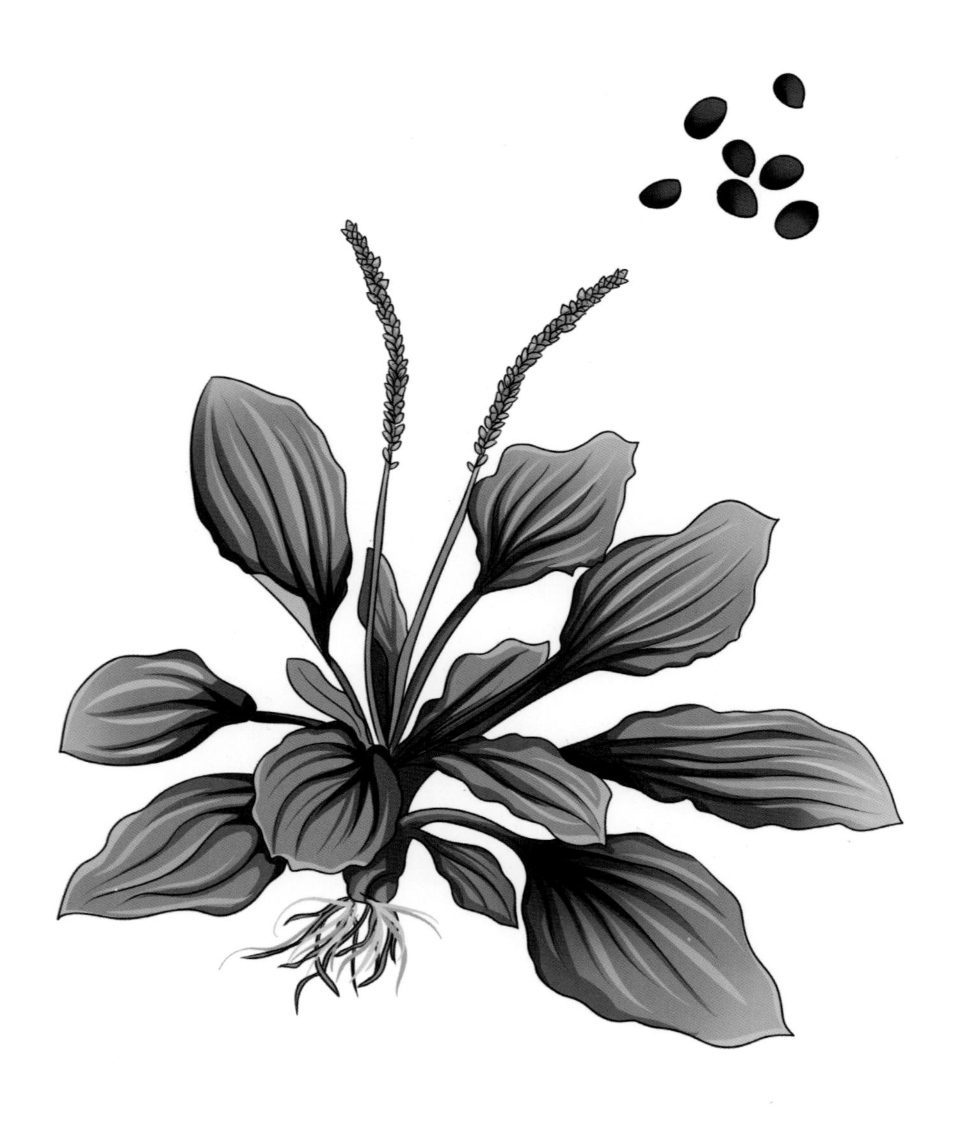

仙茅

别名 天棕、山棕、茅爪子、蟠龙草、风苔草、冷饭草、婆罗门参、独脚仙茅。
来源 本品为石蒜科植物仙茅 *Curculigo orchioides* Gaertn. 的干燥根茎。

【形态特征】多年生草本，根茎延长，长可达30厘米，圆柱状，肉质，外皮褐色；根粗壮，肉质，地上茎不明显。叶3～6片，狭披针形，长10～25厘米，先端渐尖，薹部下延成柄，再向下扩大呈鞘状，绿白色，边缘膜质，叶脉明显，有中脉，两面疏生长柔毛，后渐光滑。花腋生，藏在叶鞘内，花杂性，上部为雄花，下部为两性花；苞片披针形，绿色，膜质，被长柔毛。浆果椭圆形，稍肉质，长约1.2厘米，先端有喙，被长柔毛，种子稍呈球形，亮黑色，有喙，表面有波状沟纹。花期6～8月。

【生境分布】生长于平原荒草地阳处或混生在山坡茅草及芒箕骨丛中。主要分布于四川、云南、贵州；广东、广西、湖南、湖北亦产。

【采收加工】秋、冬两季采挖，除去根头和须根，洗净，干燥。

【性味归经】辛，热；有毒。归肾、肝、脾经。

【功能主治】补肾阳，强筋骨，祛寒湿。主治阳痿精冷，筋骨痿软，腰膝冷痛，阳虚冷泻。

【用法用量】水煎服，3～10克。

【使用注意】本品有毒，不宜久服。燥热性强、阴虚火旺者忌服。

单方验方

①**阳痿、耳鸣：**仙茅、金樱子根及果实各25克。炖肉吃。②**妇女红崩下血：**仙茅（为末）15克，全当归、蛇果草各适量。将后2味煎汤，点水酒将仙茅末送下。③**老人遗尿：**仙茅50克。泡酒服。

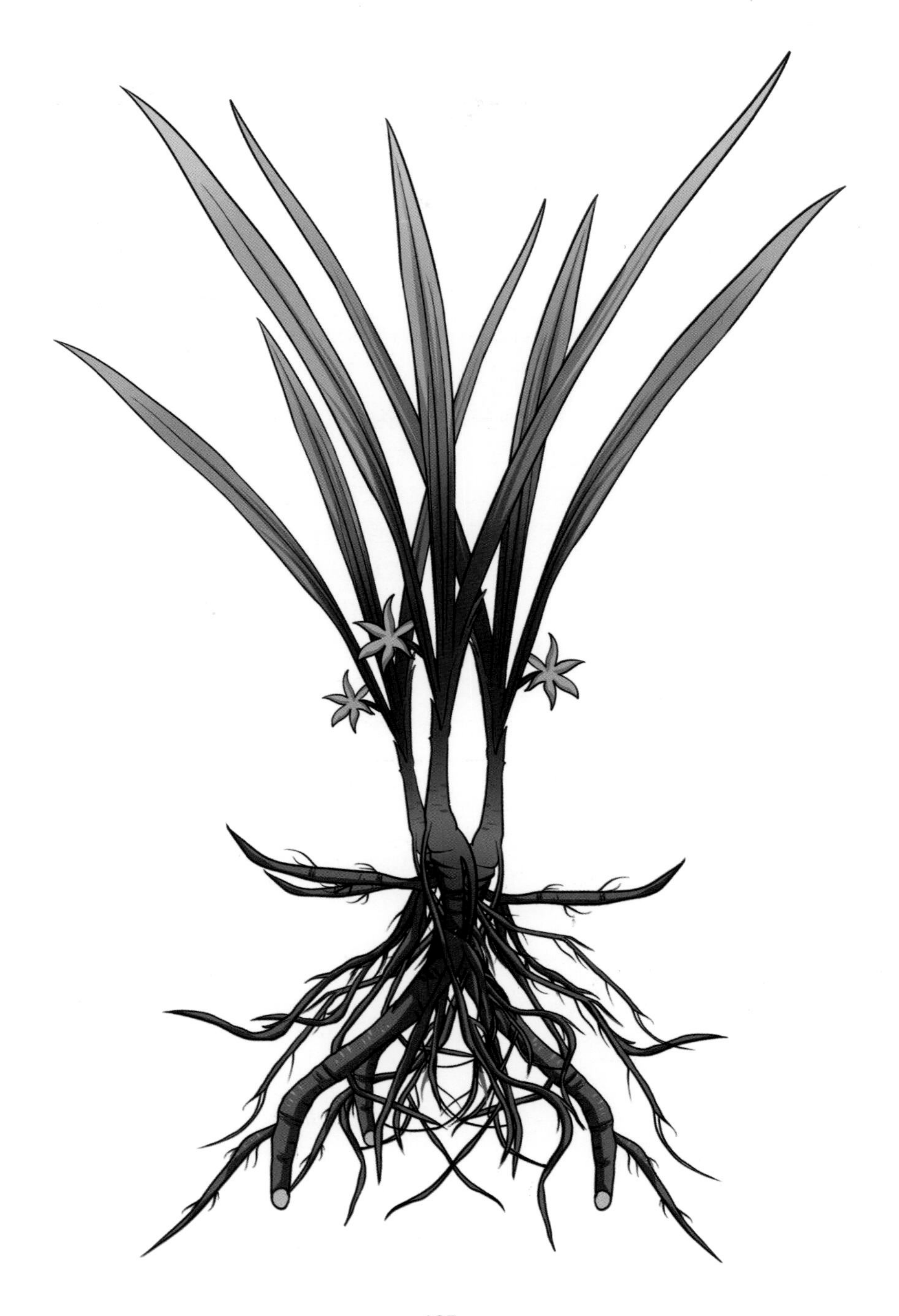

仙鹤草

别名 狼牙草、龙牙草、脱力草。

来源 本品为蔷薇科植物龙芽草 *Agrimonia pilosa* Ledeb. 的干燥地上部分。

【形态特征】多年生草本，高30～90厘米，全株具白色长毛。根茎横走，圆柱形，秋末自先端生一圆锥形向上弯曲的白色冬芽。茎直立。单数羽状复叶互生，小叶大小不等，间隔排列，卵圆形至倒卵形，托叶卵形，叶缘齿裂，可制取黄色染料。穗状花序顶生或腋生，花小，黄色，萼筒外面有槽并有毛，顶端生一圈钩状刺毛。瘦果倒圆锥形，萼裂片宿存。花、果期7～9月。

【生境分布】生长于路旁、山坡或水边，也有栽培。全国大部分地区均有。

【采收加工】夏、秋两季茎叶茂盛时采割，除去杂质，干燥。

【性味归经】苦、涩，平。归心、肝经。

【功能主治】收敛止血，截疟，止痢，解毒，补虚。主治咯血，吐血，尿血，便血，崩漏下血，疟疾，血痢，痈肿疮毒，阴痒带下，脱力劳伤。

【用法用量】水煎服，6～12克。外用：适量。

【使用注意】仙鹤草偶可引起心悸、颜面充血、潮红等现象。

单方验方

①**肺痨咯血：**鲜仙鹤草（干者18克）30克，白糖50克。将仙鹤草捣烂，加冷开水搅拌，榨取液汁，再加入白糖，顿服。②**吐血：**仙鹤草、鹿衔草、麦瓶草各适量。熬水服。③**鼻血及大便下血：**仙鹤草、蒲黄、白茅根、大蓟各适量。水煎服。④**赤白痢及咯血、吐血：**仙鹤草9～18克。水煎服。⑤**妇女月经或前或后，有时腰痛、发热、气胀：**鲜仙鹤草6克，杭白芍9克，川芎4.5克，香附3克，红花0.06克。水煎，点酒服。经血紫黑，加苏木、黄芩；腹痛加延胡索、小茴香。⑥**赤白带或白浊：**仙鹤草9克，马鞭草根3克，黑锁梅根6克。点水酒服。

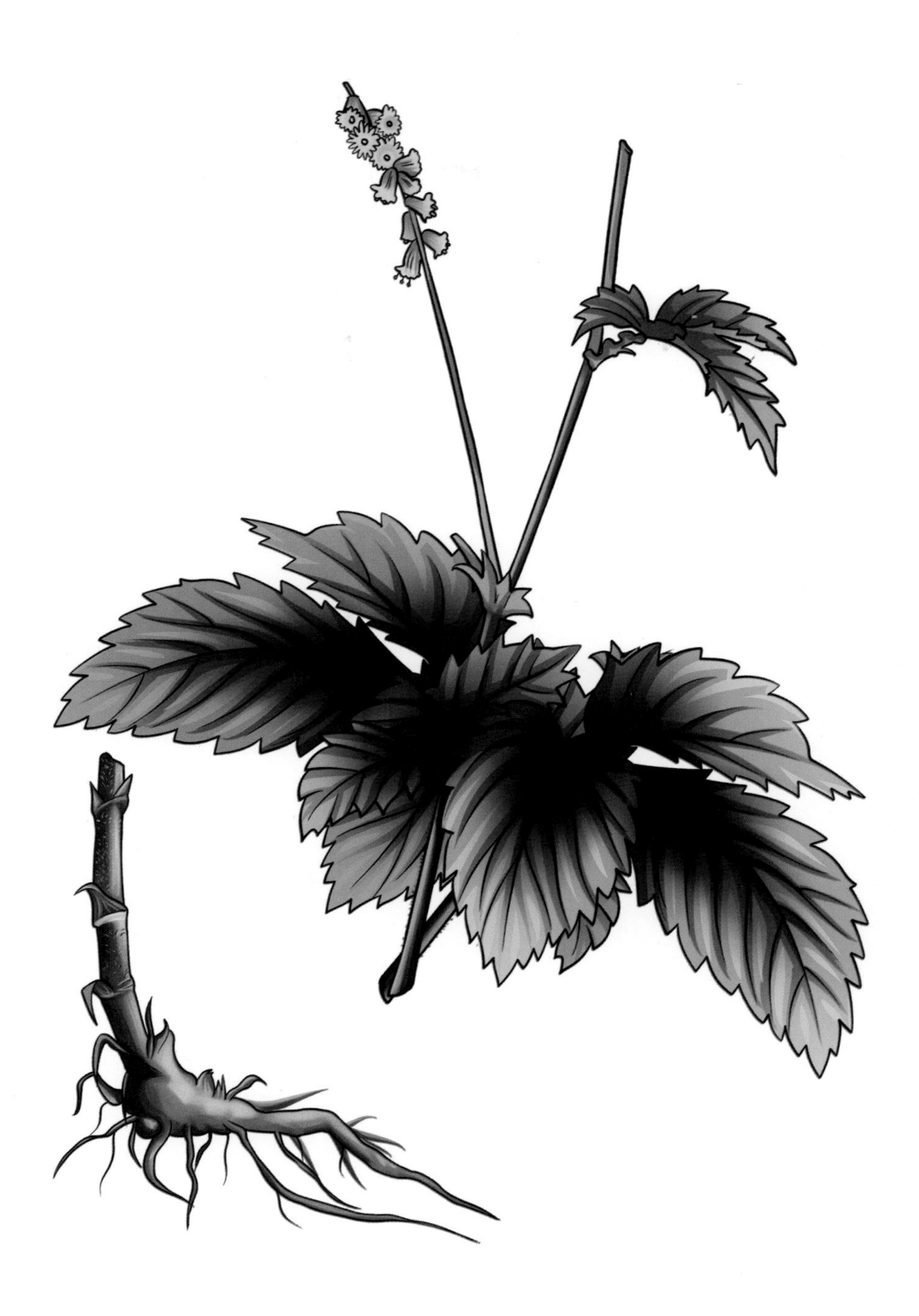

冬虫夏草

别名　虫草、冬虫草。

来源　本品为麦角菌科真菌冬虫夏草菌 *Cordyceps sinensis* (BerK.) Sacc. 寄生在蝙蝠蛾科昆虫幼虫上的子座及幼虫尸体的干燥复合体。

【形态特征】冬虫夏草菌子囊菌的子座出自寄主幼虫的头部，单生，细长如棒球棍状，长4～11厘米。上部为子座头部，稍膨大，呈圆柱形，褐色，密生多数子囊壳。子囊壳大部分陷入子座中，先端突出于子座之外，卵形或椭圆形；每一子囊壳内有多数细长的子囊，每一子囊内有8个具有隔膜的子囊孢子，一般只有2个成活，线形。寄主为鳞翅目、鞘翅目等昆虫的幼虫，冬季菌丝侵入蛰居于土中的幼虫体内，使虫体充满菌丝而死亡。夏季长出子座。

【生境分布】生长于海拔3000～4500米的高山草甸区。分布于四川、青海、西藏等地，云南、甘肃、贵州亦有。

【采收加工】夏初子座出土，孢子未发散时挖取，晒六七成干，除去似纤维状的附着物及杂质，晒干或低温干燥。

【性味归经】甘，平。归肺、肾经。

【功能主治】补肾益肺，止血化痰。主治肾虚精亏，阳痿遗精，腰膝酸痛，久咳虚喘，劳嗽咯血。

【用法用量】水煎服，3～9克。

【使用注意】有表邪者慎用。

单方验方

①**肺结核咳嗽、咯血、老年虚喘：**冬虫夏草30克，贝母15克，百合12克。水煎服。②**肾虚腰痛：**冬虫夏草、枸杞子各30克，黄酒1000毫升。同浸泡1星期后服，每次1小盅，每日2次。③**阳痿、遗精：**冬虫夏草3～9克，枸杞子、山药、山茱萸各10克。水煎服，每日1剂。④**肺结核咳嗽、咯血：**冬虫夏草、贝母各10克，南沙参20克，苦杏仁、麦冬各15克。水煎服。

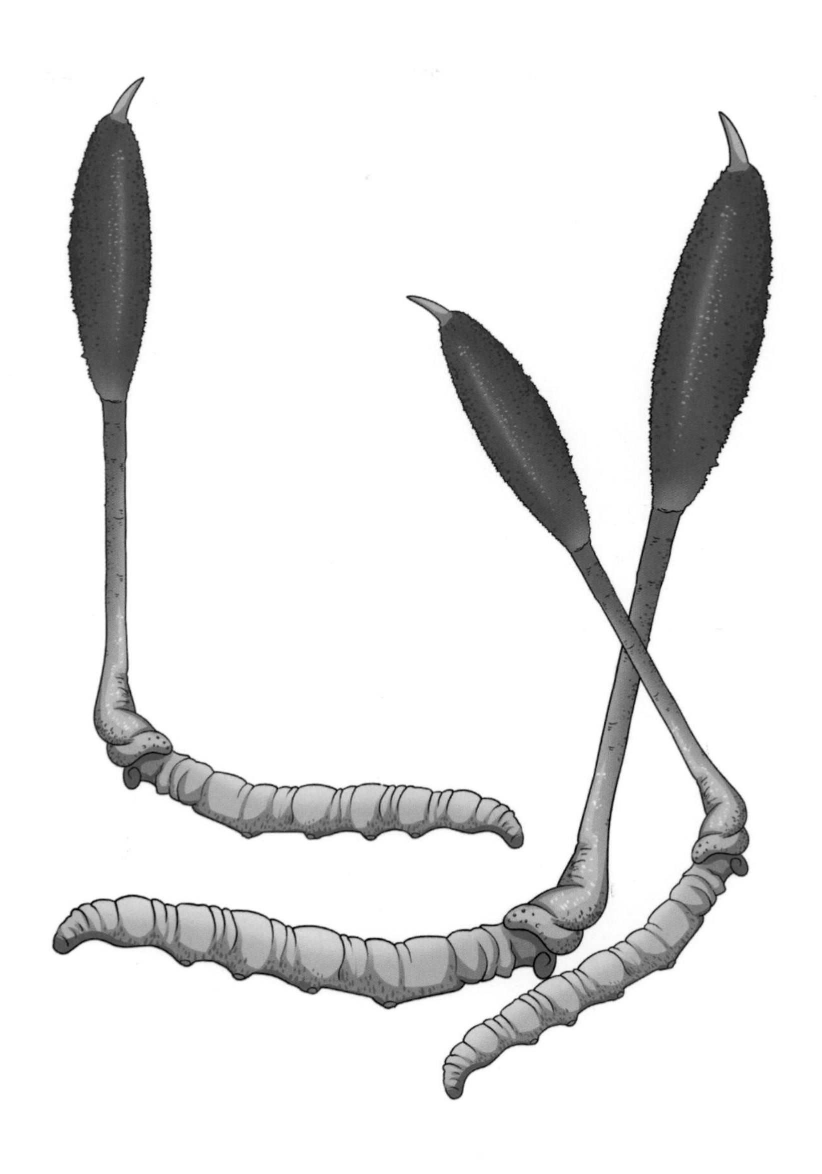

北沙参

别名　莱阳参、银沙参、海沙参、辽沙参。

来源　本品为伞形科植物珊瑚菜 *Glehnia littoralis* Fr.Schmidt ex Miq. 的干燥根。

【形态特征】多年生草本，高5～35厘米。主根细长圆柱形。茎大部分埋在沙中，一部分露出地面。叶基出，互生；叶柄长，基部鞘状；叶片卵圆形，3出分裂至2回羽状分裂，最后裂片圆卵形，先端圆或渐尖，基部截形，边缘刺刻，质厚。复伞形花序顶生，具粗毛；伞梗10～20条，长1～2厘米；无总苞，小总苞由数个线状披针形的小苞片组成；花白色，每1小伞形花序有花15～20朵；花萼5齿裂，狭三角状披针形，疏生粗毛；花瓣5，卵状披针形；雄蕊5，与花瓣互生；子房下位，花柱基部扁圆锥形。果实近圆球形，具茸毛，果棱有翅。花期5～7月，果期6～8月。

【生境分布】生长于海边沙滩，或栽培。分布于山东、江苏、河北及辽宁等地，以山东莱阳胡城村产品最为著名。

【采收加工】夏、秋两季采挖，除去须根，洗净，稍晾，置沸水中烫后，除去外皮，干燥。或洗净直接干燥。

【性味归经】甘、微苦，微寒。归肺、胃经。

【功能主治】养阴清肺，益胃生津。主治肺热燥咳，干咳少痰，劳嗽痰血，胃阴不足，热病津伤，咽干口渴。

【用法用量】水煎服，5～12克。

【使用注意】不宜与藜芦同用。

单方验方

①**阴虚火炎、咳嗽无痰、骨蒸劳热、肌皮枯燥、口苦烦渴：**北沙参、麦冬、熟地黄、鳖甲、知母、川贝母、地骨皮各120克。或为丸，或作膏，每早服9克，白汤下。②**一切阴虚火炎、似虚似实、逆气不降、消气不升、烦渴咳嗽、胀满不食：**北沙参15克。水煎服。

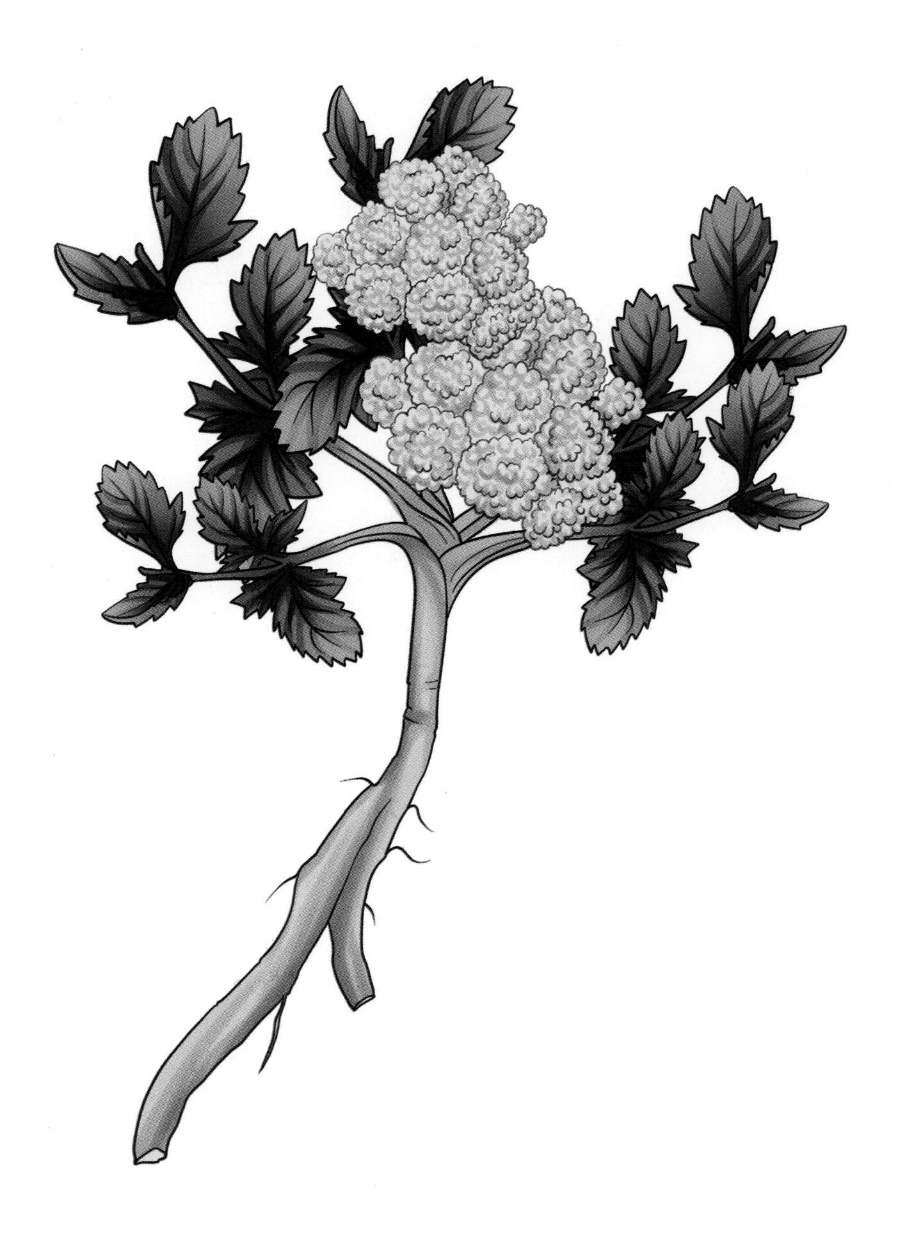

北豆根

别名 野豆根、黄条香、蝙蝠藤。
来源 本品为防己科植物蝙蝠葛 *Menispermum dauricum* DC. 的干燥根茎。

【形态特征】多年生缠绕藤本，长达10米以上。根茎细长、横走，黄棕色或黑褐色，有分枝。小枝绿色，有细纵纹。叶互生，圆肾形或卵圆形，边缘3～7浅裂片近三角形，长、宽各5～15厘米，先端尖，基部心形或截形，上面绿色，下面苍白色，掌状脉5～7条；叶柄盾状着生，长6～15厘米。腋生短圆锥花序，总花梗长3～7厘米；花小，黄绿色，有小苞片；雄蕊10～20；雌花心皮3，分离。核果扁球形，直径8～10毫米，熟时黑紫色，内果皮坚硬，肾状扁圆形，有环状凸起的雕纹。花期6～7月，果期8～9月。
【生境分布】生长于山坡林缘、灌木丛中、田边、路旁及石砾滩地，或攀缘于岩石上。分布于东北、华北、华东各省（区）及陕西、宁夏、甘肃、山东等地。
【采收加工】春、秋两季采挖，除去须根和泥土，干燥。
【性味归经】苦，寒；有小毒。归肺、胃、大肠经。
【功能主治】清热解毒，祛风止痛。主治咽喉肿痛，热毒泻痢，风寒湿痹。
【用法用量】水煎服，3～9克。
【使用注意】脾胃虚寒者不可用。

单方验方

①瘙痒伴有怕热、大便干结、小溲黄赤、舌红苔黄：北豆根、威灵仙各10克，土茯苓、草河车各30克，板蓝根、忍冬藤、白鲜皮各15克，生甘草6克。水煎服，每日1剂。②肺热咳嗽：北豆根、前胡、牛蒡子、枇杷叶各9克。水煎服。③痢疾、肠炎：北豆根、徐长卿各9克。水煎服。

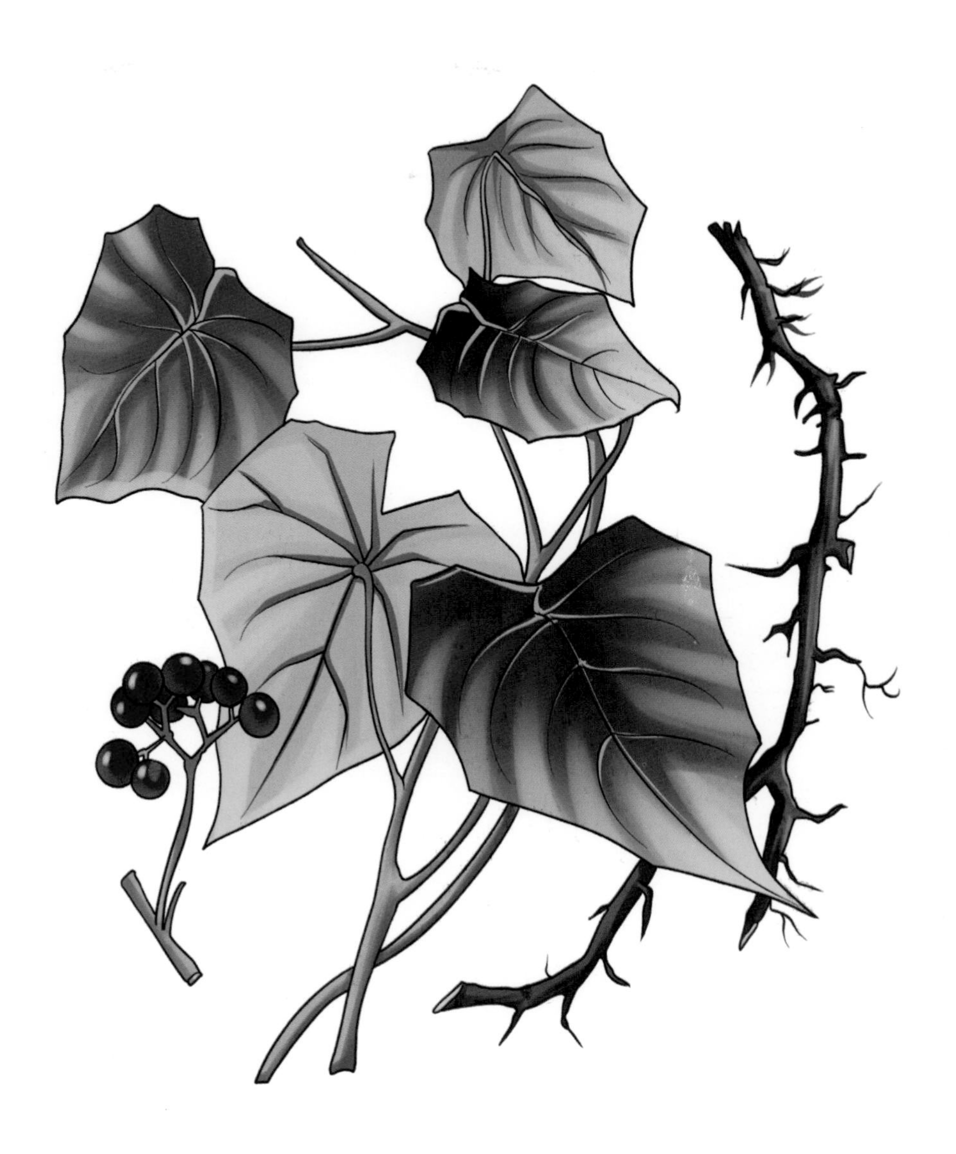

半枝莲

别名 半向花、半面花、偏头草、挖耳草、通经草、狭叶韩信草。

来源 本品为唇形科植物半枝莲 *Scutellaria barbata* D. Don 的干燥全草。

【形态特征】多年生草本花卉，株高30～40厘米。茎下部匍匐生根，上部直立，茎方形，绿色。叶对生，叶片三角状卵形或卵圆形，边缘有波状钝齿，下部叶片较大，叶柄极短。花小，2朵对生，排列成偏侧的总状花序，顶生；花梗被黏性短毛；苞片叶状，向上渐变小，被毛。花萼钟状，外面有短柔毛，二唇形，上唇具盾片。花冠唇形，蓝紫色，外面密被柔毛；雄蕊4，二强；子房4裂，柱头完全着生在子房底部，顶端2裂。小坚果卵圆形，棕褐色。花期5～6月，果期6～8月。

【生境分布】多生长于沟旁、田边及路旁潮湿处。分布于江苏、江西、福建、广东、广西等地。

【采收加工】夏、秋两季茎叶茂盛时采挖，洗净，晒干。

【性味归经】辛、苦，寒。归肺、肝、肾经。

【功能主治】清热解毒，化瘀利尿。主治疔疮肿毒，咽喉肿痛，跌扑伤痛，水肿，黄疸，蛇虫咬伤。

【用法用量】水煎服，15～30克。

【使用注意】孕妇及血虚者慎服。

单方验方

①**各种癌症**：半枝莲、石见穿各50克。水煎，代茶饮；每日1剂，长期服用。②**吐血、咯血**：鲜半枝莲50～100克。捣烂，绞汁，调蜂蜜少许，炖热温服，每日2次。③**尿道炎、小便血尿疼痛**：鲜半枝莲50克。洗净，水煎，调冰糖服，每日2次。④**热性血痢**：半枝莲100克。水煎服。⑤**肝炎**：鲜半枝莲25克，大枣5个。水煎服。

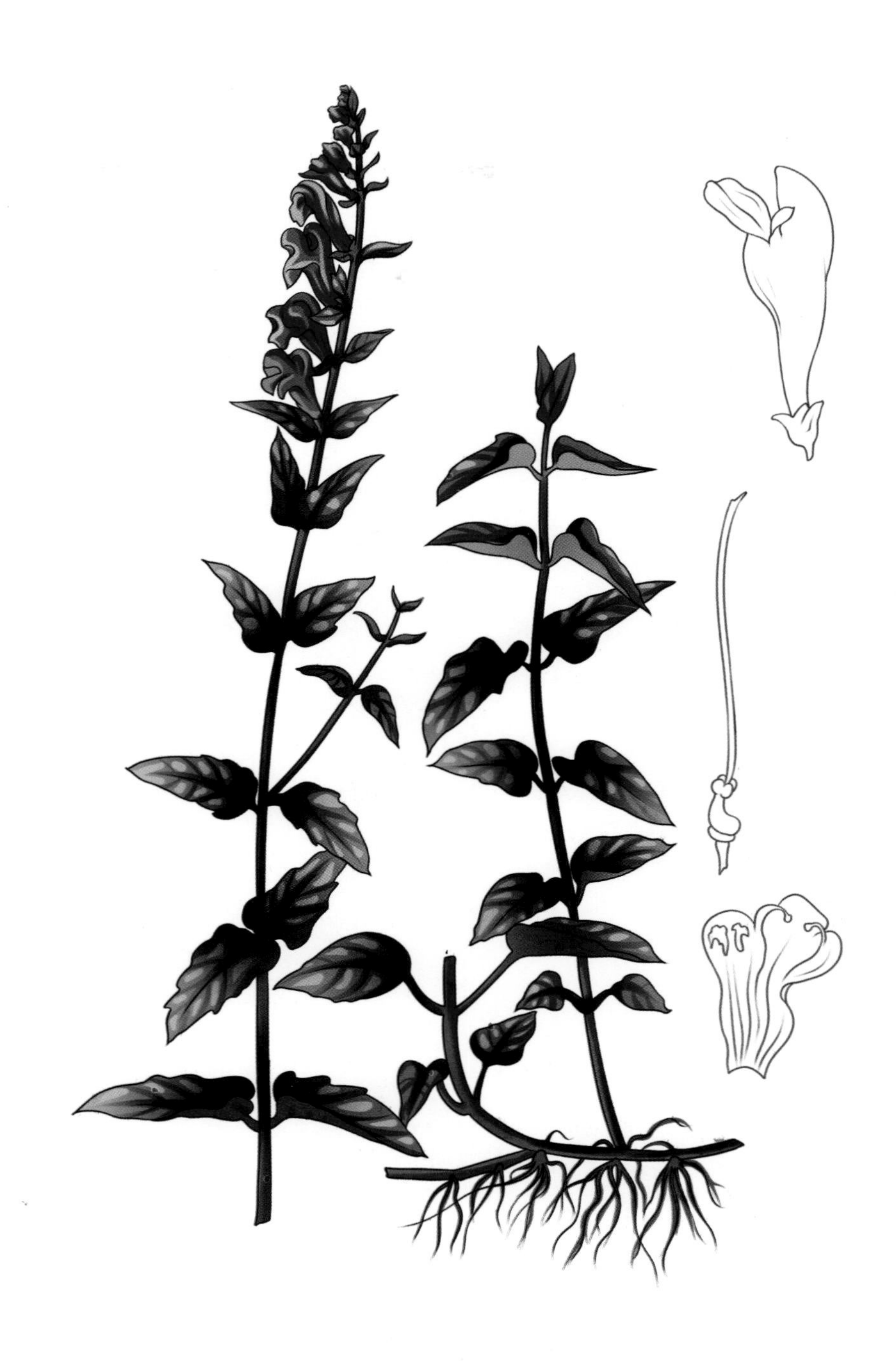

半夏

别名 地文、示姑、水玉、守田、地茨菇、老黄嘴、野芋头。
来源 本品为天南星科植物半夏 *Pinellia ternata* (Thunb.) Breit. 的干燥块茎。

【形态特征】多年生小草本，高15～30厘米。块茎近球形。叶基生，一年生的叶为单叶，卵状心形；2～3年后，叶为3小叶的复叶，小叶椭圆形至披针形，中间小叶较大，全缘，两面光滑无毛。叶柄长10～20厘米，下部有1株芽。花单性同株，肉穗花序，花序下部为雌花，贴生于佛焰苞，中部不育，上部为雄花，花序中轴先端附属物延伸呈鼠尾状，伸出在佛焰苞外。浆果卵状椭圆形，绿色，成熟时红色。花期5～7月，果期8～9月。
【生境分布】生长于山坡、溪边阴湿的草丛中或林下。我国大部分地区均有。分布于四川、湖北、江苏、安徽等地。以四川、浙江产者量大、质优。
【采收加工】夏、秋两季采挖，洗净，除去外皮及须根，晒干。
【性味归经】辛、温；有毒。归脾、胃、肺经。
【功能主治】燥湿化痰，降逆止呕，消痞散结。主治湿痰寒痰，咳喘痰多，痰饮眩晕，心悸不宁，痰厥头痛，呕吐反胃，胸脘痞闷，梅核气；外治痈肿痰核。
【用法用量】水煎服，内服：一般炮制后使用，3～9克。外用：适量，磨汁涂或研末以酒调敷患处。
【使用注意】不宜与川乌、制川乌、草乌、制草乌、附子同用；生品内服宜慎。

单方验方

①**湿痰喘急、心痛：**半夏适量。香油炒，研末，作丸梧桐子大，每次30～50丸，姜汤下。②**时气呕逆不下、吐呕：**半夏15克，生姜、茯苓各10克。水煎服。③**癫狂痛证：**半夏15克，秫米30克，蜂蜜20克。水煎服。

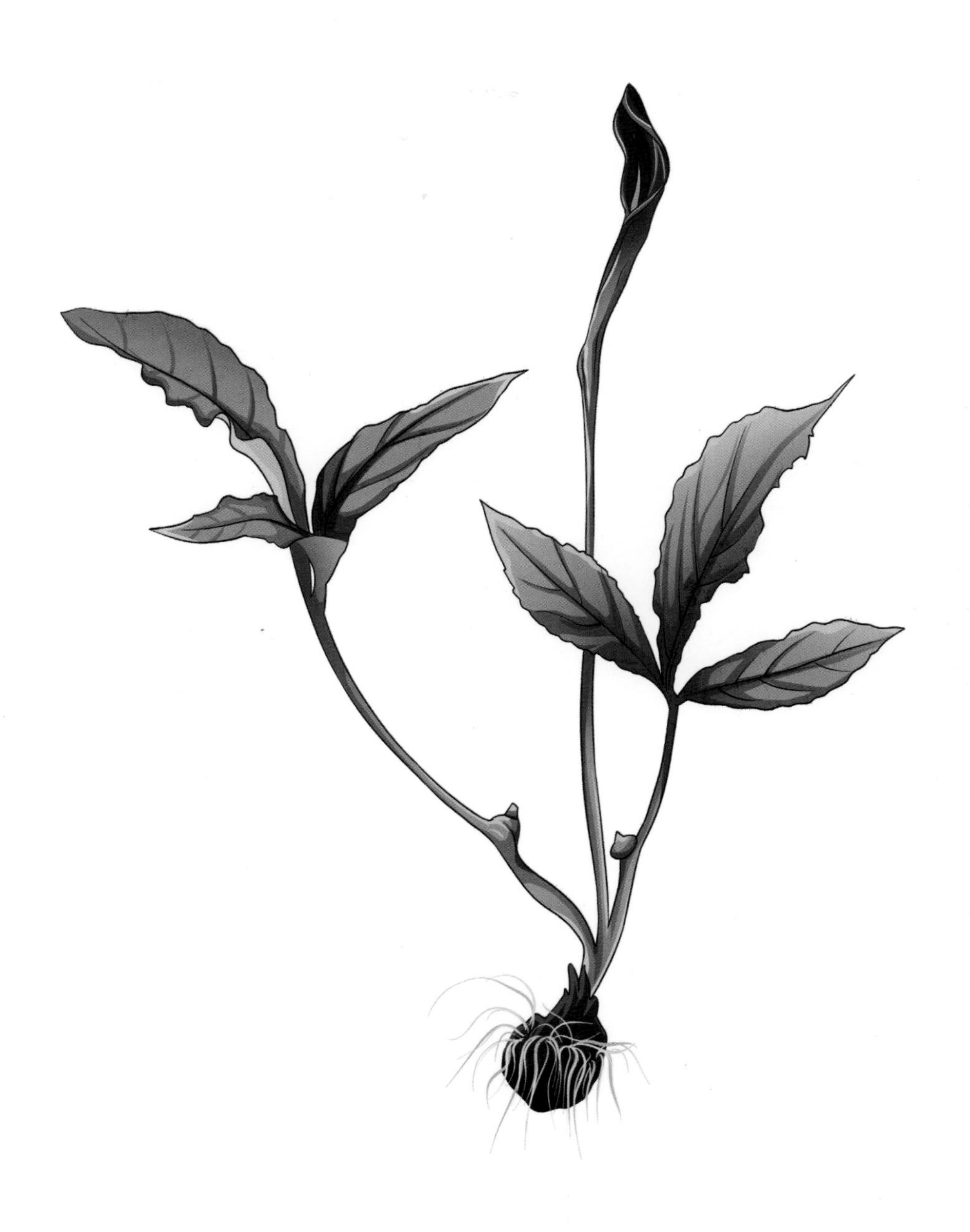

半边莲

别名 瓜仁草、急解索、长虫草、半边花、细米草、蛇舌草。

来源 本品为桔梗科植物半边莲 *Lobelia chinensis* Lour 的干燥全草。

【形态特征】 多年生小草本，高约10厘米，有乳汁。茎纤细，稍具2条纵棱，近基部匍匐，节着地生根。叶互生，狭披针形至线形，长0.7～2厘米，宽3～7毫米，全缘或疏生细齿；具短柄或近无柄。花单生叶腋，花梗长2～3厘米；花萼筒喇叭形，先端5裂；花冠淡红色或淡紫色，裂片披针形，长8～10毫米，均偏向一侧；雄蕊5，聚药，花丝基部分离；子房下位，2室。蒴果倒圆锥形。种子多数，细小，椭圆形，褐色。花期5～8月，果期8～10月。

【生境分布】 生长于肥沃、潮湿、多有机质、排水良好的土壤里。主产于安徽、江苏及浙江等地。

【采收加工】 夏季采收，除去泥沙，洗净，晒干。

【性味归经】 辛，平。归心、小肠、肺经。

【功能主治】 清热解毒，利尿消肿。主治痈肿疔疮，蛇虫咬伤，臌胀水肿，湿热黄疸，湿疹湿疮。

【用法用量】 水煎服，9～15克。

【使用注意】 虚证水肿者忌用。

单方验方

①**毒蛇咬伤：**半边莲、天胡荽、连钱草（均用鲜品）各适量。捣烂，绞汁服；并用药渣敷伤口周围。②**晚期血吸虫病肝硬化腹水：**半边莲30克。水煎服。③**小儿多发性疖肿：**半边莲50克，紫花地丁25克，野菊花15克，金银花10克。水煎服；并取第3次煎汁洗患处。

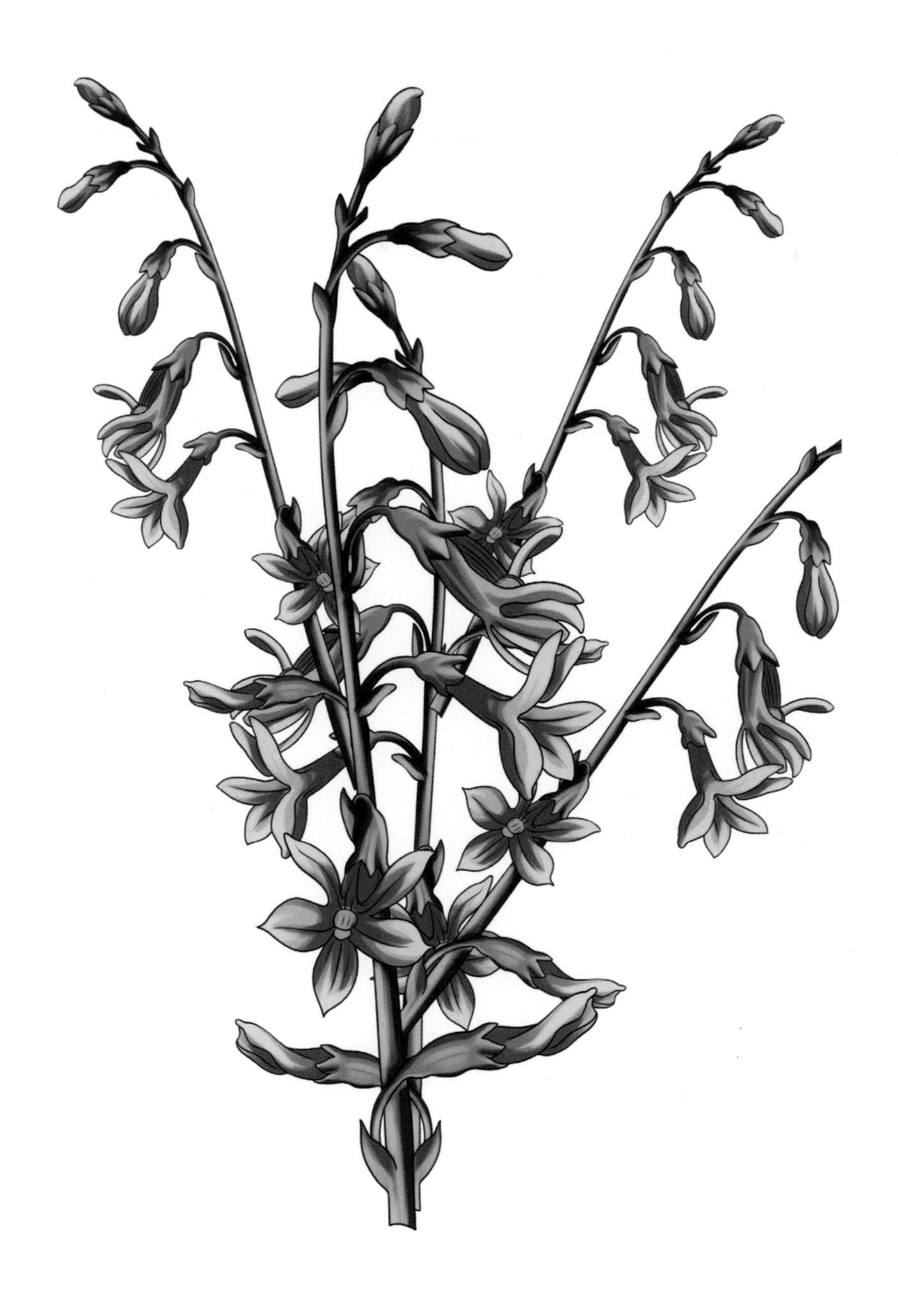

四季青

别名 油叶树、红冬青、树顶子。

来源 本品为冬青科植物冬青 *Ilex chinensis* Sims 的干燥叶。

【形态特征】常绿乔木，高可达12米。树皮灰色或淡灰色，无毛。叶互生；叶柄长5～15厘米；叶片革质，通常狭长椭圆形，长6～10厘米，宽2～3.5厘米，先端渐尖，基部楔形，很少圆形，边缘疏生浅锯齿，上面深绿色而有光泽，冬季变紫红色，中脉在下面隆起。花单性，雌雄异株，聚伞花序着生于叶腋外或叶腋内；花萼4裂，花瓣4，淡紫色；雄蕊4；子房上位。核果椭圆形，长6～10毫米，熟时红色，内含核4颗，果柄长约5毫米。花期5月，果期10月。

【生境分布】生长于向阳山坡林缘、灌木丛中。分布于江苏、浙江、广西、广东和西南各省（区）。

【采收加工】秋、冬两季采收，晒干。

【性味归经】苦、涩，凉。归肺、大肠、膀胱经。

【功能主治】清热解毒，消肿祛瘀。主治肺热咳嗽，咽喉肿痛，痢疾，胁痛，热淋；外治烧烫伤，皮肤溃疡。

【用法用量】水煎服，15～60克。外用：适量，煎水外涂。

【使用注意】脾胃虚寒、肠滑泄泻者慎用。

单方验方

①**小儿肺炎：**四季青100克，千里光50克。水煎服。②**外伤出血：**鲜四季青（或干叶）适量。捣敷（或干叶研细，外撒）。③**下肢溃烂及烫火伤：**四季青干叶适量。研成细粉，麻油调涂患处。

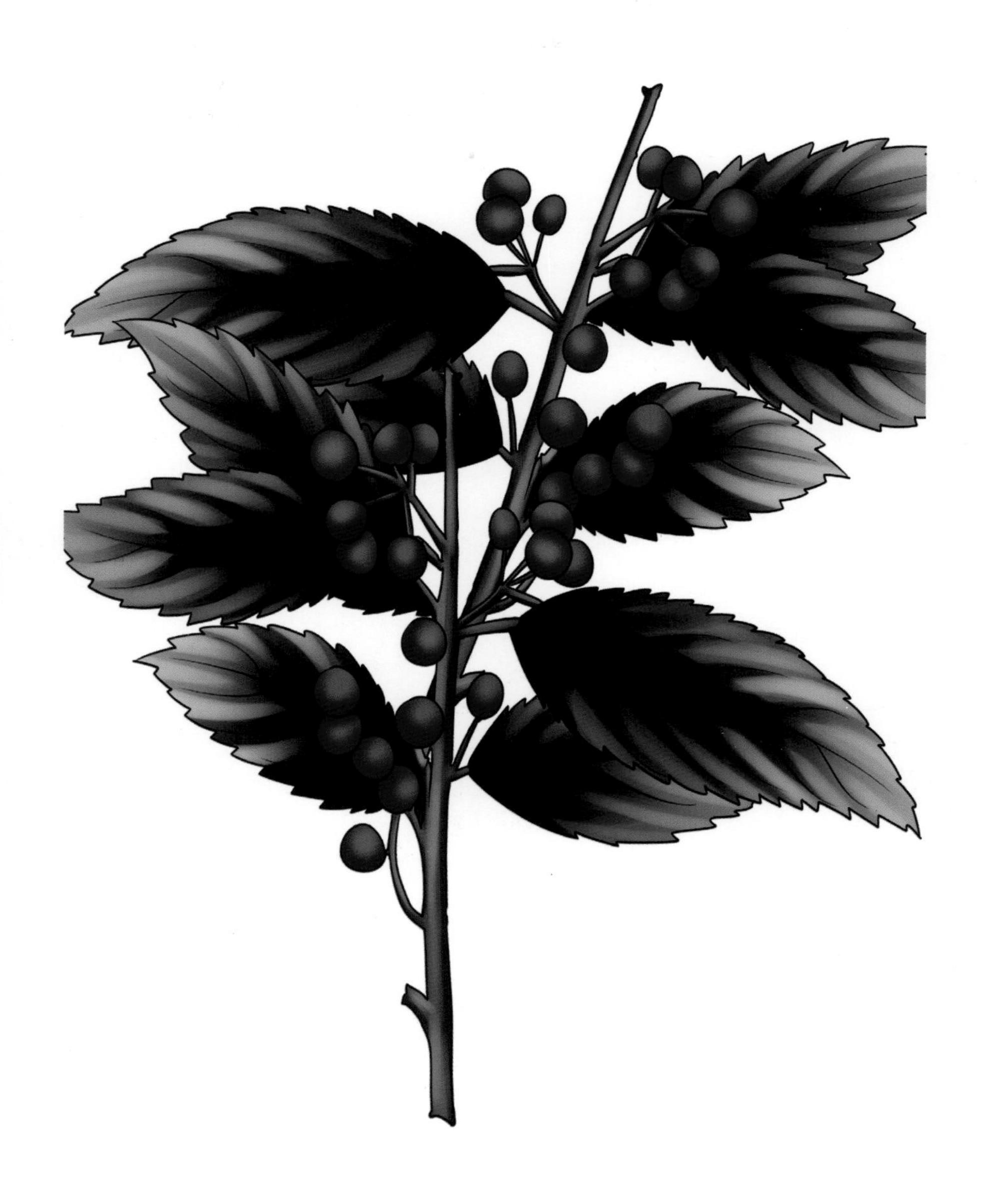

平贝母

别名 坪贝、贝母、平贝。

来源 本品为百合科植物平贝母 *Fritillaria ussuriensis* Maxim. 的干燥鳞茎。

【形态特征】草本，高40～60厘米。鳞茎粗1～1.4厘米，由2枚肥厚的鳞瓣组成，周围还有少数小鳞茎。茎基部以上具叶，叶轮生或对生，中部以上兼有少数散生；叶条形，长9～15厘米，宽2～6厘米，先端不卷曲或稍卷曲。花1～3朵，顶生，俯垂，紫色而具黄色小方格；顶端的花具4～6枚叶状苞片，条状苞片先端极卷曲；花被钟状；花被片6，长圆状倒卵形，钝头，基部上方有蜜腺；雄蕊6，长约为花被片的3/5；花柱具乳头状凸起；柱头3深裂。蒴果宽倒卵形，具圆棱。花期5～6月。

【生境分布】生长于林中肥沃土壤上。分布于我国东北地区。

【采收加工】春季采挖，除去外皮、须根及泥沙，晒干或低温干燥。

【性味归经】苦、甘，微寒。归肺、心经。

【功能主治】清热润肺，化痰止咳。主治肺热燥咳，干咳少痰，阴虚劳嗽，痰中带血。

【用法用量】水煎服，3～9克；研粉冲服，每次1～2克。

【使用注意】不宜与川乌、制川乌、草乌、制草乌、附子同用。

单方验方

①**慢性气管炎：**平贝母、百合、紫苏叶、五味子、桔梗各250克。水煎2次，浓缩至5000克，加糖1000克，每次服15～20毫升，每日3次。②**冷泪目昏：**平贝母1枚，胡椒7粒。研末，点之。③**小儿鹅口疮、满口白烂：**平贝母（去心，研为末）2.5克，水250毫升，蜂蜜少许。水煎3沸，去浮沫，每日分4～5次服。

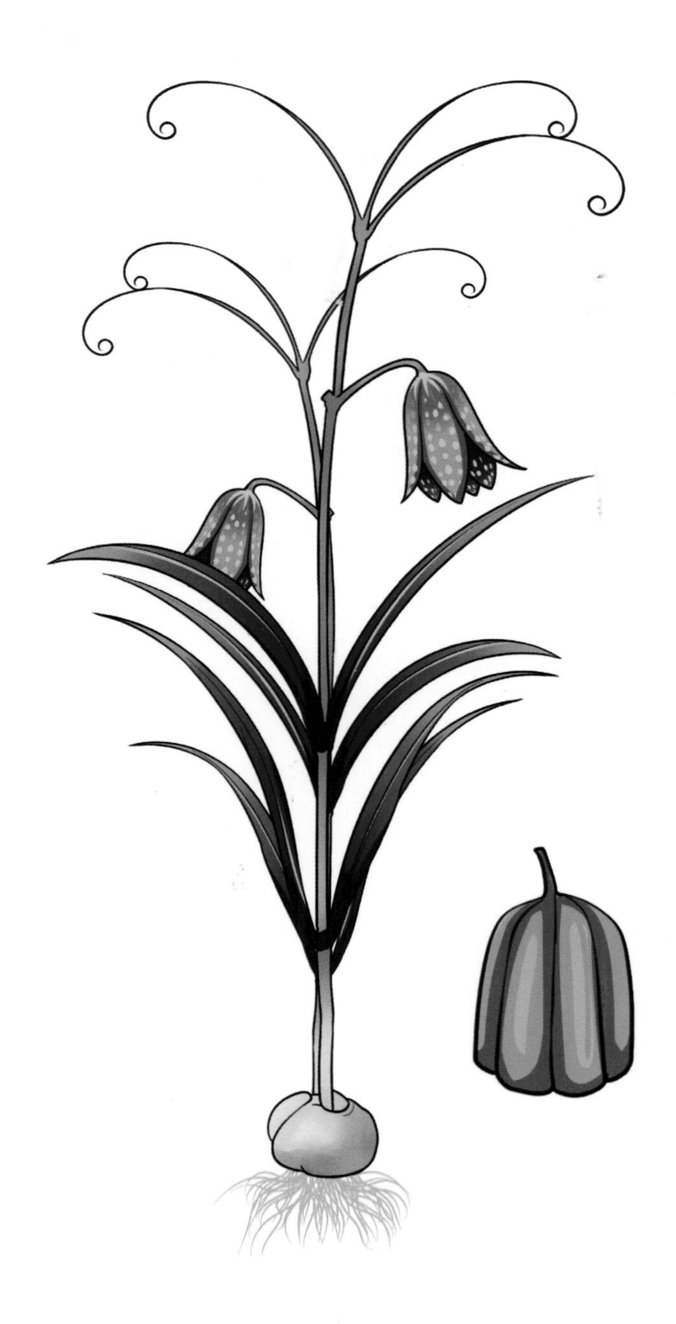

玄参

别名 元参、黑参、鹿肠、玄台、逐马、浙玄参、乌元参、野脂麻。

来源 本品为玄参科植物玄参 *Scrophularia ningpoensis* Hemsl. 的干燥根。

【形态特征】多年生草本，根肥大。茎直立，四棱形，光滑或有腺状毛。茎下部叶对生，近茎顶互生，叶片卵形或卵状长圆形，边缘有细锯齿，下面疏生细毛。聚伞花序顶生，开展成圆锥状，花冠暗紫色，5裂，上面2裂片较长而大，侧面2裂片次之，最下1片裂片最小。蒴果卵圆形，萼宿存。花期7～8月，果期8～9月。

【生境分布】生长于溪边、山坡林下及草丛中。分布于我国长江流域及陕西、福建等地，野生、家种均有。

【采收加工】冬季茎叶枯萎时采挖，除去根茎、幼芽、须根及泥沙，晒或烘至半干。堆放3～6天，反复数次至干燥。

【性味归经】甘、苦、咸，微寒。归肺、胃、肾经。

【功能主治】清热凉血，滋阴降火，解毒散结。主治温邪入营，内陷心包，温毒发斑，热病伤阴，舌绛烦渴，津伤便秘，骨蒸劳嗽，目赤，咽痛，白喉，瘰疬，痈肿疮毒。

【用法用量】水煎服，9～15克。

【使用注意】不宜与藜芦同用。

单方验方

①**慢性咽喉肿痛**：玄参、生地黄各15克，连翘、麦冬各10克。水煎服。②**热毒壅盛、高热神昏、发斑发疹**：玄参、甘草各10克，石膏30克，知母12克，水牛角60克，粳米9克。水煎服。③**瘰疬、颈部淋巴结肿大**：玄参、牡蛎、贝母各等份。研粉，炼蜜为丸，每服9克，每日2次。

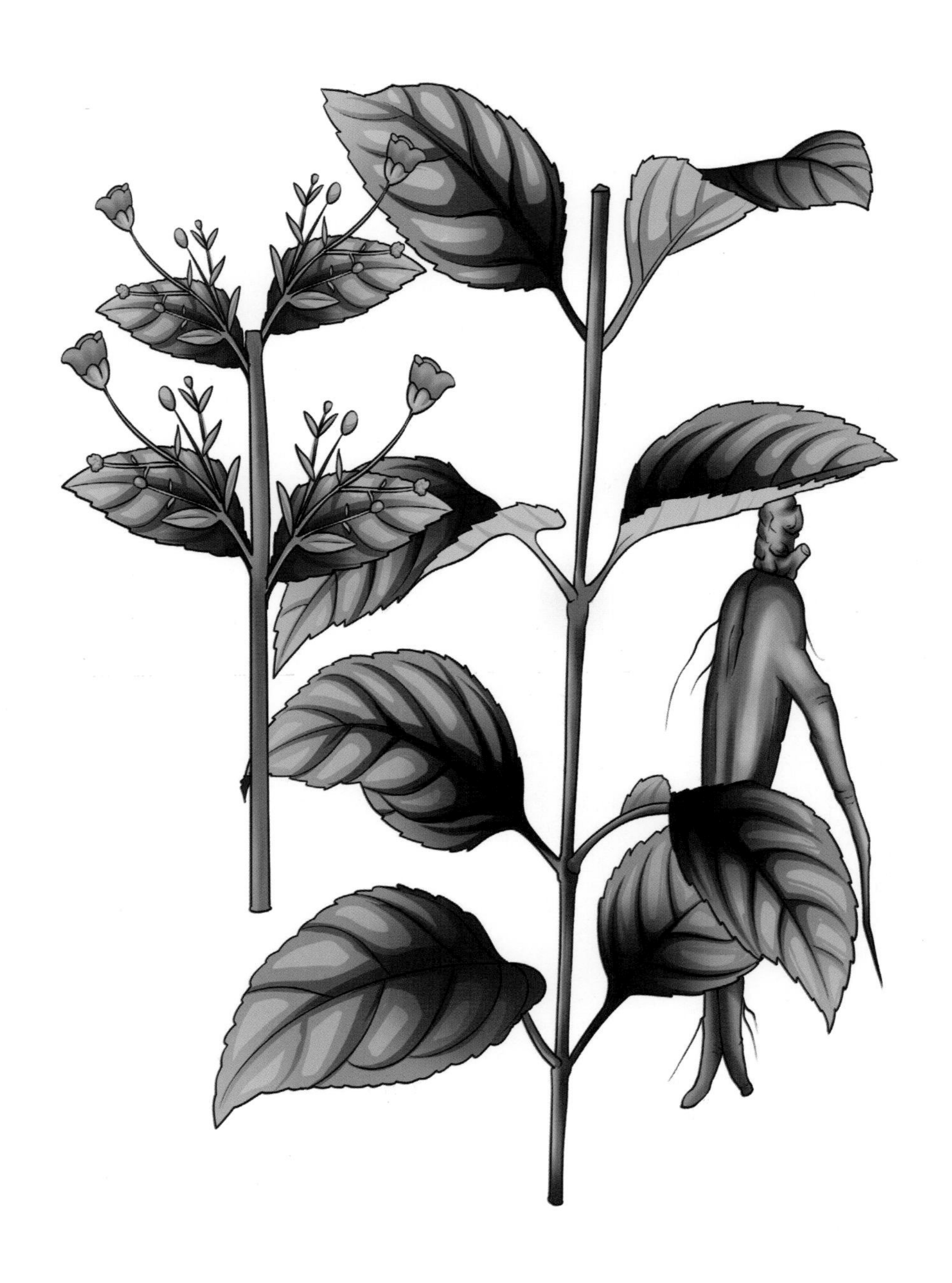

玉竹

别名　玉术、委萎、女萎、葳蕤、节地、乌萎、黄芝、山玉竹。

来源　本品为百合科植物玉竹 *Polygonatum odoratum* (Mill.) Druce 的干燥根茎。

【形态特征】多年生草本，高30～60厘米。根状茎横生。肥厚，黄白色，长柱形，直径10～15毫米，多节，节间长，密生多数须根。茎单一，稍斜立，具纵棱，光滑无毛，绿色，有时稍带紫红色。单叶互生，呈两列；叶柄短或几无柄；叶片椭圆形或窄椭圆形，长6～12厘米，宽3～5厘米，先端钝尖，基部楔形，全缘，上面绿色，下面粉绿色，中脉隆起。花腋生，单一或2朵生于长梗顶端，花梗俯垂，长12～15毫米，无苞片；花被管窄钟形，绿白色，先端裂为6片；雄蕊6个，花丝白色，花药黄色，不外露；子房上位，3室，花柱单一，线形。浆果熟时紫黑色。花期夏季。

【生境分布】生长于山野林下或石隙间，喜阴湿处。分布于湖南、河南、江苏、浙江。河南产量最大，浙江新昌产质最佳。

【采收加工】秋季采挖，除去须根，洗净，晒至柔软后，反复揉搓、晾晒至无硬心，晒干；或蒸透后揉至半透明，晒干。

【性味归经】甘，微寒。归肺、胃经。

【功能主治】养阴润燥，生津止渴。主治肺胃阴伤，燥热咳嗽，咽干口渴，内热消渴。

【用法用量】水煎服，6～12克。

【使用注意】脾虚及痰湿内盛者不宜用。

单方验方

①**虚咳：**玉竹25～50克。与猪肉同煮服。②**发热口干、小便涩：**玉竹250克。煮汁饮。③**久咳、痰少、咽干、乏力：**玉竹、北沙参各15克，北五味子、麦冬各10克，川贝母5克。水煎服，每日1剂。④**小便不畅、小便疼痛：**玉竹30克，芭蕉120克。水煎，取汁冲入滑石粉10克，饭前分3次服。

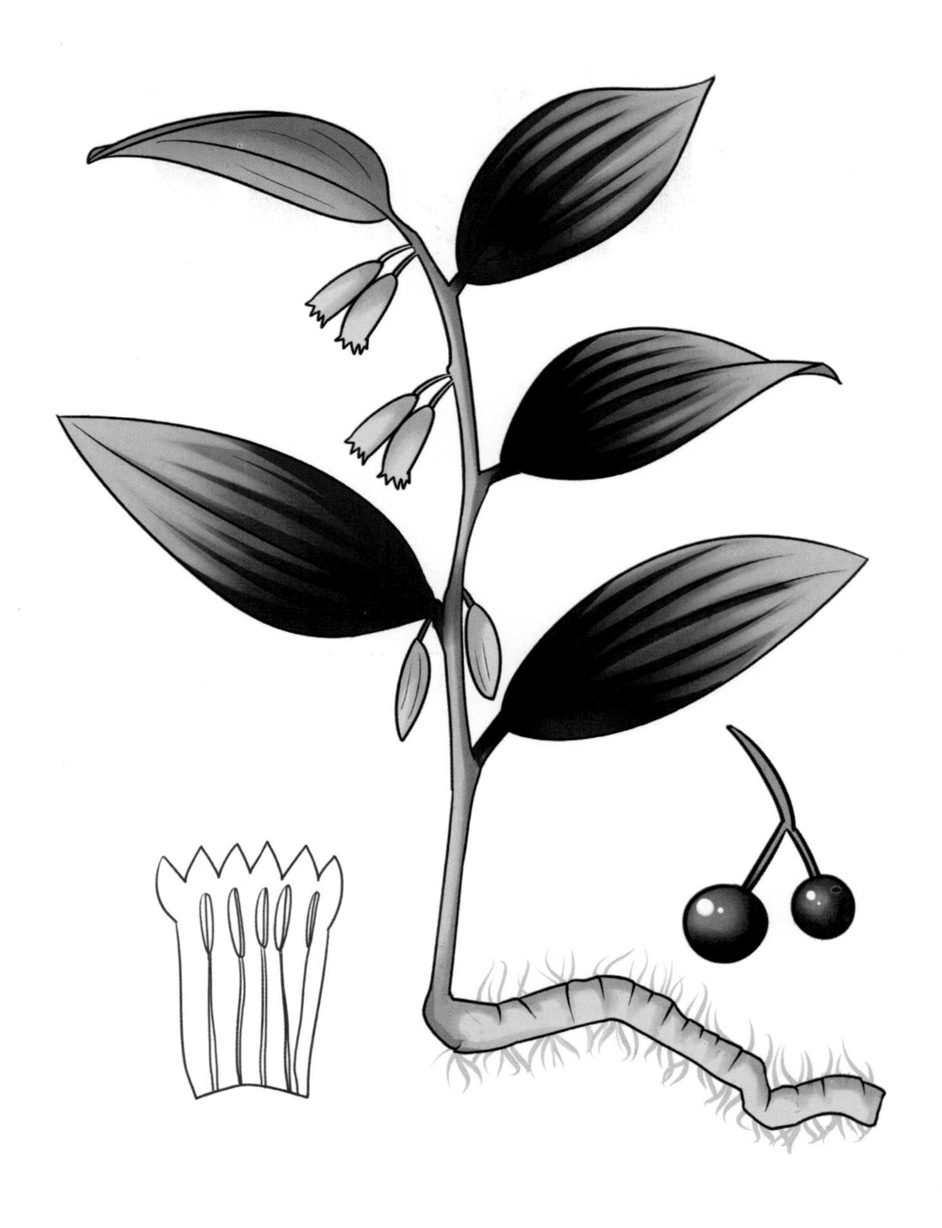

瓜子金

别名 辰砂草、金锁匙、瓜子草、挂米草、金牛草、竹叶地丁。
来源 本品为远志科植物瓜子金 *Polygala japonica* Houtt. 的干燥全草。

【形态特征】多年生草本，高10～30厘米。根圆柱形，表面褐色，有纵皱纹和结节，支根细。茎丛生，微被灰褐色细毛。叶互生，带革质，卵状披针形，长1～2厘米，宽0.5～1厘米，侧脉明显，有细柔毛。总状花序腋生，花紫色；萼片5，不等大，内面2片较大，花瓣3，基部与雄蕊鞘相连，中间1片较大，龙骨状，背面先端有流苏状附属物；雄蕊8，花丝几乎全部连合成鞘状；子房上位，柱头2裂，不等长。蒴果广卵形，顶端凹，边缘有宽翅，具宿萼。种子卵形，密被柔毛。花期4～5月，果期5～7月。
【生境分布】生长于山坡草丛中、路边。主产于安徽、浙江、江苏。
【采收加工】春末花开时采挖，除去泥沙，晒干。
【性味归经】辛、苦，平。归肺经。
【功能主治】祛痰止咳，活血消肿，解毒止痛。主治咳嗽痰多，咽喉肿痛，喉痹；外治跌打损伤，疔疮疖肿，痈疽，蛇虫咬伤。
【用法用量】水煎服，15～30克。
【使用注意】脾胃虚寒者慎用。

单方验方

①**毒蛇咬伤**：鲜瓜子金50克。加少量水捣烂（或干粉末调成糊状），敷伤处；同时，瓜子金、半边莲、犁头草干粉各等份量，水泛为丸，每服25克，每日3次；或瓜子金鲜草适量，水煎服。②**关节炎**：瓜子金根30～120克。水煎服，每日1～2次。

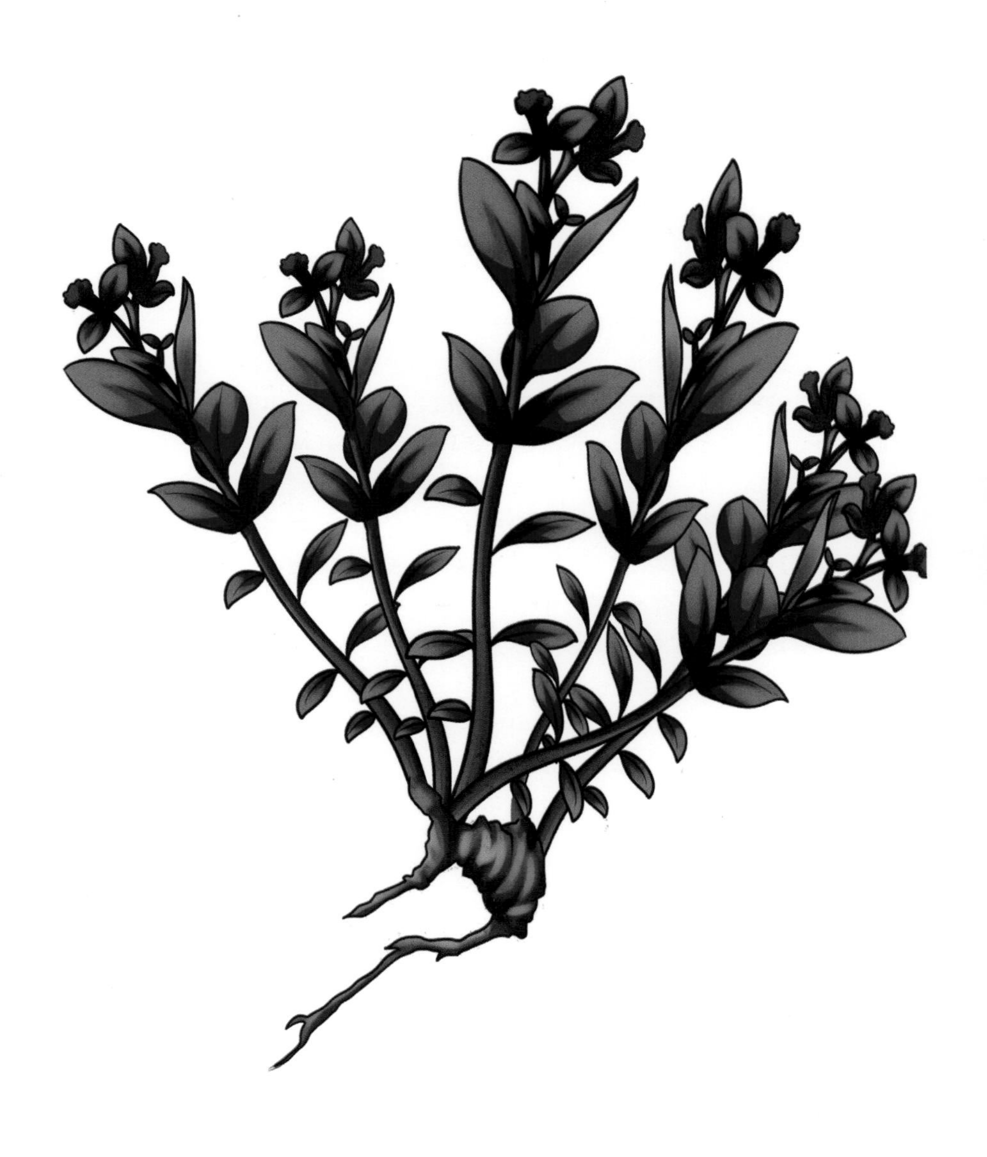

甘松

别名 香松、甘松香。

来源 本品为败酱科植物甘松 *Nardostachys jatamansi* DC. 的干燥根及根茎。

【形态特征】多年生草本，高20～35厘米，全株有强烈松脂样香气。基生叶较少而疏生，通常每丛6～9片，叶片窄线状倒披针形或倒长披针形，先端钝圆，中以下渐窄略成叶柄状，基部稍扩展成鞘，全缘，上面绿色，下面淡绿色；主脉三出。聚伞花序呈紧密圆头状，花萼5裂，齿极小，花粉红色，花冠筒状，花柱细长，伸出花冠外，柱头漏斗状。瘦果倒卵形，长约3毫米。花期8月。

【生境分布】生长于高山草原地带。分布于四川、甘肃、青海等地。

【采收加工】春、秋两季采挖，除去泥沙和杂质，晒干或阴干。

【性味归经】辛、甘，温。归脾、胃经。

【功能主治】理气止痛，开郁醒脾；外用祛湿消肿。主治脘腹胀满，食欲不振，呕吐；外用治牙痛，脚气肿毒。

【用法用量】水煎服，3～6克。外用：适量，泡汤漱口或煎汤洗脚（或研末敷患处）。

【使用注意】气虚血热者忌用。

单方验方

①各种肠胃疼痛：甘松、厚朴、木香各适量。水煎服。②神经性胃痛：甘松、沉香、香附各适量。水煎服。③痰眩：甘松30克，半夏曲、天南星、陈皮各60克。捣细末，水煮面和为丸（如梧桐子大），每服20丸，饭后生姜汤下。

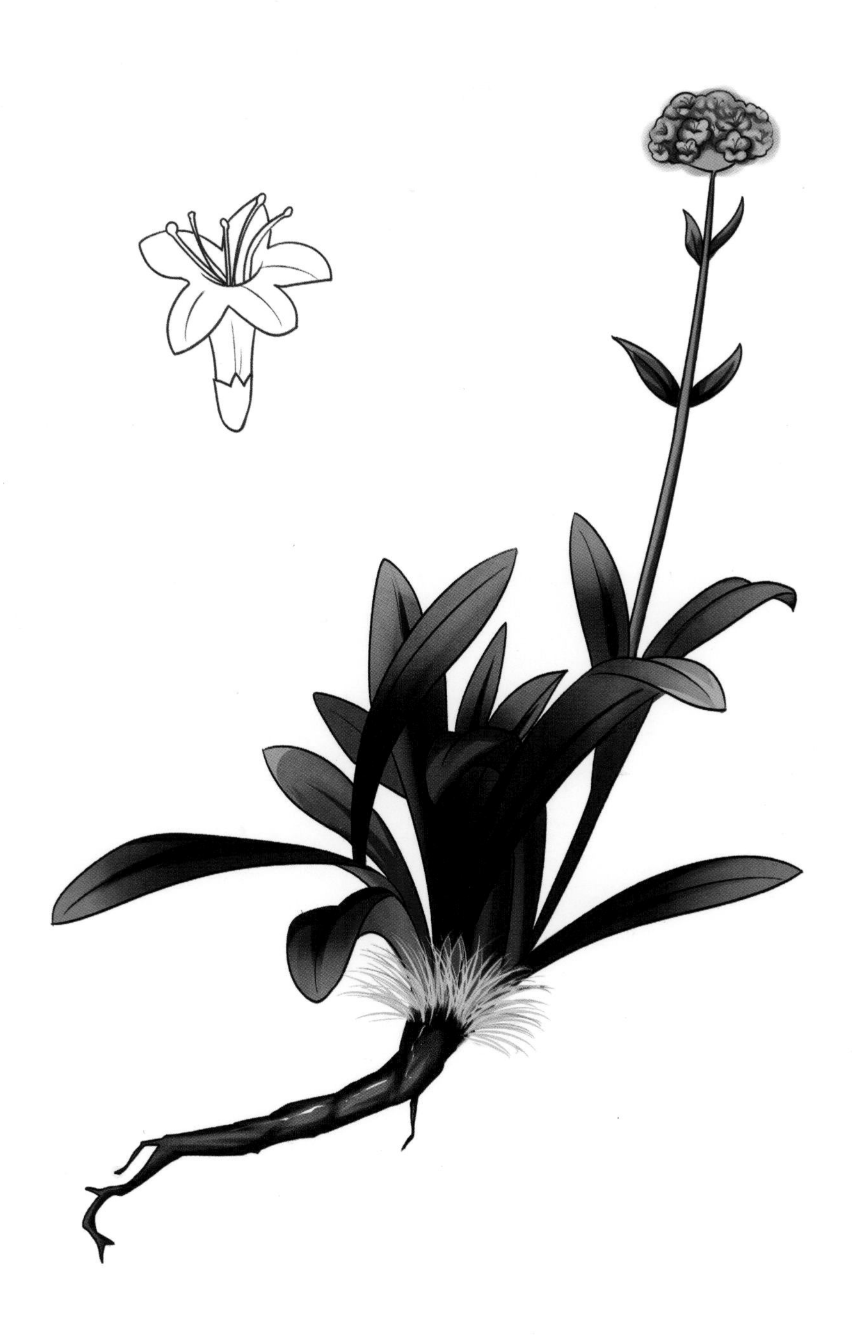

甘草

别名　美草、密甘、密草、国老、粉草、甜根子、甜草根、粉甘草、红甘草。

来源　本品为豆科植物甘草 *Glycyrrhiza uralensis* Fisch. 等的干燥根及根茎。

【形态特征】多年生草本植物，高30～80厘米，根茎多横走，主根甚发达。外皮红棕色或暗棕色。茎直立，有白色短毛和刺毛状腺体。奇数羽状复叶互生，小叶7～17对，卵状椭圆形，全缘，两面被短毛及腺体。总状花序腋生，花密集。花萼钟状，外被短毛或刺状腺体，花冠蝶形，紫红色或蓝紫色。荚果扁平，呈镰刀形或环状弯曲，外面密被刺状腺毛，种子扁卵圆形，褐色。花期6～7月，果期7～9月。

【生境分布】生长于干旱、半干旱的荒漠草原、沙漠边缘和黄土丘陵地带。分布于内蒙古、山西、甘肃、新疆等地，以内蒙古伊克昭盟杭锦旗所产品质最优。

【采收加工】春、秋两季采挖，除去须根，晒干。

【性味归经】甘，平。归心、肺、脾、胃经。

【功能主治】补脾益气，清热解毒，祛痰止咳，缓急止痛，调和诸药。主治脾胃虚弱，倦怠乏力，心悸气短，咳嗽痰多，脘腹、四肢挛急疼痛，痈肿疮毒，缓解药物毒性、烈性。

【用法用量】水煎服，2～10克。

【使用注意】不宜与海藻、京大戟、红大戟、甘遂、芫花同用。

单方验方

①**消化性溃疡：**甘草粉适量。口服，每次3～5克，每日3次。②**原发性血小板减少性紫癜：**甘草12～20克。水煎，早、晚分服。③**室性早搏：**生甘草、炙甘草、泽泻各30克。水煎，早、晚分服，每日2剂。④**肺结核：**甘草50克。每日1剂，水煎，分3次服。

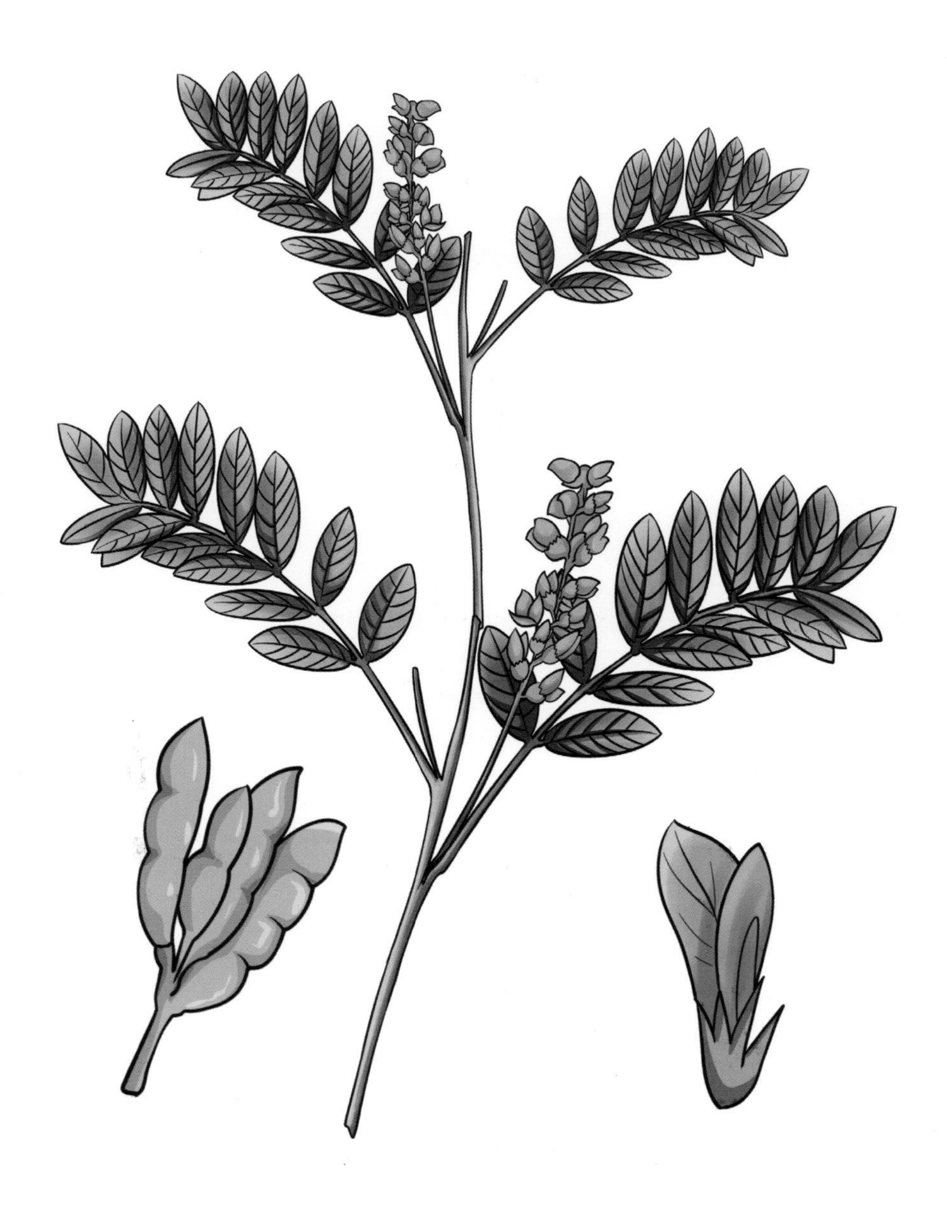

甘遂

别名 甘泽、猫儿眼、化骨丹、肿手花、萱根子。

来源 本品为大戟科植物甘遂 *Euphorbia kansui* T.N.Liou ex T.P.Wang 的干燥块根。

【形态特征】多年生草本，高25～40厘米，全株含白色乳汁。茎直立，下部稍木质化，淡红紫色，下部绿色，叶互生，线状披针形或披针形，先端钝，基部宽楔形或近圆形，下部叶淡红紫色。杯状聚伞花序，顶生，稀腋生；总苞钟状，先端4裂，腺体4；花单性，无花被；雄花雄蕊1枚，雌花花柱3，每个柱头2裂。蒴果近球形。种子卵形，棕色。花期6～9月。

【生境分布】生长于低山坡、沙地、荒坡、田边和路旁等。分布于陕西、河南、山西等地。

【采收加工】春季开花前或秋末茎叶枯萎后采挖，撞去外皮，晒干。

【性味归经】苦，寒；有毒。归肺、肾、大肠经。

【功能主治】泻水逐饮，消肿散结。主治水肿胀满，胸腹积水，痰饮积聚，气逆咳喘，二便不利，风痰癫痫，痈疮肿毒。

【用法用量】水煎服，0.5～1.5克，炮制后多入丸、散。外用：适量，生用。

【使用注意】孕妇禁用；不宜与甘草同用。生品不宜内服。

单方验方

①**渗出性胸膜炎、肝硬化腹水、血吸虫病腹水、慢性肾炎性水肿、二便不通：**甘遂、大戟、芫花各适量，大枣10枚。前三味混合研末，每次1～3克，以大枣煎汤于清晨空腹送服。②**癫痫：**甘遂、朱砂各3克。将甘遂入鲜猪心中煨熟，取出药，与朱砂研粉和匀，分作4丸，每次1丸，用猪心煎汤送下。③**小儿睾丸鞘膜积液：**甘遂、赤芍、枳壳、昆布各10克，甘草5克。水煎服，每日1剂，连用3～7日。

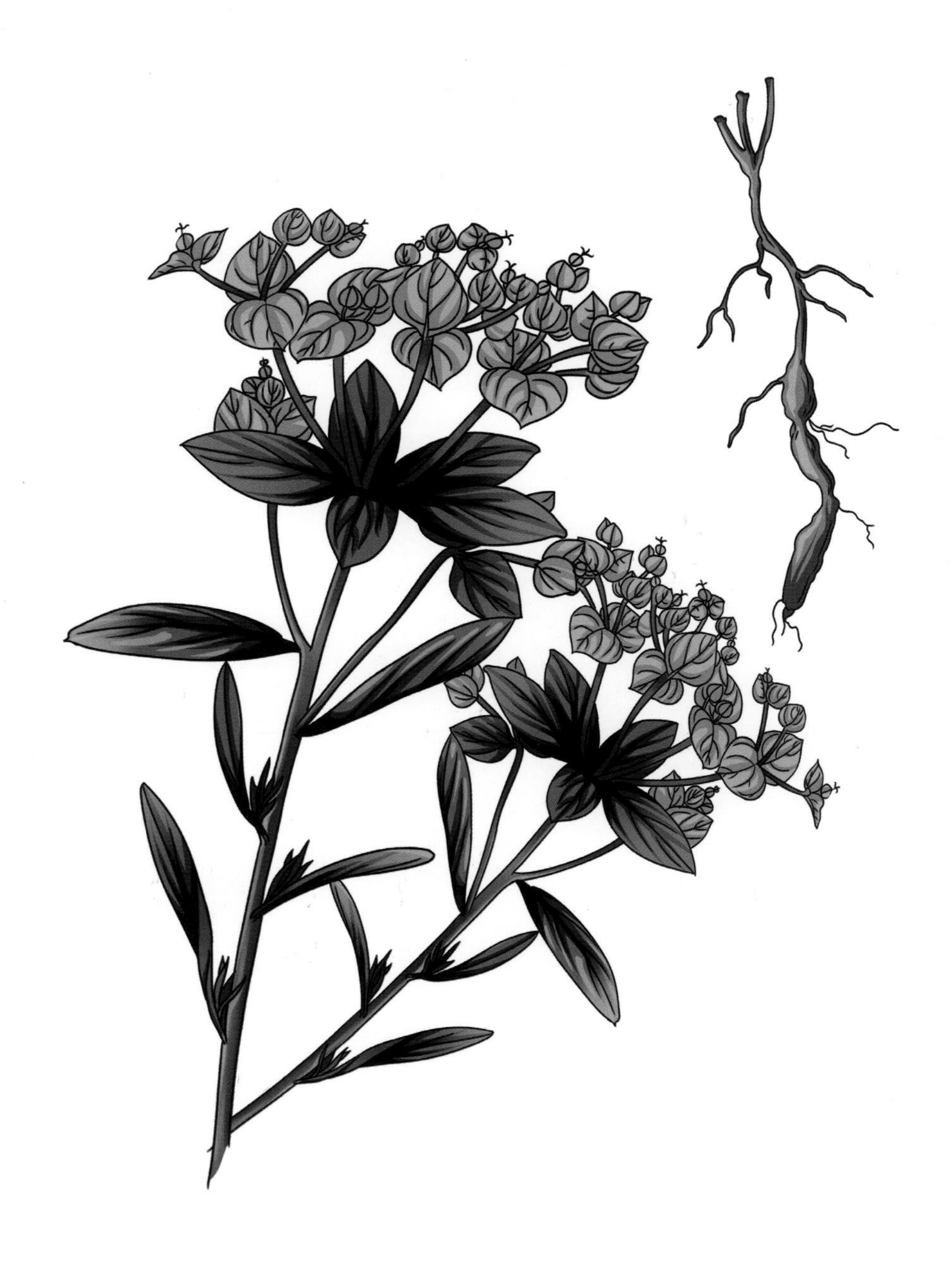

生姜

别名 姜、姜皮、鲜姜、姜根、百辣云、炎凉小子。
来源 本品为姜科植物姜 *Zingiber officinale* Rosc. 的新鲜根茎。

【形态特征】多年生宿根草本，根茎肉质，肥厚，扁平，有芳香和辛辣味。叶披针形至条状披针形，长15～30厘米，宽约2厘米，先端渐尖，基部渐狭，平滑无毛，有抱茎的叶鞘，无柄。花茎直立，被以覆瓦状疏离的鳞片；穗状花序卵形至椭圆形，长约5厘米，宽约2.5厘米；苞片卵形，淡绿色；花稠密，长约2.5厘米，先端锐尖，萼短筒状，花冠3裂，裂片披针形，黄色，唇瓣较短，长圆状倒卵形，呈淡紫色，有黄白色斑点；雄蕊1枚，挺出，子房下位；花柱丝状，为淡紫色，柱头呈放射状。蒴果长圆形，长约2.5厘米。花期6～8月。
【生境分布】生长于阳光充足、排水良好的沙质地。全国各地均产，主产于四川、广东、山东、陕西。
【采收加工】秋、冬两季采挖，除去须根和泥沙。
【性味归经】辛，微温。归肺、脾、胃经。
【功能主治】解表散寒，温中止呕，化痰止咳，解鱼蟹毒。主治风寒感冒，咳嗽痰多，胃寒呕吐，鱼蟹中毒。
【用法用量】水煎服，3～10克。
【使用注意】阴虚内热者忌服。

单方验方

①**产后腹痛：**炮姜、红花、川芎、炙甘草各10克，桃仁、蒲黄（包煎）各15克，五灵脂20克（包煎）。水煎服。②**肠胃虚寒、心腹冷痛、泄泻不止：**炮姜、炮附子（去皮、脐）、肉豆蔻（面裹、煨）各适量。捣为细末，米糊为丸（如梧桐子大），每服50丸，空腹米饮下。③**风寒感冒：**生姜15克。水煎，加适量红糖热服；或加紫苏叶10克，葱白2根，水煎服。

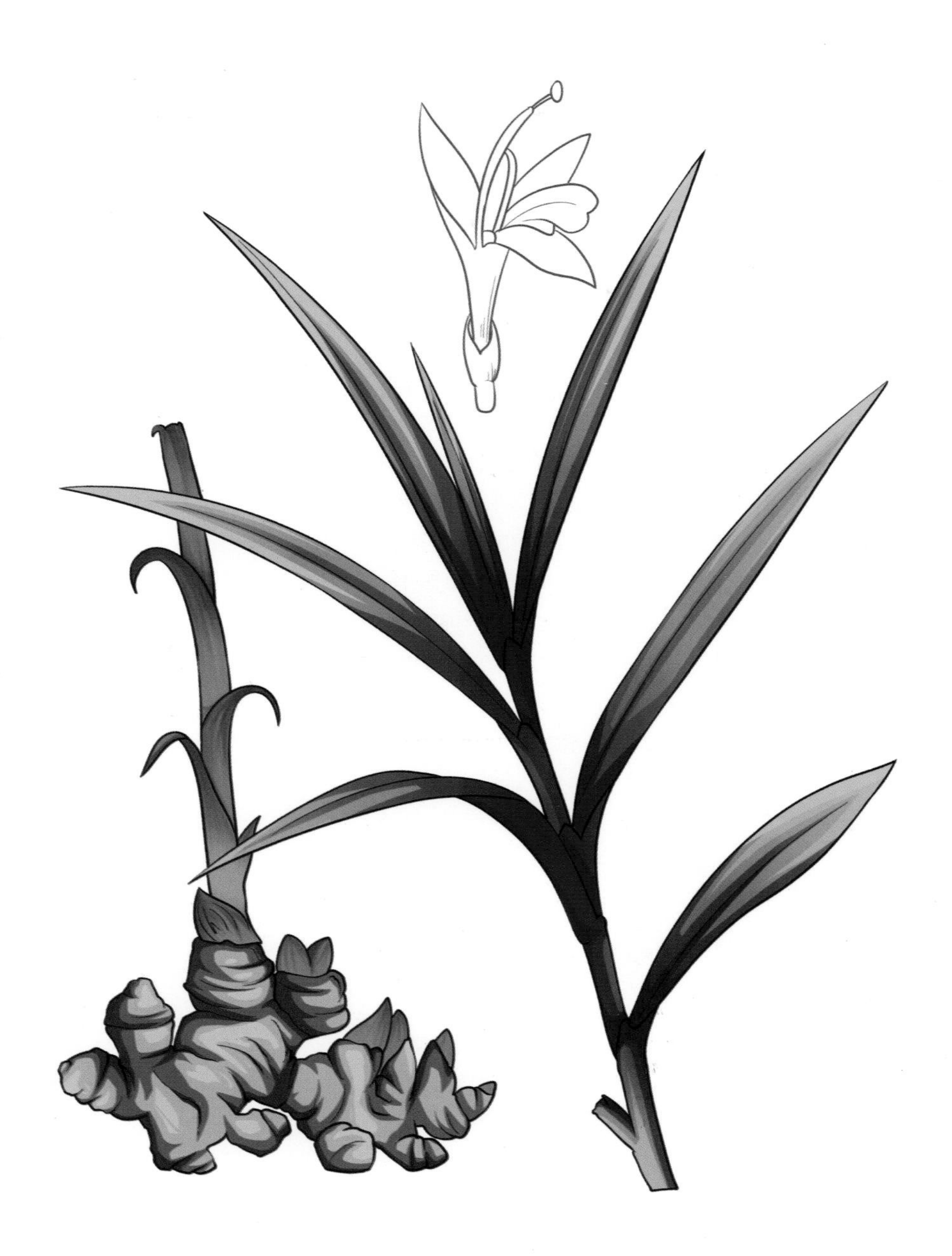

白及

别名 甘根、白给、白根、白芨、冰球子、羊角七、白乌儿头。

来源 本品为兰科植物白及 *Bletilla striata* (Thunb.) Reichb. f. 的干燥块茎。

【形态特征】多年生草本，高30～60厘米。地下块茎扁圆形或不规则菱形，肉质，黄白色，生有多数须根，常数个并生，其上显有多个同心环形叶痕。叶3～6片，披针形或广披针形，长15～40厘米，宽2.5～5厘米，先端渐尖，基部下延成鞘状抱茎。总状花序顶生，常有花3～8朵；苞片长圆状披针形，长2～3厘米；花淡紫红色，花瓣不整齐，其中有1较大者形如唇状，倒卵长圆形，3浅裂，中裂片有皱纹，中央有褶片5条。蒴果纺锤状，长约3.5厘米，有6条纵棱。花期夏季。

【生境分布】生长于林下阴湿处或山坡草丛中。分布于四川、贵州、湖南、湖北、浙江等地。

【采收加工】夏、秋两季采挖，除去须根，洗净，置沸水中煮至无白心，晒至半干，除去外皮，晒干。

【性味归经】苦、甘、涩，微寒。归肺、肝、胃经。

【功能主治】收敛止血，消肿生肌。主治咯血，吐血，外伤出血，疮疡肿毒，皮肤皲裂。

【用法用量】研末吞服，6～15克。外用：适量。

【使用注意】不宜与川乌、制川乌、草乌、制草乌、附子同用。

单方验方

①**肺结核咳血**：白及、川贝母、百合各等份。共研细粉，每次5克，每日2～3次。②**支气管扩张咯血、肺结核咯血**：白及、海螵蛸、三七各180克。共研细粉，每服15克，每日3次。③**胃肠道出血**：白及适量。研粉，每服10克，每日3次。

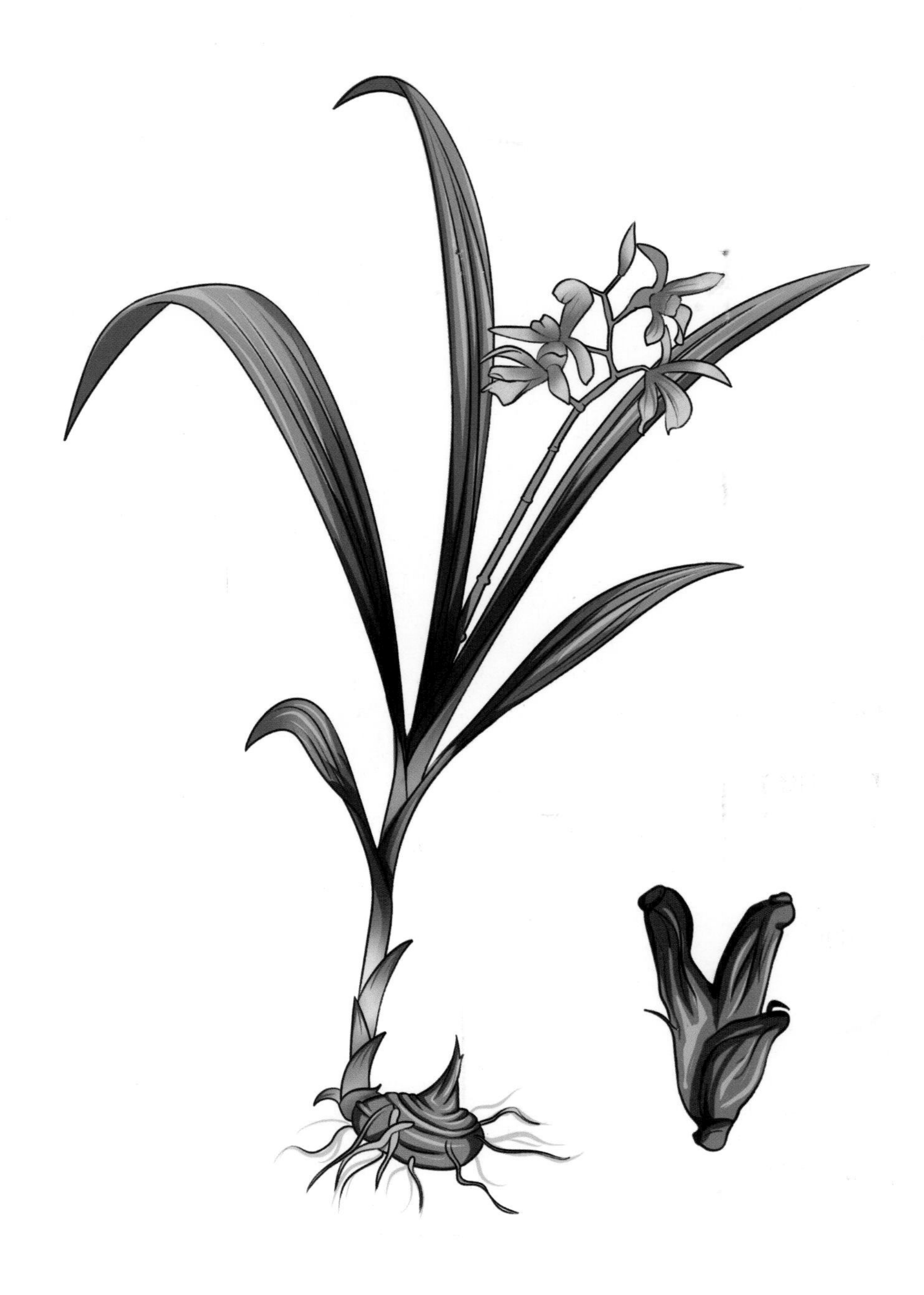

白芍

别名 白芍、杭芍、生白芍、大白芍、金芍药。

来源 本品为毛茛科植物芍药 *Paeonia lactiflora* Pall. 的干燥根。

【形态特征】多年生草本，高50～80厘米。根肥大，通常圆柱形或略呈纺锤形。茎直立，光滑无毛。叶互生，具长柄，2回3出复叶，小叶片椭圆形至披针形，长8～12厘米，宽2～4厘米，先端渐尖或锐尖，基部楔形，全缘，叶缘具极细乳突，上面深绿色，下面淡绿色，叶脉在下面隆起，叶基部常带红色。花甚大，单生于花茎的分枝顶端，每花茎有2～5朵花，花茎长9～11厘米；萼片3，叶状；花瓣10片左右或更多，倒卵形，白色、粉红色或红色；雄蕊多数，花药黄色；心皮3～5枚，分离。蓇葖果3～5枚，卵形，先端钩状向外弯。花期5～7月，果期6～7月。

【生境分布】生长于山坡、山谷的灌木丛或草丛中。分布于浙江、安徽、四川、山东等地，河南、湖南、陕西等地也有栽培。

【采收加工】夏、秋两季采挖，洗净，除去头尾及细根，置沸水中煮后除去外皮，或去皮后再煮，晒干。

【性味归经】苦、酸，微寒。归肝、脾经。

【功能主治】养血调经，敛阴止汗，柔肝止痛，平抑肝阳。主治血虚萎黄，月经不调，自汗，盗汗，胁痛，腹痛，四肢挛痛，头痛眩晕。

【用法用量】水煎服，6～15克。

【使用注意】不宜与藜芦同用。

单方验方

①血流不止：白芍30克。熬令黄，杵细为散，酒或米饮下6克。**②下痢便脓血、里急后重、下血调气：**白芍30克，当归、黄连、黄芩各15克，槟榔、木香、甘草（炒）各6克，大黄9克，官桂7.5克。上细切，每服15克，加水240毫升煎至120毫升，饭后温服。**③妇女妊娠腹中痛：**白芍300克，白术、茯苓120克，川芎、泽泻各150克，当归90克。杵为散，取梧桐子大小10粒，酒和，每日服3次。

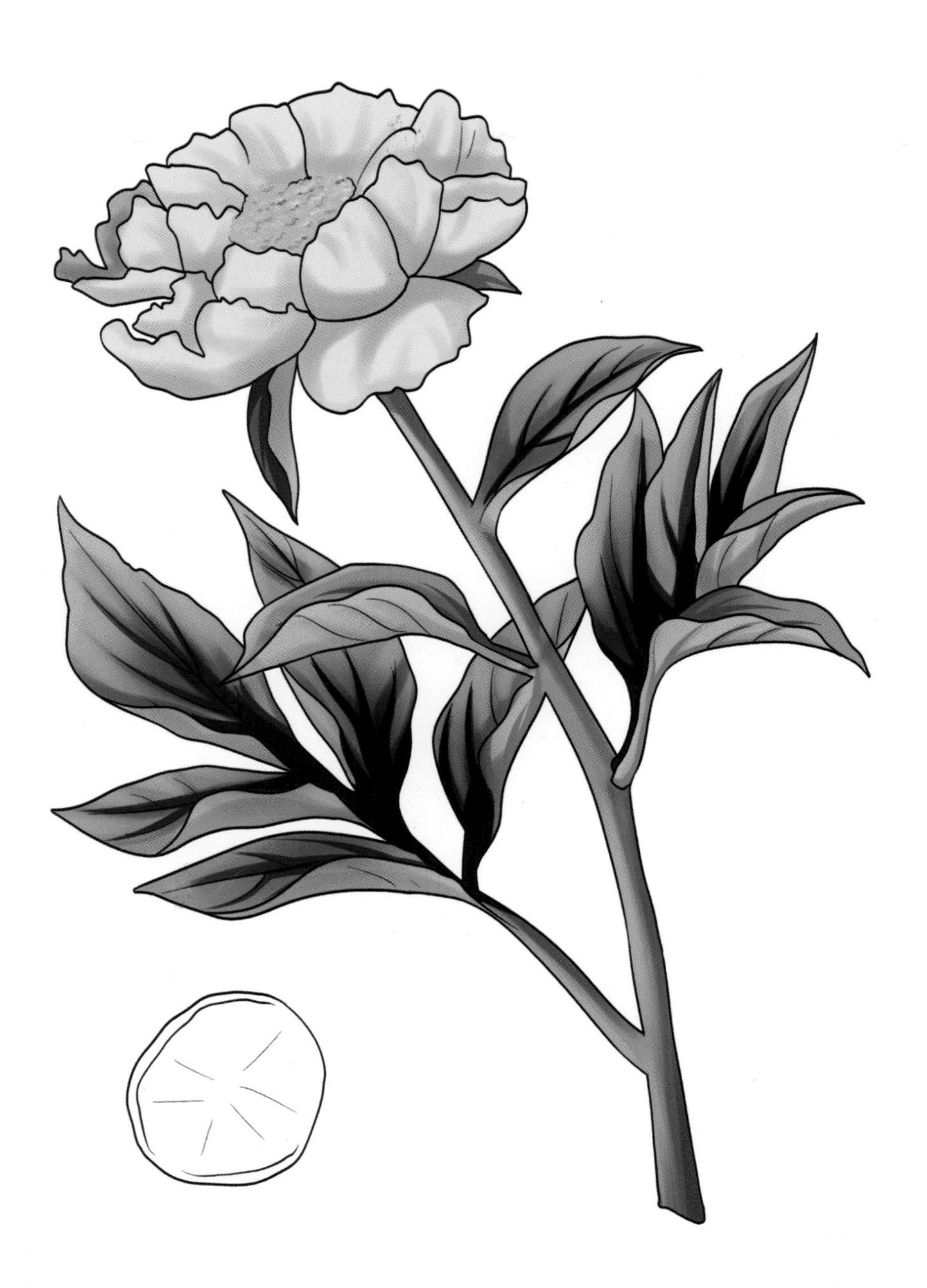

白果

别名 灵眼、银杏核、公孙树子、鸭脚树子。

来源 本品为银杏科植物银杏 *Ginkgo biloba* L. 的干燥成熟种子。

【形态特征】落叶乔木，高可达40米。树干直立，树皮灰色。枝有长短两种，叶在短枝上簇生，在长枝上互生。叶片扇形，长4～8厘米，宽5～10厘米，先端中间2浅裂，基部楔形，叶脉平行，叉形分歧；叶柄长2.5～7厘米。花单性，雌雄异株；雄花呈下垂的短柔荑花序，4～6个生于短枝上的叶腋内，有多数雄蕊，花药2室，生于短柄的顶端；雌花每2～3个聚生于短枝上，每花有一长柄，柄端两叉，各生1心皮，胚珠附生于上，通常只有1个胚珠发育成熟。种子核果状，倒卵形或椭圆形，淡黄色，被白粉状蜡质；外种皮肉质，有臭气；内种皮灰白色，骨质，两侧有棱边；胚乳丰富，子叶2。花期4～5月，果期7～10月。

【生境分布】生长于海拔500～1000米的酸性土壤、排水良好地带的天然林中。全国各地均有栽培，分布于广西、四川、河南、山东等地。以广西产者品质最优。

【采收加工】秋季种子成熟时采收，除去肉质外种皮，洗净，稍蒸或略煮后，烘干。

【性味归经】甘、苦、涩，平；有毒。归肺、肾经。

【功能主治】敛肺定喘，止带缩尿。主治痰多喘咳，带下白浊，尿频遗尿。

【用法用量】水煎服，5～10克。

【使用注意】生食有毒。

单方验方

①**鼽喘：**白果（去壳砸碎，炒黄色）21枚，麻黄、款冬花、桑白皮（蜜炙）、制法半夏（如无，用甘草汤泡7次，去脐用）各9克，紫苏子6克，甘草3克，苦杏仁（去皮尖）、黄芩（微炒）各0.45克。水煎，不拘时服。②**赤白带下、下元虚惫：**白果、莲子、江米各15克（共研为末），乌骨鸡1只（去肠）。盛药煮烂，空腹食。

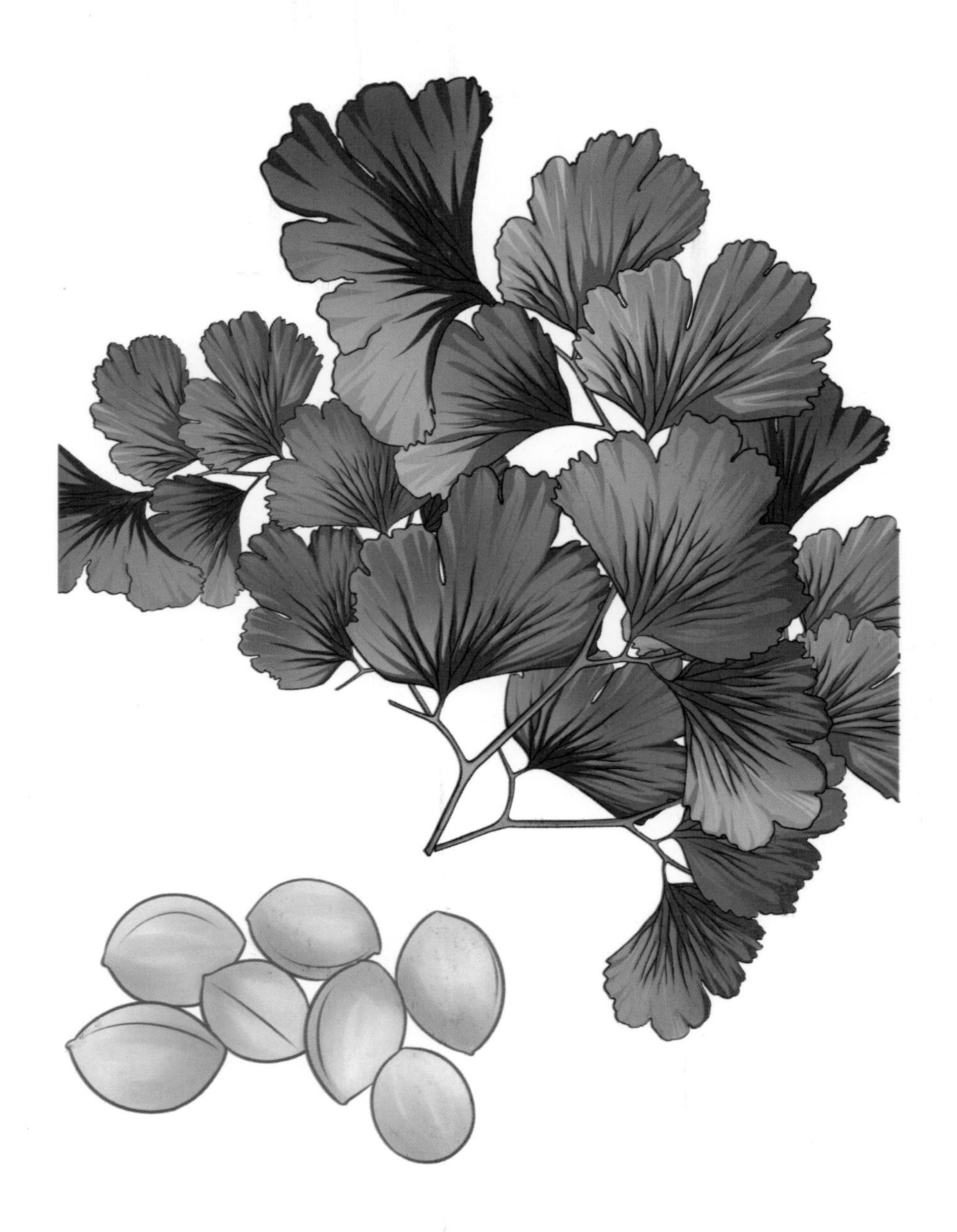

白芷

别名 芷、香棒、白臣、番白芷、杭白芷、川白芷、兴安白芷、库页白芷。

来源 本品为伞形科植物白芷 *Angelica dahurica* (Fisch. ex Hoffm.) Benth.et Hook. f. 等的干燥根。

【形态特征】多年生草本，高1～2米，根圆锥形；茎粗壮中空。基生叶有长柄，基部叶鞘紫色，叶片2～3回3出式羽状全裂，最终裂片长圆形或披针形，边缘有粗锯齿，基部沿叶轴下延成翅状；茎上部叶有显著膨大的囊状鞘。复伞形花序顶生或腋生，伞幅18～40～70，总苞片通常缺，或1～2，长卵形。膨大成鞘状。花白色，双悬果椭圆形，无毛或极少毛，分果侧棱成翅状，棱槽中有油管1，合生面有2。花期5～6月，果期6～7月。

【生境分布】生长于山地林缘。分布于四川、浙江、河南、河北、安徽等地。

【采收加工】夏、秋两季叶黄时采挖，除去须根和泥沙，晒干或低温干燥。

【性味归经】辛，温。归胃、大肠、肺经。

【功能主治】解表散寒，祛风止痛，宣通鼻窍，燥湿止带，消肿排脓。主治感冒头痛，眉棱骨痛，鼻塞流涕，鼻鼽，鼻渊，牙痛，带下，疮疡肿痛。

【用法用量】水煎服，3～10克。

【使用注意】阴虚血热者慎服。

单方验方

①**鼻窦炎：**白芷、辛夷各15克，苍耳子10克。水煎服。②**感冒及鼻旁窦炎引起的头痛：**白芷、菊花各15克。水煎服。③**眉框痛，属风热与痰：**白芷、黄芩（酒浸炒）各适量。研为末，每服6克，茶水送服。

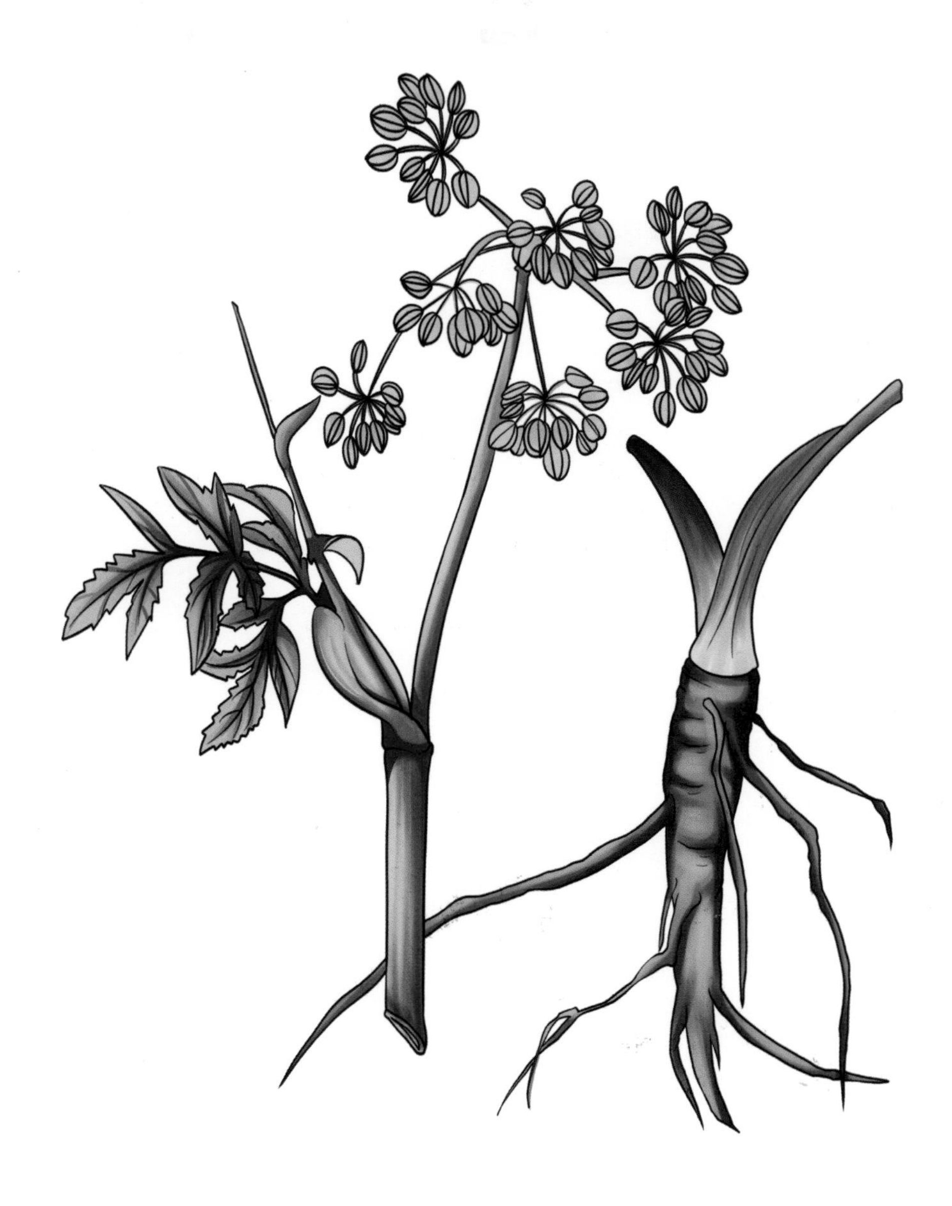

白附子

别名 剪刀草、野半夏、玉如意、犁头尖、野慈菇。

来源 本品为天南星科植物独角莲 *Typhonium giganteum* Engl. 的干燥块茎。

【形态特征】多年生草本，块茎卵圆形或卵状椭圆形。叶根生，1～4片，戟状箭形，依生长年限大小不等，长9～45厘米，宽7～35厘米；叶柄肉质，基部鞘状。花葶7～17厘米，有紫斑，花单性，雌雄同株，肉穗花序，有佛焰苞，花单性，雌雄同株。雄花位于花序上部，雌花位于下部。浆果，熟时红色。花期6～8月，果期7～10月。

【生境分布】生长于山野阴湿处。分布于河南、甘肃、湖北等地。河南产品称为禹白附，品质最优。

【采收加工】秋季采挖，除去须根及外皮，晒干。

【性味归经】辛，温；有毒。归胃、肝经。

【功能主治】祛风痰，定惊搐，解毒散结，止痛。主治中风痰壅，口眼㖞斜，语言謇涩，惊风癫痫，破伤风，痰厥头痛，偏正头痛，瘰疬痰核，痈疽肿毒，毒蛇咬伤。

【用法用量】水煎服，3～6克，一般炮制后用。外用：生品适量，捣烂，熬膏或研末以酒调敷患处。

【使用注意】孕妇慎用；生品内服宜慎。

单方验方

①**雀斑、蝴蝶斑：**白附子适量。研末，蜂蜜调涂于纸上，每晚睡前洗净脸贴之。②**黄褐斑：**白附子、白茯苓、密陀僧、白及、白蔹各等份。共研细末，睡前用乳汁（或牛奶）和药末擦面。③**腮腺炎：**生白附子适量。研粉，浸于食醋中5日后涂患处，每日3～4次，连用3～4日。

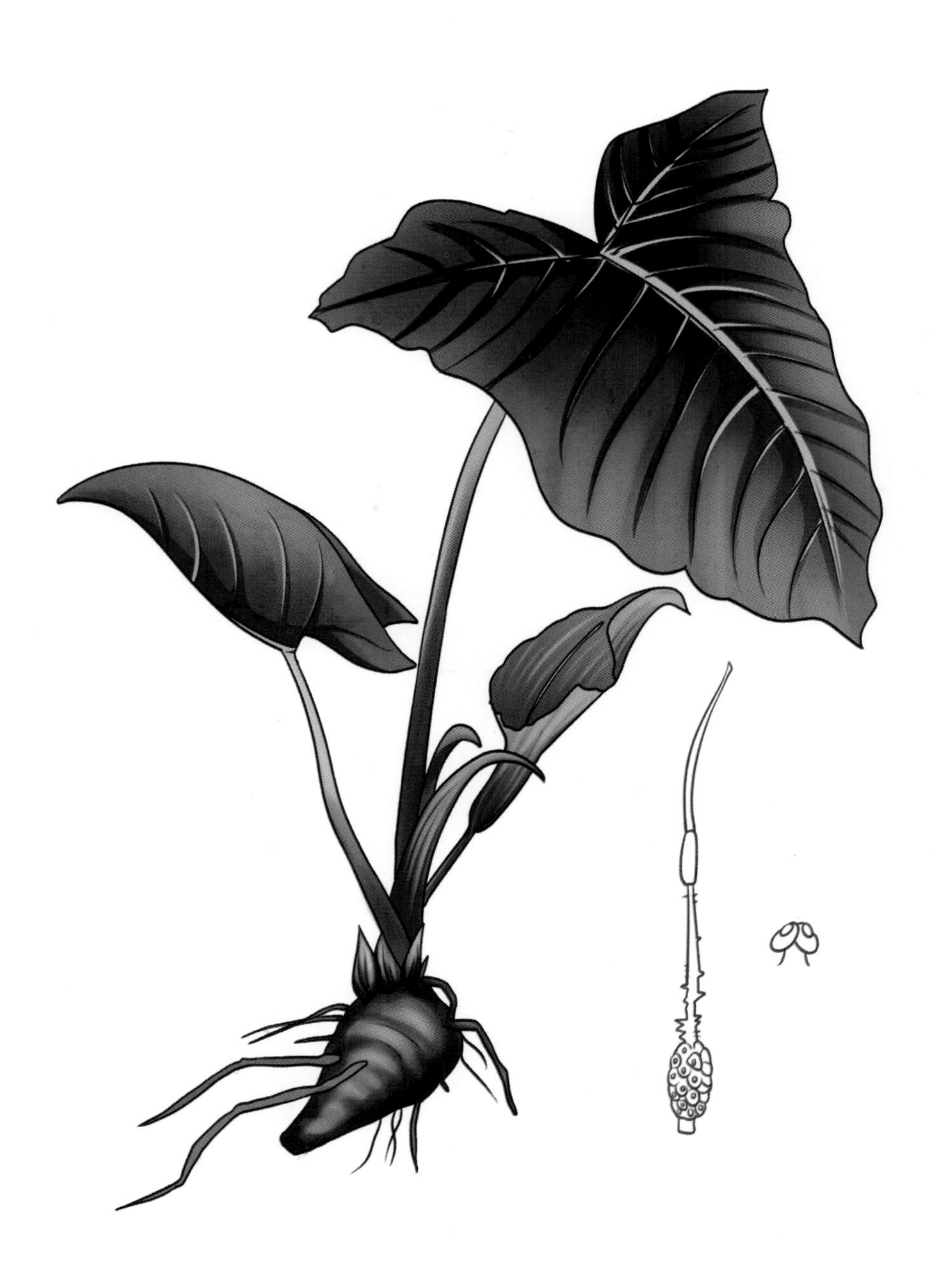

白前

别名 石蓝、嗽药、水杨柳、草白前、鹅白前、白马虎。

来源 本品为萝藦科植物柳叶白前 *Cynanchum stauntonii* (Decne.) Schltr.ex Lévl. 等的干燥根茎及根。

【形态特征】多年生草本，高30～60厘米，根茎匍匐，茎直立，单一，下部木质化。单叶对生，具短柄；叶片披针形至线状披针形，先端渐尖，基部渐狭，边缘反卷，下部的叶较短而宽，顶端的叶渐短而狭。聚伞花序腋生，总花梗长8～15毫米，中部以上着生多数小苞片，花萼绿色，裂片卵状披针形。蓇葖果角状，长约7厘米。种子多数，顶端具白色细茸毛。花期6月，果期10月。

【生境分布】生长于山谷中阴湿处、江边沙碛之上或溪滩。分布于浙江、安徽、江苏等地。湖北、福建、江西、湖南、贵州等地亦产。

【采收加工】秋季采挖，洗净，晒干。

【性味归经】辛、苦，微温。归肺经。

【功能主治】降气，消痰，止咳。主治肺气壅实，咳嗽痰多，胸满喘急。

【用法用量】水煎服，3～10克。

【使用注意】咳喘属气虚不归元者不宜用。

单方验方

①**久患咳嗽、喉中作声、不得眠：**白前6克。捣为末，温酒调服。②**久嗽兼唾血：**白前90克，桑白皮、桔梗各60克，甘草（炙）30克。加水2000毫升煮取1000毫升，空腹顿服；若重者，十数剂；忌猪肉、海藻、菘菜。③**胃脘痛、虚热痛：**白前、重阳木根各15克。水煎服。

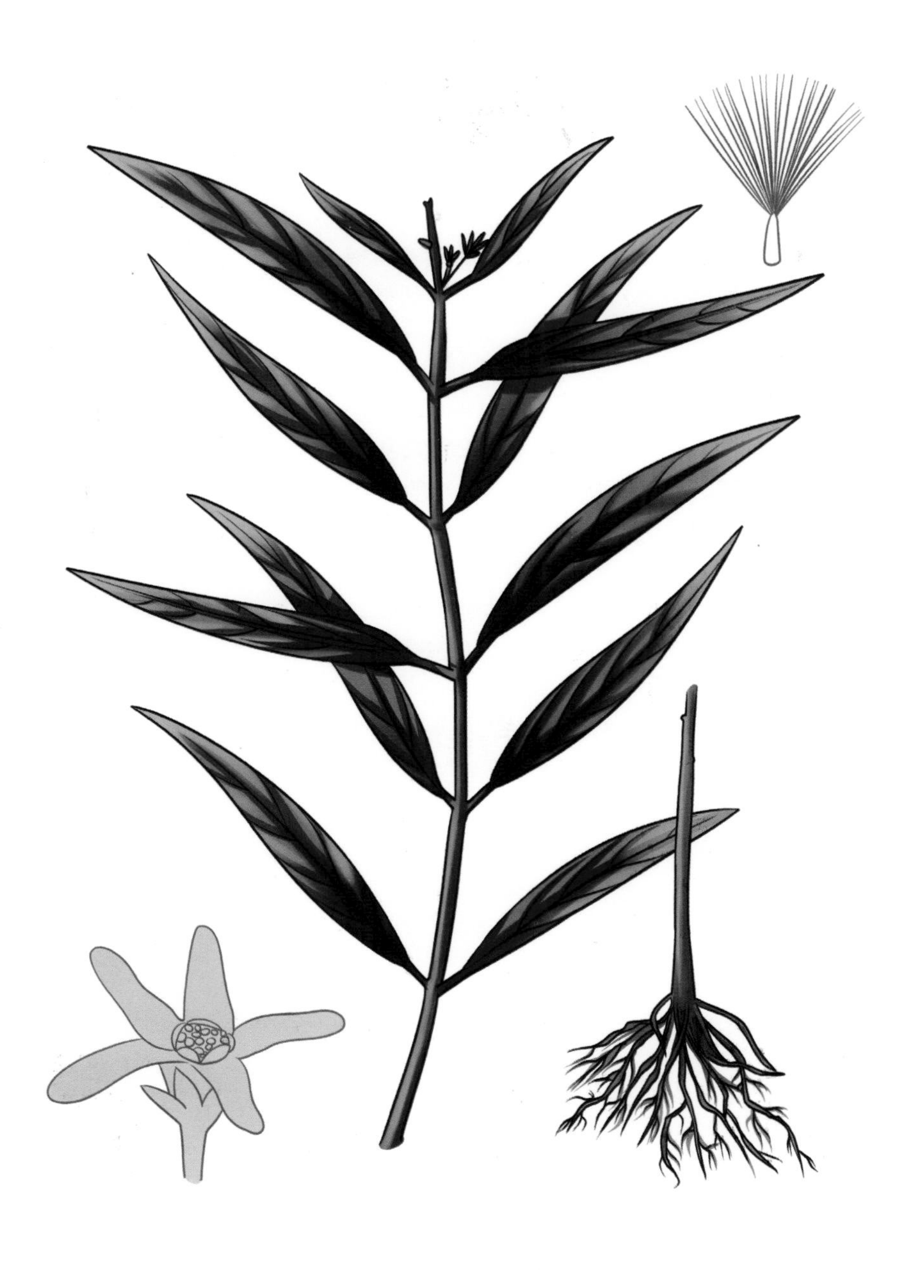

白扁豆

别名 眉豆、树豆、藤豆、沿篱豆、蛾眉豆、火镰扁豆。
来源 本品为豆科植物扁豆 *Dolichos lablab* L. 的干燥成熟种子。

【形态特征】一年生缠绕草本。茎常呈淡紫色或淡绿色，无毛或疏被柔毛。三出复叶，先生小叶菱状广卵形，侧生小叶斜菱状广卵形，长6～11厘米，宽4.5～10.5厘米，顶端短尖或渐尖，两面沿叶脉处有白色短柔毛。总状花序腋生，花2～4朵丛生于花序轴的节上。花冠白色或紫红色；子房有绢毛，基部有腺体，花柱近顶端有白色髯毛。种子2～5颗，扁椭圆形，白色、红褐色或近黑色。花期6～8月，果期9月。
【生境分布】均为栽培品，分布于湖南、安徽、河南等地。
【采收加工】秋、冬两季采收成熟果实，晒干，取出种子，再晒干。
【性味归经】甘，微温。归脾、胃经。
【功能主治】健脾化湿，和中消暑。主治脾胃虚弱，食欲不振，大便溏泻，白带过多，暑湿吐泻，胸闷，脘腹胀痛。
【用法用量】水煎服，9～15克。
【使用注意】多食能壅气，伤寒邪热炽者勿服。患疟者忌用。因含毒性蛋白质，生用有毒，加热毒性大减。故生用研末服宜慎。

单方验方

①**脾胃虚弱、饮食不进而呕吐泄泻者：**白扁豆（姜汁浸，去皮，微炒）450克，人参（去芦）、白茯苓、白术、甘草（炒）、山药各600克，莲子（去皮）、桔梗（炒令深黄色）、薏苡仁、砂仁各300克。研为细末，每服6克，大枣汤调下（小儿量岁数加减服）。②**恶疮连痂痒痛：**白扁豆适量。捣封，敷患处。③**霍乱：**白扁豆、香薷各300克。加水6000毫升煮取2000毫升，分服。单用亦可。④**中砒霜毒：**白扁豆适量。生研，水绞汁饮。

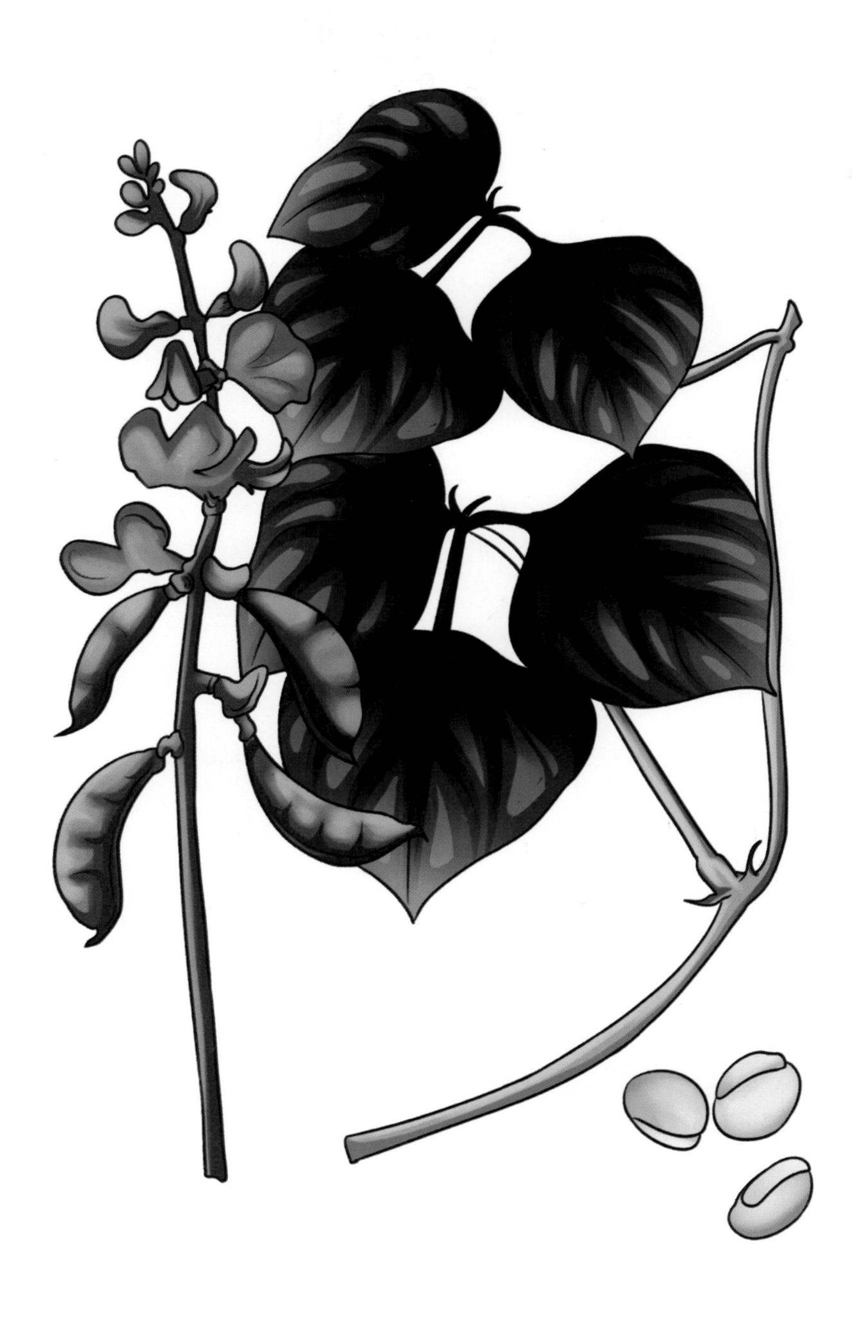

白茅根

别名 茅根、兰根、茹根、地筋、白茅菅、白花茅根。

来源 本品为禾本科植物白茅 *Imperata cylindrica* Beauv. var. *major* (Nees) C.E.Hubb. 的干燥根茎。

【形态特征】多年生草本，根茎密生鳞片。秆丛生，直立，高30～90厘米，具2～3节，节上有长4～10毫米的柔毛。叶多丛集基部；叶鞘无毛，或上部及边缘和鞘口具纤毛，老时基部或破碎呈纤维状；叶舌干膜质，钝头，长约1毫米；叶片线形或线状披针形，先端渐尖，基部渐狭，根生叶长，几与植株相等，茎生叶较短。圆锥花序柱状，长5～20厘米，宽1.5～3厘米，分枝短缩密集；小穗披针形或长圆形，长3～4毫米，基部密生长10～15毫米之丝状柔毛，具长短不等的小穗柄；两颖相等或第一颖稍短，除背面下部略呈革质外，余均膜质，边缘具纤毛，背面疏生丝状柔毛，第一颖较狭，具3～4脉，第二颖较宽，具4～6脉；第一外稃卵状长圆形，长约1.5毫米，先端钝，内稃缺如；第二外稃披针形，长1.2毫米，先端尖，两侧略呈细齿状；内稃长约1.2毫米，宽约1.5毫米，先端截平，具尖钝划、不同的数齿；雄蕊2，花药黄色，长约3毫米；柱头2枚，深紫色。颖果。花期夏、秋季。

【生境分布】生长于低山带沙质草甸、平原河岸草地、荒漠与海滨。全国大部分地区均产。

【采收加工】春、秋两季采挖，洗净，晒干，除去须根及膜质叶鞘，捆成小把。

【性味归经】甘，寒。归肺、胃、膀胱经。

【功能主治】凉血止血，清热利尿。主治血热吐血，衄血，尿血，热病烦渴，肺热喘急，湿热黄疸，胃热呃逆，水肿尿少，热淋涩痛。

【用法用量】水煎服，9～30克。

【使用注意】脾胃虚寒、溲多不渴者忌服。

单方验方

①吐血不止：白茅根适量。水煎服。②血热鼻衄：白茅根汁60毫升。饮服。③鼻衄不止：白茅根6克。研末，米泔水调服。

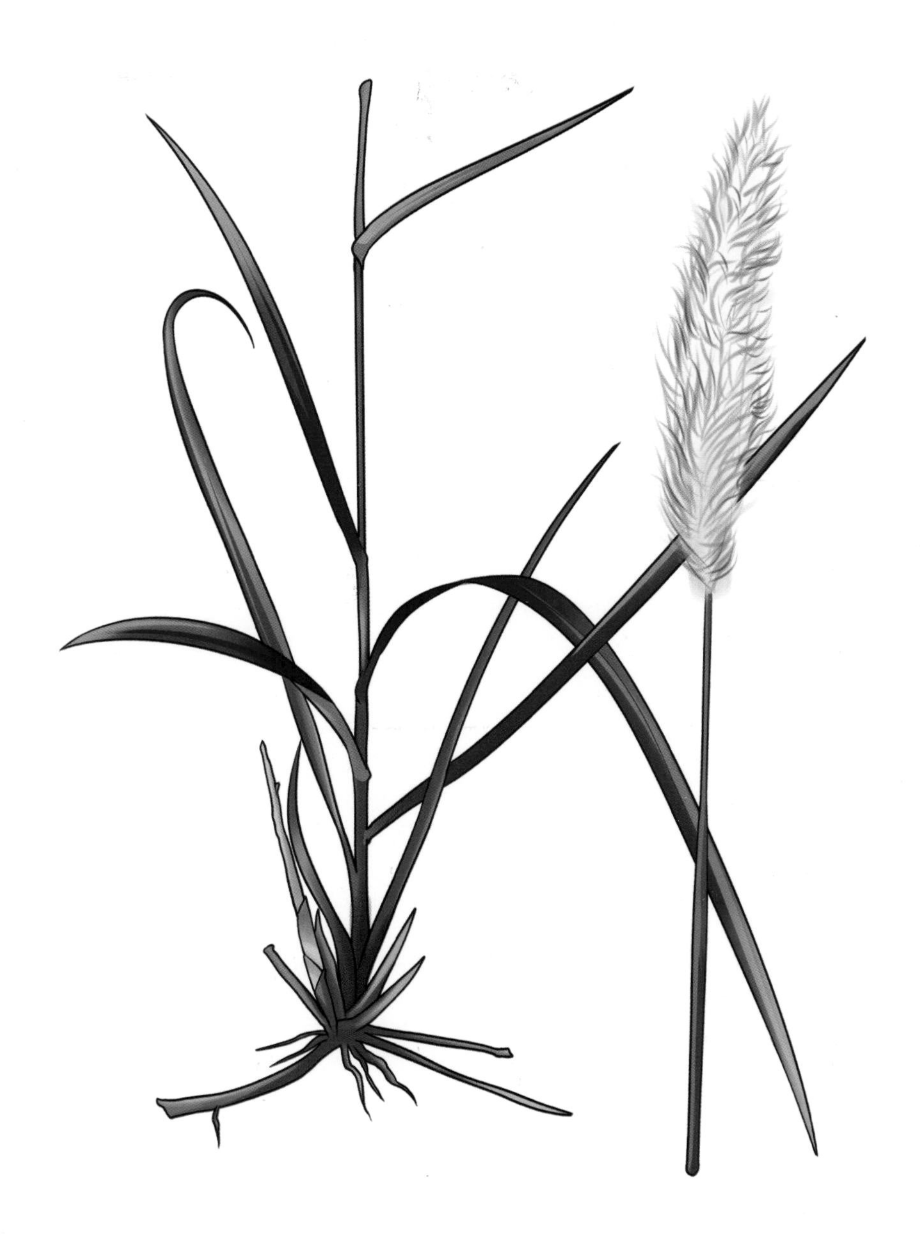

白薇

别名 春草、芒草、白微、白幕、薇草、骨美、龙胆。

来源 本品为萝藦科植物白薇 *Cynanchum atratum* Bge. 等的干燥根和根茎。

【形态特征】多年生草本，高约50厘米。根茎短，簇生多数细长的条状根。茎直立，通常不分枝，密被灰白色短柔毛。叶对生，宽卵形或卵状长圆形，长5～10厘米，宽3～7厘米。两面被白色短柔毛。伞状聚伞花序，腋生，花深紫色，直径1～1.5厘米，花冠5深裂，副花冠裂片5，与蕊柱几等长。雄蕊5，花粉块每室1个，下垂。蓇葖果单生，先端尖，基部钝形。种子多数，有狭翼，有白色绢毛。花期5～7月，果期8～10月。

【生境分布】生长于树林边缘或山坡。主产于山东、安徽、辽宁、四川、江苏、浙江、福建、甘肃、河北、陕西等地。

【采收加工】春、秋两季采挖，洗净，干燥。

【性味归经】苦、咸，寒。归胃、肝、肾经。

【功能主治】清热凉血，利尿通淋，解毒疗疮。主治阴虚发热，骨蒸劳热，产后血虚发热，热淋，血淋，痈疽肿毒。

【用法用量】水煎服，5～10克。

【使用注意】脾胃虚寒、食少便溏者不宜用。

单方验方

①**产后血虚发热**：白薇9克，当归12克，人参5克，甘草6克。水煎服。②**虚热盗汗**：白薇、地骨皮各12克，鳖甲、银柴胡各9克。水煎服。③**尿路感染**：白薇9克，石韦12克，滑石15克，木通10克，生甘草5克。水煎服。或白薇25克，车前草50克。水煎服。④**阴虚潮热**：白薇、银柴胡、地骨皮各15克，生地黄25克。水煎服。⑤**肺实鼻塞**：白薇、款冬花、贝母（去心）各50克，百部100克。共研为末，每次5克，米饮调下。

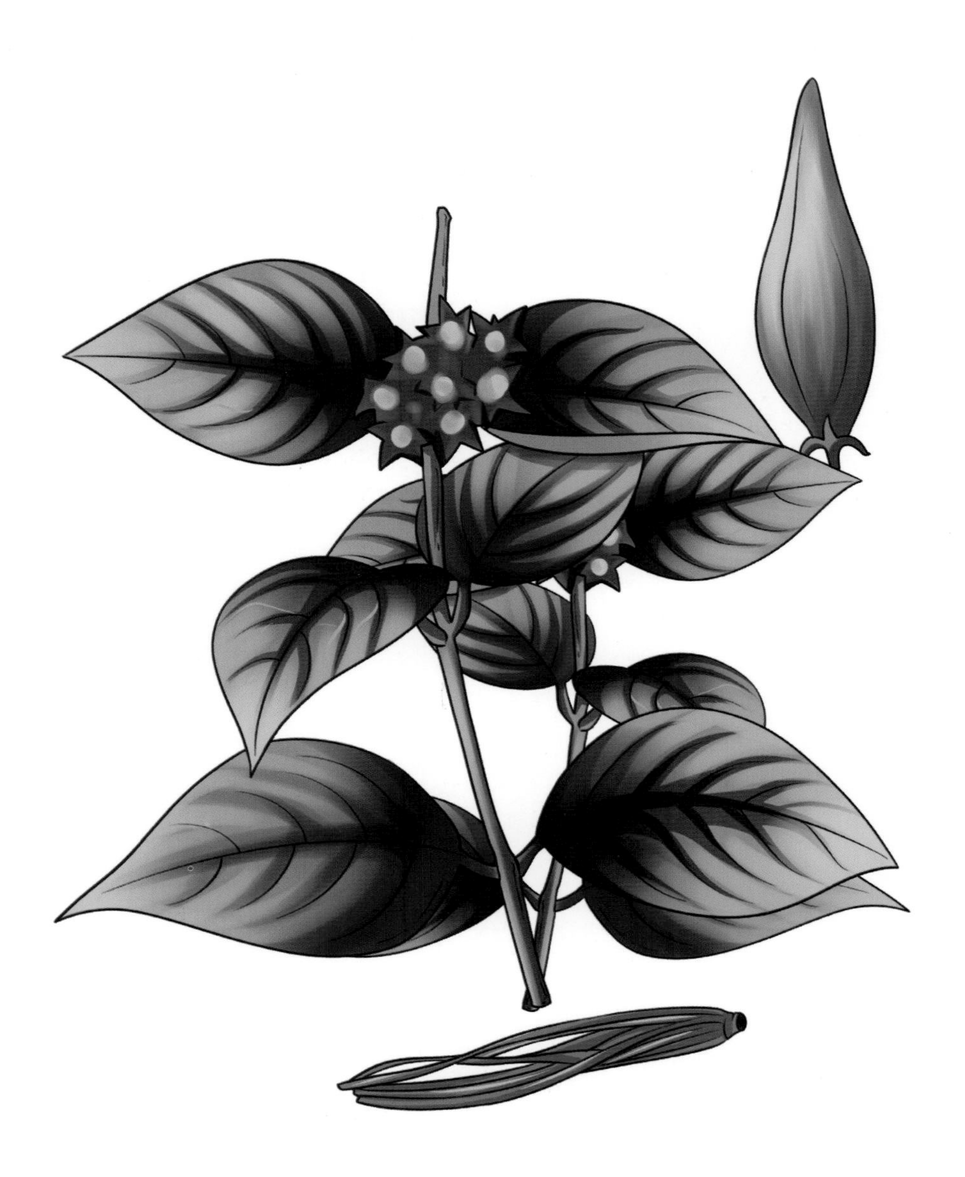

白头翁

别名 翁草、白头公、野丈人、老翁花、犄角花、胡王使者。

来源 本品为毛茛科植物白头翁 *Pulsatilla chinensis* (Bge.) Regel. 的干燥根。

【形态特征】多年生草本，高达50厘米，全株密被白色长柔毛。主根粗壮，圆锥形。叶基生，具长柄，叶3全裂，中央裂片具短柄，3深裂，侧生裂片较小，不等3裂，叶上面疏被伏毛，下面密被伏毛。花茎1～2厘米，高10厘米以上，总苞由3小苞片组成，苞片掌状深裂。花单一，顶生，花被6，紫色，2轮，外密被长绵毛。雄蕊多数，雌蕊多数，离生心皮，花柱丝状，果期延长，密被白色长毛。瘦果多数，密集成头状，宿存花柱羽毛状。花期3～5月，果期5～6月。

【生境分布】生长于平原或低山山坡草地、林缘或干旱多岩石的坡地。分布于我国北方各省（区）。

【采收加工】春、秋两季采挖，除去泥沙，干燥。

【性味归经】苦，寒。归胃、大肠经。

【功能主治】清热解毒，凉血止痢。主治热毒血痢，阴痒带下。

【用法用量】水煎服，9～15克。

【使用注意】虚寒泻痢忌服。

单方验方

①**少小阴颓**：生白头翁适量。捣烂，敷患处。②**妇女产后带下**：白头翁（去芦头）25克，艾叶100克（微炒）。共研为末，以米醋1000毫升煎至500毫升，再熬成膏，和丸如梧桐子大，每服30丸，饭前空腹米汤送服。③**瘰疬延生，身发寒热**：白头翁100克，当归尾、牡丹皮、半夏各50克。炒为末，每次15克，白汤调服。④**温疟发作，昏迷如死**：白头翁50克，柴胡、半夏、黄芩、槟榔各10克，甘草3.5克。水煎服。⑤**外痔肿痛**：白头翁草根适量。捣烂，外涂。

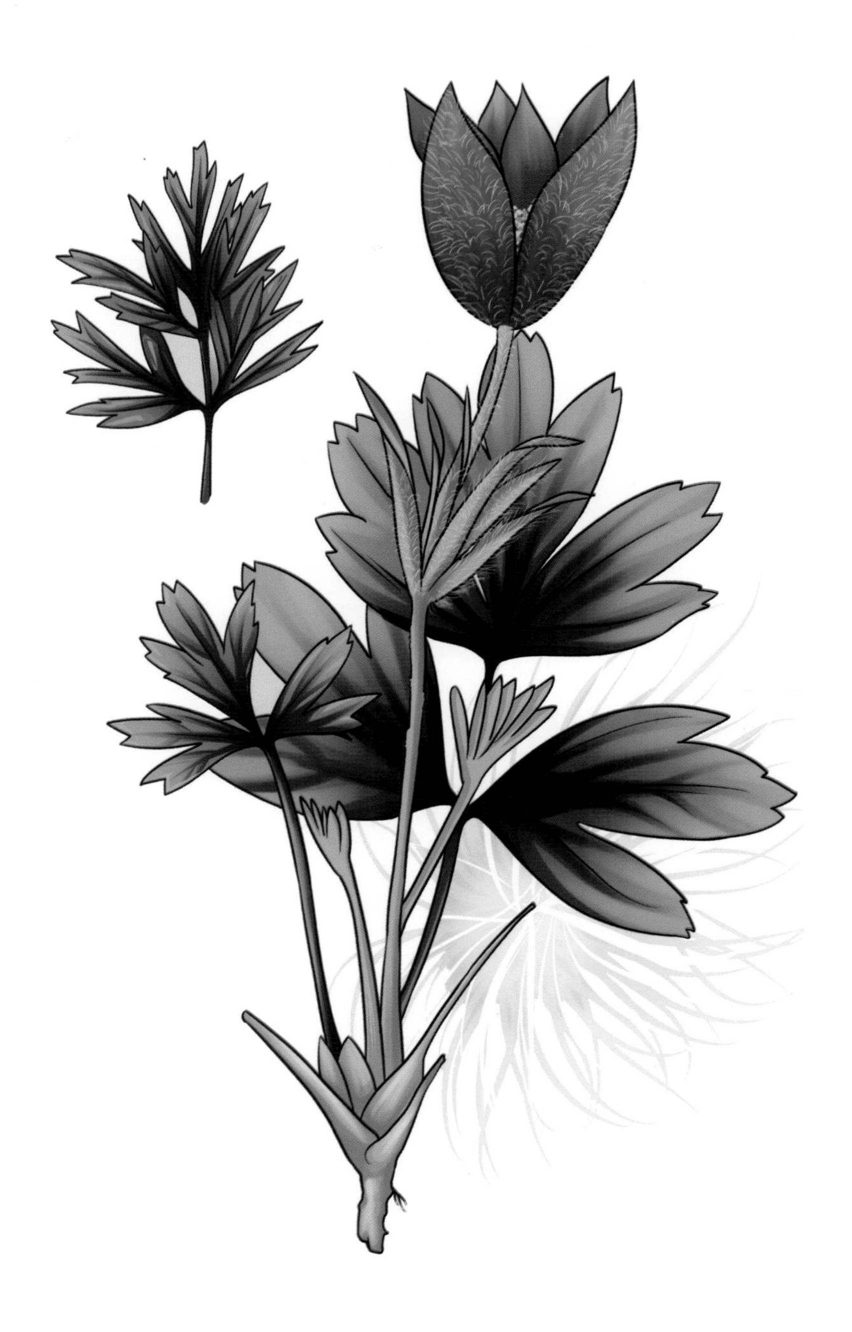

白蔹

别名 兔核、昆仑、白根、猫儿卵、见肿消、鹅抱蛋、穿山老鼠。

来源 本品为葡萄科植物白蔹 *Ampelopsis japonica* (Thunb.) Makino 的干燥块根。

【形态特征】木质藤本。块根纺锤形或块状，深棕红色，根皮栓化，易剥落。茎多分枝，带淡紫色，散生点状皮孔，卷须与叶对生。掌状复叶互生，一部分羽状分裂，一部分羽状缺刻，边缘疏生粗锯齿，叶轴有宽翅，裂片基部有关节，两面无毛。聚伞花序与叶对生，序梗细长而缠绕，花淡黄色，花盘杯状，边缘稍分裂；子房着生花盘中央，2室，花柱1枚，甚短。浆果球形或肾形，熟时蓝色或白色，有针孔状凹点。花期6～7月，果期8～9月。

【生境分布】生长于荒山的灌木丛中。分布于东北、华北、华东及河北、陕西、河南、湖北、四川等地。

【采收加工】春、秋两季采挖，除去泥沙及细根，切成纵瓣或斜片，晒干。

【性味归经】苦，微寒。归心、胃经。

【功能主治】清热解毒，消痈散结，敛疮生肌。主治痈疽发背，疔疮，瘰疬，烧烫伤。

【用法用量】水煎服，5～10克。外用：适量，煎汤洗（或研极细粉敷）患处。

【使用注意】不宜与川乌、制川乌、草乌、制草乌、附子同用。

单方验方

①**水火烫伤：**白蔹、地榆各等份。共为末，麻油调敷患处。②**痈肿：**白蔹、乌头（炮）、黄芩各等份。捣末筛，鸡子白调敷。③**汤火灼烂：**白蔹适量。研末敷。④**慢性细菌性痢疾：**白蔹适量。焙干，研末服，每次1～3克，每日3次。

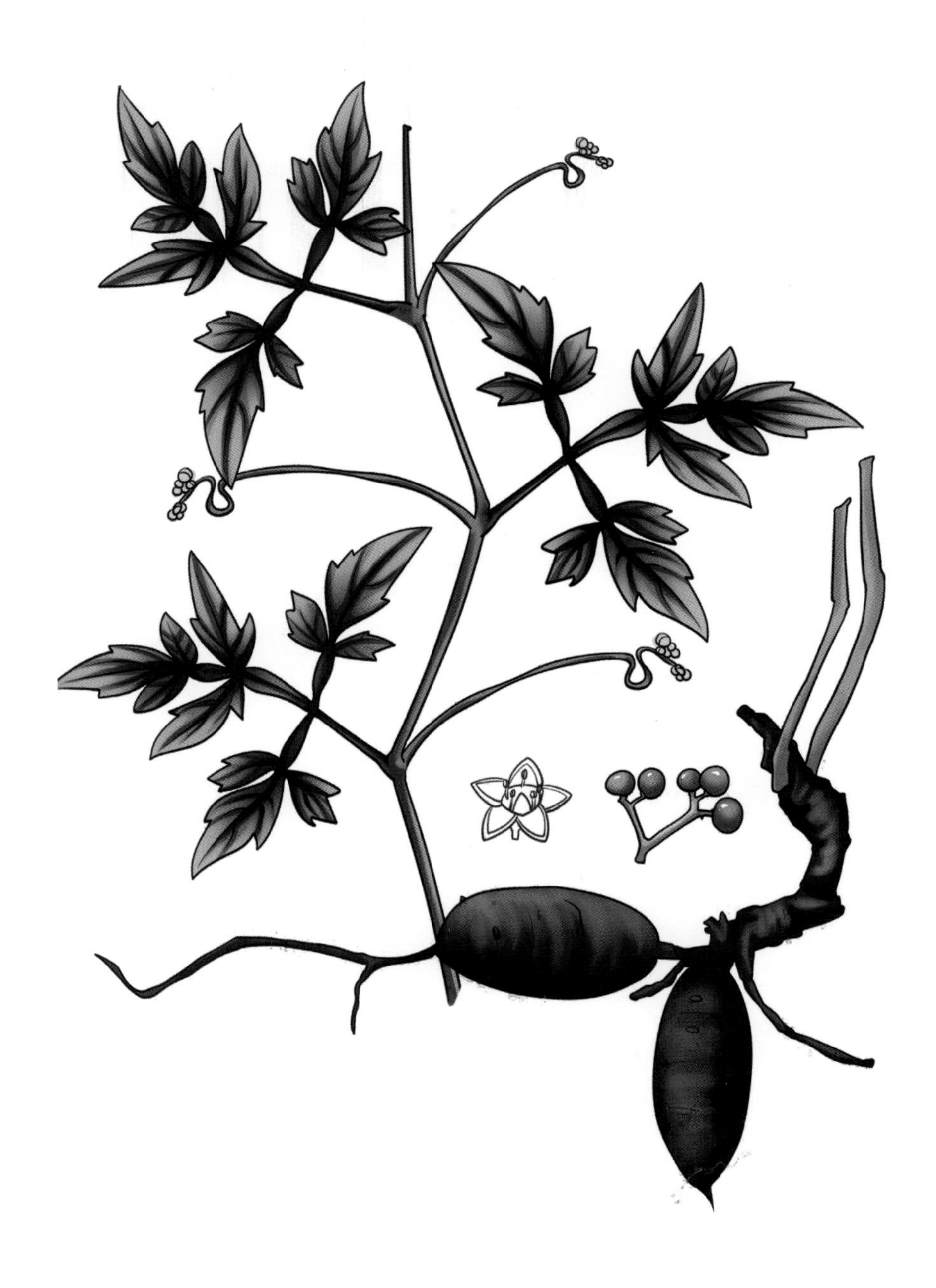

白鲜皮

别名　藓皮、臭根皮、北鲜皮、白膻皮。

来源　本品为芸香科植物白鲜 *Dictamnus dasycarpus* Turcz. 的干燥根皮。

【形态特征】多年生草本。根木质化，数条丛生，外皮淡黄白色。茎直立，高50～65厘米。单数羽状复叶互生，有叶柄，叶轴有狭翼，小叶通常9～11片，无柄，卵形至长圆状椭圆形，长3.5～9厘米，宽2～4厘米，先端锐尖，边缘具细锯齿，表面密布腺点，叶两面沿脉有柔毛，尤以背面较多，至果期脱落，近光滑。总状花序，花轴及花梗混生白色柔毛及黑色腺毛，花梗基部有线状苞片1枚，花淡红色而有紫红色线条；萼片5，长约花瓣的1/5；花瓣5，倒披针形或长圆形，基部渐细呈柄状；雄蕊10；子房5室。蒴果，密被腺毛，成熟时5裂，每瓣片先端有一针尖。种子2～3枚，黑色，近圆形。花期4～5月，果期5～6月。

【生境分布】生长于土坡、灌木丛中、森林下及山坡阳坡。分布于辽宁、河北、四川、江苏等地。

【采收加工】春、秋两季采挖根部，除去泥沙及粗皮，剥取根皮，干燥。

【性味归经】苦，寒。归脾、胃、膀胱经。

【功能主治】清热燥湿，祛风解毒。主治湿热疮毒，黄水淋漓，湿疹，风疹，疥癣疮癞，风湿热痹，关节肿痛，黄疸尿赤。

【用法用量】水煎服，5～10克。外用：适量，煎汤洗或研粉敷。

【使用注意】虚寒患者慎用。

单方验方

①**外伤出血：**白鲜皮适量。研细粉，敷患处。②**痫黄：**白鲜皮、茵陈蒿各等份。水煎服，每日2次。③**产后中风，虚人不可服他药者：**白鲜皮150克。以水三升，煮取一升，分服。耐酒者可酒、水等份煮之。④**急性肝炎：**白鲜皮、栀子、大黄各9克，茵陈15克。水煎服。

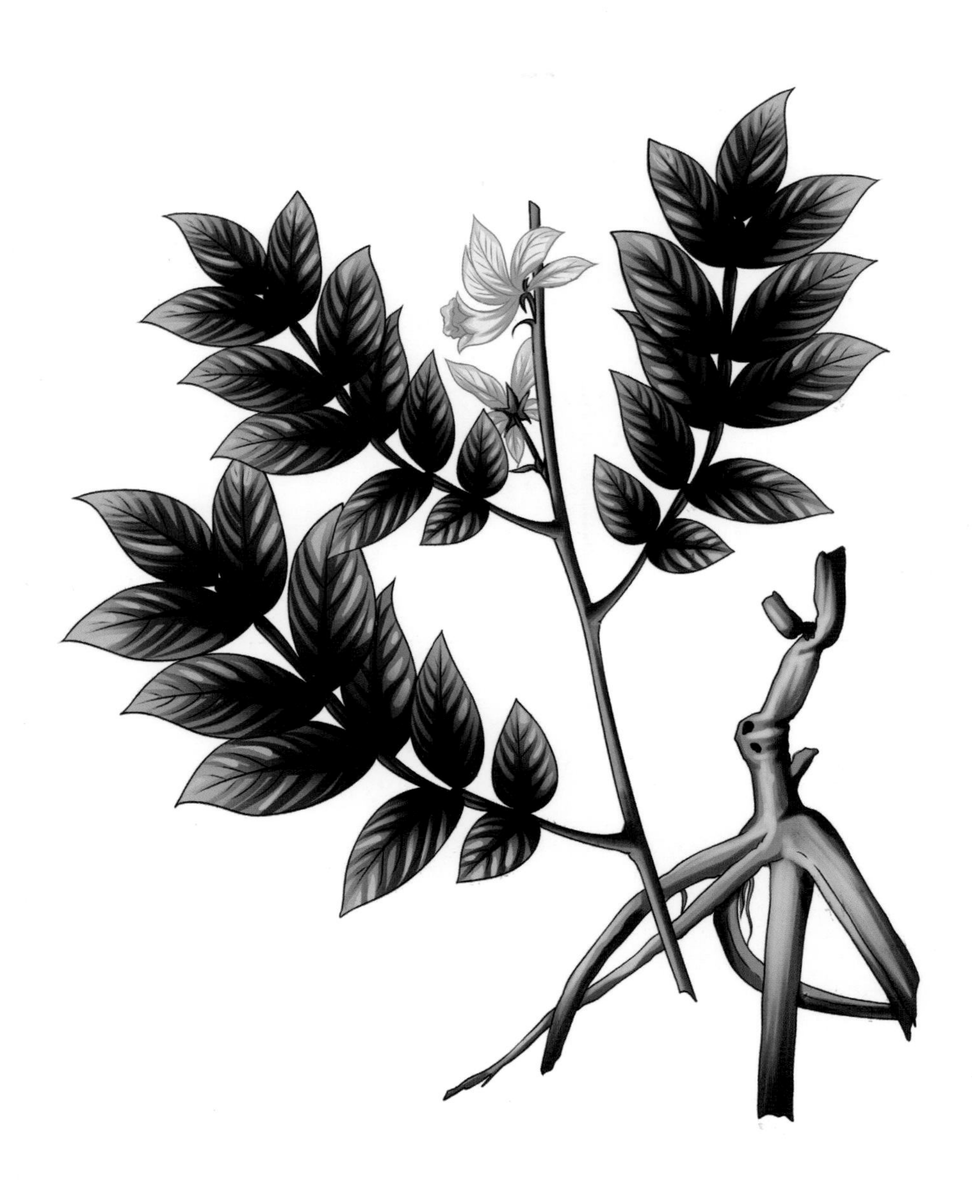

石斛

别名 禁生、林兰、黄草、杜兰、金钗花、千年润、吊兰花。

来源 本品为兰科植物金钗石斛 *Dendrobium nobile* Lindl. 的栽培品及其同属植物近似种的新鲜或干燥茎。

【形态特征】多年生附生草本，高30～50厘米。茎丛生，直立，直径1～1.3厘米，黄绿色，多节，节间长2.5～3.5厘米。叶无柄，近革质，常3～5片生于茎的上端；叶片长圆形或长圆状披针形，先端钝，有偏斜状的凹缺，叶脉平行，通常9条，叶鞘紧抱于节间。总状花序自茎节生出，通常具花2～3朵；苞片膜质，小，卵形；花甚大，下垂；花瓣卵状长圆形或椭圆形，与萼片几等长。蒴果。花期5～6月。

【生境分布】生长于海拔100～3000米高度之间，常附生于树上或岩石上。分布于四川、云南、贵州、广东、广西、湖北等地；陕西、河南、江西等地亦产。

【采收加工】全年均可采收，鲜用者除去根及泥沙；干用者采收后，除去杂质，用开水略烫或烘软，再边搓边烘晒，至叶鞘搓净，干燥。

【性味归经】甘，微寒。归胃、肾经。

【功能主治】益胃生津，滋阴清热。主治热病津伤，口干烦渴，胃阴不足，食少干呕，病后虚热，虚劳消瘦，阴虚火旺，骨蒸劳热，目暗不明，筋骨痿软。

【用法用量】水煎服，6～12克，鲜品15～30克。

【使用注意】本品有敛邪之弊，故温热病初期不宜用，又味甘助湿，湿温未化燥者忌用。

单方验方

①**胃酸缺乏：**石斛、玄参各15克，白芍9克，麦冬、山楂各12克。水煎服，每日1剂。

②**阴虚目暗、视物昏花：**石斛、熟地黄各15克，枸杞子、山药各12克，山茱萸9克，白菊花6克。水煎服，每日1剂。

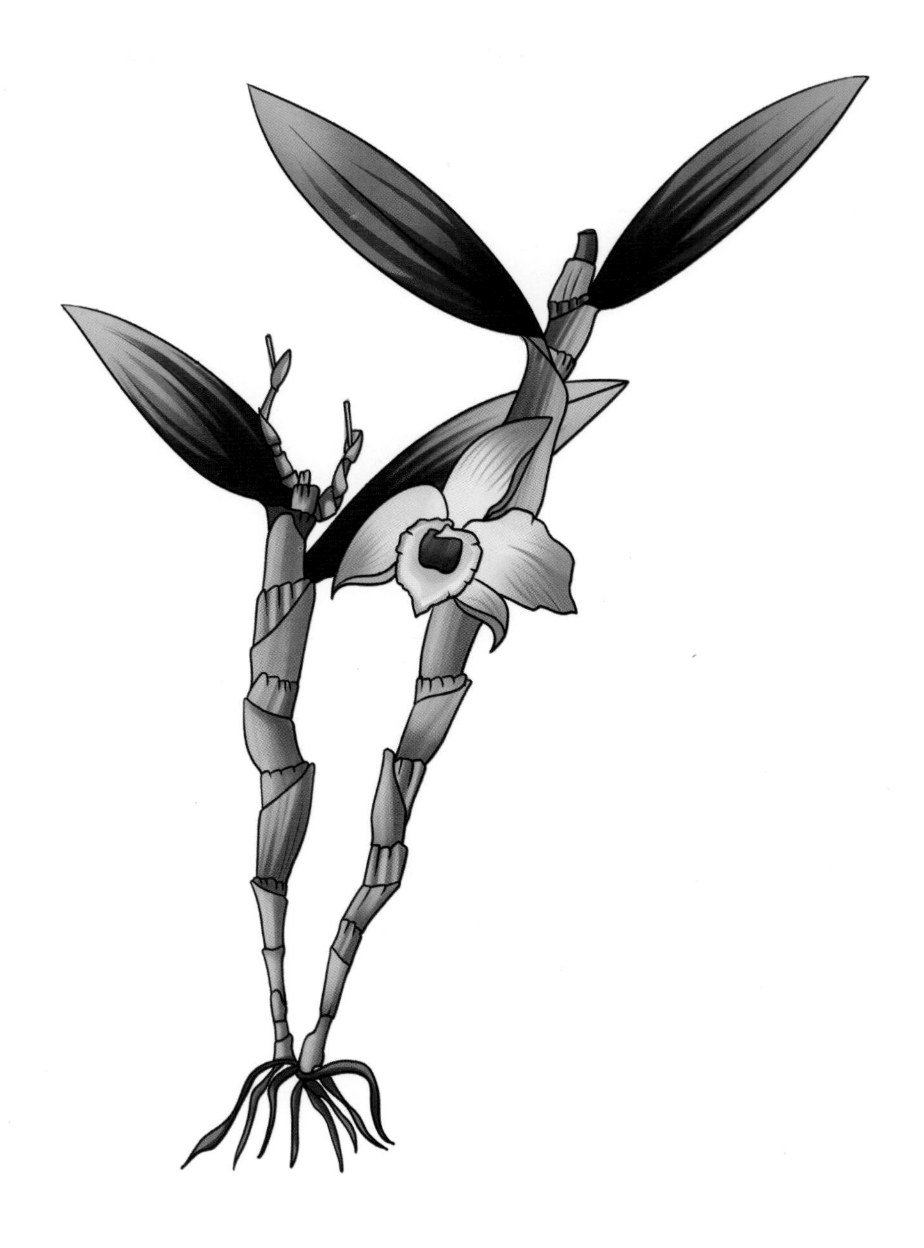

石菖蒲

别名 水剑草、山菖蒲、金钱蒲、药菖蒲、菖蒲叶、香菖蒲。

来源 本品为天南星科植物石菖蒲 *Acorus tatarinowii* Schott 的干燥根茎。

【形态特征】多年生草本，根茎横卧，直径5～8毫米，外皮黄褐色。叶根生；剑状线形，长30～50厘米，宽2～6毫米，罕达1厘米，先端渐尖，暗绿色，有光泽，叶脉平行，无中脉。花茎高10～30厘米，扁三棱形；佛焰苞叶状。肉穗花序自佛焰苞中部旁侧裸露而出，无梗，斜上或稍直立，呈狭圆柱形，柔弱；花两性，淡黄绿色，密生；花被6，倒卵形，先端钝；雄蕊6，稍长于花被，花药黄色，花丝扁线形；子房长椭圆形。浆果肉质，倒卵形，长、宽均约2毫米。花期6～7月，果期8月。

【生境分布】生长于阴湿环境，在郁密度较大的树下也能生长。分布于四川、浙江、江苏等地。

【采收加工】秋、冬两季采挖，除去叶、须根及泥沙，晒干。

【性味归经】辛、苦，温。归心、胃经。

【功能主治】开窍豁痰，醒神益智，化湿开胃。主治脘痞不饥，噤口下痢，神昏癫痫，耳鸣耳聋，健忘失眠。

【用法用量】水煎服，3～10克。

【使用注意】凡阴亏血虚及精滑多汗者不宜用。

单方验方

①**中暑腹痛**：石菖蒲15～25克。磨水顿服。②**健忘、抑郁**：石菖蒲30克，远志、人参各3克，茯苓60克。共研末服，每次1克，每日3次。③**痰迷心窍**：石菖蒲、生姜各适量。捣汁，灌服。

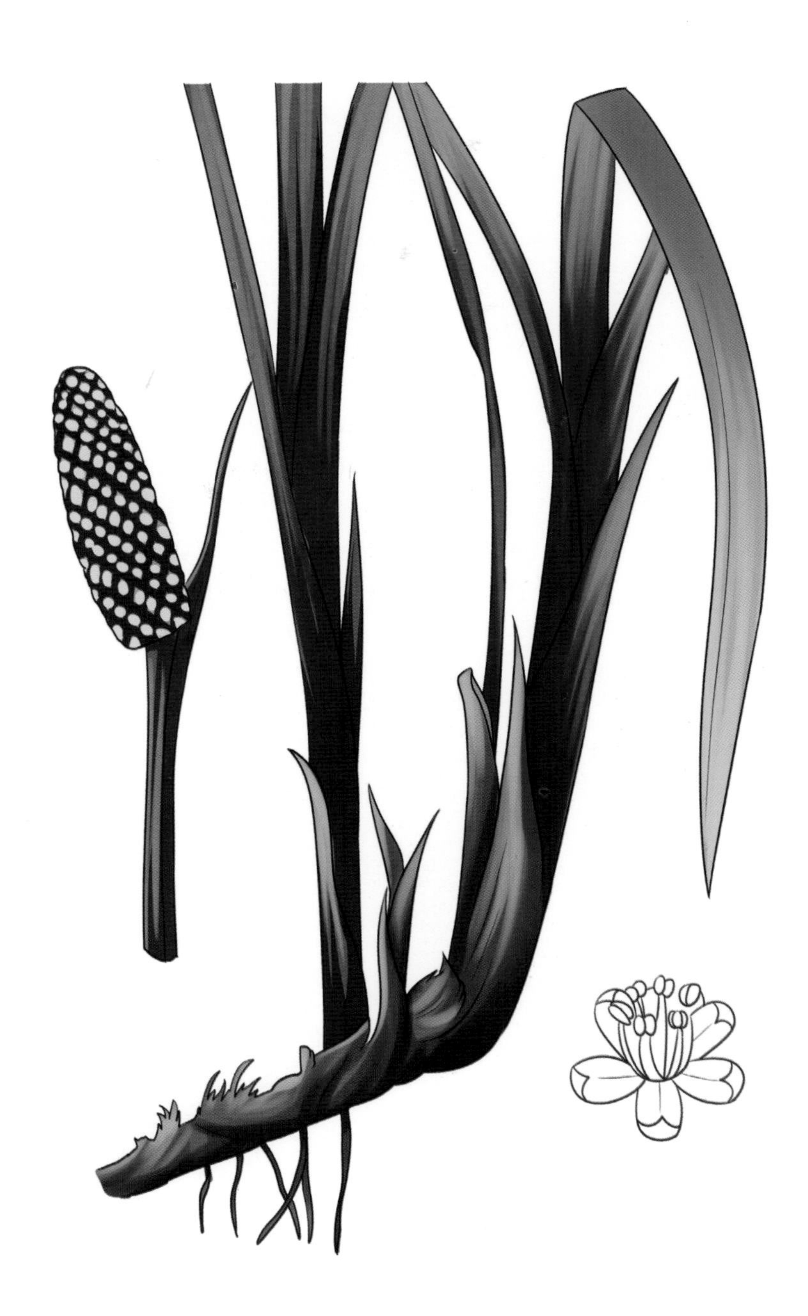

石榴皮

别名 石榴壳、酸榴皮、西榴皮、酸石榴皮。

来源 本品为石榴科植物石榴 *Punica granatum* L. 的干燥果皮。

【形态特征】落叶灌木或乔木，高2～5米。树皮青灰色；幼枝近圆形或微呈四棱形，枝端通常呈刺状，无毛，叶对生或簇生；叶片倒卵形至长椭圆形，长2.5～6厘米，宽1～1.8厘米，先端尖或微凹；基部渐狭，全缘，上面有光泽，无毛，下面有隆起的主脉，具短柄。花1至数朵，生小枝顶端或腋生，花梗长2～3毫米；花的直径约3厘米；萼筒钟状，肉质而厚，红色，裂片6，三角状卵形；花瓣6，红色，与萼片互生，倒卵形，有皱纹；雄蕊多数，着生于萼管中部，花药球形，花丝细短；雌蕊1，子房下位或半下位，上部6室，具侧膜胎座，下部3室，具中轴胎座，花柱圆形，柱头头状。浆果近球形，果皮肥厚革质，熟时黄色，或带红色，内具薄隔膜，顶端有宿存花萼。种子多数，倒卵形，带棱角。花期5～6月，果期7～8月。

【生境分布】生长于山坡向阳处或栽培于庭园。我国大部分地区有分布。

【采收加工】秋季果实成熟后收集果皮，晒干。

【性味归经】酸、涩，温。归大肠经。

【功能主治】涩肠止泻，止血，驱虫。主治久泻久痢，便血，脱肛，崩漏下血，带下，虫积腹痛。

【用法用量】水煎服，3～9克。

【使用注意】阴虚火旺者忌服，恶小蓟。

单方验方

①**细菌性痢疾：**石榴皮25克。水煎，加适量红糖，分2次服，连服3～5日。②**脱肛：**石榴皮、大枣树皮（炒）各15克，白矾5克。共研细粉，（每次便后先清洗肛门周围）敷患处。③**蛲虫病：**石榴皮5克，槟榔1.25克。水煎服。或石榴皮15克。煎汤约100毫升，睡前灌肠。④**霉疮：**石榴皮、香附各30克，甘草0.6克。以水一升，煮取五合，去渣温服。

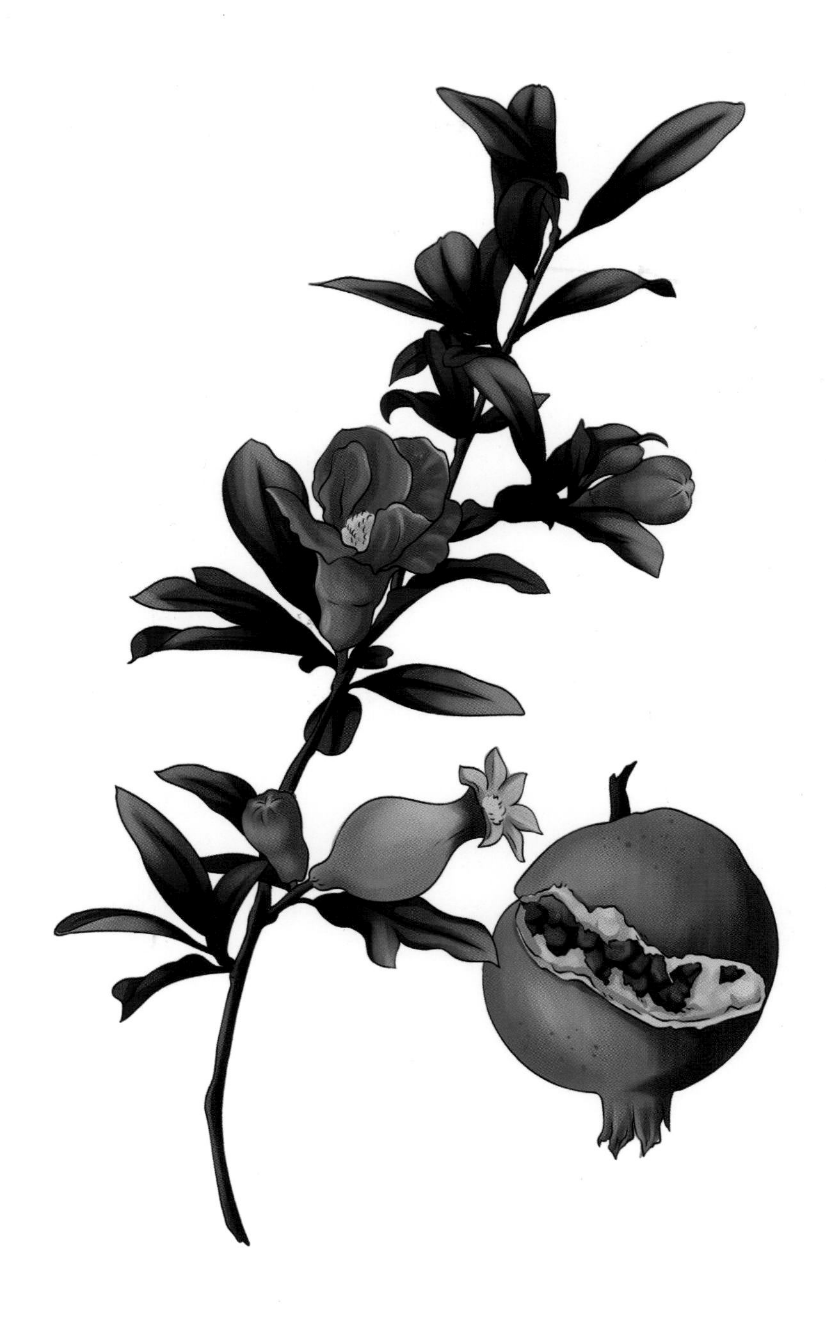

石韦

别名 石、石皮、石剑、潭剑，金星草、生扯拢、虹霓剑草。

来源 本品为水龙骨科植物石韦 *Pyrrosia lingua* (Thunb.) Farwell 的干燥叶。

【形态特征】多年生草本，高10～30厘米。根状茎细长如铁丝而横走，被有披针形的茶褐色鳞片，边缘有睫毛。叶近二型，疏生，相距1～2厘米；叶柄基部有关节，被星状毛；叶片披针形至卵圆状椭圆形，长8～20厘米，宽2～5厘米，先端渐尖，基部渐窄，中脉及侧脉明显，叶上面疏被星状毛或无毛，有小凹点，下面密被灰棕色星状毛。孢子叶背面垒部着生孢子囊群，无囊群盖。

【生境分布】生长于山野的岩石上或树上。主产于长江以南各地。

【采收加工】全年均可采收，降去根茎及根，晒干或阴干。

【性味归经】甘、苦，微寒。归肺、膀胱经。

【功能主治】利尿通淋，清肺止咳，凉血止血。主治热淋，血淋，石淋，小便不通，淋沥涩痛，肺热喘咳，吐血，衄血，尿血，崩漏。

【用法用量】水煎服，6～12克。

【使用注意】阴虚及无湿热者忌服。

单方验方

①**慢性支气管炎：**石韦、冰糖各100克。水煎服，重症为每日1剂；轻症为2日1剂。②**放射治疗和化学治疗引起的白细胞下降：**石韦50克，大枣25克，甘草5克。水煎服。③**泌尿系结石：**石韦、车前草各50～100克，栀子50克，甘草15～25克。水煎，代茶饮。④**尿路结石：**石韦、车前草各50克，生栀子25克，甘草15克。水煎2次，早、晚分服。⑤**痢疾：**石韦50克。水煎，调冰糖25克，饭前服。

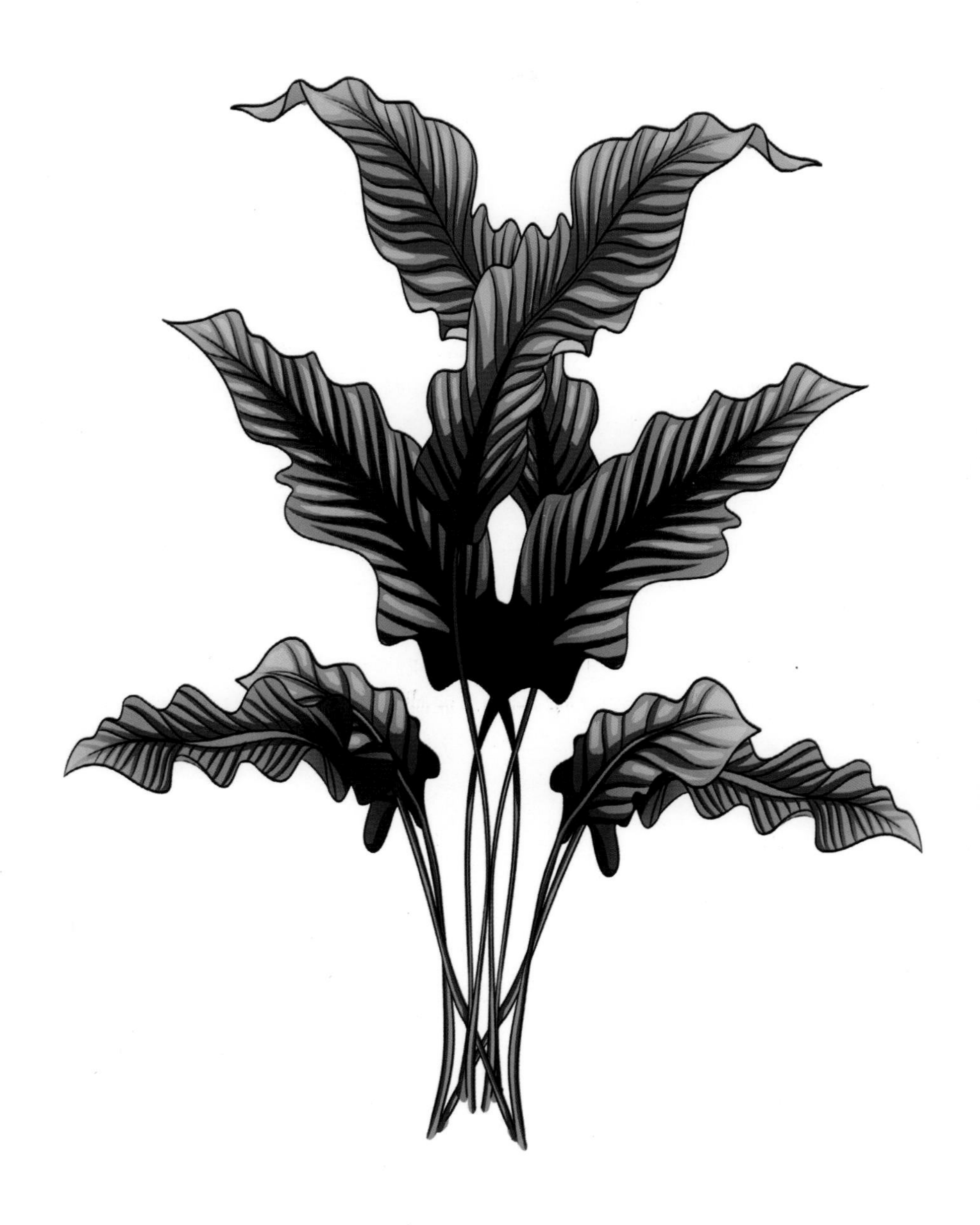

艾叶

别名 冰台、艾蒿、医草、蕲艾、艾蓬、野莲头、阿及艾、狼尾蒿子。

来源 本品为菊科植物艾 *Artemisia argyi* Levl. et Vant. 的干燥叶。

【形态特征】多年生草本，高45～120厘米；茎具明显棱条，上部分枝，被白色短绵毛。单叶，互生，茎中部叶卵状三角形或椭圆形，有柄，羽状深裂，两侧2对裂片椭圆形至椭圆状披针形，中间又常3裂，裂片边缘均具锯齿，上面暗绿色，密布小腺点，稀被白色柔毛，下面灰绿色，密被白色茸毛；茎顶部叶全缘或3裂。头状花序排列成复总状，总苞卵形，密被灰白色丝状茸毛；筒状小花带红色，外层雌性花，内层两性花。瘦果长圆形、无冠毛。花期7～10月。

【生境分布】生长于荒地、林缘，有栽培。全国大部分地区均产，以湖北蕲州产者为佳。

【采收加工】夏季花未开时采摘，除去杂质，晒干。

【性味归经】辛、苦，温；有小毒。归肝、脾、肾经。

【功能主治】温经止血，散寒止痛，外用祛湿止痒。主治吐血，衄血，便血，崩漏，月经过多，胎漏下血，少腹冷痛，经寒不调，痛经，宫冷不孕，心腹冷痛，久泻久痢，外治皮肤瘙痒。

【用法用量】水煎服，3～9克。外用：适量，供灸治或熏洗用。

【使用注意】阴虚血热者慎用。

单方验方

①**脾胃冷痛：**艾叶10克。研末，水煎服。②**鼻血不止：**艾叶适量。水煎服。③**风寒感冒咳嗽（轻症）：**艾叶、葱白、生姜各10克。水煎，温服。④**皮肤湿疹瘙痒：**艾叶30克。水煎煮后用水洗患处。⑤**皮肤溃疡：**艾叶、茶叶、女贞子叶、皂角各15克。煎水外洗或湿敷患处，每日3次。

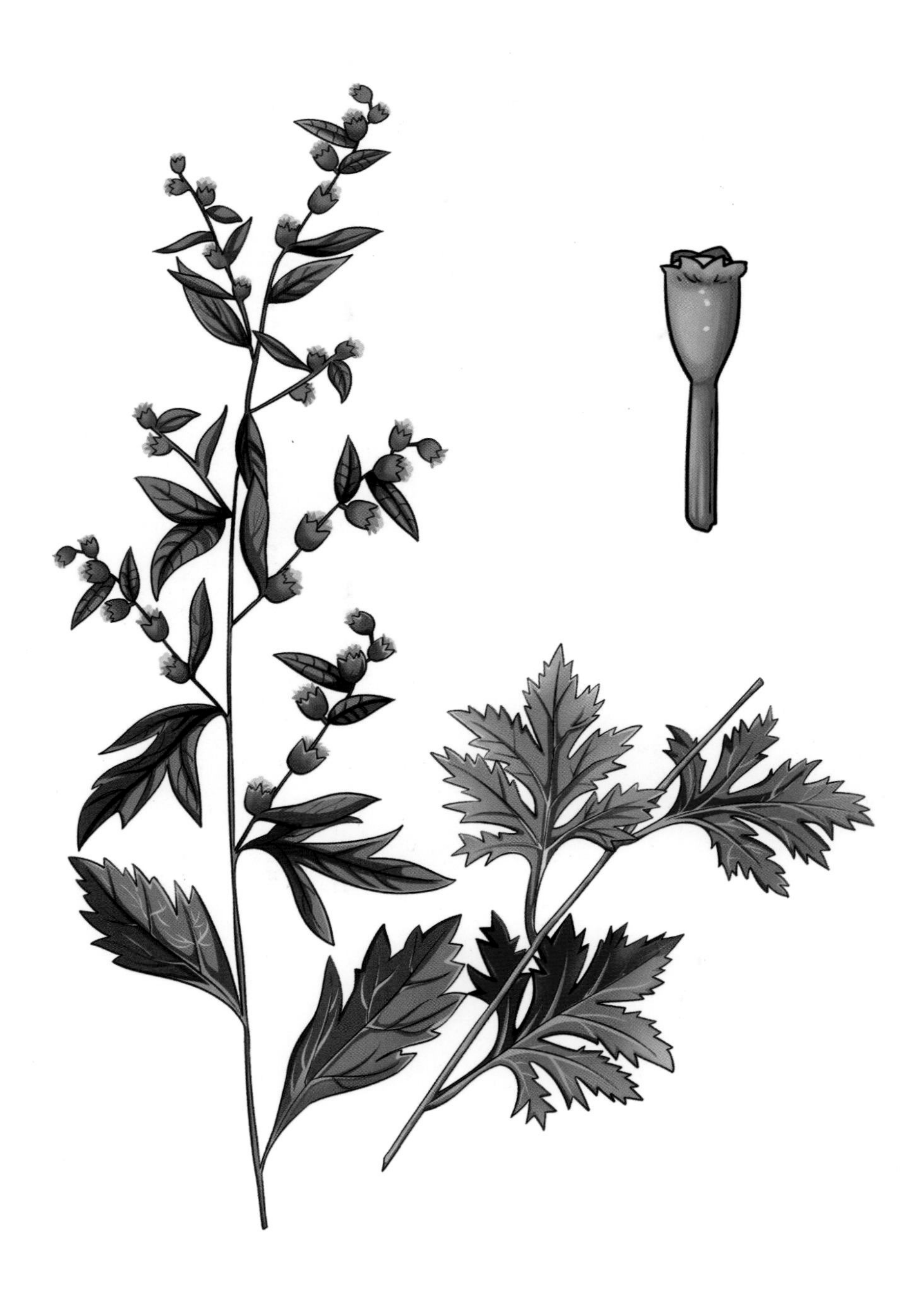

龙眼肉

别名 元肉、圆眼、龙目、桂圆、比目、龙眼干、桂圆肉、荔枝奴。

来源 本品为无患子科植物龙眼 *Dimocarpus longan* Lour. 的假种皮。

【形态特征】常绿乔木，高达10米以上。幼枝被锈色柔毛。双数羽状复叶，互生，长15～20厘米；小叶2～5对，通常互生，革质，椭圆形至卵状披针形，长6～15厘米。先端短尖或钝，基部偏斜，全缘或波浪形，暗绿色，嫩时褐色，下面通常粉绿色。花两性，或单性花与两性花共存；为顶生或腋生的圆锥花序；花小，黄白色，直径4～5毫米，被锈色星状小柔毛；花萼5深裂，裂片卵形；花瓣5，匙形，内面有毛，雄蕊通常8；子房2～3室，柱头2裂。核果球形，直径1.5～2厘米，外皮黄褐色，粗糙，假种皮白色肉质，内有黑褐色种子1颗。花期3～4月，果期7～9月。

【生境分布】生长于低山丘陵台地半常绿季雨林。分布于福建、广西、台湾、广东等地，云南、贵州、四川等地也有栽培。

【采收加工】夏、秋两季采收成熟果实，干燥，除去壳、核，晒至干爽不黏。

【性味归经】甘，温。归心、脾经。

【功能主治】补益心脾，养血安神。主治气血不足，心悸怔忡，失眠健忘，血虚萎黄。

【用法用量】水煎服，9～15克。

【使用注意】湿阻中满及有停饮者不宜用。

单方验方

①**产后水肿：**龙眼肉、大枣、生姜各等份。水煎服。②**虚弱衰老：**龙眼肉30克。加白糖少许，一同蒸至稠膏状，分2次用沸水冲服。③**贫血、神经衰弱、心悸怔忡、自汗盗汗：**龙眼肉4～6枚，莲子、芡实各适量。加水炖汤，睡前服。④**温补脾胃，助精神：**龙眼肉适量。上好烧酒内浸百日，常饮数杯；内有痰火及食滞停饮者忌服。

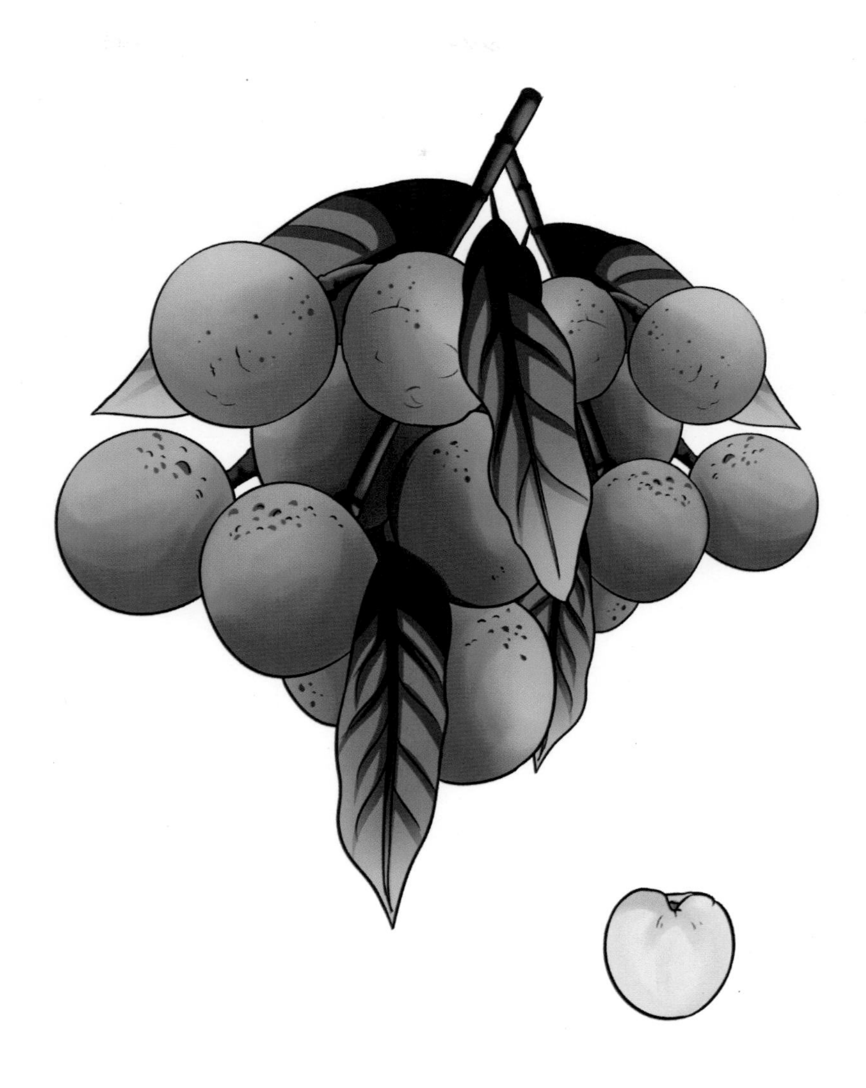

龙胆

别名 陵游、胆草、草龙胆、龙胆草、地胆草、苦龙胆草。

来源 本品为龙胆科植物龙胆 *Gentiana scabra* Bge. 等的干燥根和根茎。

【形态特征】多年生草本，高35～60厘米。根茎短，簇生多数细长的根，根长可达25厘米，淡棕黄色。茎直立，粗壮，通常不分枝，粗糙，节间常较叶为短。叶对生，无柄，基部叶2～3对，甚小，鳞片状；中部及上部叶卵形、卵状披针形或狭披针形，长约3～8厘米，宽0.4～4厘米，先端渐尖或急尖，基部连合抱于节上，叶缘及叶脉粗糙，主脉3条基出。花无梗，数朵成束，簇生于茎顶及上部叶腋；苞片披针形；花萼绿色，钟形，膜质，长约2.5厘米，先端5裂，裂片披针形至线形；花冠深蓝色至蓝色，钟形，长约5厘米，先端5裂，裂片卵形，先端锐尖，裂片间有5褶状三角形副冠片，全缘或偶有2齿；雄蕊5，着生于花冠管中部的下方；子房长圆形，1室，花柱短，柱头2裂。蒴果长圆形，有短柄，成熟时2瓣裂。种子细小，线形而扁，褐色，四周有翅。花期9～10月，果期10月。

【生境分布】生长于山坡草丛、灌木丛中及林缘。分布于黑龙江、吉林、辽宁、内蒙古、河北、山东、江苏、安徽、浙江、福建、江西、湖南、湖北、贵州、四川、广东、广西等地。

【采收加工】春、秋两季采挖，洗净，干燥。

【性味归经】苦，寒。归肝、胆经。

【功能主治】清热燥湿，泻肝胆火。主治湿热黄疸，阴肿阴痒，带下，湿疹瘙痒，肝火目赤，耳鸣耳聋，胁痛口苦，强中，惊风抽搐。

【用法用量】水煎服，3～6克。

【使用注意】脾胃虚弱作泄及无湿热实火者忌服。

单方验方

①**目赤肿痛：**龙胆15～30克。捣汁服。②**急性黄疸型肝炎：**龙胆、茵陈、栀子各12克，郁金、黄柏各6克，大枣6枚。水煎服。③**皮肤刀伤肿痛：**龙胆适量。加茶油捣烂，贴患处。

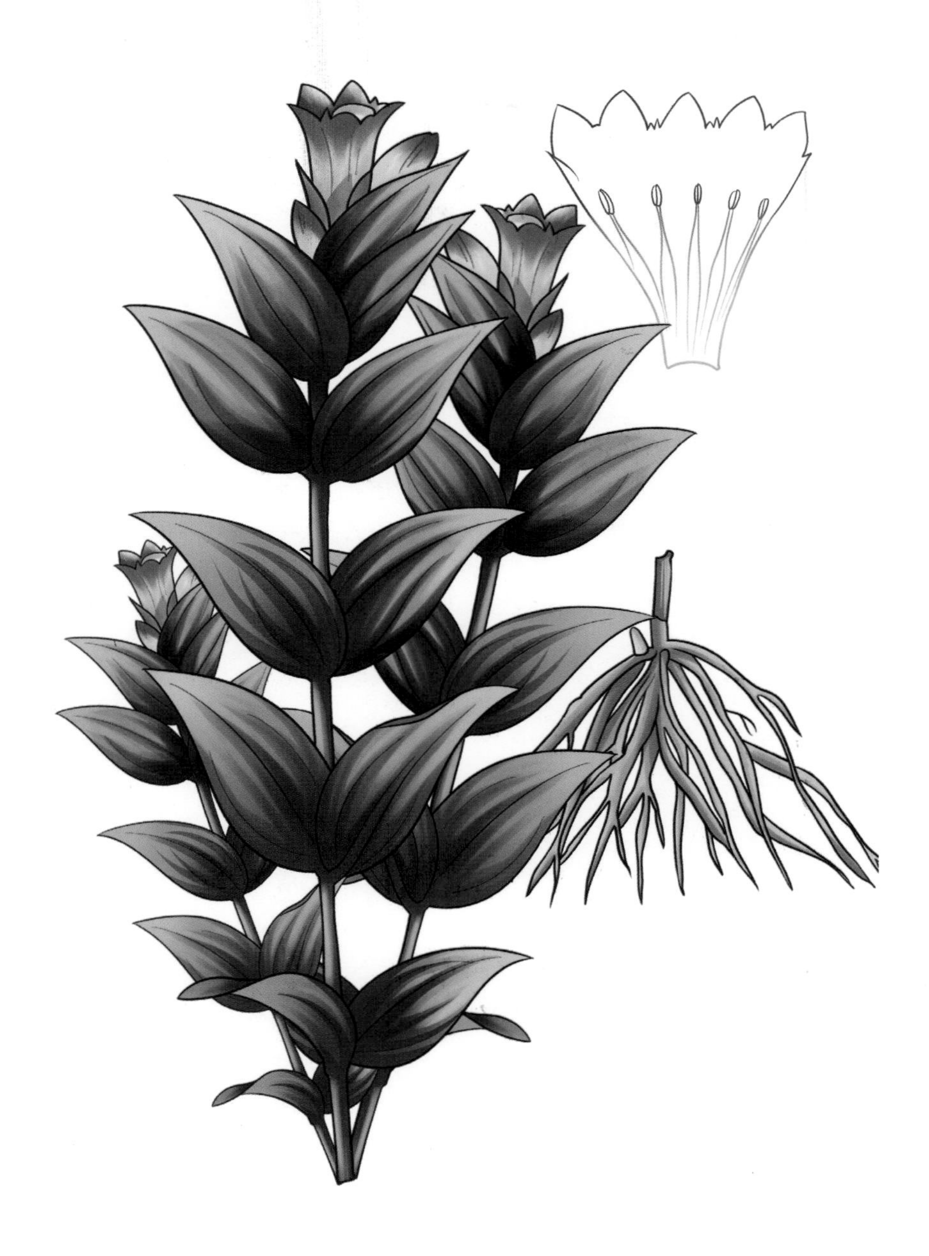

丝瓜络

别名 瓜络、丝瓜筋、丝瓜布、天萝筋、丝瓜网、丝瓜壳、絮瓜瓤、丝瓜瓤。
来源 本品为葫芦科植物丝瓜 *Luffa cylindrica* (L.) Roem. 的干燥成熟果实中的维管束。

【形态特征】一年生攀缘草本。茎有5棱，光滑或棱上有粗毛；卷须通常3裂。叶片掌状5裂，裂片三角形或披针形，先端渐尖，边缘有锯齿，两面均光滑无毛。雄花的总状花序有梗，长10～15厘米，花瓣分离，黄色或淡黄色，倒卵形，长约4厘米；雌花的花梗长2～10厘米。果实长圆柱形，长20～50厘米，直或稍弯，下垂，无棱角，表面绿色，成熟时黄绿色至褐色，果肉内有强韧的纤维成网状。种子椭圆形，扁平，黑色，边缘有膜质狭翅。花、果期8～10月。
【生境分布】我国各地均有栽培。
【采收加工】夏、秋两季果实成熟、果皮变黄、内部干枯时采摘，除去外皮及果肉，洗净，晒干，除去种子。
【性味归经】甘，平。归肺、胃、肝经。
【功能主治】祛风，通络，活血，下乳。主治关节痹痛，肢体拘挛，胸胁胀痛，乳汁不通，乳痈肿痛。
【用法用量】水煎服，5～12克。
【使用注意】寒嗽、寒痰者慎用。

单方验方

①**痈疽不敛：**丝瓜络适量。烧黑服。②**乳肿疼痛：**丝瓜络适量。烧灰（存性），冲酒调下。③**烫火伤：**丝瓜络适量。研末，调香油外涂。④**湿疹：**丝瓜络60克。煎水熏洗患处。

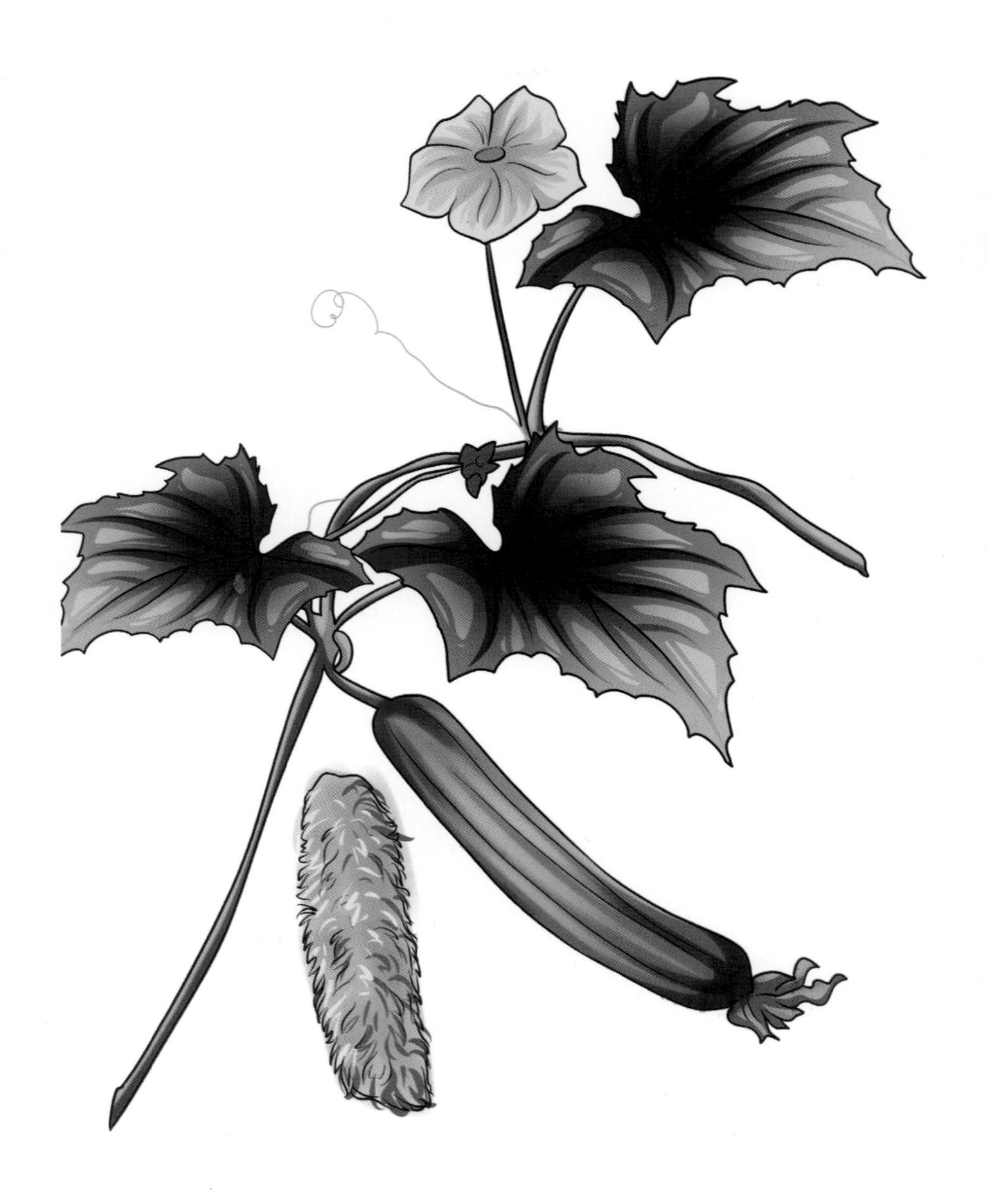

全蝎

别名 全虫、钳蝎、蝎子。

来源 本品为钳蝎科动物东亚钳蝎 *Buthus martensii* Karsch 的干燥体。

【形态特征】钳蝎体长约6厘米，分为头胸部及腹部2部。头胸部较短，7节，分节不明显，背面覆有头胸甲，前端两侧各有1对单眼，头胸甲背部中央处，另有1对，如复眼。头部有附肢2对，1对为钳角，甚小；1对为强大的脚须，形如蟹螯。胸部有步足4对，每足分为7节，末端各有钩爪2枚。腹部甚长，分前腹及后腹两部，前腹部宽广，共有7节，第1节腹面有一生殖厣，内有生殖孔；第2节腹面有1对栉板，上有齿16～25个；第3～6节的腹面，各有肺书孔1对。后腹部细长，分为5节和1节尾刺，后腹部各节皆有颗粒排列而成的纵棱数条。尾刺呈钩状，上屈，内有毒腺。卵胎生。

【生境分布】生长于阴暗潮湿处。分布于河南、山东、湖北、安徽等地。

【采收加工】春末至秋初捕捉，除去泥沙，置沸水或沸盐水中，煮至全身僵硬，捞出，置通风处，阴干。

【性味归经】辛，平；有毒。归肝经。

【功能主治】息风镇痉，通络止痛，攻毒散结。主治肝风内动，痉挛抽搐，小儿惊风，中风口㖞，半身不遂，破伤风，风湿顽痹，偏正头痛，疮疡，瘰疬。

【用法用量】水煎服，3～6克。

【使用注意】孕妇禁用。

单方验方

①**小儿惊风：**全蝎1个。不去头、尾，薄荷4叶裹合，火上炙令薄荷焦，同研为末，分4次服，汤下；大人风涎只需1服。②**天钓惊风、翻眼向上：**干蝎（瓦炒好）1个，朱砂（绿豆大）3粒。共研细末，饭丸如绿豆大，外以朱砂少许，同酒化下1丸。③**流行性乙型脑炎抽搐：**全蝎、天麻、蜈蚣各30克，僵蚕60克。共研细末，每服0.09～0.15克；严重者，可先服3克，以后每隔4～6小时，再服0.09～0.15克。

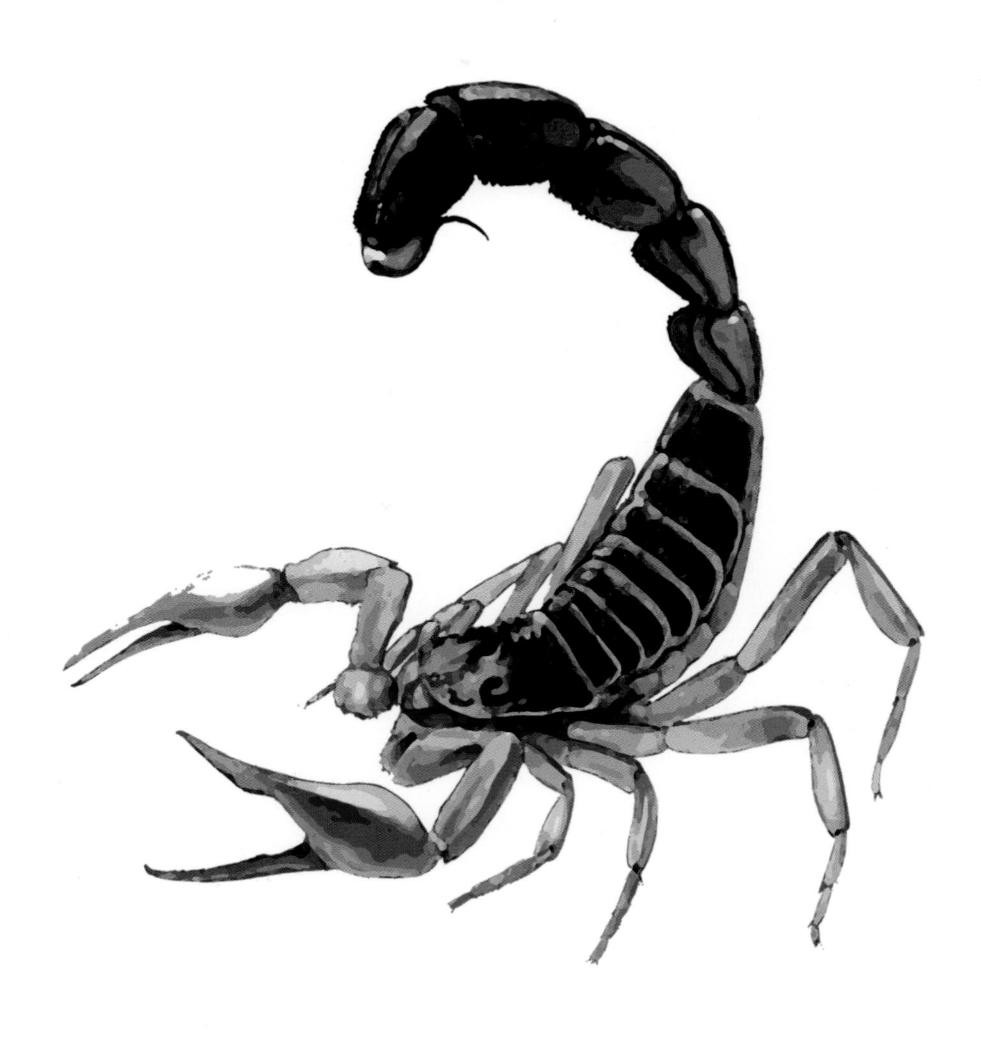

合欢皮

别名 合昏皮、夜合皮、合欢木皮。

来源 本品为豆科植物合欢 *Albizia julibrissin* Durazz. 的干燥树皮。

【形态特征】落叶乔木，伞形树冠。叶互生，伞房状花序，雄蕊花丝犹如缕状，半白半红，故有“马缨花”“绒花”之称。树干浅灰褐色，树皮轻度纵裂。枝粗而疏生，幼枝带棱角。叶为偶数羽状复叶，小叶10～30对，镰刀状圆形，昼开夜合。伞房花序头状，萼及花瓣均为黄绿色，五裂，花丝上部为红色或粉红色丝状，簇结成球。果实为荚果。花期6～7月，果期为10月。

【生境分布】生长于山谷、林缘、坡地，南北多有栽培。分布于辽宁、河北、陕西、甘肃、宁夏、新疆、山东、江苏、安徽、江西、福建、河南、湖北、湖南、广西、广东、四川、贵州、云南等地。

【采收加工】夏、秋两季剥取，晒干。

【性味归经】甘，平。归心、肝、肺经。

【功能主治】解郁安神，活血消肿。主治心神不安，忧郁失眠，肺痈，疮肿，跌扑伤痛。

【用法用量】水煎服，6～12克。外用：适量，研末，调敷。

【使用注意】阴虚津伤者慎用。

单方验方

①**夜盲：**合欢皮、千层塔各10克。水煎服。②**肺痈久不敛口：**合欢皮、白蔹各适量。水煎服。③**伤损筋骨：**合欢皮200克（炒干，研末），麝香、乳香各5克。每服15克，调温酒于不饥不饱时服。④**打仆伤损骨折：**合欢皮（去粗皮，取白皮，锉碎，炒令黄微黑色）200克，炒芥菜子50克。研为细末，睡前酒服；粗滓罨疮上，扎缚之。⑤**蜘蛛咬疮：**合欢皮适量。捣末，和铛下墨，调生油外涂。

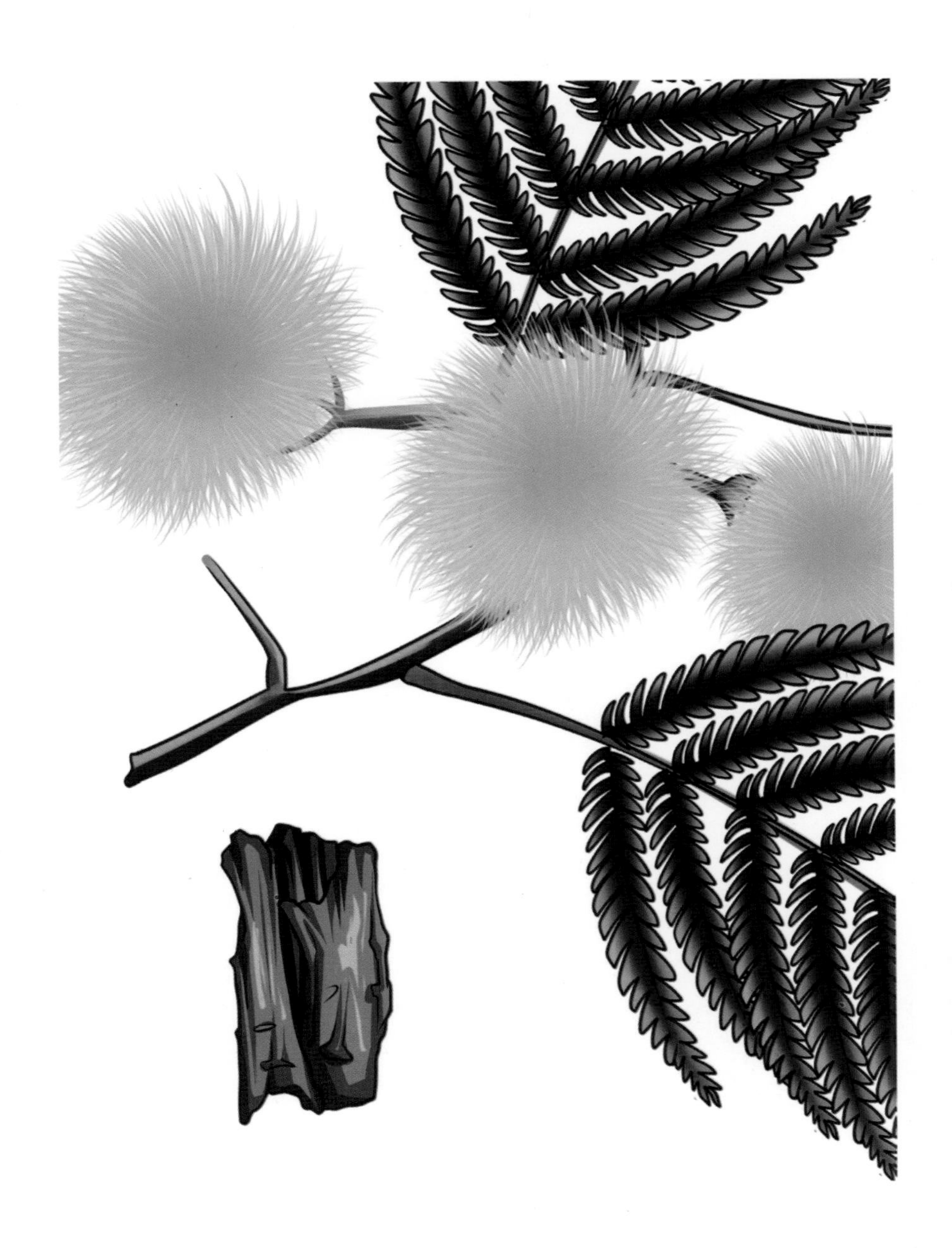

地骨皮

别名　杞根、地辅、地骨、地节、枸杞根、枸杞根皮。

来源　本品为茄科植物枸杞 *Lycium chinense* Mill. 的干燥根皮。

【形态特征】灌木，高1～2米。枝细长，常弯曲下垂，有棘刺。叶互生或簇生于短枝上，叶片长卵形或卵状披针形，长2～5厘米，宽0.5～1.7厘米，全缘，叶柄长2～10毫米。花1～4朵簇生于叶腋，花梗细；花萼钟状，3～5裂；花冠漏斗状，淡紫色，5裂，裂片与筒部几等长，裂片有缘毛；雄蕊5，子房2室。浆果卵形或椭圆状卵形，长0.5～1.5厘米，红色，内有多数种子，肾形，黄包。花、果期6～11月。

【生境分布】生长于田野或山坡向阳干燥处；有栽培。主产于河北、河南、陕西、四川、江苏、浙江等地。

【采收加工】春初或秋后采挖根部，剥取根皮，晒干。

【性味归经】甘，寒。归肺、肝、肾经。

【功能主治】凉血除蒸，清肺降火。主治阴虚潮热，骨蒸盗汗，肺热咳嗽，咯血，衄血，内热消渴。

【用法用量】水煎服，9～15克。

【使用注意】外感风寒发热及脾虚便溏者不宜用。

单方验方

①**骨蒸肌热、解一切虚烦躁、生津液**：地骨皮（洗后去心）、防风（去钗股）各50克，炙甘草0.5克。共研细末，每服10克，以水一盏，生姜3片，淡竹叶7片，水煎服。②**热劳**：地骨皮100克，柴胡（去苗）50克。捣罗为散，每服10克，用麦冬（去心）煎汤调下。③**小儿肺盛、气急喘嗽**：地骨皮、炒桑白皮各50克，炙甘草5克。锉为散，加粳米1撮，水二小盏，煎至七分，饭前服。④**风虫牙痛**：地骨皮适量。煎醋漱口；煎水饮亦可。⑤**血淋**：地骨皮适量。煎酒服；若新地骨皮加水捣汁，每盏入酒少许，空腹温服效果更佳。

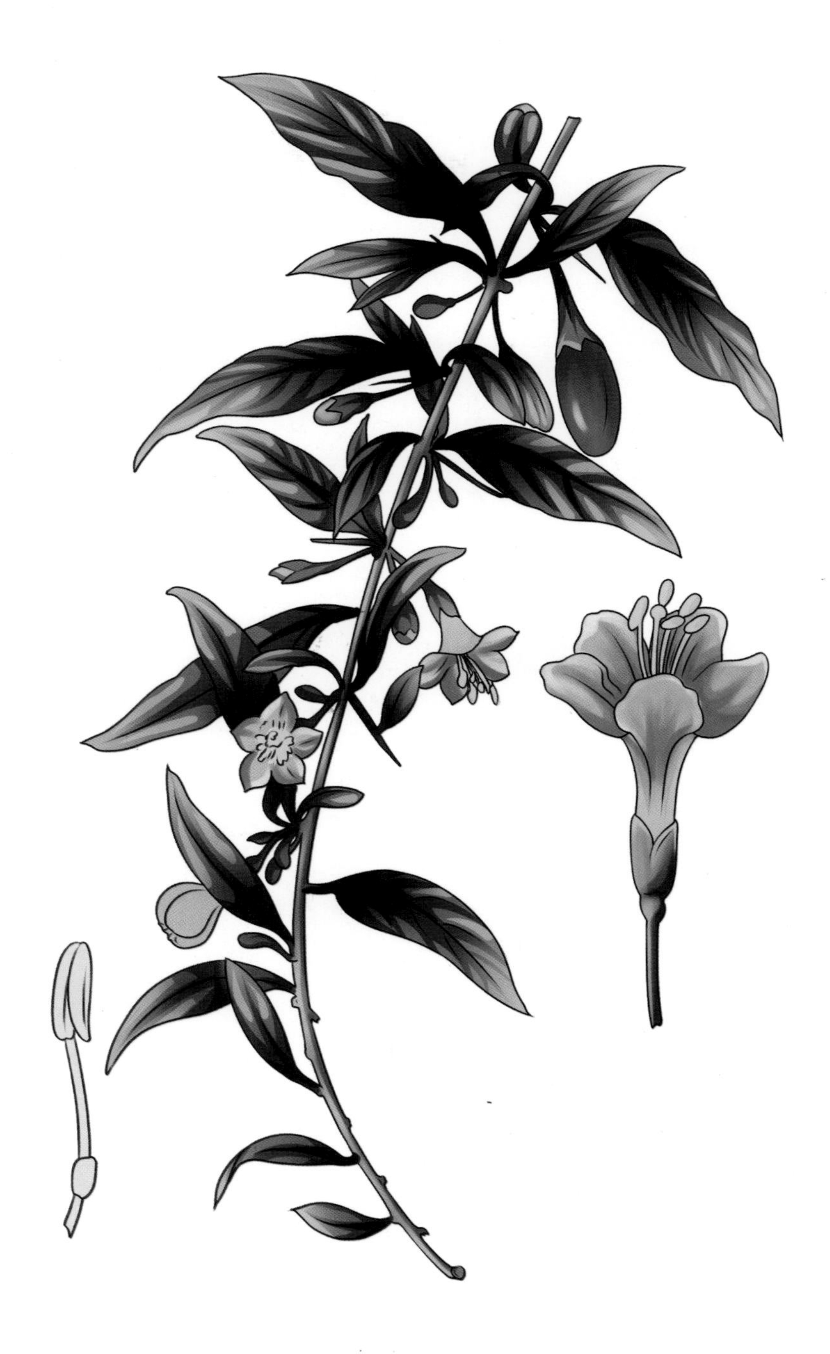

地榆

别名 黄瓜香、猪人参、山地瓜、血箭草。
来源 本品为蔷薇科植物地榆 *Sanguisorba officinalis* L. 等的根。

【形态特征】多年生草本，高50～100厘米，茎直立，有细棱。奇数羽状复叶，基生叶丛生，具长柄，小叶通常4～9对，小叶片卵圆形或长卵圆形，边缘具尖锐的粗锯齿，小叶柄基部常有小托叶；茎生叶有短柄，托叶抱茎，镰刀状，有齿。花小，暗紫红色，密集成长椭圆形穗状花序。瘦果暗棕色，被细毛。花、果期7～10月。
【生境分布】生长于山地的灌木丛、山坡、草原或田岸边。全国均产，以浙江、江苏、山东、安徽、河北等地产量多。
【采收加工】春季将发芽时或秋季植株枯萎后采挖，除去须根，洗净，干燥，或趁鲜切片，干燥。
【性味归经】苦、酸、涩，微寒。归肝、大肠经。
【功能主治】凉血止血，解毒敛疮。主治便血，痔血，血痢，崩漏，水火烫伤，痈肿疮毒。
【用法用量】水煎服，9～15克。外用：适量，研末涂敷患处。
【使用注意】本品酸涩性凉，虚寒性出血及出血挟瘀者慎服。大面积烧、烫伤，不宜大量以地榆外涂，以免引起药物性肝炎。

单方验方

①**鼻出血、功能失调性子宫出血、尿血：**地榆、飞廉、茜草各15克。水煎服。②**便血：**地榆、槐花各10克，五倍子5克。水煎服。③**胃肠炎：**地榆15～25克，兰香草50克。水煎服。④**胃及十二指肠球部溃疡出血：**地榆75克。制成煎剂200毫升，每次10毫升，每日3次。

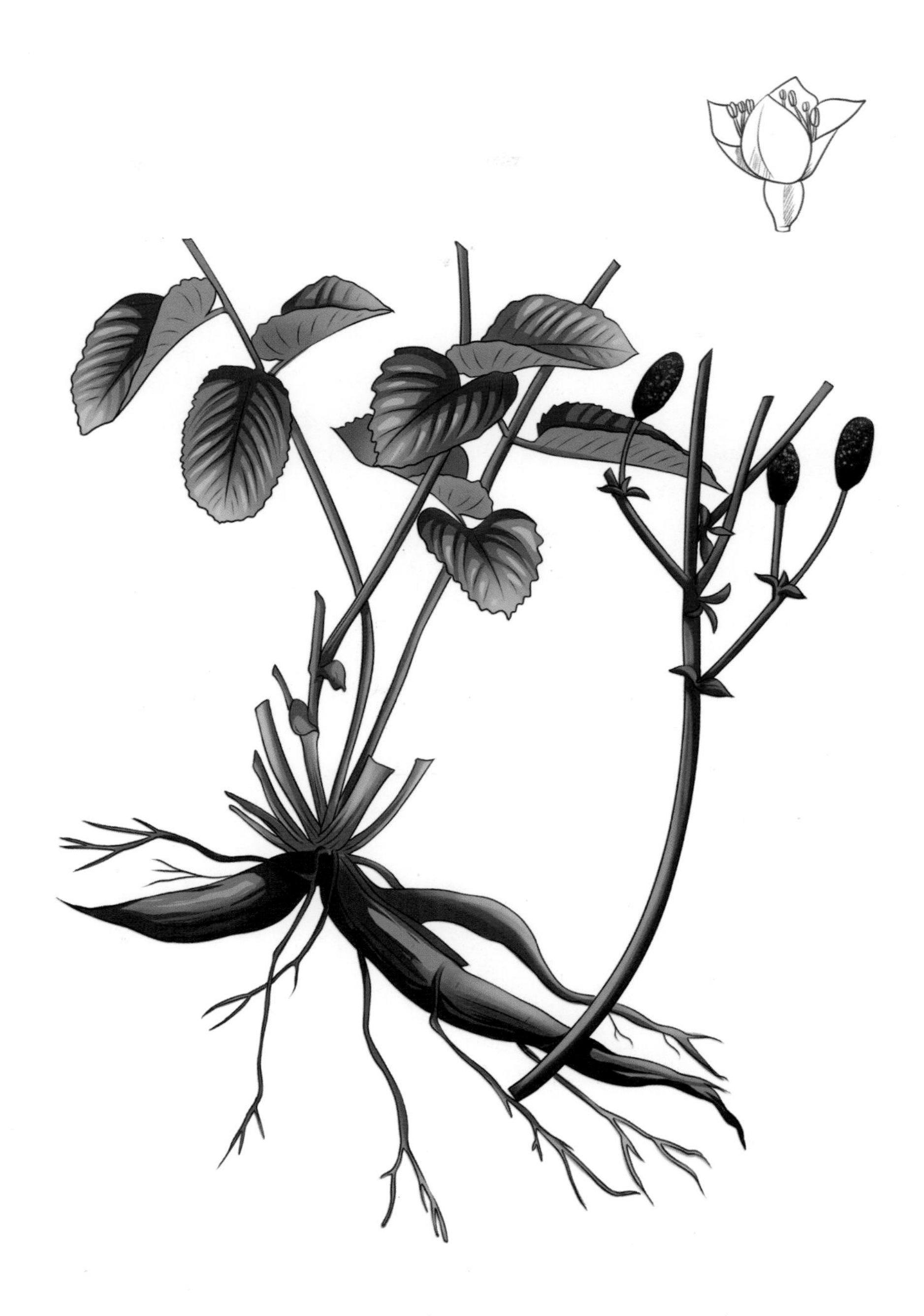

地肤子

别名 扫帚子、扫帚菜子。

来源 本品为藜科植物地肤 *Kochia scoparia* (L.) Schrad. 的干燥成熟果实。

【形态特征】一年生草本，高50～150厘米。茎直立，多分枝，绿色，秋季常变为红色地肤子，幼枝有白柔毛。叶互生，无柄；狭披针形至线状披针形，长1～7厘米，宽1～7毫米，先端渐尖，基部楔形，全缘，上面绿色，无毛，下面淡绿色，无毛或有短柔毛；幼叶边缘有白色长柔毛，其后逐渐脱落。花1朵或数朵生于叶腋，呈穗状花序；花小，黄绿色；花被筒状，先端5齿裂，裂片三角形，向内弯曲，包裹子房，中肋凸起似龙骨状，裂片背部有一绿色凸起物；雄蕊5，伸出于花被之外；子房上位，扁圆形，花柱极短，柱头2。胞果扁圆形，基部有宿存花被，展开成5枚横生的翅。种子1枚，扁球形，黑色。花期7～9月，果期8～10月。

【生境分布】生长于山野荒地、田野、路旁，栽培于庭园。全国大部分地区有产。

【采收加工】秋季果实成熟时采收植株，晒干，打下果实，除去杂质。

【性味归经】辛、苦，寒。归肾、膀胱经。

【功能主治】清热利湿，祛风止痒。主治小便涩痛，阴痒带下，风疹，湿疹，皮肤瘙痒。

【用法用量】水煎服，9～15克。外用：适量，煎汤熏洗。

【使用注意】不宜与海螵蛸同用。

单方验方

①**顽固性阴痒：**地肤子、黄柏各20克，白鲜皮、紫花地丁各30克，白矾10克。清水浸泡10分钟后煎沸25分钟，待温后擦洗患处，每日早、晚各1次。②**痔疮：**地肤子适量。新瓦上焙干，捣为散，每次9克，每日3次，陈粟米饮调下。③**荨麻疹：**地肤子30克。加水500毫升煎至250毫升，冲红糖30克，热服（盖被使出汗）。④**皮肤湿疮：**地肤子、白矾各适量。煎汤洗。⑤**皮肤湿疹：**地肤子、白鲜皮各25克，白矾15克。煎水熏洗。⑥**夜盲：**地肤子、决明子各15～20克。水煎，分2～3次服，每日1剂，连服10～15日。

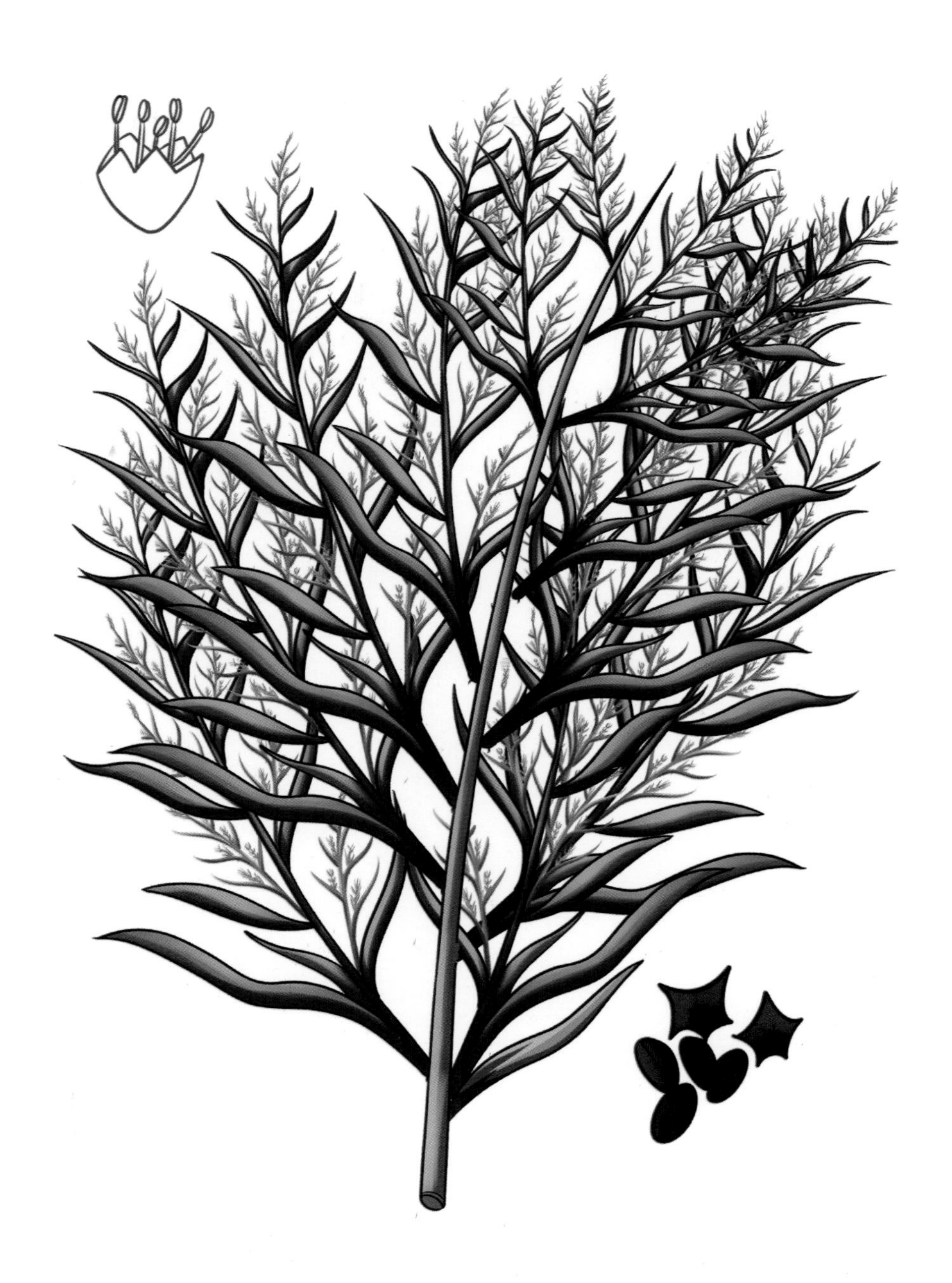

地锦草

别名 血见愁、奶汁草、莲子草、血经基、红莲草、小红筋草、铁线马齿苋。

来源 本品为大戟科植物地锦 *Euphorbia humifusa* Willd. 的干燥全草。

【形态特征】一年生匍匐草本。茎纤细，近基部分枝，带紫红色，无毛。叶对生，叶柄极短，托叶线形，通常3裂；叶片长圆形，长4～10毫米，宽4～6毫米，先端钝圆，基部偏狭，边缘有细齿，两面无毛或疏生柔毛，绿色或淡红色。杯状花序单生于叶腋；总苞倒圆锥形，浅红色，顶端4裂，裂片长三角形；腺体4，长圆形，有白色花瓣状附属物；子房3室；花柱3，2裂。蒴果三棱状球形，光滑无毛；种子卵形，黑褐色，外被白色蜡粉，长约1.2毫米，宽约0.7毫米。花期6～10月，果实7月渐次成熟。

【生境分布】生长于田野路旁及庭院间。全国各地均有分布，尤以长江流域及南方各省（区）为多。

【采收加工】夏、秋两季采收，除去杂质，晒干。

【性味归经】辛，平。归肝、大肠经。

【功能主治】清热解毒，凉血止血，利湿退黄。主治痢疾，泄泻，咯血，尿血，便血，崩漏，疮疖痈肿，湿热黄疸。

【用法用量】水煎服，9～20克。外用：适量。

【使用注意】无。

单方验方

①血痢不止：地锦草适量。晒干，研末，每服10克，空腹米饮下。②胃肠炎：鲜地锦草50～100克。水煎服。③感冒咳嗽：鲜地锦草50克。水煎服。

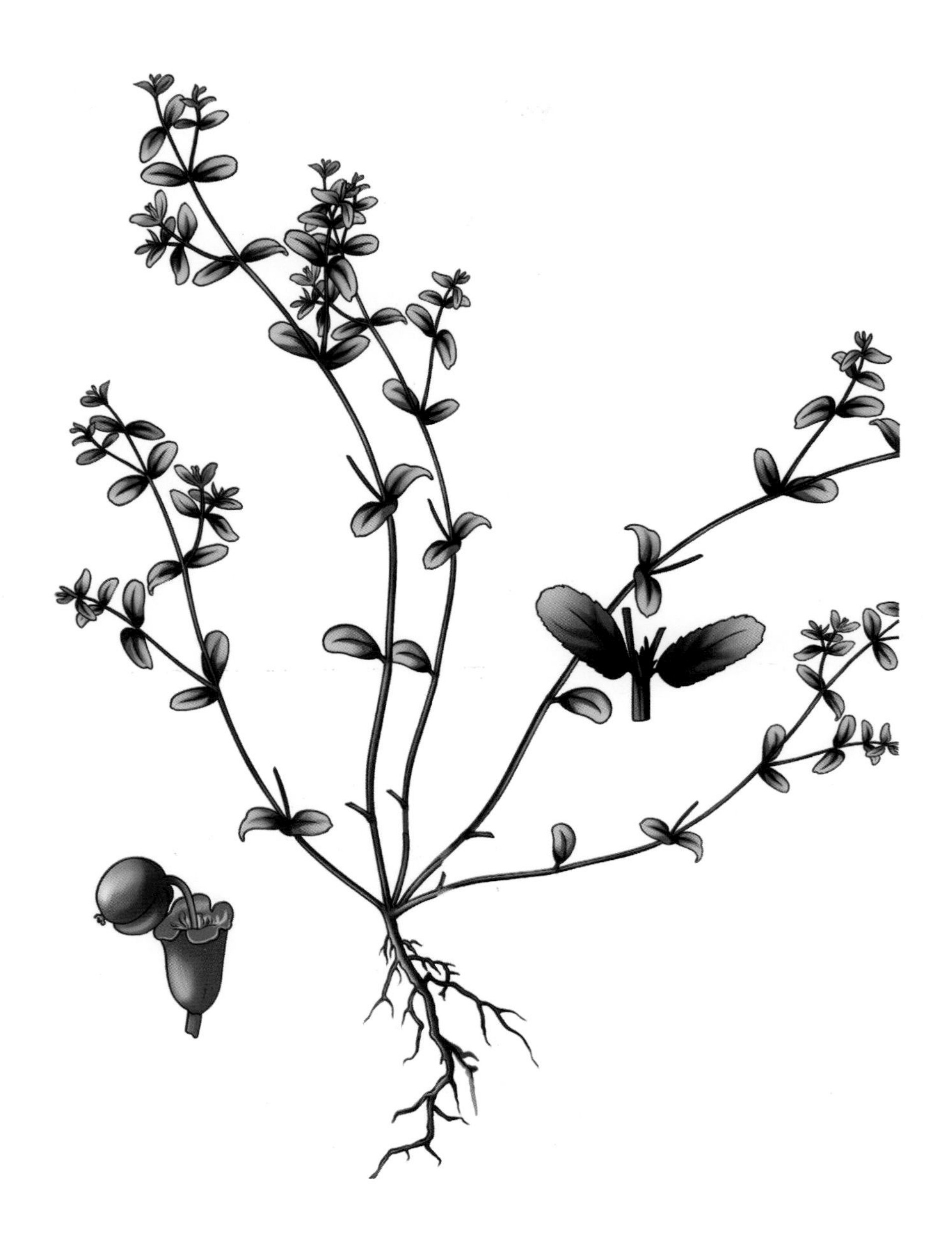

地龙

别名 曲蟮、抽串、坚蚕、引无、却行、黄犬。

来源 本品为钜蚓科动物通俗环毛蚓 *Pheretima vulgaris* Chen 的干燥体。

【形态特征】环带在XIV－XVI节，呈戒指状，无刚毛。体上刚毛环生。前端腹面刚毛也不粗而疏。受精囊腔较深广，前后缘均隆肿，外面可见到腔内大小各一的乳突。雄交配腔深而大，内壁多皱纹，有平顶乳突3个。雄孔位于腔底的一个乳突上，能全部翻出，形如阴茎。受精囊3对。前列腺1对，盲肠简单。体背色为草绿色，背中浅为深青色。

【生境分布】生长于潮湿、疏松的泥土中，行运迟缓，主产于广东、广西、福建等地。

【采收加工】春季至秋季捕捉，及时剖开腹部，除去内脏及泥沙，洗净，晒干或低温干燥。

【性味归经】咸，寒。归肝、脾、膀胱经。

【功能主治】清热定惊，通络，平喘，利尿。主治高热神昏，惊厥抽搐，癫痫，关节痹痛，肢体麻木，半身不遂，肺热喘咳，水肿尿少。

【用法用量】水煎服，5～10克。

【使用注意】脾胃素虚及血虚无瘀或出血者慎服。地龙有毒，有溶血作用，内服过量可产生毒副作用。

单方验方

①**抽筋：**地龙1条，胡黄连3克。水煎服，每日3次。②**偏头痛：**地龙、羌活各12克，川芎30～40克，天麻、白芷、醋延胡索、白芍各15克，细辛9克，甘草10克。水煎，分3次温服。③**支气管哮喘：**地龙15克，海螵蛸、天竺黄各9克。共研末，每次1.5克，每日3次，汤药送服。④**闭经：**干地龙3条，黄酒适量。同浸出味，早、晚饮用，连服数日。

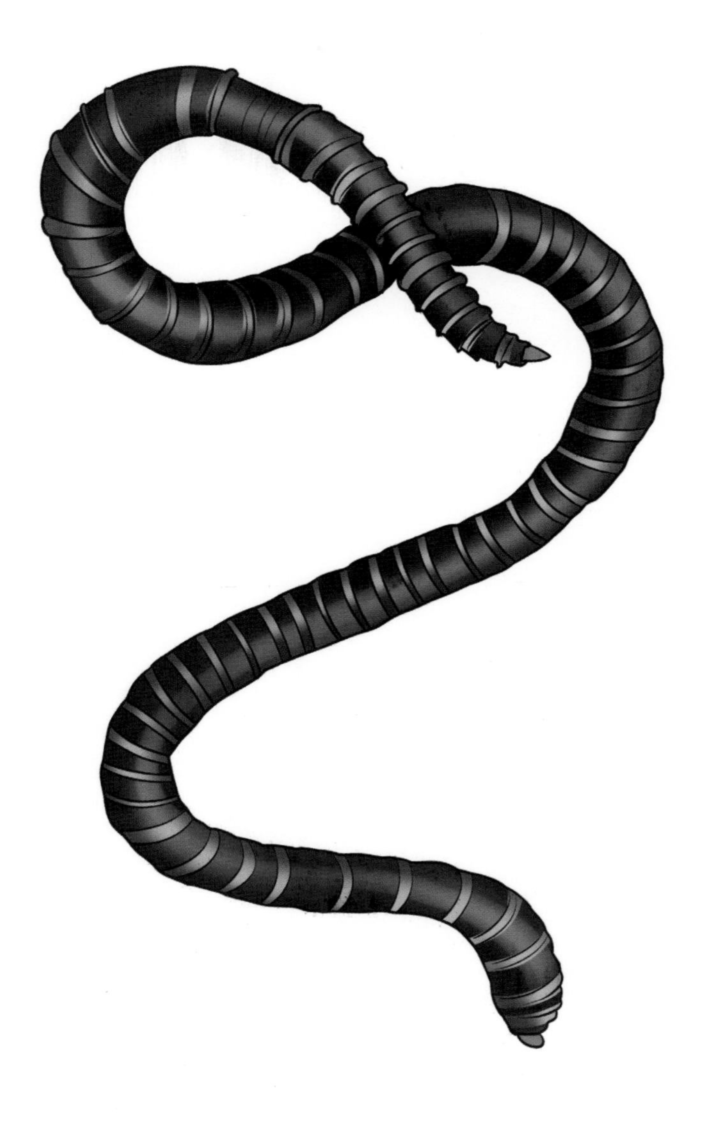

百合

别名 强瞿、山丹、番韭、倒仙。

来源 本品为百合科植物百合 *Lilium brownii* F. E. Brown var. *viridulum* Baker 的干燥肉质鳞茎。

【形态特征】多年生草本，高60～100厘米。鳞茎球状，白色，肉质，先端常开放如荷花状，长3.5～5厘米，直径3～4厘米，下面着生多数须根。茎直立，圆柱形，常有褐紫色斑点。叶4～5列互生；无柄；叶片线状披针形至长椭圆状披针形，长4.5～10厘米，宽8～20毫米，先端渐尖，基部渐狭，全缘或微波状，叶脉5条，平行。花大，单生于茎顶，少有1朵以上者；花梗长达3～10厘米；花被6片，乳白色或带淡棕色，倒卵形；雄蕊6，花药线形，丁字着生；雌蕊1，子房圆柱形，3室，每室有多数胚珠，柱头膨大，盾状。蒴果长卵圆形，室间开裂，绿色；种子多数。花期6～8月，果期9月。

【生境分布】生长于山野林内及草丛中。全国大部分地区均产，分布于湖南、浙江、江苏、陕西、四川等地。

【采收加工】秋季采挖，洗净，剥取鳞片，置沸水略烫，干燥。

【性味归经】甘，寒。归心、肺经。

【功能主治】养阴润肺，清心安神。主治阴虚燥咳，劳嗽咳血，虚烦惊悸，失眠多梦，精神恍惚。

【用法用量】水煎服，6～12克。

【使用注意】风寒咳嗽及中寒便溏者忌服。

单方验方

①**神经衰弱、心烦失眠：**百合25克，菖蒲6克，酸枣仁12克。水煎服，每日1剂。②**天疱疮：**生百合适量。捣烂，敷患处，每日1～2次。③**肺脓肿、化脓性肺炎：**百合30～60克。捣研，绞汁，加白酒适量，以温开水饮服。

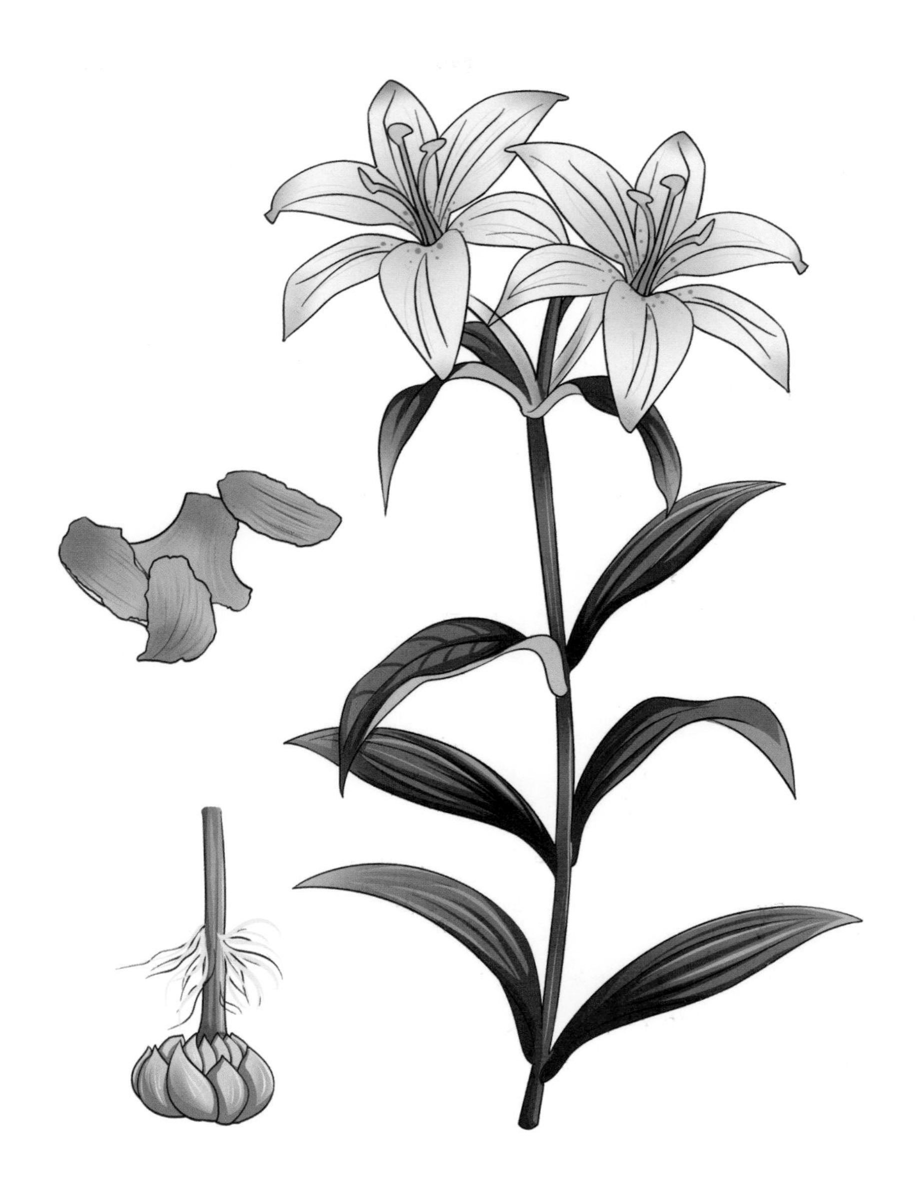

百部

别名 百奶、肥百部、制百部、百条根、九丛根、一窝虎、野天门冬。

来源 本品为百部科植物蔓生百部 *Stemona japonica* (Bl.) Miq. 等的干燥块根。

【形态特征】 多年生草本，高60～90厘米，全体平滑无毛。根肉质，通常作纺锤形，数个至数十个簇生。茎上部蔓状，具纵纹。叶通常4片轮生；卵形或卵状披针形，先端锐尖或渐尖，全缘或带微波状，基部圆形或近于截形，偶为浅心形，中脉5～9条，叶柄线形。花梗丝状，长1.5～2.5厘米，其基部贴生于叶片中脉上，每梗通常单生1花，花被4片，淡绿色，卵状披针形至卵形；雄蕊4，紫色，花丝短，花药内向，线形，顶端有一线形附属体；子房卵形，甚小，无花柱。蒴果广卵形而扁，内有长椭圆形的种子数粒。花期5月，果期7月。

【生境分布】 生长于阳坡灌木林下或竹林下。分布于安徽、江苏、湖北、浙江、山东等地。

【采收加工】 春、秋两季采挖，除去须根，洗净，置沸水中略烫或蒸至无白心，取出，晒干。

【性味归经】 甘、苦，微温。归肺经。

【功能主治】 润肺下气止咳，杀虫灭虱。主治新久咳嗽，肺痨咳嗽，顿咳；外用于头虱，体虱，蛲虫病，阴痒。蜜百部润肺止咳。主治阴虚劳嗽。

【用法用量】 水煎服，3～9克。外用：适量，水煎或酒浸。

【使用注意】 脾虚便溏者慎服。本品有小毒，服用过量，可引起呼吸中枢麻痹。

单方验方

①**卒得咳嗽：** 百部汁、生姜汁各适量。合煎服120毫升。②**暴嗽：** 百部适量。捣成汁，和蜂蜜等量，沸汤煎成膏咽之。③**喉癣：** 百部、款冬花各50克，麦冬150克，桔梗15克。共为细末，炼蜜为丸（如芡实大），噙化，每日3丸。

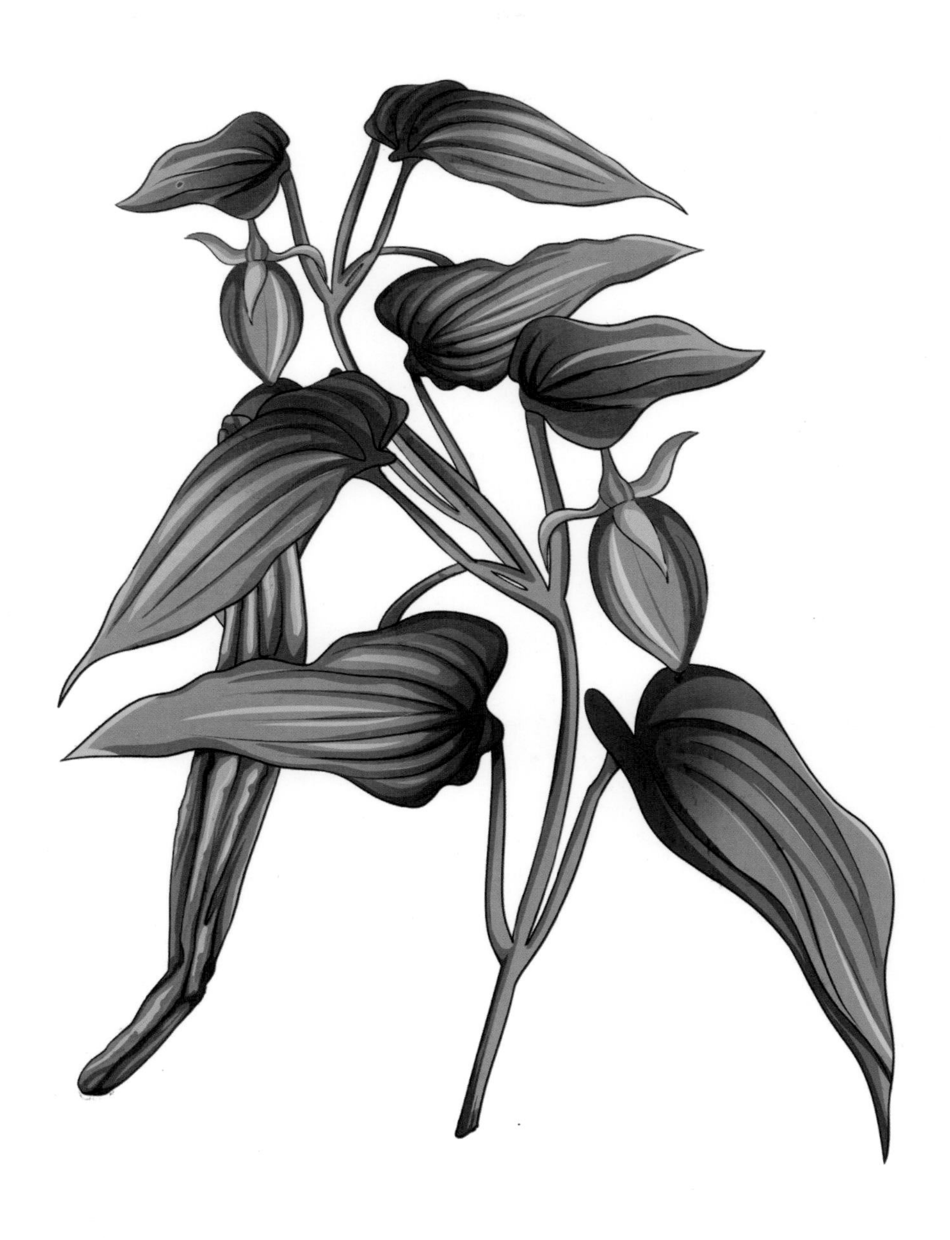

竹茹

别名 竹皮、青竹茹、嫩竹茹、细竹茹、淡竹茹、淡竹皮茹。

来源 本品为禾本科植物青秆竹 *Bambusa tuldoides* Munro 的茎秆的干燥中间层。

【形态特征】植株木质化，呈乔木状。竿高6～18米，直径5～7厘米，成长后仍为绿色，或老时为灰绿色，竿环及箨环均甚隆起。箨鞘背面无毛或上部具微毛，黄绿至淡黄色而具有灰黑色之斑点和条纹；箨耳及其繸毛均极易脱落；箨叶长披针形，有皱折，基部收缩；小枝具叶1～5片，叶鞘鞘口无毛；叶片深绿色，无毛，窄披针形，宽1～2厘米，次脉6～8对，质薄。穗状花序小技排列成覆瓦状的圆锥花序；小穗含2～3花，顶端花退化，外稃锐尖，表面有微毛；内稃先端有2齿，生微毛，长12～15毫米；鳞被数目有变化，3至1枚或缺如，披针形，长约3毫米；花药长7～10毫米，开花时，以具有甚长之花丝而垂悬于花外；子房呈尖卵形，顶生一长形之花柱，两者共长约7毫米，柱头3枚，呈帚刷状。笋期4～5月，花期10月至次年5月。

【生境分布】生长于路旁、山坡，也有栽培的。分布于长江流域和南方各省。

【采收加工】全年均可采制，取新鲜茎，除去外皮，将稍带绿色的中间层刮成丝条，或削成薄片，捆扎成束，阴干。前者称“散竹茹”，后者称“齐竹茹”。

【性味归经】甘，微寒。归肺、胃、心、胆经。

【功能主治】清热化痰，除烦，止呕。主治痰热咳嗽，胆火挟痰，惊悸不宁，心烦失眠，中风痰迷，舌强不语，胃热呕吐，妊娠恶阻，胎动不安。

【用法用量】水煎服，5～10克。

【使用注意】寒痰咳嗽、胃寒呕吐者勿用。

单方验方

①**小便出血**：竹茹适量。水煎服。②**百日咳**：竹茹9克，蜂蜜100克。将竹茹水煎，取汁入蜂蜜煮沸服；每日1剂，连服3剂。③**肺热痰咳**：竹茹、苦杏仁、枇杷叶各9克，桑白皮12克，黄芩4.5克。水煎服。

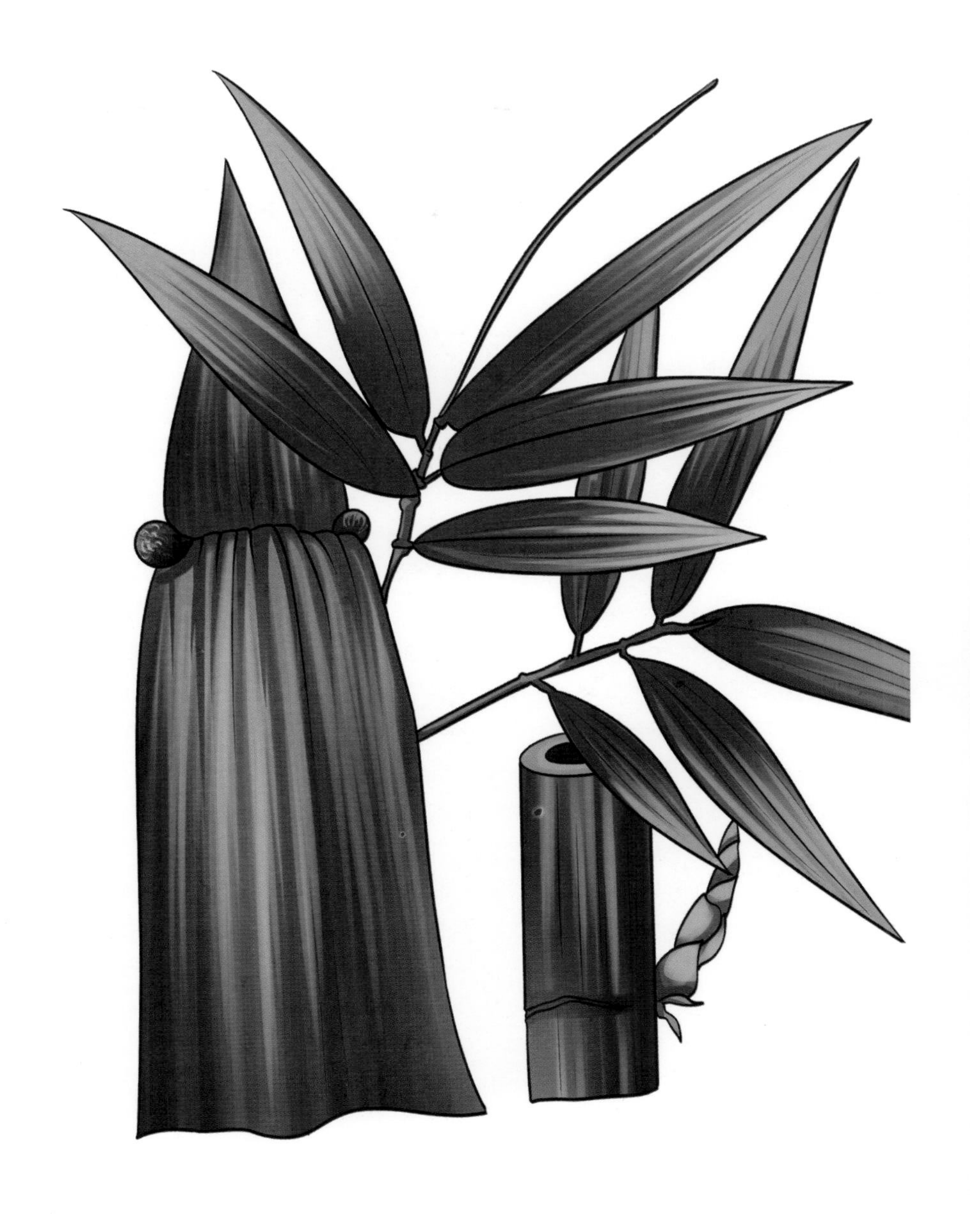

竹节参

别名 明七、白三七、竹根七、萝卜七、蜈蚣七、竹节人参。

来源 本品为五加科植物竹节参 *Panax japonicus* C. A. Mey. 的干燥根茎。

【形态特征】多年生草本，野生高50～80厘米，栽培植株高可达150厘米。根茎横卧，呈竹鞭状，肉质肥厚，白色，结节间具凹陷茎痕，栽培品根茎可重达1千克，叶为掌状复叶，3～5枚轮生于茎顶；叶柄长8～11厘米；小叶通常5，叶片膜质，倒卵状椭圆形至长圆状椭圆形，长5～18厘米，宽2～6.5厘米，先端渐尖，稀长尖，基部楔形至近圆形，边缘具细锯齿或重锯齿，上面叶脉无毛或疏生刚毛，下面无毛或疏生密毛。伞形花序单生于茎顶，通常有花50～80朵，栽培品可达2500朵，总花梗长12～70厘米，无毛或有疏短柔毛；花小，淡绿色，小花梗长约10毫米；花萼绿色，先端5齿，齿三角状卵形；花瓣5，长卵形，覆瓦状排列；雄蕊5，花丝较花瓣短；子房下位，2～5室，花柱2～5，中部以下连合，上部分离，果时外弯。核果状浆果，球形，初熟时红色，全熟时顶部紫黑色，直径5～7毫米。种子2～5，白色，三角状长卵形，长约4.5毫米。花期5～6月，果期7～9月。

【生境分布】生长于海拔1800～2600米的山谷阔叶林中。分布于西南各省（区）及陕西、甘肃、安徽、浙江、江西、福建、河南、湖南、湖北、广西、西藏等地。

【采收加工】秋季采挖，除去主根及外皮，干燥。

【性味归经】甘、微苦，温。归肝、脾、肺经。

【功能主治】散瘀止血，消肿止痛，祛痰止咳，补虚强壮。主治痨嗽咯血，跌扑损伤，咳嗽痰多，病后虚弱。

【用法用量】水煎服，6～9克。

【使用注意】孕妇忌服。无虚无瘀者不宜用。

单方验方

①**肺结核吐血：**竹节参、白茅根、茜草、麦冬、天冬各15克。水煎服。②**跌打损伤：**竹节参、当归、川芎各15克，红花、桃仁各10克。水煎服。

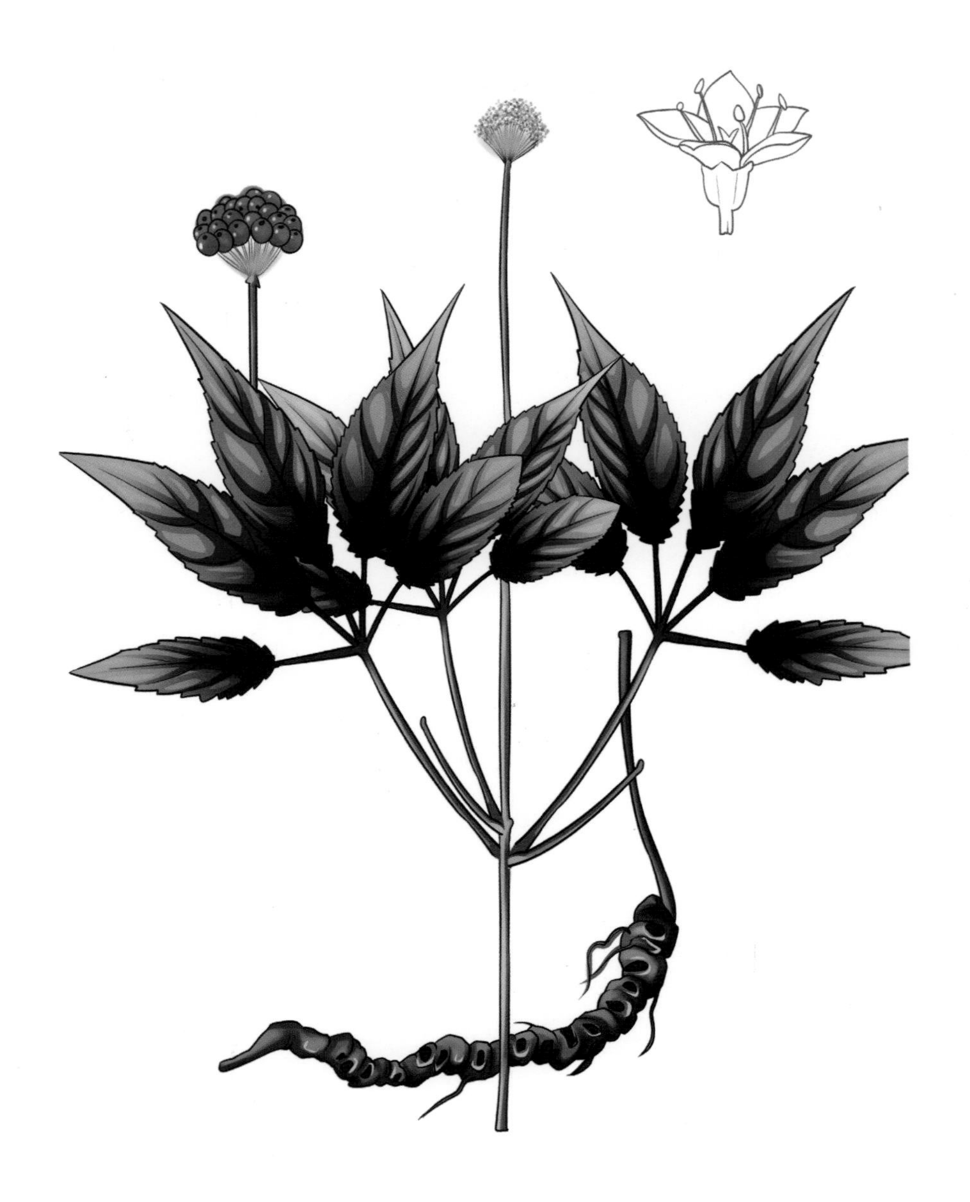

肉桂

别名 玉桂、牡桂、菌桂、筒桂、大桂、辣桂。

来源 本品为樟科植物肉桂 *Cinnamomum cassia* Presl 的干燥树皮。

【形态特征】常绿乔木，树皮灰褐色，幼枝多有4棱。叶互生，叶片革质长椭圆形或近披针形，先端尖，基部钝，全缘，3出脉于背面明显隆起。圆锥花序腋生或近顶生，花小白色，花被6片，能育雄蕊9，子房上位，胚珠1枚。浆果椭圆形，长1厘米，黑紫色，基部有浅杯状宿存花被。种子长圆形，紫色。花期5～7月，果期至次年2～3月。

【生境分布】生长于海拔1800～2600米的山谷阔叶林中。分布于西南各省（区）及陕西、甘肃、安徽、浙江、江西、福建、河南、湖南、湖北、广西、西藏等地。

【采收加工】多于秋季剥取，阴干。

【性味归经】辛、甘，大热。归肾、脾、心、肝经。

【功能主治】补火助阳，引火归元，散寒止痛，温通经脉。主治阳痿宫冷，腰膝冷痛，肾虚作喘，虚阳上浮，眩晕目赤，心腹冷痛，虚寒吐泻，寒疝腹痛，痛经经闭。

【用法用量】水煎服，1～5克。

【使用注意】有出血倾向者及孕妇慎用；不宜与赤石脂同用。

单方验方

①**面赤口烂、腰痛足冷**：肉桂、细辛各3克，玄参、熟地黄、知母各15克。水煎服。②**支气管哮喘**：肉桂粉1克。加入无水酒精10毫升，静置10小时后取上清液0.15～0.3毫升，加2%普鲁卡因至2毫升混匀，注入两侧肺俞穴，每穴0.1毫升。心脏功能代偿不全及高衰竭患者忌用。③**老年性支气管肺炎对本病阳虚型患者**：肉桂9克。捣冲，分3次服，症状减轻后改为6克，服3剂；再用肾气丸18克，调理1周。④**肾阳虚腰痛**：肉桂粉适量。每次5克，每日2次，3周为1个疗程。

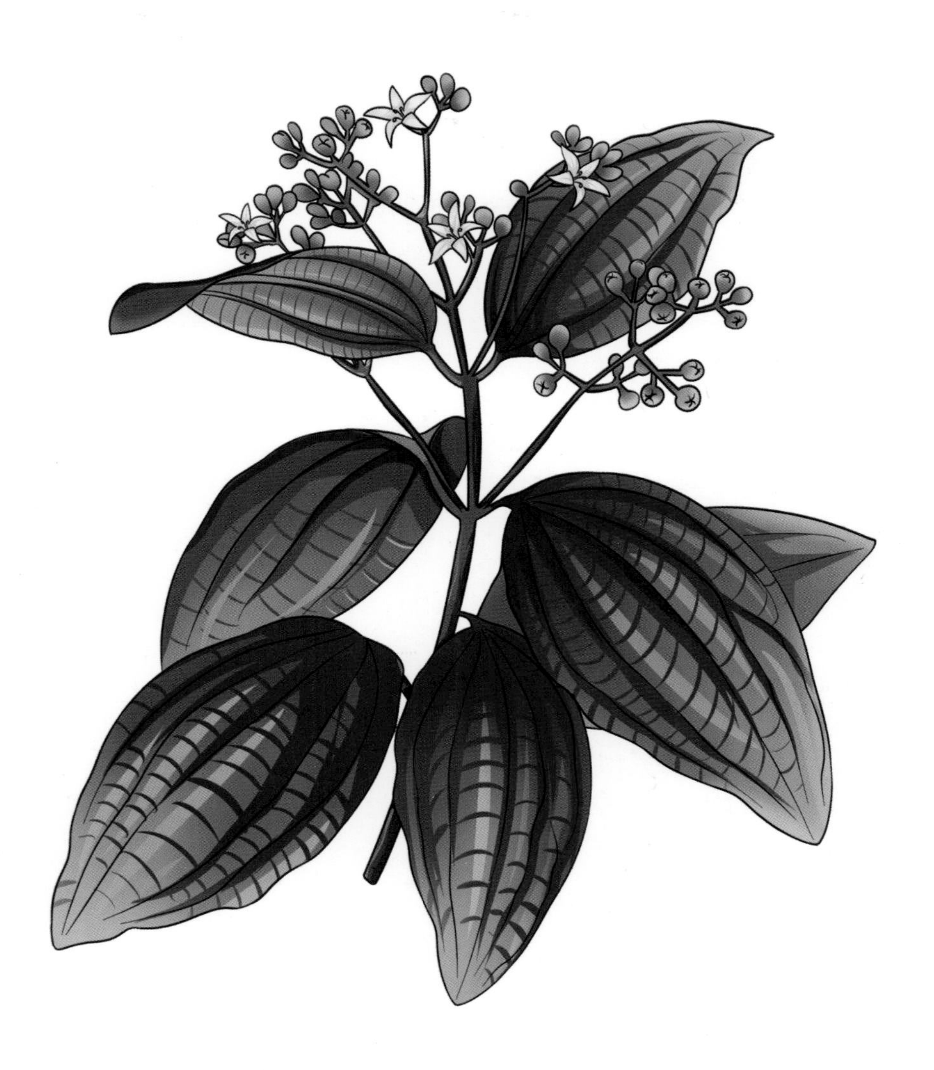

肉苁蓉

别名 大芸（淡大芸）、寸芸、苁蓉（甜苁蓉、淡苁蓉）、地精、查干告亚。
来源 本品为列当科植物肉苁蓉 *Cistanche deserticola* Y. C. Ma 的干燥带鳞叶的肉质茎。

【形态特征】多年生寄生草本，高80～100厘米。茎肉质肥厚，不分枝。鳞叶黄色，肉质，覆瓦状排列，披针形或线状披针形。穗状花序顶生于花茎；每花下有1苞片，小苞片2，基部与花萼合生；背面被毛，花萼5浅裂，有缘毛；花冠管状钟形，黄色，顶端5裂，裂片蓝紫色；雄蕊4。蒴果卵形，褐色。种子极多，细小。花期5～6月。

【生境分布】生长于盐碱地、干河沟沙地、戈壁滩一带。寄生在红沙、盐爪爪、着叶盐爪、珍珠、西伯利亚白刺等植物的根上。分布于内蒙古、陕西、甘肃、宁夏、新疆等地。

【采收加工】春季苗刚出土或秋季冻土之前采挖，除去茎尖。切段，晒干。

【性味归经】甘、咸，温。归肾、大肠经。

【功能主治】补肾阳，益精血，润肠通便。主治肾阳不足，精血亏虚，阳痿不孕，腰膝酸软，筋骨无力，肠燥便秘。

【用法用量】水煎服，6～10克。

【使用注意】药力和缓，用量宜大。助阳滑肠，故阳事易举、精滑不固、腹泻便溏者忌服。实热便秘者不宜用。

单方验方

①**阳痿、遗精、腰膝痿软：**肉苁蓉、韭菜子各9克。水煎服。②**神经衰弱、健忘、听力减退：**肉苁蓉、枸杞子、五味子、麦冬、黄精、玉竹各适量。水煎服。

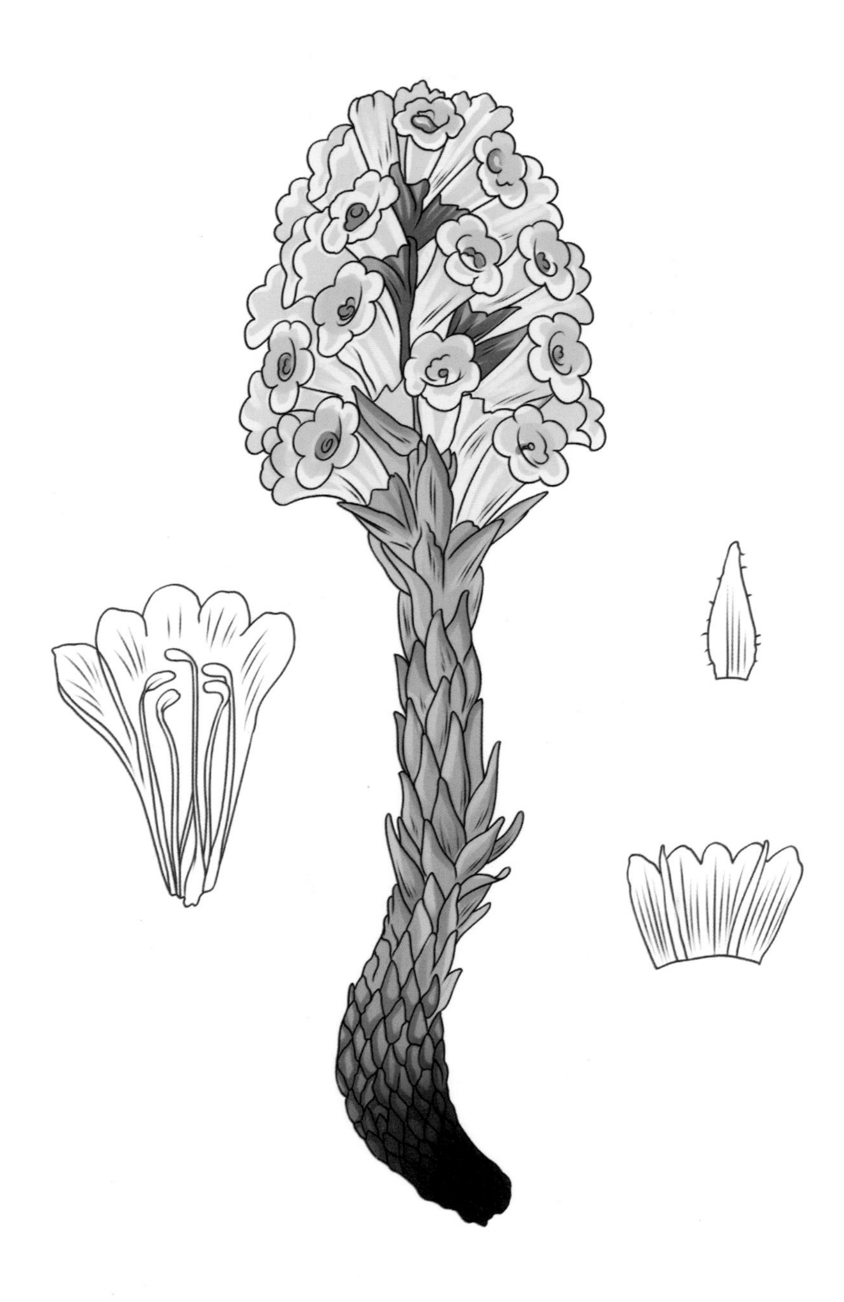

血竭

别名　海蜡、骐驎竭、麒麟血、木血竭。
来源　本品为棕榈科植物麒麟竭 *Daemonorops draco* Bl. 果实渗出的树脂经加工制成。

【形态特征】多年生常绿藤本。云状复叶在枝梢互生，基部有时近于对生；叶柄和叶轴均被稀疏小刺，小叶片多数，互生，条形至披针形。花单性，雌雄异株，肉穗花序形大，具有圆锥状分枝；基部外被长形蓖包，花黄色。果实核果状，阔卵形或近球形，果皮猩红色，表皮密被覆瓦状鳞片。种子1颗。
【生境分布】多为栽培，分布于马来西亚、印度尼西亚、伊朗等地，我国广东、台湾等地亦有栽培。
【采收加工】采收成熟果实捣烂，置布袋中，榨取树脂，然后煎熬至胶状，冷却凝固成块状物；或取果实，置笼内蒸，使树脂渗出；也有将树干砍破或钻以若干个小孔，使树脂自然渗出，凝固而成。
【性味归经】甘、咸，平。归心、肝经。
【功能主治】活血定痛，化瘀止血，生肌敛疮。主治跌打损伤，心腹瘀痛，外伤出血，疮疡不敛。
【用法用量】水煎服，研末，1～2克；或入丸剂。外用：研末，撒或入膏药用。
【使用注意】无瘀血者不宜用。

单方验方

①伤损筋骨，疼痛不可忍：血竭、赤芍、没药、桂心、当归（锉，微炒）各30克，白芷60克。捣细罗为散，以温酒调下。每次6克，每日3～4次。**②腹中血块：**血竭、没药、滑石、牡丹皮（同煮过）各30克。共为末，醋糊丸（梧桐子大），开水冲服。**③产后败血冲心、胸满气喘：**血竭适量。研细末，温酒调服。**④痔漏疼痛不可忍：**血竭适量。为细末，用自津唾调涂，频为妙。

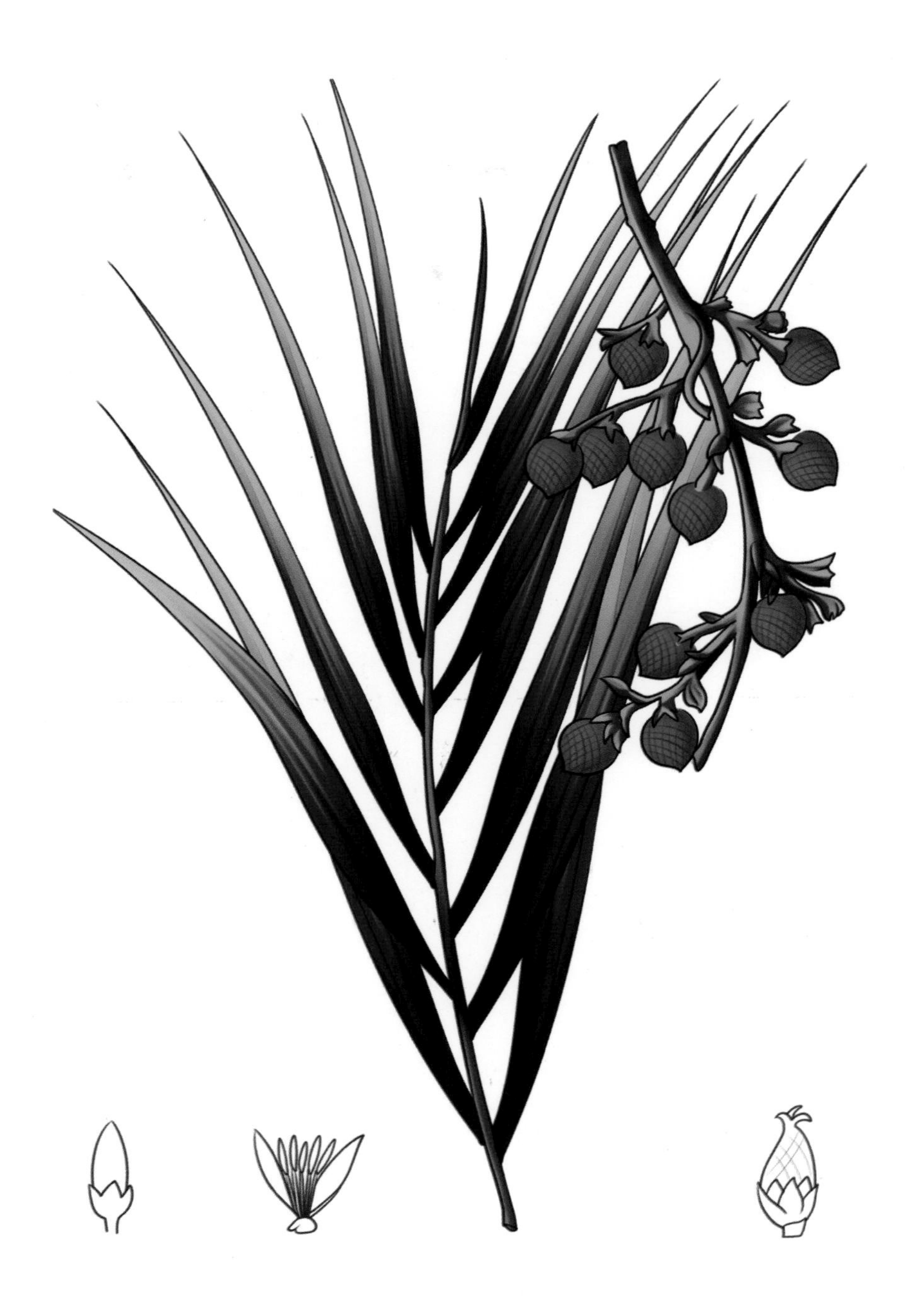

西洋参

别名 洋参、花旗参、美国人参。

来源 本品为五加科植物西洋参 *Panax quinquefolium* L. 的干燥根。

【形态特征】多年生草本。茎单一，不分枝。1年生无茎，生3出复叶1枚，2年生有2枚3出或5出复叶；3至5年轮生三五枚掌状复叶，复叶中两侧小叶较小，中间一片小叶较大，小叶倒卵形，边缘具细重锯齿，但小叶下半部边缘的锯齿不明显。总叶柄长4～7厘米。伞状花序顶生，总花梗常较叶柄略长。花6～20朵，萼绿色。浆果状核果，扁圆形，熟时鲜红色，种子2枚。花期5～6月，果期6～9月。

【生境分布】均系栽培品，生长于土质疏松、土层较厚、肥沃、富含腐殖质的森林沙质土壤上。分布于美国、加拿大及法国，我国也有栽培。

【采收加工】秋季采挖，洗净，晒干或低温干燥。

【性味归经】甘、微苦，凉。归心、肺、肾经。

【功能主治】补气养阴，清热生津。主治气虚阴亏，虚热烦倦，咳喘痰血，内热消渴，口燥咽干。

【用法用量】水煎服，3～6克，另煎兑服。

【使用注意】中阳虚衰、寒湿中阻及气郁化火等一切实证、火郁之证均应忌服。反藜芦；忌铁器及火炒炮制本品。

单方验方

①**失眠**：西洋参3克，灵芝15克。水煎，代茶饮。②**热病气阴两伤、烦热口渴，或老人气阴虚少、咽干口燥、津液不足、舌干少苔**：西洋参3克，麦冬10克。沸水浸泡，代茶饮。③**气虚**：西洋参、麦冬、石斛、六一散各10克。开水冲饮，渣可以嚼着吃。④**大便出血**：西洋参适量。蒸龙眼肉服。

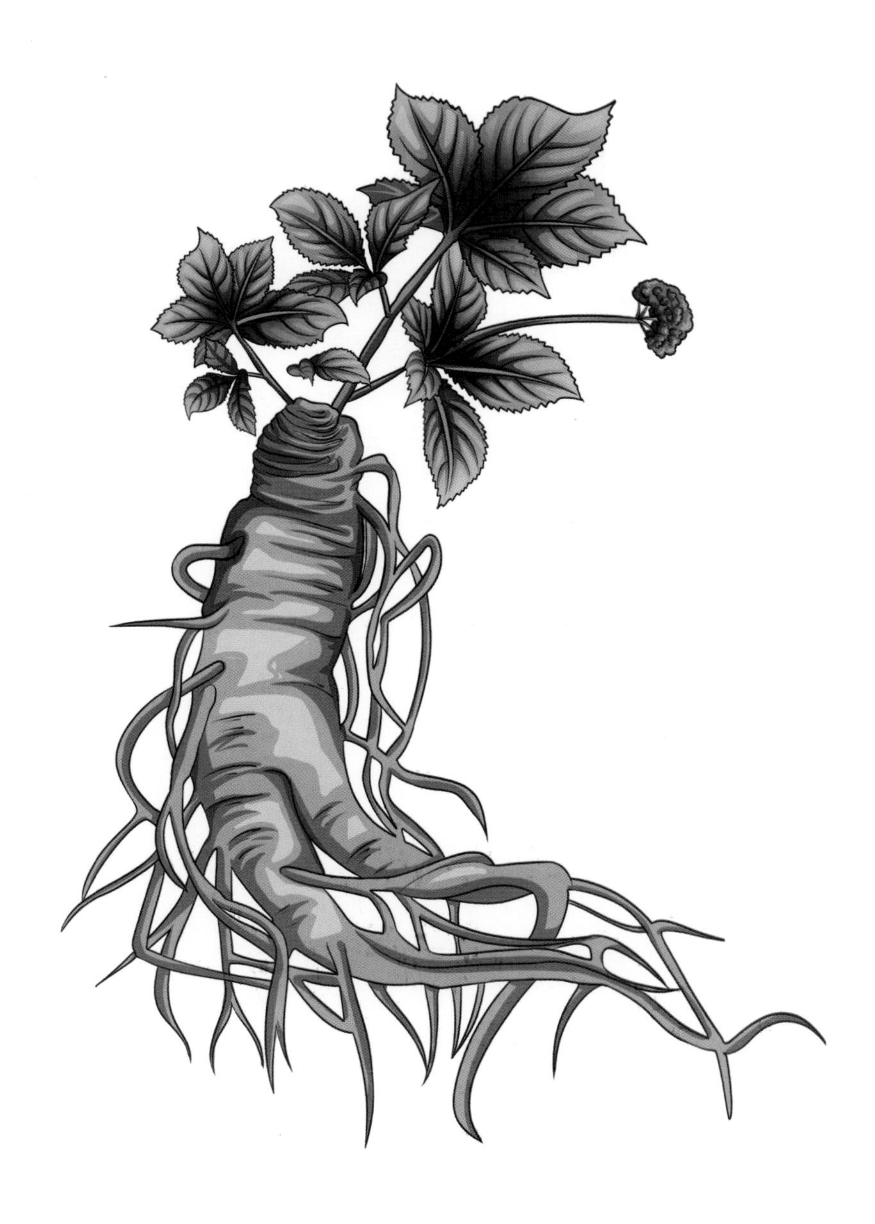

延胡索

别名 元胡、延胡、玄胡索、元胡索。

来源 本品为罂粟科植物延胡索 *Corydalis yanhusuo* W. T. Wang 的干燥块茎。

【形态特征】多年生草本，高10～20厘米。块茎球形。地上茎短，纤细，稍带肉质，在基部之上生1鳞片。基生叶和茎生叶同形，有柄；茎生叶为互生，2回3出复叶，第2回往往分裂不完全而呈深裂状，小叶片长椭圆形、长卵圆形或线形，长约2厘米，先端钝或锐尖，全缘。总状花序，顶生或对叶生；苞片阔披针形；花红紫色，横着于纤细的小花梗上，小花梗长约6毫米；花萼早落；花瓣4，外轮2片稍大，边缘粉红色，中央青紫色，上部1片，尾部延伸成长距，距长约占全长的一半，内轮2片比外轮2片狭小，上端青紫色，愈合，下部粉红色；雄蕊6，花丝连合成两束，每束具3花药；子房扁柱形，花柱细短，柱头2，似小蝴蝶状。果为蒴果。花期4月，果期5～6月。

【生境分布】生长于稀疏林、山地、树林边缘的草丛中。分布于浙江、江苏、湖北、湖南、安徽、江西等地。本品为浙江特产，尤以金华地区产品最佳。

【采收加工】夏初茎叶枯萎时采挖，除去须根，洗净，置沸水中煮至无白心时，取出，晒干。

【性味归经】辛、苦，温。归肝、脾经。

【功能主治】活血，行气，止痛。主治胸胁、脘腹疼痛，胸痹心痛，经闭痛经，产后瘀阻，跌扑肿痛。

【用法用量】水煎服，3～10克；研末，吞服，每次1.5～3克。

【使用注意】孕妇慎服。

单方验方

①**尿血（非器质性疾病引起的）：**延胡索50克，朴硝37.5克。共研为末，每次20克，水煎服。②**产后恶露下不尽、腹内痛：**延胡索末5克。温酒调下。③**跌打损伤：**延胡索适量。炒黄研细，每次5～10克，开水送服（也可加黄酒同服）。④**疝气危急：**延胡索（盐炒）、全蝎（去毒，生用）各等份。研为末，每次2.5克，空腹盐酒下。⑤**血瘀经闭、腹痛：**延胡索、红花各15克，三棱10克，丹参25克，赤芍、香附各20克。水煎服。

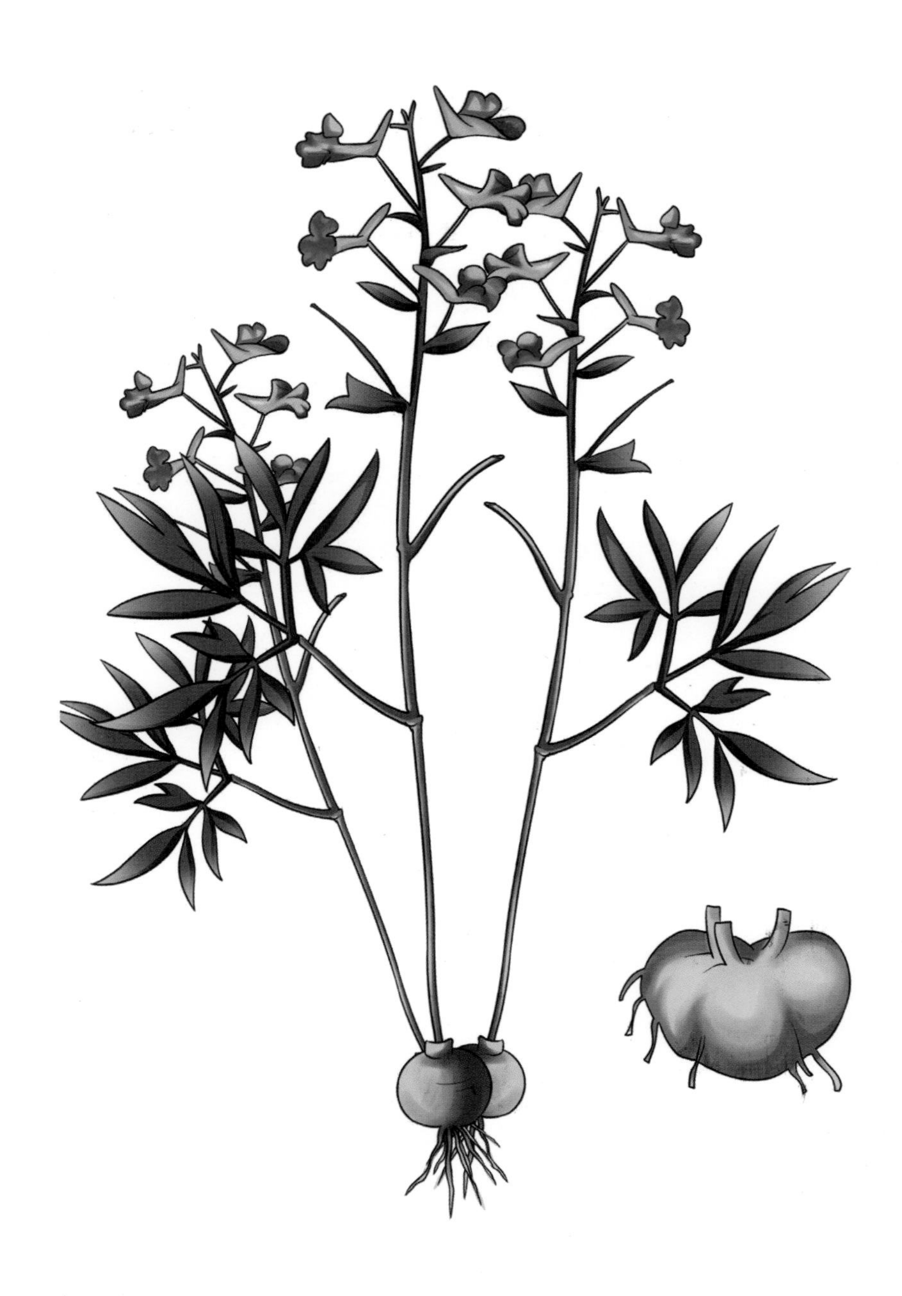

决明子

别名 羊明、羊角、草决明、还瞳子、马蹄决明。
来源 本品为豆科植物决明 *Cassia obtusifolia* L. 等的干燥成熟种子。

【形态特征】一年生半灌木状草本，高1～2米，上部多分枝，全体被短柔毛。双数羽状复叶互生，有小叶2～4对，在下面两小叶之间的叶轴上有长形暗红色腺体；小叶片倒卵形或倒卵状短圆形，长1.5～6.5厘米，宽1～3厘米，先端圆形，有小突尖，基部楔形，两侧不对称，全缘。幼时两面疏生柔毛。花成对腋生，小花梗长1～2.3厘米；萼片5，分离；花瓣5，黄色，倒卵形，长约12毫米，具短爪，最上瓣先端有凹，基部渐窄；发育雄蕊7，3枚退化。子房细长弯曲，柱头头状。荚果4棱柱状，略扁，稍弯曲。长15～24厘米，果柄长2～4厘米。种子多数，菱状方形，淡褐色或绿棕色，有光泽，两侧面各有一条线形的宽0.3～0.5毫米的浅色斜凹纹。花期6～8月，果期9～10月。
【生境分布】生长于村边、路旁和旷野等处。分布于安徽、广西、四川、浙江、广东等地，南北各地均有栽培。
【采收加工】秋季采收成熟果实，晒干，打下种子，除去杂质。
【性味归经】甘、苦、咸，微寒。归肝、肾、大肠经。
【功能主治】清肝明目，润肠通便。主治目赤涩痛，羞明多泪，头痛眩晕，目暗不明，大便秘结。
【用法用量】水煎服，9～15克。
【使用注意】气虚便溏者慎用。

单方验方

①**肥胖症：**决明子、泽泻各12克，番泻叶1.5克。每日1剂，水煎汁，分2次服。②**夜盲症：**决明子、枸杞子各9克，猪肝适量。水煎，食肝服汤。③**雀目：**决明子100克，地肤子50克。上捣细罗为散，饭后以清粥饮调。

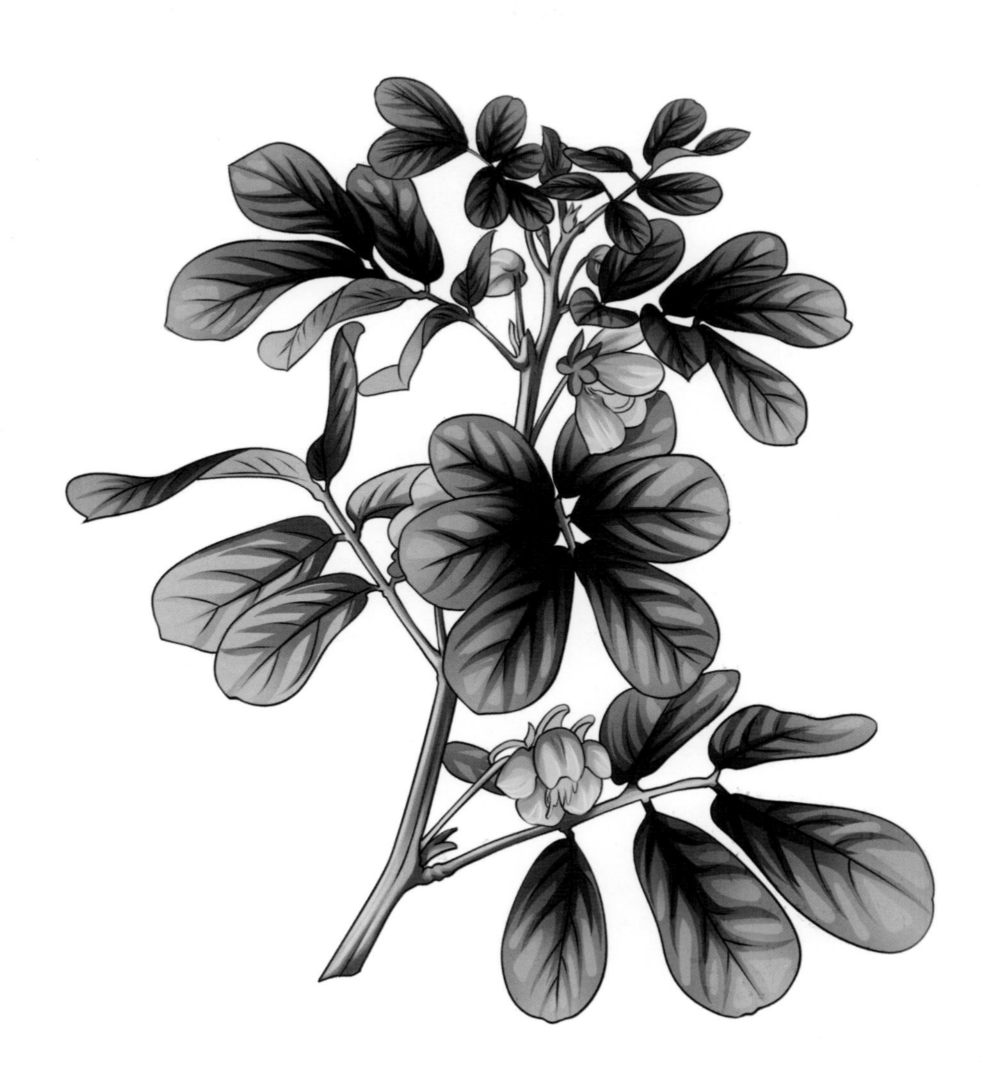

红花

别名　草红、杜红花、刺红花、金红花。

来源　本品为菊科植物红花 *Carthamus tinctorius* L. 的干燥花。

【形态特征】一年生草本，高30～90厘米，全体光滑无毛。茎直立，基部木质化，上部多分枝。叶互生，质硬，近于无柄而抱茎；卵形或卵状披针形，长3.5～9厘米，宽1～3.5厘米，基部渐狭，先端尖锐，边缘具刺齿；上部叶逐渐变小，成苞片状，围绕头状花序。花序大，顶生，总苞片多列，外面2～3列呈叶状，披针形，边缘有针刺；内列呈卵形，边缘无刺而呈白色膜质；花托扁平；管状花多数，通常两性，橘红色，先端5裂，裂片线形；雄蕊5，花药聚合；雌蕊1，花柱细长，伸出花药管外面，柱头2裂，裂片短，舌状。瘦果椭圆形或倒卵形，长约5毫米，基部稍歪斜，白色，具4肋。花期6～7月，果期8～9月。

【生境分布】全国各地多有栽培。

【采收加工】夏季花由黄变红时采摘，阴干或晒干。

【性味归经】辛，温。归心、肝经。

【功能主治】活血通经，散瘀止痛。主治经闭，痛经，恶露不行，癥瘕痞块，胸痹心痛，瘀滞腹痛，胸胁刺痛，跌扑损伤，疮疡肿痛。

【用法用量】水煎服，3～10克。

【使用注意】孕妇慎用。

单方验方

①**痛经：**红花6克，鸡血藤24克。水煎，黄酒调服。②**关节炎肿痛：**红花（炒研末）、地瓜粉各等份。盐水或烧酒调敷患处。③**痛经、经闭：**红花、桃仁、当归、白芍各15克，川芎10克，熟地黄20克。水煎服。

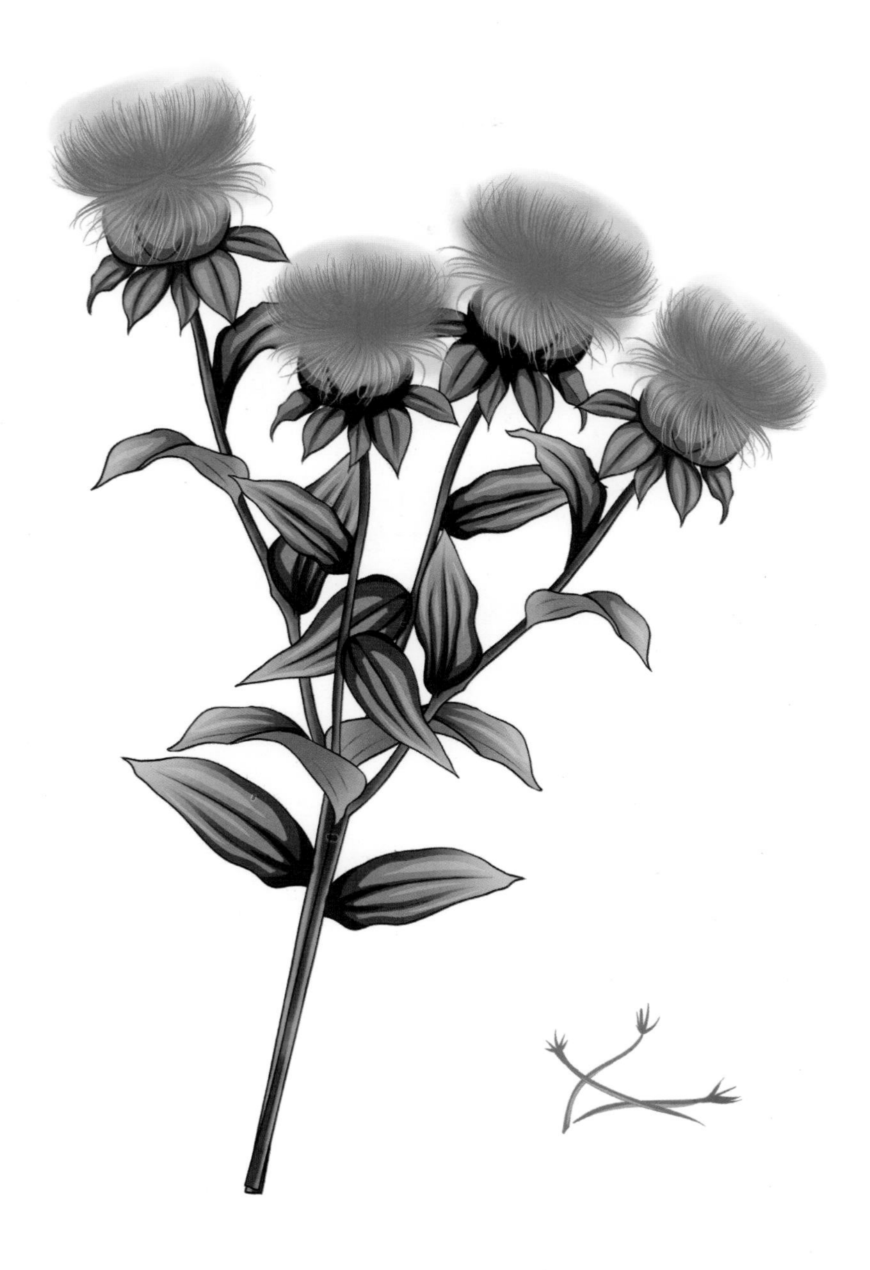

红景天

别名 蔷薇红景天、扫罗玛布尔（藏名）。

来源 本品为景天科植物大花红景天 *Rhodiola crenulata* (Hook.f.et.Thoms.) H. Ohba 的干燥根和根茎。

【形态特征】多年生草本，高10～20厘米。根粗壮，圆锥形，肉质，褐黄色，根颈部具多数须根。根茎短，粗壮，圆柱形，被多数覆瓦状排列的鳞片状的叶。从茎顶端之叶腋抽出数条花茎，花茎上下部均有肉质叶，叶片椭圆形，边缘具粗锯齿，先端锐尖，基部楔形，几无柄。聚伞花序顶生。蓇葖果。花期8月，果期9月。

【生境分布】生长于高山岩石处，野生或栽培。分布于西藏、新疆、辽宁、吉林、山西、河北等地。

【采收加工】秋季花茎凋枯后采挖，除去粗皮，洗净，晒干。

【性味归经】甘、苦，平。归肺、心经。

【功能主治】益气活血，通脉平喘。主治气虚血瘀，胸痹心痛，中风偏瘫，倦怠气喘。

【用法用量】水煎服，3～6克。

【使用注意】儿童、孕妇慎用。

单方验方

①**烫火伤、跌打损伤瘀血作痛：**鲜红景天适量。捣为糊，外敷。②**衰老：**红景天6克，粳米50克。将红景天水煎，去渣，加放粳米煮成粥，加入适量白糖调服。③**体虚、年老体衰：**红景天30克。研面，装入胶囊（每粒含生药0.2克），每次服2～3粒，每日3次。④**老年性心力衰竭、糖尿病、神经症、贫血、肝病：**红景天5克。泡水，代茶饮。

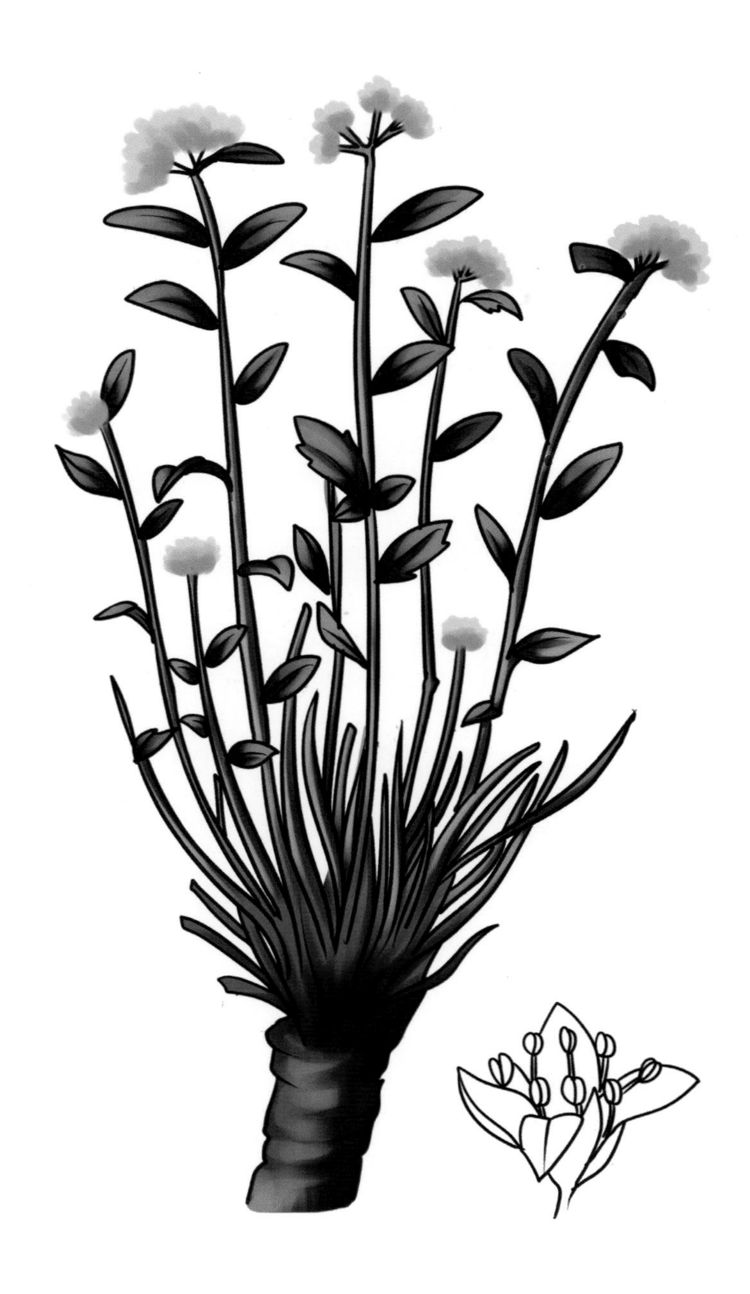

防己

别名 解离、石解、石蟾蜍、粉防己、倒地拱、载君行。

来源 本品为防己科植物粉防己 *Stephania tetrandra* S. Moore 的干燥根。

【形态特征】多年生缠绕藤本。块根通常圆柱状，肉质，深入地下，外皮淡棕色或棕褐色，具横纹。茎枝纤细，有直条纹。叶互生，叶片三角状宽卵形或阔三角形，行端钝，具小突尖，基部平截或略呈心形，全缘，上面绿色，下面灰绿色或粉白色，两面均被短柔毛，下面较密。花小，单性，雌雄异株；雄株为头状聚伞花序，总状排列。雌株为缩短的聚伞花序，呈假头状，总状排列；雌花；萼片4，排成1轮；花瓣4；子房椭圆形，花柱3，乳头状。核果球形，红色，内果皮长、宽均为4～5毫米，背部有4行雕纹，中间2行呈鸡冠状隆起，每行有15～17颗，胎座迹不穿孔。花期5～6月，果期7～9月。

【生境分布】生长于山野丘陵地、草丛或矮林边缘。分布于安徽、浙江、江西、福建等地。

【采收加工】秋季采挖，洗净，除去粗皮，晒至半干，切段，个大者再纵切，干燥。

【性味归经】苦，寒。归膀胱、肺经。

【功能主治】祛风止痛，利水消肿。主治风湿痹痛，水肿脚气，小便不利，湿疹疮毒。

【用法用量】水煎服，5～10克。

【使用注意】本品大苦大寒，易伤胃气，体弱阴虚、胃纳不佳者慎用。

单方验方

①**肺痿咯血多痰：**防己、葶苈各适量。研为末，糯米饮，每服3克。②**水臌胀：**防己50克，生姜25克。同炒，水煎服，半饥时饮服。③**脚气肿痛：**防己、牛膝、木瓜各15克，桂枝2.5克，枳壳5克。水煎服。④**遗尿、小便涩：**防己、冬葵果、防风各30克。水煎服。

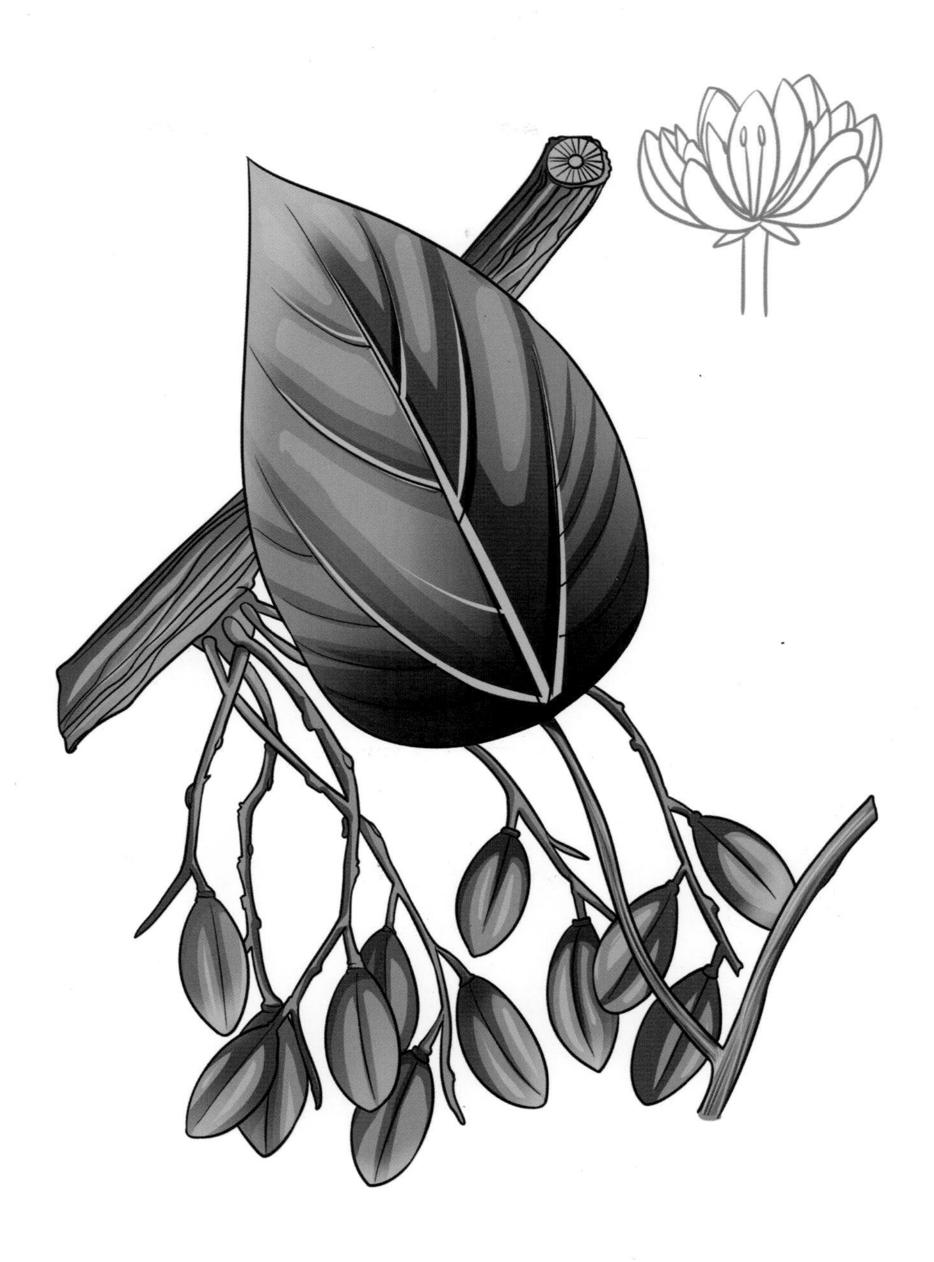

防风

别名 屏风、铜芸、百种、回云、百枝、回草、风肉。

来源 本品为伞形科植物防风 *Saposhnikovia divaricata* (Turcz.) Schischk 的干燥根。

【形态特征】多年生草本，高达80厘米，茎基密生褐色纤维状的叶柄残基。茎单生，二歧分枝。基生叶有长柄，2～3回羽裂，裂片楔形，有3～4缺刻，具扩展叶鞘。复伞形花序，总苞缺如，或少有1片；花小，白色。双悬果椭圆状卵形，分果有5棱，棱槽间有油管1，结合面有油管2，幼果有海绵质瘤状凸起。花期8～9月，果期9～10月。

【生境分布】生长于丘陵地带山坡草丛中或田边、路旁，高山中、下部。分布于黑龙江、吉林、辽宁、内蒙古、河北、山西、河南等地。

【采收加工】春、秋两季采挖未抽花茎植株的根，除去须根和泥沙，晒干。

【性味归经】辛、甘，微温。归膀胱、肝、脾经。

【功能主治】祛风解表，胜湿止痛，止痉。主治感冒头痛，风湿痹痛，风疹瘙痒，破伤风。

【用法用量】水煎服，5～10克。

【使用注意】血虚发痉及阴虚火旺者禁服。

单方验方

①**感冒头痛：**防风、白芷、川芎各15克，荆芥10克。水煎服。②**风湿性关节炎：**防风、茜草、苍术、老鹳草各25克，白酒1000毫升。同浸泡7日，每服10～15毫升，每日3次。

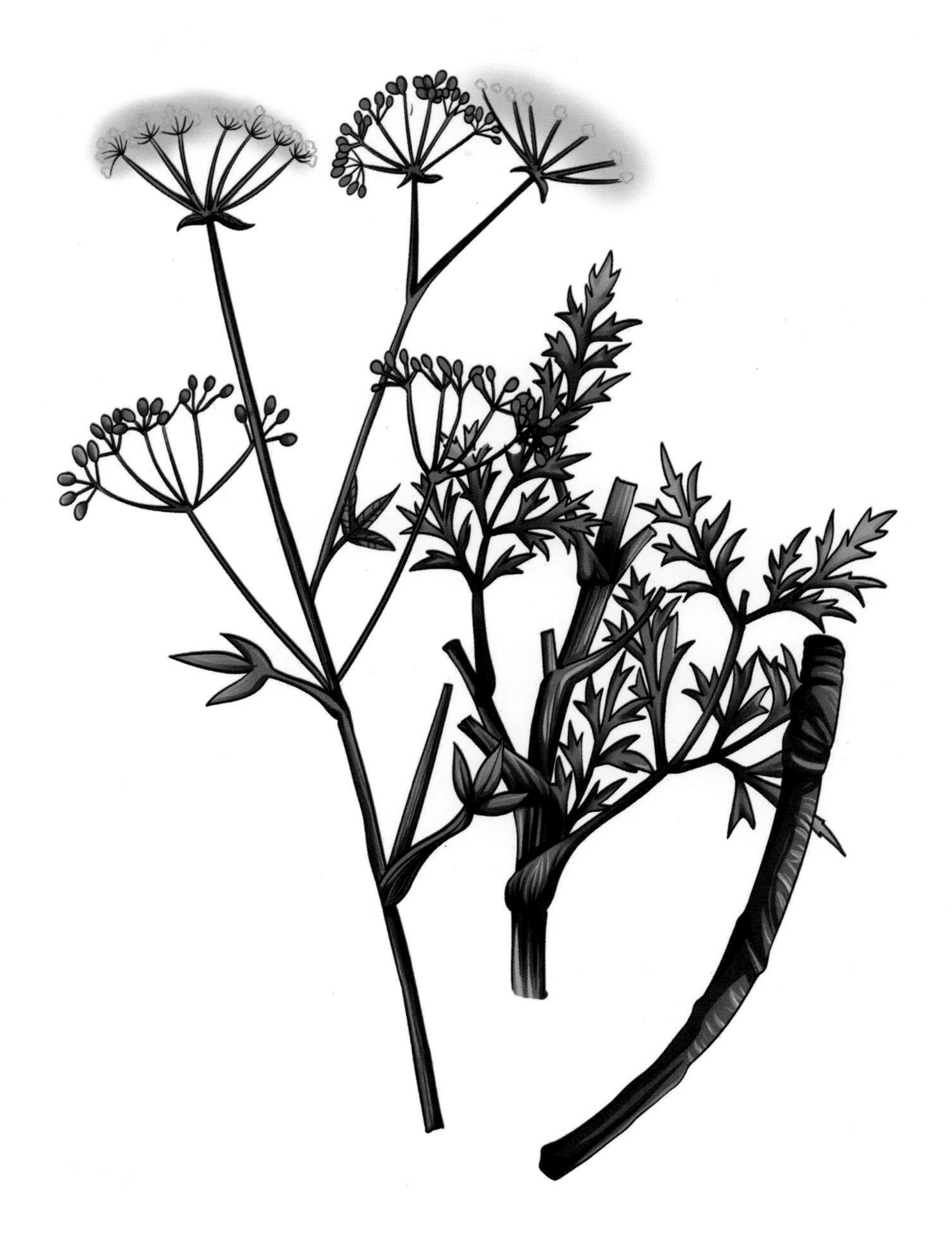

佛手

别名 九爪木、五指橘、佛手柑。

来源 本品为芸香科植物佛手 *Citrus medica* L. var. *sarcodactylis* Swingle 的干燥果实。

【形态特征】常绿小乔木或灌木。老枝灰绿色，幼枝略带紫红色，有短而硬的刺。单叶互生，叶柄短，长3～6毫米，无翼叶，无关节；叶片革质，长椭圆形或倒卵状长圆形，长5～16厘米，宽2.5～7厘米，先端钝，有时微凹，基部近圆形或楔形，边缘有浅波状钝锯齿。花单生，簇生或为总状花序；花萼杯状，5浅裂，裂片三角形。柑果卵形或长圆形，先端分裂如拳状，或张开似指尖，其裂数代表心皮数，表面橙黄色，粗糙，果肉淡黄色。种子数颗，卵形，先端尖，有时不完全发育。花期4～5月，果期10～12月。

【生境分布】生长于果园或庭院中。分布于广东、福建、云南、四川等地。

【采收加工】秋季果实尚未变黄或变黄时采收，纵切成薄片，晒干或低温干燥。

【性味归经】辛、苦、酸，温。归肝、脾、胃、肺经。

【功能主治】疏肝理气，和胃止痛，燥湿化痰。主治肝胃气滞，胸胁胀痛，胃脘痞满，食少呕吐，咳嗽痰多。

【用法用量】水煎服，3～10克。

【使用注意】阴虚有火、无气滞症状者慎服。

单方验方

①肝胃气痛（包括慢性胃炎、胃神经痛等）：鲜佛手20～25克（干品10克）。开水冲泡，代茶饮；或佛手、延胡索各10克，水煎服。**②湿痰咳嗽（包括慢性气管炎）：**佛手、姜半夏各10克，砂糖适量。水煎服。**③慢性支气管炎、肺气肿：**佛手30克。加蜂蜜适量泡水代茶饮；或配半夏、茯苓等煎服，连服2个月。**④食欲不振：**佛手、枳壳、生姜各5克，黄连0.9克。水煎服，每日1剂。

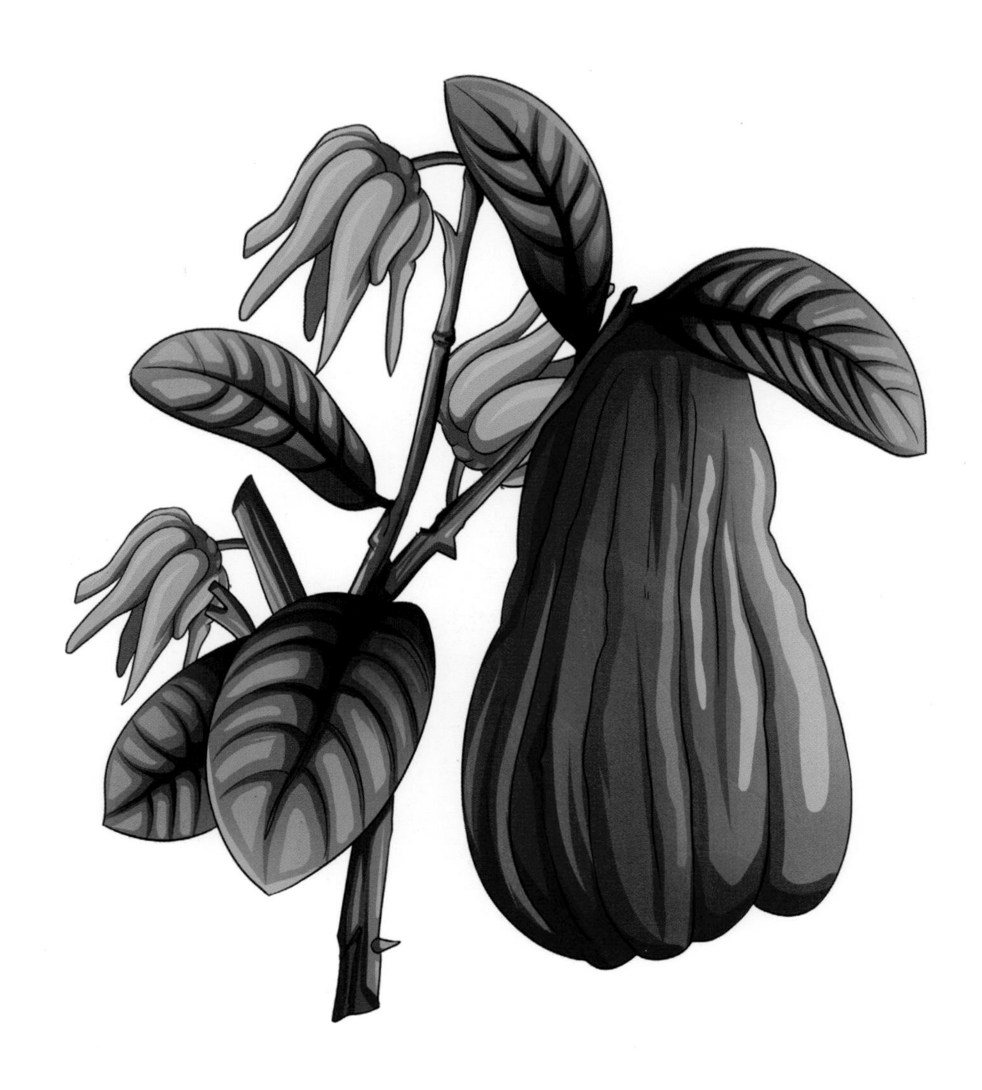

何首乌

别名 交茎、交藤、夜合、多花蓼、紫乌藤、桃柳藤、九真藤。

来源 本品为蓼科植物何首乌 *Polygonum multiflorum* Thunb. 的干燥块根。

【形态特征】多年生缠绕草本。根细长，末端成肥大的块根，外表红褐色至暗褐色。茎基部略呈木质，中空。叶互生，具长柄，叶片狭卵形或心形，长4～8厘米，宽2.5～5厘米，先端渐尖，基部心形或箭形，全缘或微带波状，上面深绿色，下面浅绿色，两面均光滑无毛。托叶膜质，鞘状，褐色，抱茎，长5～7毫米。花小，直径约2毫米，多数，密聚成大型圆锥花序，小花梗具节，基部具膜质苞片；花被绿白色，花瓣状，5裂，裂片倒卵形，大小不等，外面3片的背部有翅；雄蕊8，比花被短；雌蕊1，子房三角形，花柱短，柱头3裂，头状。瘦果椭圆形，有3棱，长2～3.5毫米，黑色，有光泽，外包宿存花被，花被呈明显的3翅，成熟时褐色。花期10月，果期11月。

【生境分布】生长于墙垣、叠石之旁。分布于河南、湖北、广西、广东、贵州、四川、江苏等地，全国其他地区亦有栽培。

【采收加工】秋、冬两季叶枯萎时采挖，削去两端，洗净、个大的切成块，干燥。

【性味归经】苦、甘、涩，微温。归肝、心、肾经。

【功能主治】解毒，消痈，截疟，润肠通便。主治疮痈，瘰疬，风疹瘙痒，久疟体虚，肠燥便秘。

【用法用量】水煎服，3～6克。

【使用注意】大便溏泻及有痰湿者不宜用。

单方验方

①**血虚发白：**何首乌、熟地黄各25克。水煎服。②**腰膝酸痛、遗精：**何首乌25克，牛膝、菟丝子、补骨脂、枸杞子各15克。水煎服。③**心肌梗死：**何首乌、南沙参各25克，麦冬、玉竹、五味子各15克。水煎服（适用于阴虚型）。④**破伤血出：**何首乌末适量。外敷，即止血。⑤**遍身疮肿痒痛：**何首乌、防风、苦参、薄荷各等份量。共为粗末，每次25克，水、酒各半（共用1600毫升）煎10沸，趁热洗浴（于避风处睡一觉）。⑥**自汗不止：**何首乌末适量。调水封脐中。

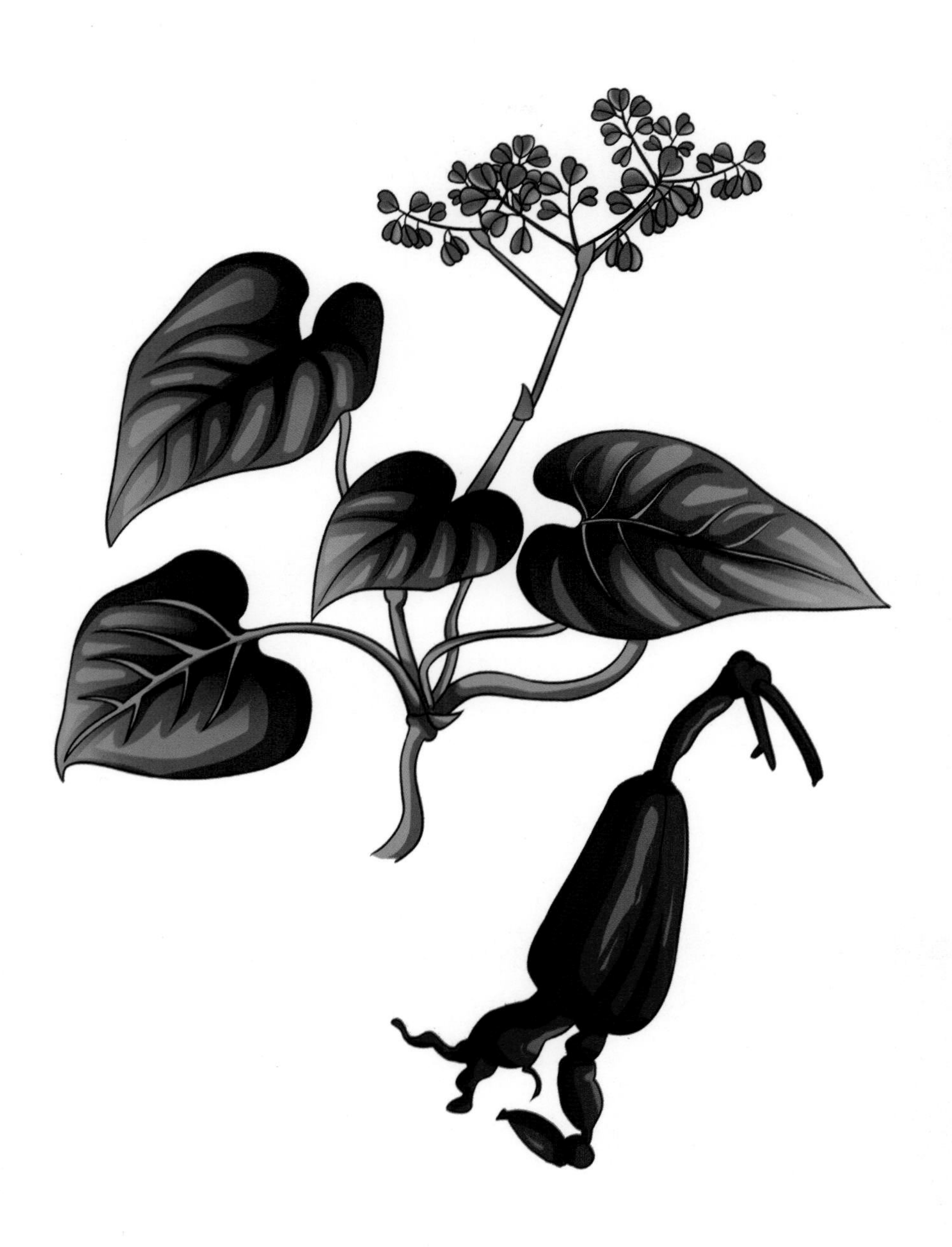

伸筋草

别名 牛尾菜、水摇竹、大伸筋、百部伸筋、大顺筋藤。

来源 本品为石松科植物石松 *Lycopodium japonicum* Thunb. 的干燥全草。

【形态特征】多年生草本，高15～30厘米；匍匐茎蔓生，营养茎常为二歧分枝。叶密生，钻状线形，长3～5毫米，宽约1毫米，先端渐尖，具易落芒状长尾，全缘，中脉在叶背明显，无侧脉或小脉，孢子枝从第二第三年营养枝上长出，远高出营养枝，叶疏生。孢子囊穗长2～5厘米，单生或2～6个生于长柄上。孢子叶卵状三角形，先端急尖而具尖尾，有短柄，黄绿色，边缘膜质，具不规则锯齿，孢子囊肾形。七、八月间孢子成熟。

【生境分布】生长于疏林下荫蔽处。分布于浙江、湖北、江苏等地。

【采收加工】夏、秋两季茎叶茂盛时采收，除去杂质，晒干。

【性味归经】微苦、辛，温。归肝、脾、肾经。

【功能主治】祛风除湿，舒筋活络。主治关节酸痛，屈伸不利。

【用法用量】水煎服，3～12克。

【使用注意】孕妇及出血过多者忌服。

单方验方

①**关节痛：**伸筋草、豨莶草各25克，路边荆、老鼠刺各50克。水煎服。②**关节酸痛：**伸筋草、大血藤各9克，虎杖根15克。水煎服。③**带状疱疹：**伸筋草（焙）适量。研粉，青油或麻油调涂患处，每日数次。

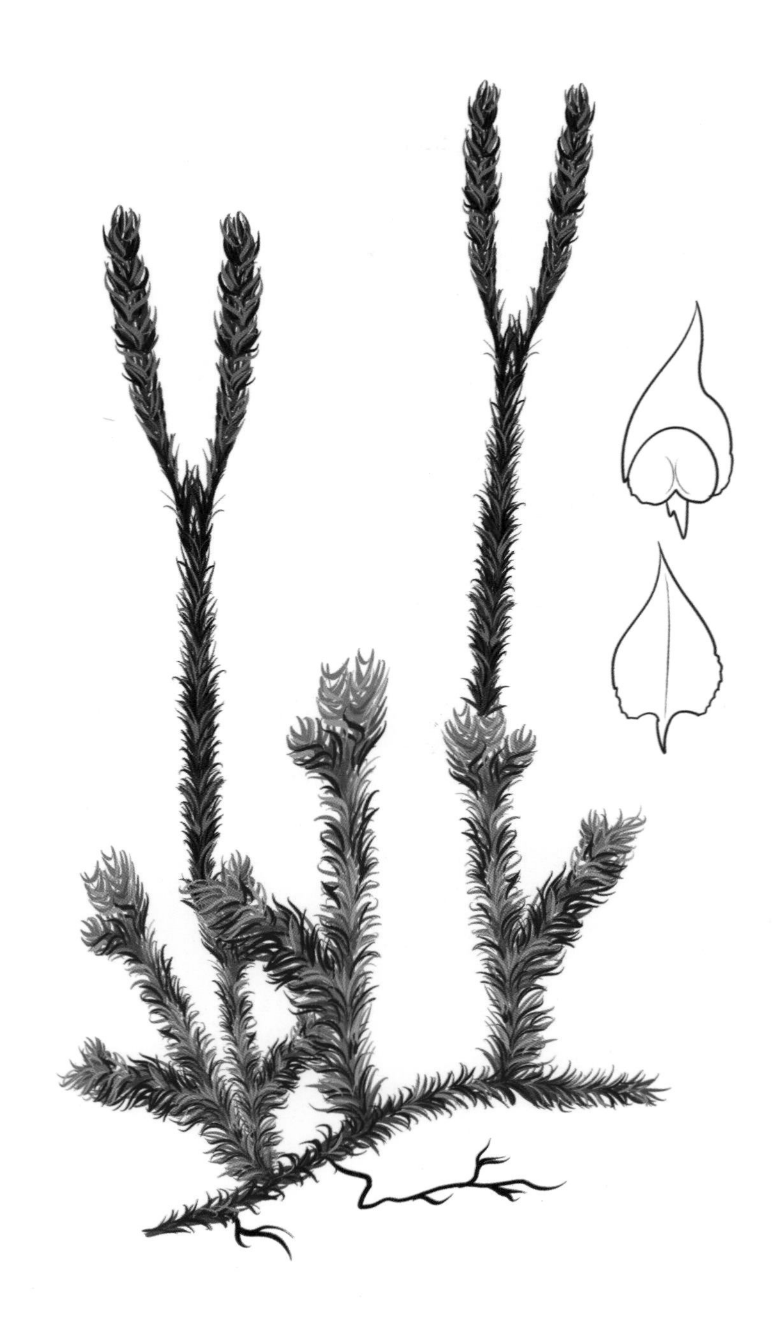

余甘子

别名 油甘、牛甘、余甘果、余柑子、油柑子、油甘果、油甘子。

来源 本品系藏族习用药材，为大戟科植物余甘子 *Phyllanthus emblica* L. 的干燥成熟果实。

【形态特征】落叶小乔木或灌木，高3～8米。树皮灰白色，薄而易脱落，露出大块赤红色内皮。叶互生于细弱的小枝上，2列，密生，极似羽状复叶；近无柄；落叶时整个小枝脱落；托叶线状披针形；叶片长方线形或线状长圆形，长1～2厘米，宽3～5毫米。花簇生于叶腋，花小，黄色；单性，雌雄同株，具短柄；每花簇有1朵雌花，每花有花萼5～6片，无瓣；雄花花盘成6个极小的腺体，雄蕊3，合生成柱；雌花花盘杯状，边缘撕裂状，子房半藏其中。果实肉质，径约1.5厘米，圆而略带6棱，初为黄绿色，成熟后呈赤红色，味先酸涩而后回甜。花期4～5月，果期9～11月。

【生境分布】一般在年均温20℃左右生长良好，0℃左右即有受冻现象。我国野生分布于云南、广西、福建、海南、台湾、海南、四川、贵州等地，江西、湖南、浙江等省部分地区也有分布。

【采收加工】冬季至次春果实成熟时采收，除去杂质，干燥。

【性味归经】甘、酸、涩，凉。归肺、胃经。

【功能主治】清热凉血，消食健胃，生津止咳。主治血热血瘀，消化不良，腹胀，咳嗽，喉痛，口干。

【用法用量】多入丸、散服，3～9克。

【使用注意】脾胃虚寒者慎服。

单方验方

①**感冒发热、咳嗽、咽喉痛、口干烦渴、维生素C缺乏病：**鲜余甘子10～30个。水煎服。②**哮喘：**余甘子21个，猪心1个。可先煮猪心，去掉浮沫，再加入余甘子煮熟，连汤吃。③**河豚鱼中毒：**余甘子适量。吃吞汁，并可治鱼骨哽喉。

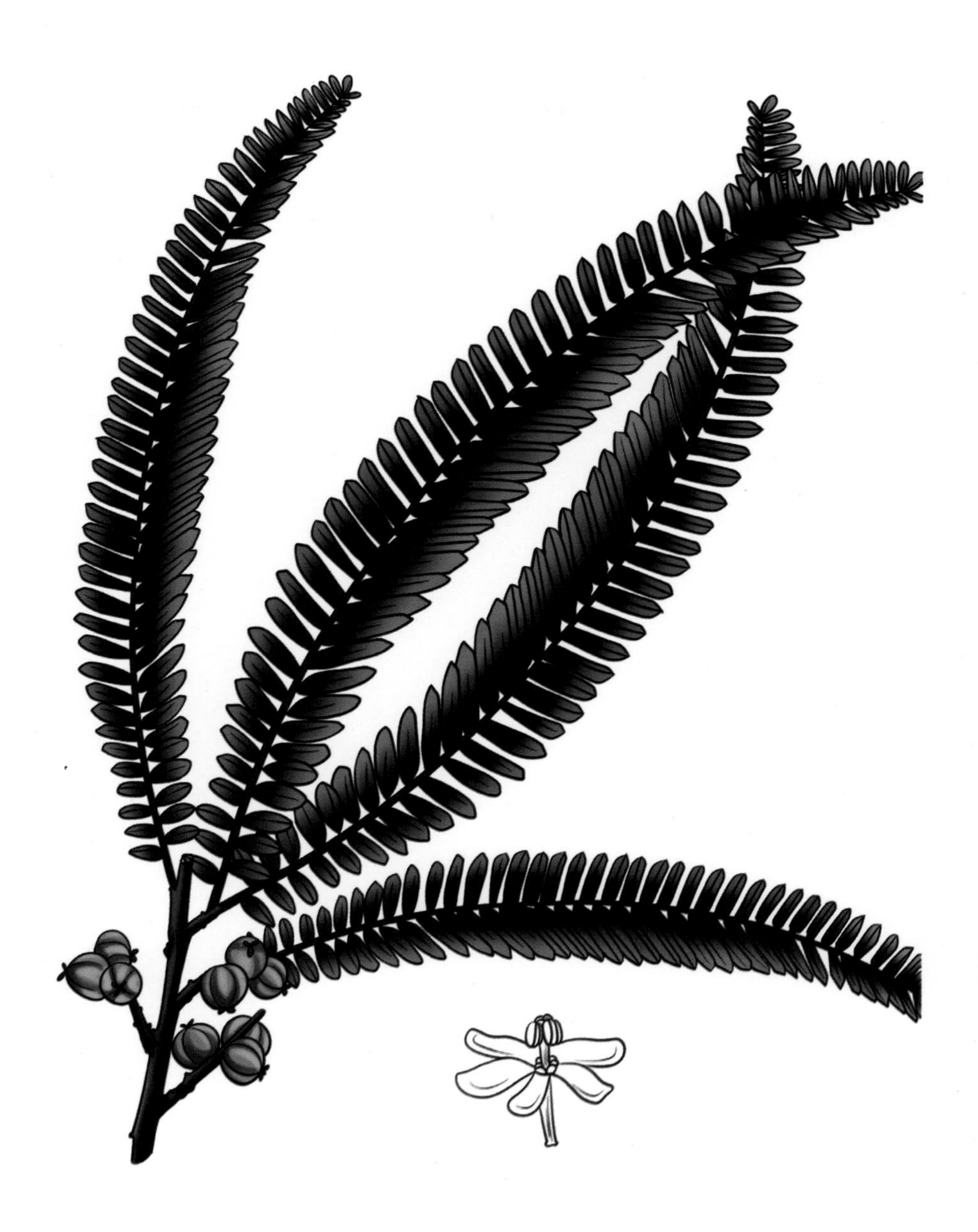

忍冬藤

别名 忍冬、银花藤、金银藤、金钗股、金银花藤。

来源 本品为忍冬科植物忍冬 *Lonicera japonica* Thunb. 的干燥茎枝。

【形态特征】多年生半常绿缠绕木质藤本，长达9米。茎中空，多分枝，幼枝密被短柔毛和腺毛。叶对生；叶柄长4～10厘米，密被短柔毛；叶纸质，叶片卵形、长圆卵形或卵状披针形，长2.5～8厘米，宽1～5.5厘米，先端短尖、渐尖或钝圆，基部圆形或近心形，全缘，两面和边缘均被短柔毛。花成对腋生，花梗密被短柔毛和腺毛；总花梗通常单生于小枝上部叶腋，与叶柄等长或稍短，生于下部者长2～4厘米，密被短柔毛和腺毛，花初开时为白色，2～3天后变金黄色；雄蕊5，着生于花冠内面筒口附近，伸出花冠外；雌蕊1，子房下位，花柱细长，伸出。浆果球形，直径6～7毫米，成熟时蓝黑色，有光泽。花期4～7月，果期6～11月。

【生境分布】生长于山野中，亦有栽培。分布于辽宁、河北、河南、山东、安徽、江苏、浙江、福建、广东、广西、江西、湖南、湖北、四川、贵州、云南、陕西、甘肃等地。

【采收加工】秋、冬两季采割，晒干。

【性味归经】甘，寒。归肺、胃经。

【功能主治】清热解毒，疏风通络。主治温病发热，热毒血痢，痈肿疮疡，风湿热痹，关节红肿热痛。

【用法用量】水煎服，9～30克。

【使用注意】脾胃虚寒者慎服。

单方验方

①四时外感、发热口渴，或兼肢体酸痛者：干忍冬藤（带叶或花）50克（鲜品150克）。水煎，代茶频饮。**②热毒血痢：**忍冬藤适量。水浓煎饮服。**③风湿性关节炎：**忍冬藤50克，豨莶草、白薇各20克，鸡血藤、老鹳草各25克。水煎服。**④疮久成漏：**忍冬藤适量。浸酒常服。

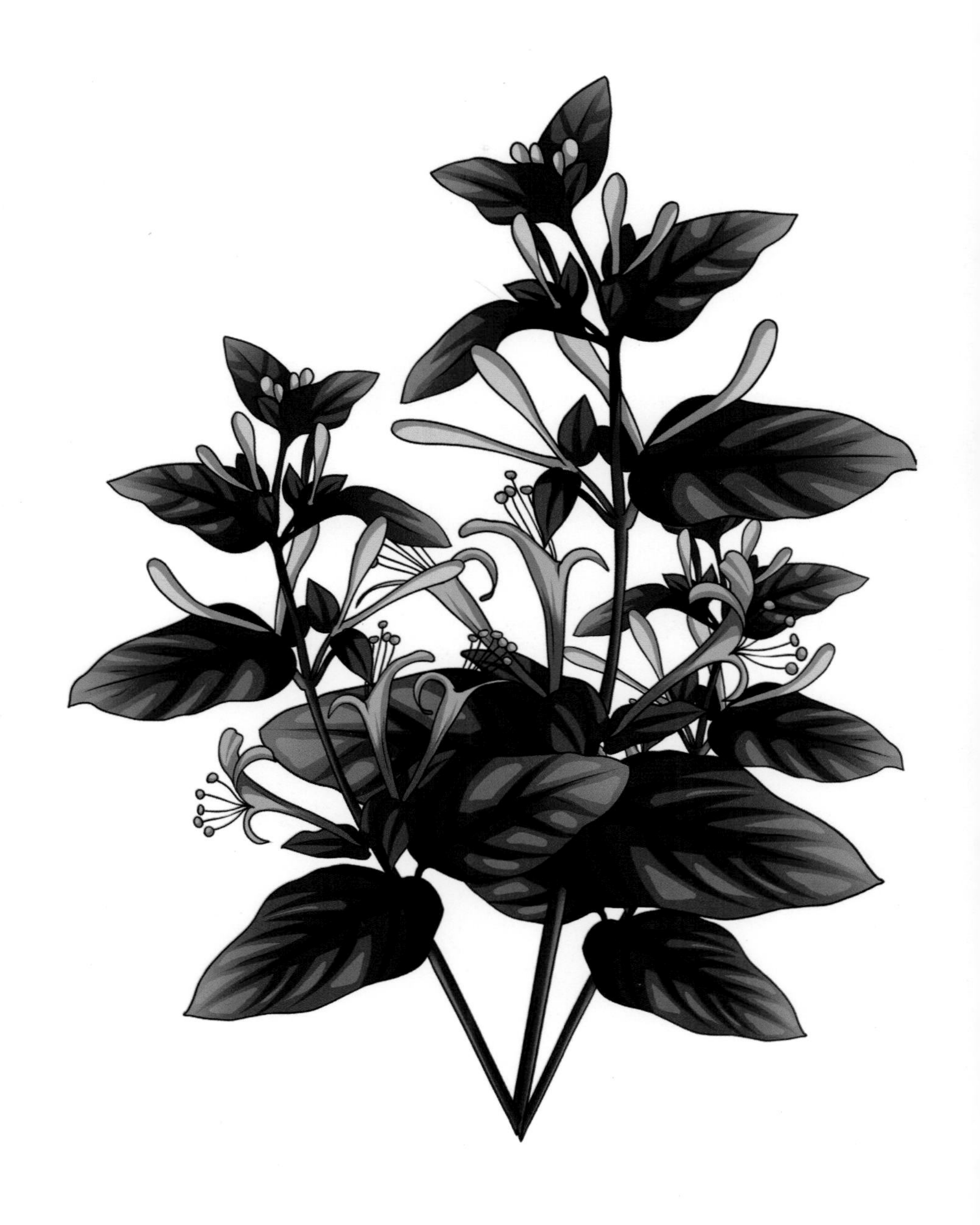

杜仲

别名 胶树、棉树皮、丝棉皮、丝楝树皮。
来源 本品为杜仲科植物杜仲 *Eucommia ulmoides* Oliv. 的干燥树皮。

【形态特征】落叶乔木，高达20米。树皮和叶折断后均有银白色细丝。叶椭圆形或椭圆状卵形，先端长渐尖，基部圆形或宽楔形，边缘有锯齿。花单性，雌雄异株，无花被，先叶或与叶同时开放，单生于小枝基部。翅果长椭圆形而扁，长约3.5厘米，先端凹陷，种子1粒。果期10～11月。
【生境分布】生长于山地林中或栽培。分布于四川大巴山区、陕西、贵州、河南伏牛山区、湖南湘西、常德、湖北恩施等地。此外，广西、浙江、甘肃亦有分布。
【采收加工】4～6月剥取，剥去粗皮，堆置“发汗”至内皮呈紫褐色，晒干。
【性味归经】甘，温。归肝、肾经。
【功能主治】补肝肾，强筋骨，安胎。主治肝肾不足，腰膝酸痛，筋骨无力，头晕目眩，妊娠漏血，胎动不安。
【用法用量】水煎服，6～10克。
【使用注意】阴虚火旺者慎用。

单方验方

①**腰痛：**杜仲（炒去丝）、八角茴香各15克，川木香5克。以水1盅、酒半盅煎服，渣再煎。②**小便淋漓、阴部湿痒：**杜仲15克，丹参10克，川芎、桂枝各6克，细辛3克。水煎服，每日1剂。③**早期原发性高血压：**生杜仲20克，桑寄生25克，生牡蛎30克，白菊花、枸杞子各15克。水煎服。④**预防流产：**杜仲、当归各10克，白术8克，泽泻6克。每日1剂，水煎至150毫升，分3次服。⑤**筋脉挛急、腰膝无力：**杜仲15克，川芎6克，炙附子3克。水煎服，每日1剂。⑥**胎动不安：**杜仲（焙干）适量。研细末，煮枣肉糊丸（每丸10克），每日早、晚各服1丸。

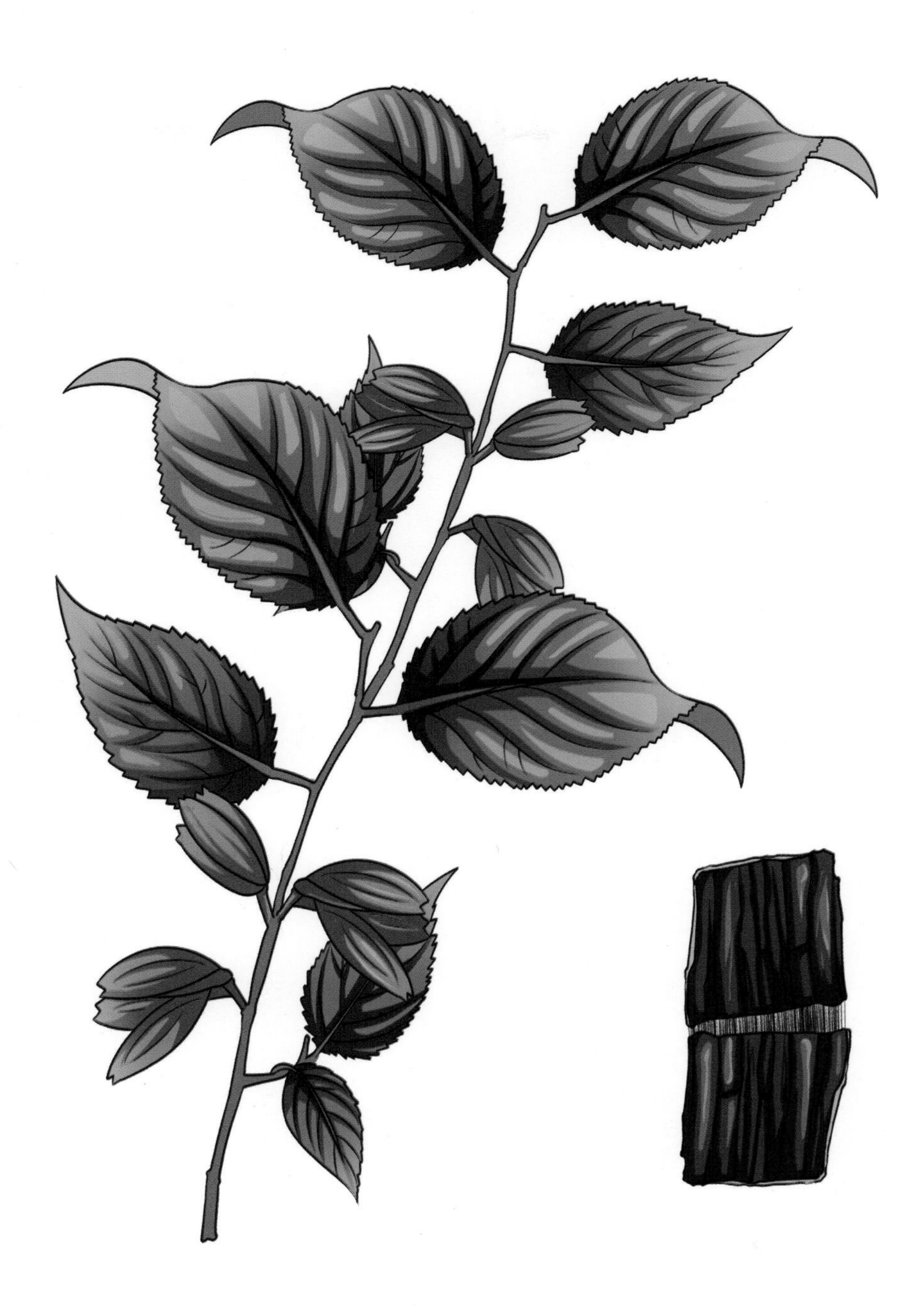

杠板归

别名 河白草、蛇倒退、梨头刺、蛇不过。

来源 本品为蓼科植物杠板归 *Polygonum perfoliatum* L. 的干燥地上部分。

【形态特征】多年生草本。茎有棱，红褐色，有倒生钩刺。叶互生，盾状着生；叶片近三角形，长4～6厘米，宽5～8厘米，先端尖，基部近心形或截形，下面沿脉疏生钩刺；托叶鞘近圆形，抱茎；叶柄长，疏生倒钩刺。花序短穗状，苞片圆形，花被5深裂，淡红色或白色，结果时增大，肉质，变为深蓝色；雄蕊8；花柱3裂。瘦果球形，包于蓝色多汁的花被内。花期6～8月，果期9～10月。

【生境分布】生长于山谷、灌木丛中或水沟旁。主产于江苏、浙江、福建、江西、广东、广西、四川、湖南、贵州等地。

【采收加工】夏季开花时采割，晒干。

【性味归经】酸，微寒。归肺、膀胱经。

【功能主治】清热解毒，利水消肿，止咳。主治咽喉肿痛，肺热咳嗽，小儿顿咳，水肿尿少，湿热泻痢，湿疹，疖肿，蛇虫咬伤。

【用法用量】水煎服，15～30克。外用：适量，煎汤熏洗。

【使用注意】勿过量久服。

单方验方

①**咳嗽：**杠板归30克，一枝黄花10克。水煎服。②**带状疱疹、湿疹：**杠板归适量，盐少许。捣烂外敷（或绞汁涂搽）患处。③**蛇咬伤：**杠板归鲜品适量。捣烂敷伤处。④**上呼吸道感染：**杠板归、一枝黄花、大蓟、火炭母各50克，桔梗18克。加水200毫升小火煎至100毫升，早、晚分服（小儿酌减）。⑤**百日咳：**杠板归50克。炒后加糖适量，水煎，代茶饮，每日1剂。⑥**慢性气管炎：**杠板归25克，车前子、陈皮15克，薄荷（后下）2.5克，鲜小叶榕树叶50克。水煎，浓缩至100毫升，分3次服；10日为1个疗程。

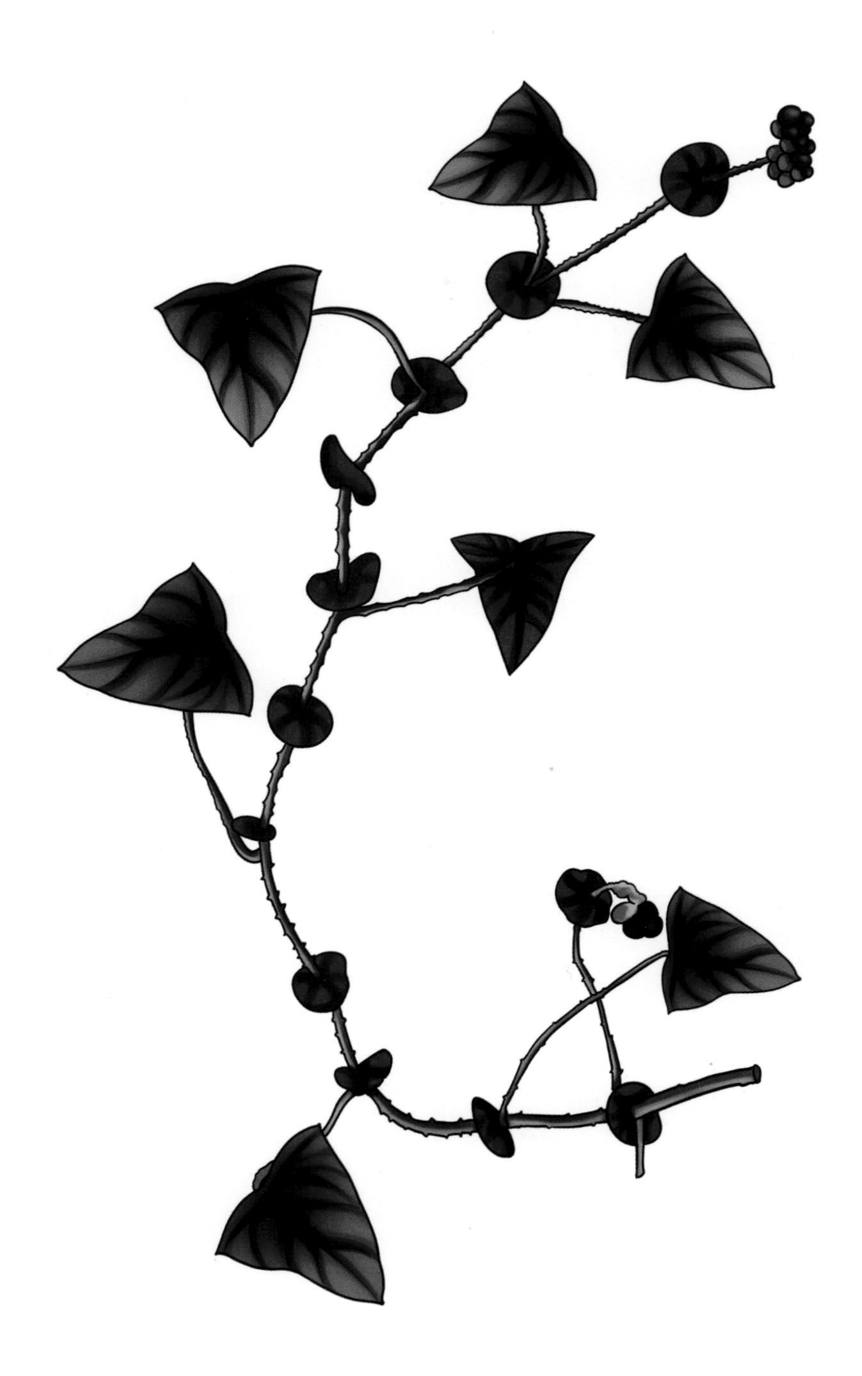

沉香

别名　蜜香、沉水香。

来源　本品为瑞香科植物白木香 *Aquilaria sinensis* (Lour.) Gilg 含有树脂的木材。

【形态特征】常绿乔木，高达30米。幼枝被绢状毛。叶互生，稍带革质；具短柄，长约3毫米；叶片椭圆状披针形、披针形或倒披针形，长5.5～9厘米，先端渐尖，全缘，下面叶脉有时被绢状毛。伞形花序，无梗，或有短的总花梗，被绢状毛；花白色，与小花梗等长或较短；花被钟形，5裂，裂片卵形，长0.7～1厘米，喉部密被白色茸毛的鳞片10枚，外被绢状毛，内密被长柔毛，花冠管与花被裂片略等长；雄蕊10，着生于花被管上，其中有5枚较长；子房上位，长卵形，密被柔毛，2室，花柱极短，柱头扁球形。蒴果倒卵形，木质。花期3～4月，果期5～6月。

【生境分布】生长于中海拔山地、丘陵地。分布于海南、广东、云南、台湾等地。

【采收加工】全年均可采收，割取含树脂的木材，除去不含树脂的部分，阴干。

【性味归经】辛、苦，微温。归脾、胃、肾经。

【功能主治】行气止痛，温中止呕，纳气平喘。主治胸腹胀闷疼痛，胃寒呕吐呃逆，肾虚气逆喘急。

【用法用量】水煎服，1～5克，后下。

【使用注意】阴虚火旺、气虚下陷者慎用。

单方验方

①**胃冷久呃：**沉香、紫苏、豆蔻各3克。共为末。每服1.5～2.7克，柿蒂汤下。②**胸中痰热，积年痰火，无血者：**沉香、黄连（姜汁炒）各60克，半夏曲（用姜汁1小杯、竹沥1大盏制）240克，木香30克。共为细末，甘草汤泛为丸，空腹淡姜汤下6克。③**胞转不通或过忍小便所致，当治其气则愈，非利药可通也：**沉香、木香各6克。共为末，空腹白汤下，以通为度。

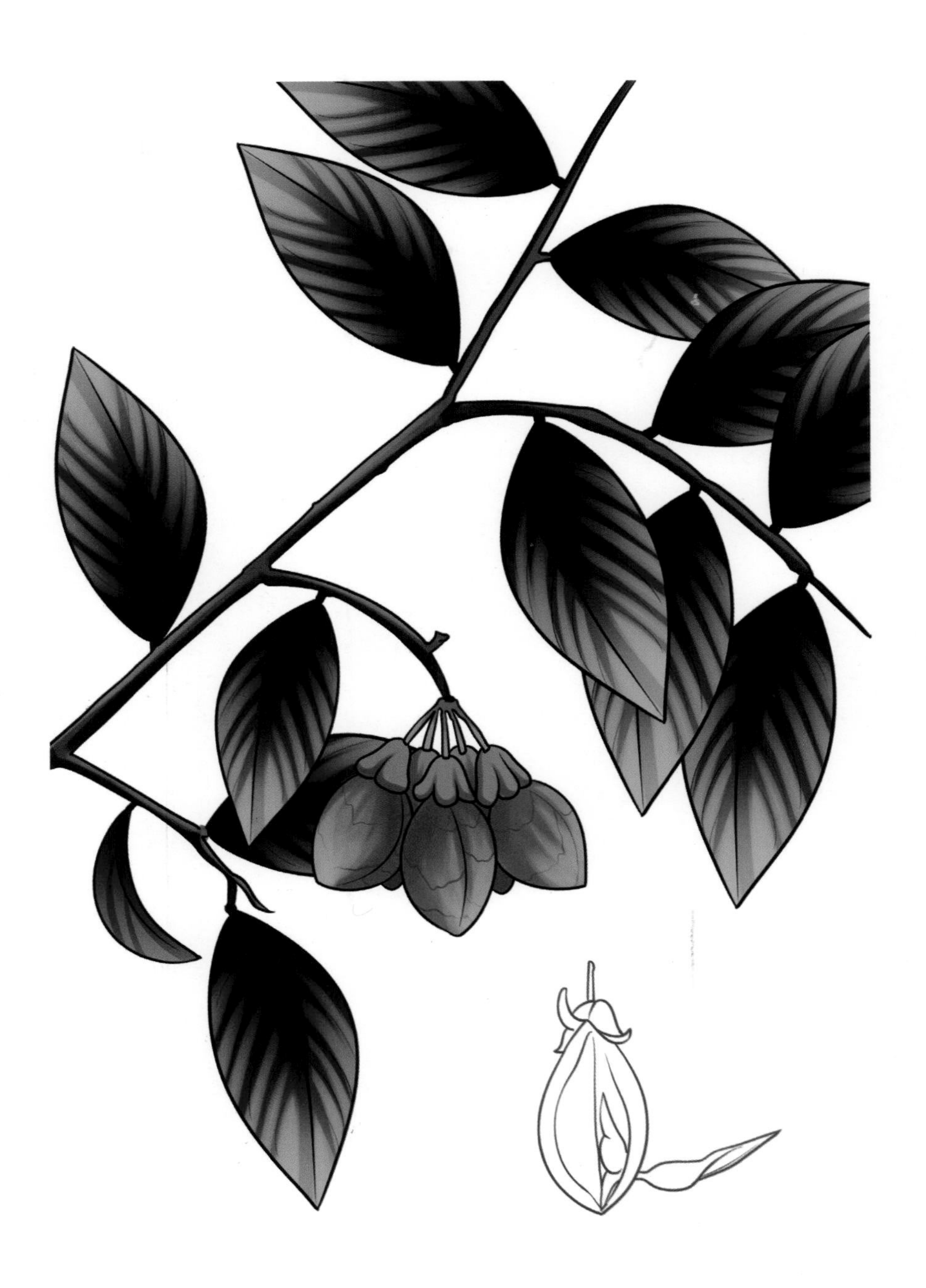

牡丹皮

别名 丹皮、丹根、牡丹根皮。

来源 本品为毛茛科植物牡丹 *Paeonia suffruticosa* Andr. 的干燥根皮。

【形态特征】落叶小灌木，高1～2米，主根粗长。根皮呈圆筒状或槽状，外表灰棕色或紫褐色，有横长皮孔及支根痕。去栓皮的外表粉红色，内表面深棕色，并有多数光亮细小结晶（牡丹酚）附着。质硬脆，易折断。叶为2回3出复叶，小叶卵形或广卵形，顶生小叶片通常3裂。花大型，单生枝顶，萼片5，花瓣5至多数，白色、红色或浅紫色，雄蕊多数；心皮3～5枚，离生。聚合蓇葖果，表面密被黄褐色短毛。花期5～7月，果期7～8月。

【生境分布】生长于向阳、不积水的斜坡、沙质地。分布于河南、安徽、山东等地，以安徽凤凰山等地的质量最佳。

【采收加工】秋季采挖根部，除去细根和泥沙，剥取根皮，晒干或刮去粗皮，除去木心，晒干。前者习称连丹皮，后者习称刮丹皮。

【性味归经】苦、辛，微寒。归心、肝、肾经。

【功能主治】清热凉血，活血化瘀。主治热入营血，温毒发斑，吐血衄血，夜热早凉，无汗骨蒸，经闭痛经，跌扑伤痛，痈肿疮毒。

【用法用量】水煎服，6～12克。

【使用注意】孕妇慎用。

单方验方

①**肾虚腰痛：**牡丹皮、萆薢、白术、桂（去粗皮）各等份。共捣罗为散，每次15克，温酒调下。②**变应性鼻炎：**牡丹皮9克。水煎服，连服10日为1个疗程。③**牙痛：**牡丹皮、防风、生地黄、当归各20克，升麻15克，青皮12克，细辛5克。水煎服。④**阑尾炎初起、腹痛便秘：**牡丹皮12克，生大黄8克，大血藤、金银花各15克。水煎服。

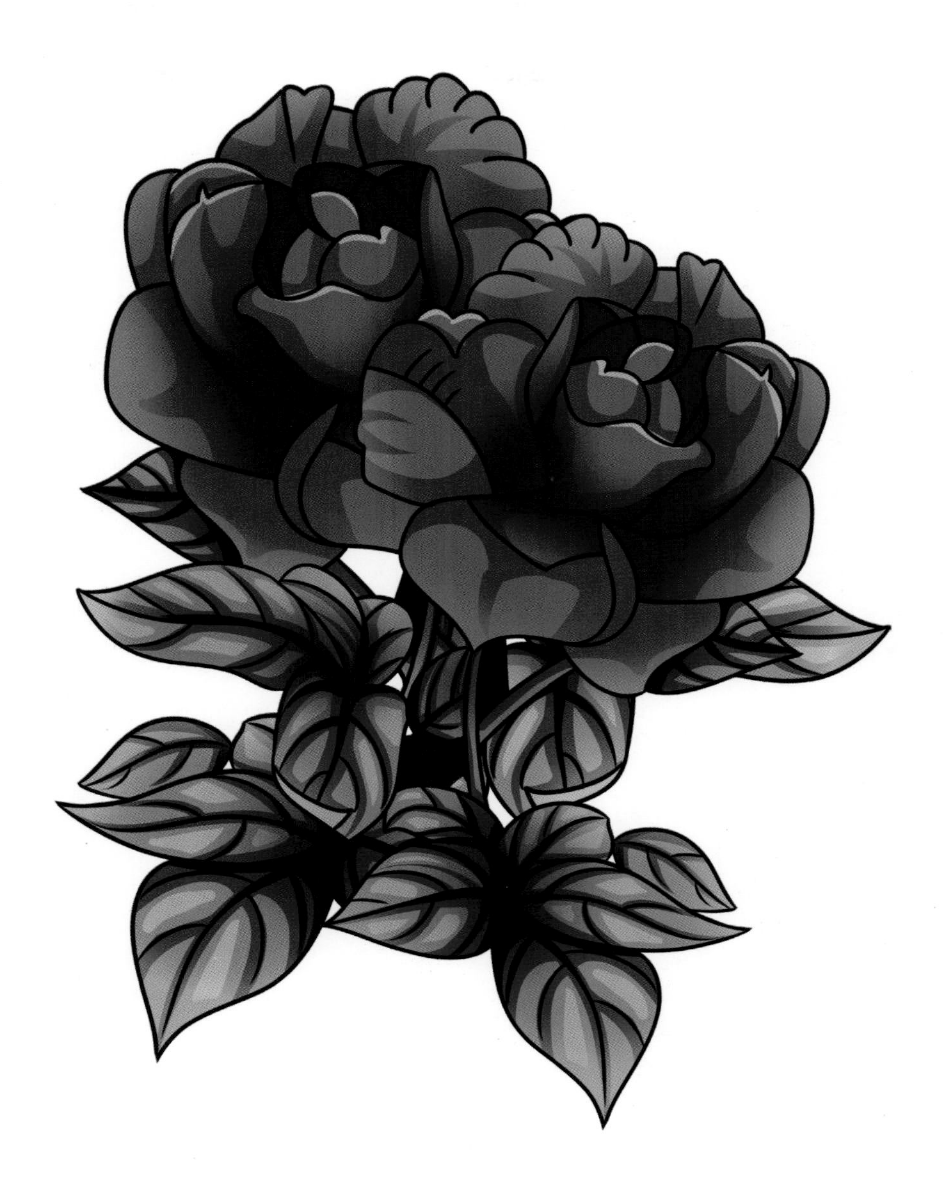

牡蛎

别名 蛎蛤、牡蛤、海蛎子、海蛎子壳、海蛎子皮。

来源 本品为牡蛎科动物长牡蛎 *Ostrea gigas* Thunberg 的贝壳。

【形态特征】体呈长片状，背腹缘几平行，长10～50厘米，高4～15厘米。右壳较小，鲜片坚厚，层状或层纹状排列，壳外面平坦或具数个凹陷，淡紫色、灰白色或黄褐色，内面瓷白色，壳顶二侧无小齿。左壳凹下很深，鳞片较右壳粗大，壳顶附着面小。质硬，断面层状，洁白。无臭，味微咸。

【生境分布】生活于低潮线附近至水深7米左右的江河入海近处，适盐度为10%～25%。我国沿海均有分布，山东、福建、广东沿海已人工养殖。

【采收加工】全年均可捕捞，去肉，洗净，晒干。

【性味归经】咸，微寒。归肝、胆、肾经。

【功能主治】重镇安神，潜阳补阴，软坚散结。主治惊悸失眠，眩晕耳鸣，瘰疬痰核，癥瘕痞块。煅牡蛎收敛固涩，制酸止痛。主治自汗盗汗，遗精滑精，崩漏带下，胃痛吞酸。

【用法用量】水煎服，9～30克，先煎。

【使用注意】本品多服久服，易引起消化不良。

单方验方

①**眩晕：**牡蛎、龙骨各18克，菊花9克，枸杞子、何首乌各12克。水煎服。②**百合病、渴不瘥者：**牡蛎（熬）、瓜蒌根各等份。共为细末，饮服方寸匕，每日3服。③**疟疾寒热：**牡蛎粉、杜仲各等份。共为末，加蜜做成丸子（如梧子大），每服50丸，温开水送下。④**崩中漏下赤白不止、气虚竭：**牡蛎、鳖甲各90克。上二味，治下筛，酒服方寸匕，每日3次。

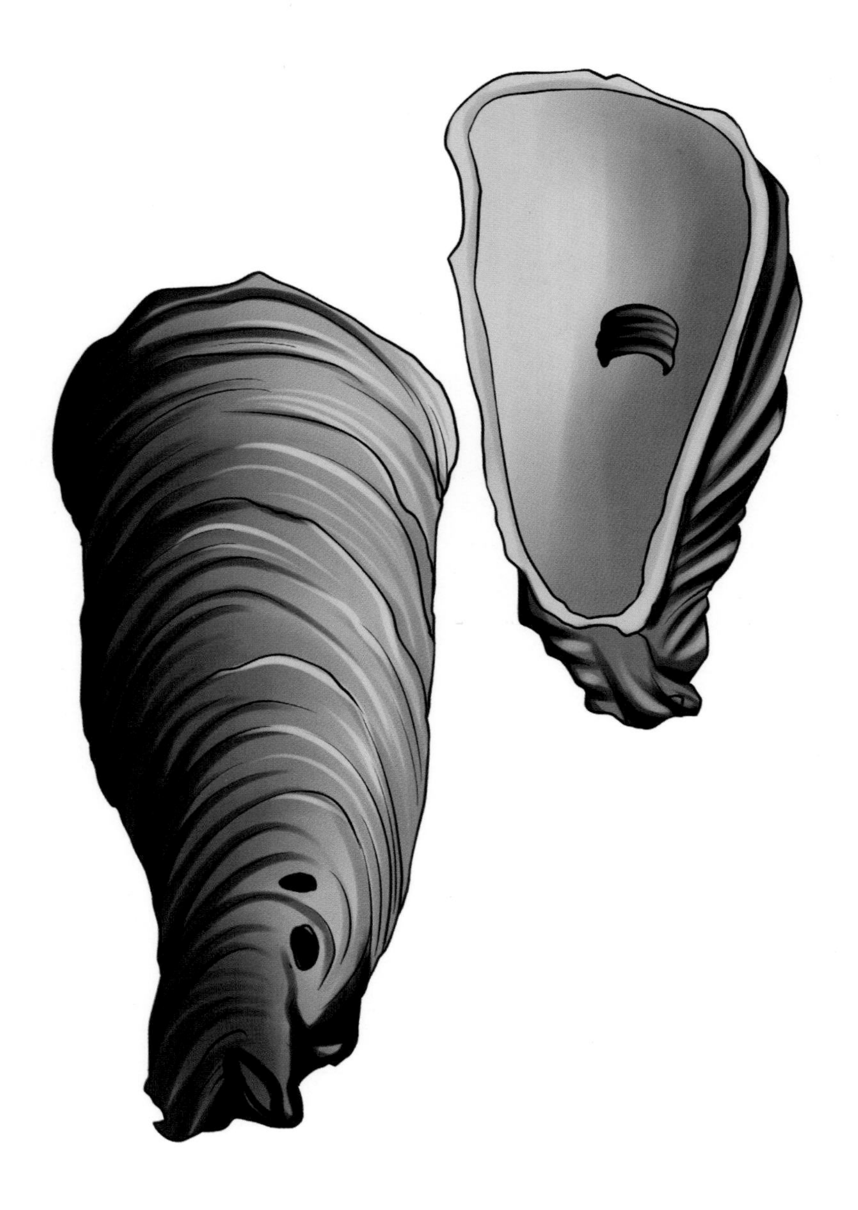

谷芽

别名 蘖米、谷蘖、稻蘖、稻芽。

来源 本品为禾本科植物粟 *Setaria italica* (L.) Beauv. 的成熟果实经发芽干燥的炮制加工品。

【形态特征】粟茎秆圆柱形，高60～150厘米，基部数节可生出分蘖，少数品种上部的节能生出分枝。每节一叶，叶片条状披针形，长10～60厘米，有明显的中脉。须根系，茎基部的节还可生出气生根支持茎秆。穗状圆锥花序。穗的主轴生出侧枝，因第1级侧枝的长短和分布不同而形成不同的穗形。在第3级分枝顶部簇生小穗和刺毛（刚毛）。颖果平滑。花、果期6～10月。

【生境分布】栽培于水田中。我国各地均产。

【采收加工】将粟谷用水浸泡后，保持适宜的温度、湿度，待须根长至约6毫米时，晒干或低温干燥。

【性味归经】甘，温。归脾、胃经。

【功能主治】消食和中，健脾开胃。主治食积不消，腹胀口臭，脾胃虚弱，不饥食少。炒谷芽偏于消食，用于不饥食少。焦谷芽善化积滞，用于积滞不消。

【用法用量】水煎服，9～15克。

【使用注意】胃下垂者忌用。

单方验方

①**启脾进食：**谷芽120克，炙甘草、砂仁、白术（麸炒）各30克。捣为末，加入姜汁、盐少许和作饼，焙干，再加入炙甘草、砂仁、白术（麸炒），捣为末，白汤点服；或为丸服。②**病后脾胃不健者：**谷芽适量。蒸露，代茶饮。

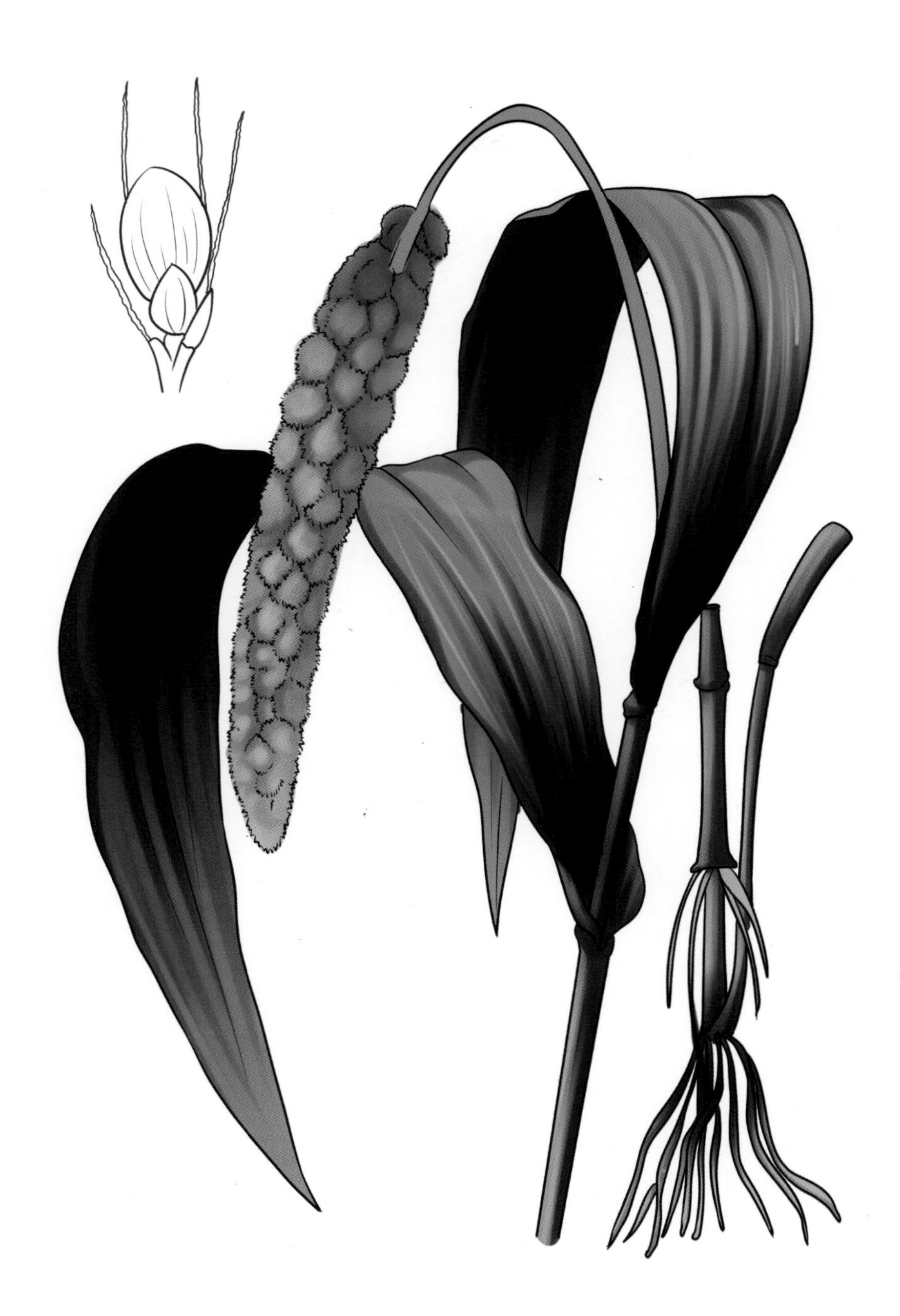

谷精草

别名 谷精珠、戴星草、文星草、流星草、珍珠草、鱼眼草、天星草。

来源 本品为谷精草科植物谷精草 *Eriocaulon buergerianum* Koern. 的干燥带花茎的头状花序。

【形态特征】多年生草本；叶通常狭窄，密丛生；叶基生，长披针状线形，有横脉。花小，单性，辐射对称，头状花序球形，顶生，总苞片宽倒卵形或近圆形，花苞片倒卵形，顶端聚尖，蒴果膜质，室背开裂；种子单生，胚乳丰富。蒴果长约1毫米，种子长椭圆形，有毛茸。花、果期6～11月。

【生境分布】生长于溪沟、田边阴湿地带。分布于浙江、江苏、安徽、江西、湖南、广东、广西等地。

【采收加工】秋季采收，将花序连同花茎拔出，晒干。

【性味归经】辛、甘，平。归肝、肺经。

【功能主治】疏散风热，明目退翳。主治风热目赤，肿痛羞明，眼生翳膜，风热头痛。

【用法用量】水煎服，5～10克。

【使用注意】阴虚血亏目疾者不宜用。

单方验方

①**偏、正头痛：**谷精草适量。研为末，白面糊调贴痛处。②**鼻血不止：**谷精草适量。研为末，每服10克，熟面汤送下。③**夜盲症：**谷精草、苍术各15克，夜明砂9克，猪肝200克。同煮熟，空腹食。

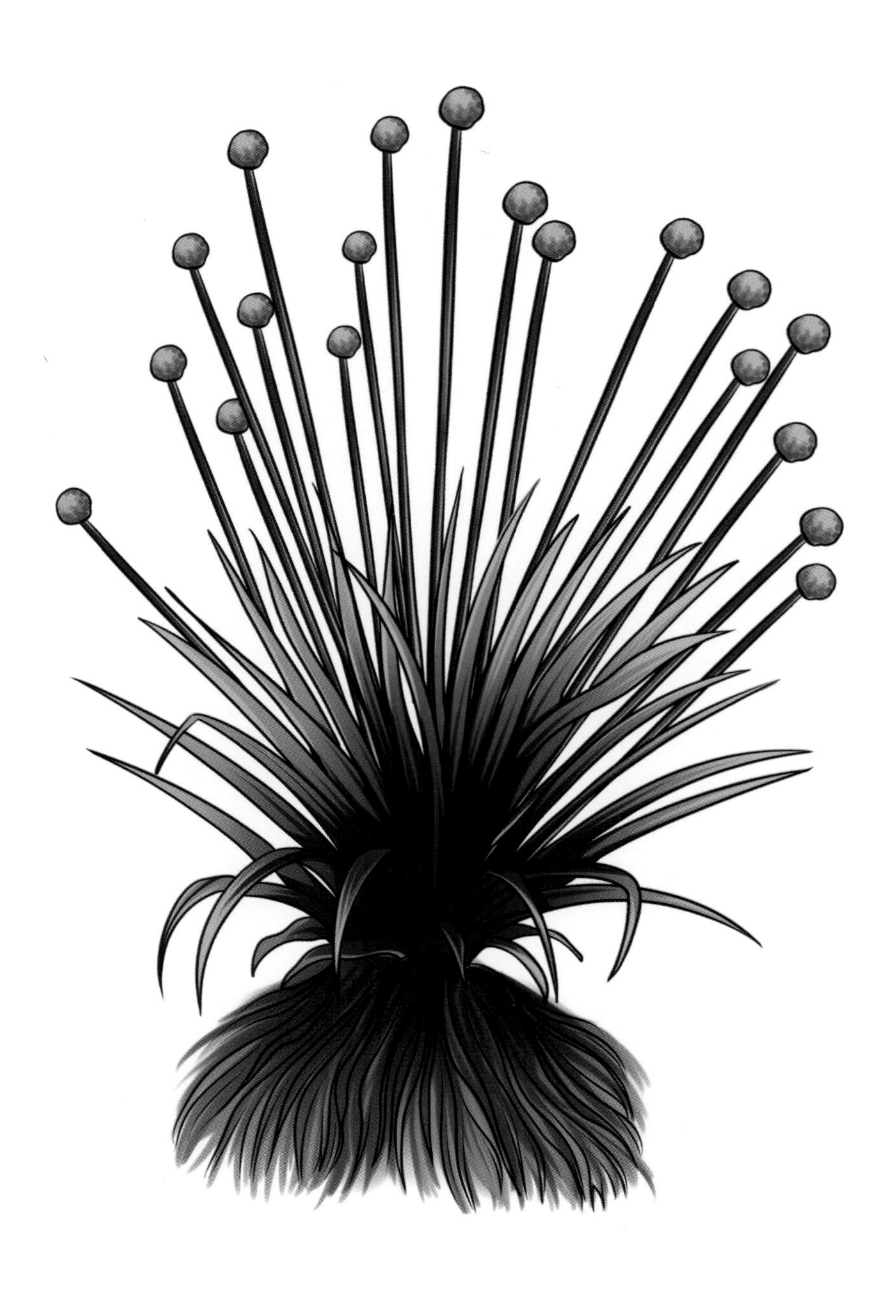

豆蔻

别名 紫蔻、漏蔻、十开蔻、白豆蔻、圆豆蔻、原豆蔻。

来源 本品为姜科植物白豆蔻 *Amomum kravanh* Pierre ex Gagnep. 的干燥成熟果实。

【形态特征】多年生草本。叶披针形，顶端有长尾尖，除具缘毛外，两面无毛；无叶柄。叶舌初被疏长毛，后脱落而仅有疏缘毛，叶鞘口无毛，穗状花序圆柱形，苞片卵状长圆形，花萼管被毛，花冠白色或稍带淡黄，唇瓣椭圆形，稍凹入，淡黄色，中脉有带紫边的橘红色带，雄蕊1，子房被长柔毛。花期2～5月，果期6～8月。

【生境分布】生长于山沟阴湿处，我国多栽培于树荫下。海南、云南、广西有栽培。原产于印度尼西亚。

【采收加工】秋季果实成熟时采收，用时除去果皮，取种子打碎。

【性味归经】辛，温。归肺、脾、胃经。

【功能主治】化湿行气，温中止呕，开胃消食。主治湿浊中阻，不思饮食，湿温初起，胸闷不饥，寒湿呕逆，胸腹胀痛，食积不消。

【用法用量】水煎服，3～6克，后下。

【使用注意】阴虚内热，或胃火偏盛、口干口渴、大便燥结者忌食；干燥综合征症及糖尿病患者忌食。

单方验方

①**胃口寒作吐及作痛者：**豆蔻9克。研末，酒送下。②**胃气冷、吃饭即欲得吐：**豆蔻3枚。研细末，好酒微温调下。③**腹痛：**豆蔻3克，沉香、木香各1.5克。共研细末，开水冲服。若痛不止，过20分钟再服1剂。

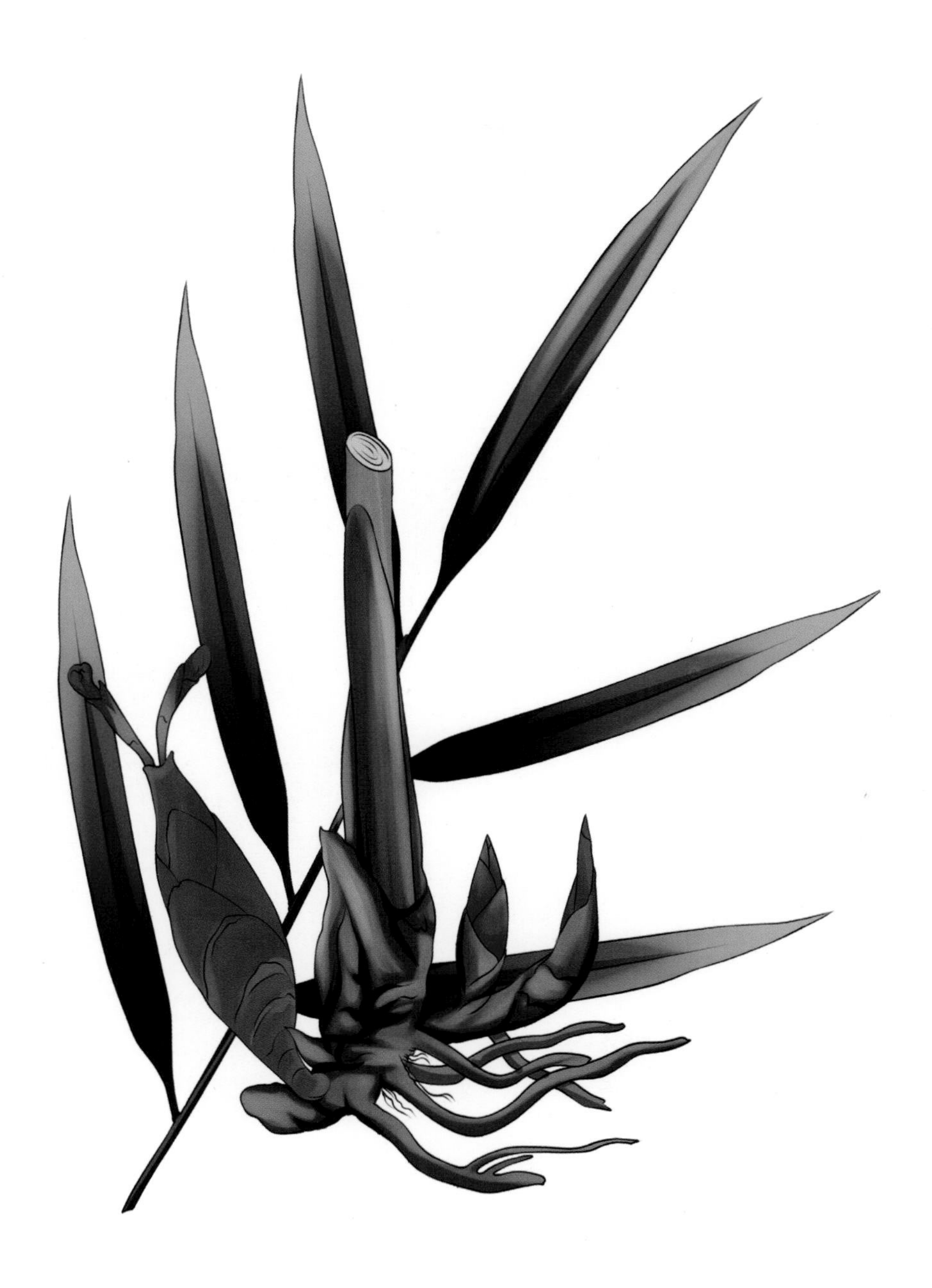

赤小豆

别名 赤豆、红小豆、野赤豆。

来源 本品为豆科植物赤小豆 *Vigna umbellata* Ohwi et Ohashi 等的干燥成熟种子。

【形态特征】属豆科菜豆属，一年生草本植物。主根不发达，侧根细长，株高80～100厘米，有直立丛生型、半蔓生型及蔓生缠绕型。叶为3小叶组成的复叶。小叶圆头型或剑头型。花梗自叶腋生出，梗的先端，着生数花，为自花授粉作物，花小，开黄花或淡灰色花，龙骨瓣呈螺旋形，每花梗上结荚1～5个，荚长7～16厘米，果荚内包着4～18粒椭圆或长椭圆形种子。种子多为赤褐色，也有黑、灰、白、绿杂、浅黄色等。种子千粒重50～210克，大多在130克左右。

【生境分布】全国各地普遍栽培。分布于吉林、北京、天津、河北、陕西、山东、安徽、江苏、浙江、江西、广东、四川等地。

【采收加工】秋季果实成熟而未开裂时拔取全株，晒干，打下种子，除去杂质，再晒干。

【性味归经】甘、酸，平。归心、小肠经。

【功能主治】利水消肿，解毒排脓。主治水肿胀满，脚气浮肿，黄疸尿赤，风湿热痹，痈肿疮毒，肠痈腹痛。

【用法用量】水煎服，9～30克。外用：适量，研末调敷。

【使用注意】阴虚而无湿热者及小便清长者忌食。

单方验方

①**流行性腮腺炎：**赤小豆50～70粒。研细粉，和入温水、鸡蛋清或蜂蜜调成稀糊状，摊在布上，敷于患处。②**肝硬化腹水：**赤小豆500克，活鲤鱼1条（重500克以上）。同加水2000～3000毫升炖至赤小豆烂透，将赤小豆、鱼和汤分数次服下。每日或隔日1剂，连续服用，以愈为止。③**脾虚水肿或脚气、小便不利：**赤小豆60克，桑白皮15克。水煎，去桑白皮，饮汤食豆。④**水肿、小便不利：**赤小豆120克，白茅根250克。加水煮至水干，去白茅根，分数次嚼食。⑤**妇女气血不足、乳汁不下：**赤小豆120克，粳米30克。煮粥，分2次食。

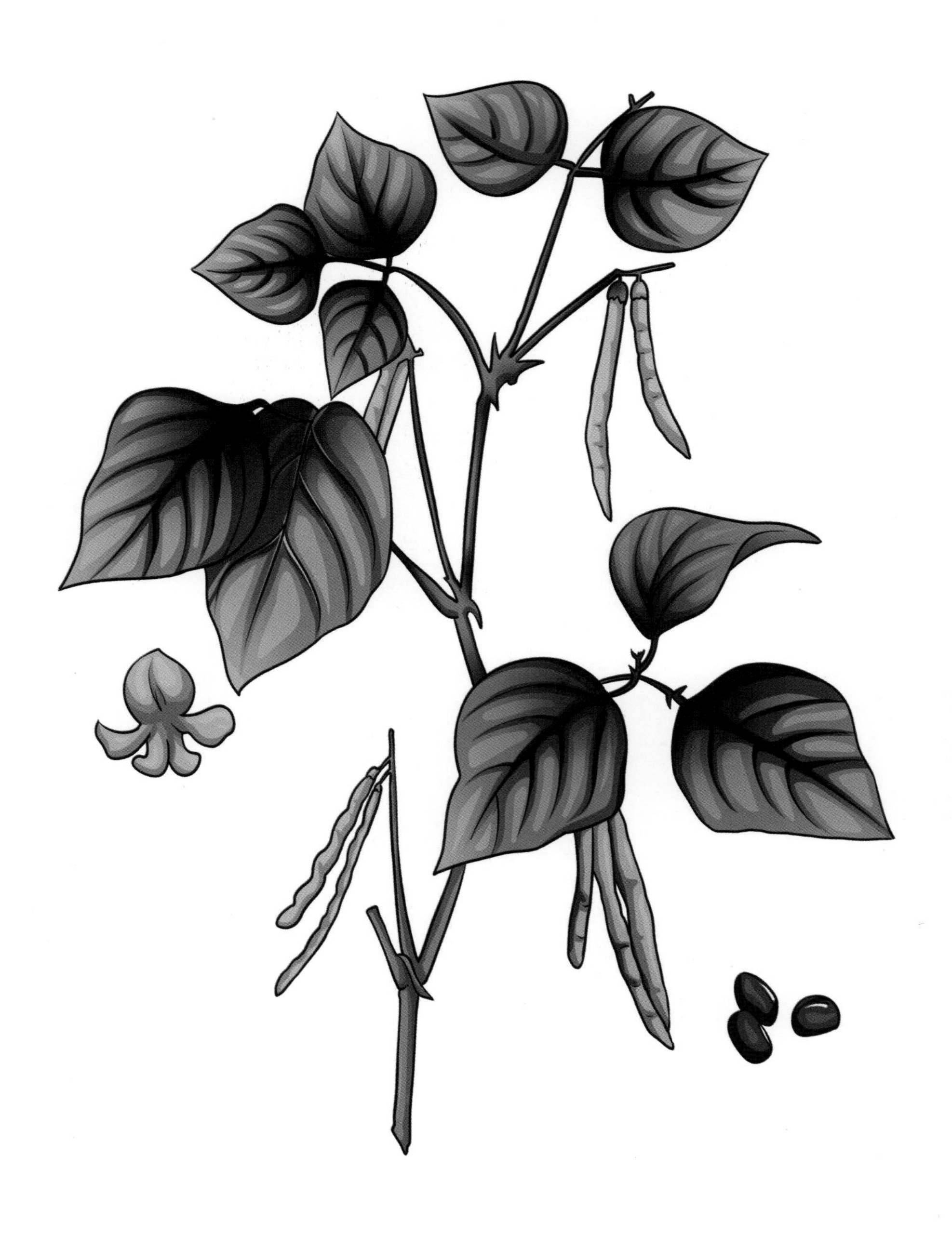

赤芍

别名 赤芍、木芍药、红芍药、臭牡丹根。

来源 本品为毛茛科植物川赤芍 *Paeonia veitchii* Lynch 等的干燥根。

【形态特征】多年生草本。茎直立。茎下部叶为2回3出复叶，小叶通常二回深裂，小裂片宽0.5～1.8厘米。花2～4朵生于茎顶端和其下的叶腋；花瓣6～9，紫红色或粉红色，雄蕊多数，心皮2～5。果密被黄色茸毛。根为圆柱形，稍弯曲。表面暗褐色或暗棕色，粗糙，有横向凸起的皮孔，手搓则外皮易破而脱落（俗称糟皮）。花期5～6月，果期7～8月。

【生境分布】生长于山坡林下草丛中及路旁。分布于内蒙古、四川及东北各地。

【采收加工】春、秋两季采挖，除去根茎、须根及泥沙，晒干。

【性味归经】苦，微寒。归肝经。

【功能主治】清热凉血，散瘀止痛。主治热入营血，温毒发斑，吐血衄血，目赤肿痛，肝郁胁痛，经闭痛经，癥瘕腹痛，跌扑损伤，痈肿疮疡。

【用法用量】水煎服，6～12克。

【使用注意】不宜与藜芦同用。

单方验方

①**妇女气血不和、心胸烦闷、不思饮食、四肢少力、头目昏眩、身体疼痛：**赤芍、吴白芷、牡丹皮、白茯苓、甘草各30克，柴胡90克（去芦）。共研为末，每服9克，加水200毫升，入姜、大枣煎至140毫升，温服，饭后临卧时服1次。②**妇女血崩不止、赤白带下：**赤芍、香附子各等份。研为末，加盐适量及水400毫升煎至200毫升，去渣，饭前服。③**衄血不止：**赤芍适量。研为末，水调服6克。

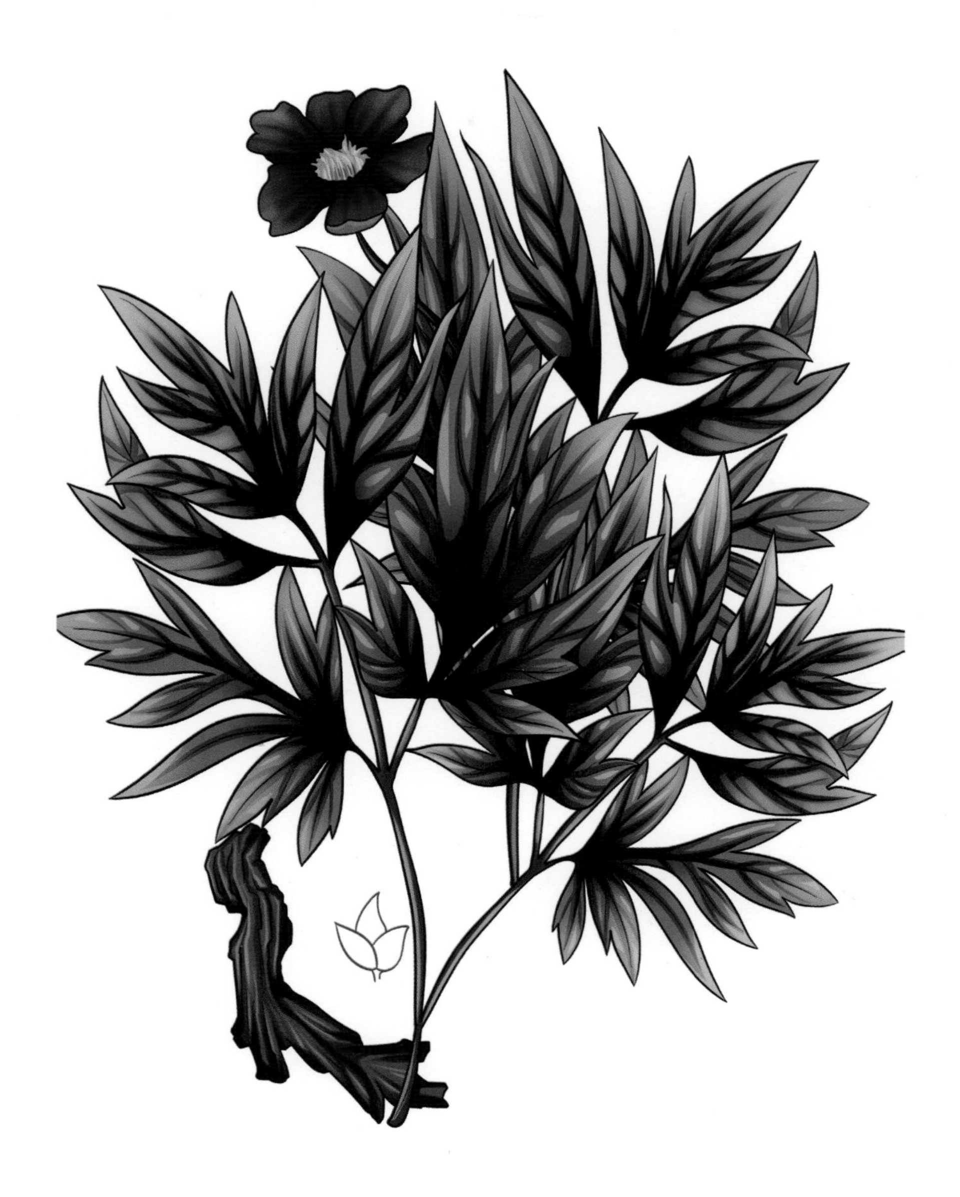

辛夷

别名 木栏、桂栏、杜兰、木兰、紫玉兰、毛辛夷、辛夷桃。

来源 本品为木兰科植物玉兰 *Magnolia denudata* Desr. 的干燥花蕾。

【形态特征】落叶乔木，高达25米，胸径1米，树皮深灰色。叶低质，叶片为倒卵形或倒卵状矩圆形，长10～18厘米，宽6～10厘米，先端宽而突尖，基部宽楔形，叶背面及脉上有细柔毛。春季开大型白色花，直径10～15厘米，萼片与花瓣共9片，大小近相等，且无显著区别，矩圆状倒卵形。花期2～3月，果期8～9月。

【生境分布】生长于较温暖地区，野生较少。分布于河南、四川、安徽、浙江、陕西、湖北等地。

【采收加工】冬末春初花未开放时采收，除去枝梗，阴干。

【性味归经】辛，温。归肺、胃经。

【功能主治】散风寒，通鼻窍。主治风寒头痛，鼻塞流涕，鼻鼽，鼻渊。

【用法用量】水煎服，3～10克，包煎。外用：适量。

【使用注意】阴虚火旺者忌服。

单方验方

①**鼻渊：**辛夷15克，苍耳子5克，白芷30克，薄荷叶1.5克。晒干，研细末，每次6克，用葱、茶汤饭后调服。②**鼻塞：**辛夷15克，紫苏叶9克，红糖适量。水煎服。

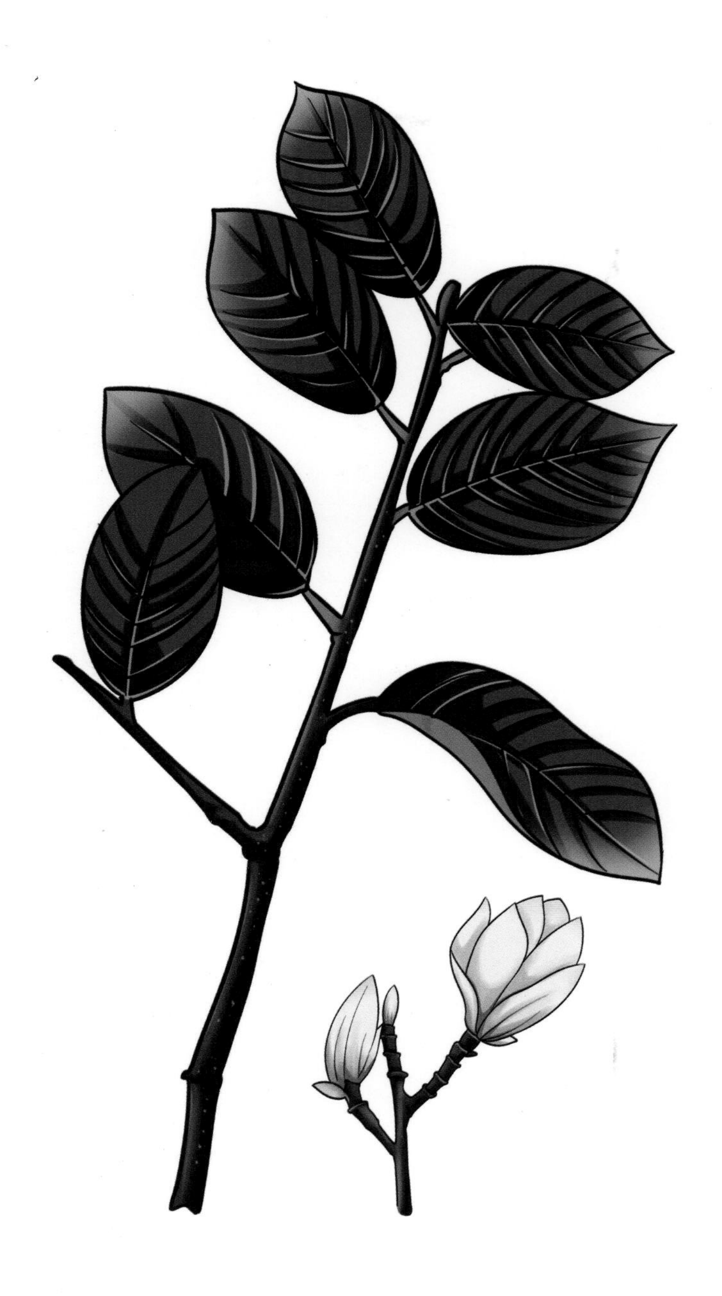

芫花

别名 莞花、南芫花、芫花条、药鱼草、头痛花、闷头花、老鼠花。
来源 本品为瑞香科植物芫花 *Daphne genkwa* Sieb. et Zucc. 的干燥花蕾。

【形态特征】落叶灌木，幼枝密被淡黄色绢毛，柔韧。单叶对生，稀互生，具短柄或近无柄。叶片长椭圆形或卵状披针形，长2.5～5厘米，宽0.5～2厘米，先端急尖，基部楔形，幼叶下面密被淡黄色绢状毛。花先叶开放，淡紫色或淡紫红色，3～7朵排成聚伞花丛，顶生及腋生，通常集于枝顶；花被筒状，长1.5厘米，外被绢毛，裂片4，卵形，约为花全长的1/3；雄蕊8，2轮，分别着生于花被筒中部及上部；子房密被淡黄色柔毛。核果长圆形，白色。花期3～5月，果期6～7月。

【生境分布】生长于路旁及山坡林间。分布于长江流域以南各省（区）及山东、河南、陕西等地。

【采收加工】春季花未开放时采收，除去杂质，干燥。

【性味归经】苦、辛，温；有毒。归肺、脾、肾经。

【功能主治】泻水逐饮；外用杀虫疗疮。主治水肿胀满，胸腹积水，痰饮积聚，气逆咳喘，二便不利；外治疥癣秃疮，痈肿，冻疮。

【用法用量】水煎服，1.5～3克。醋芫花研末，吞服，每次0.6～0.9克，每日1次。外用：适量。

【使用注意】孕妇禁用；不宜与甘草同用。

单方验方

①**皮肤病：**芫花适量。研末，或配雄黄用猪油调敷。②**猝得咳嗽：**芫花50克。加水3000毫升，煮汁1000毫升，加入14枚大枣，煮至汁干，每日食枣5枚。③**水肿：**芫花1.5～3克。水煎服。

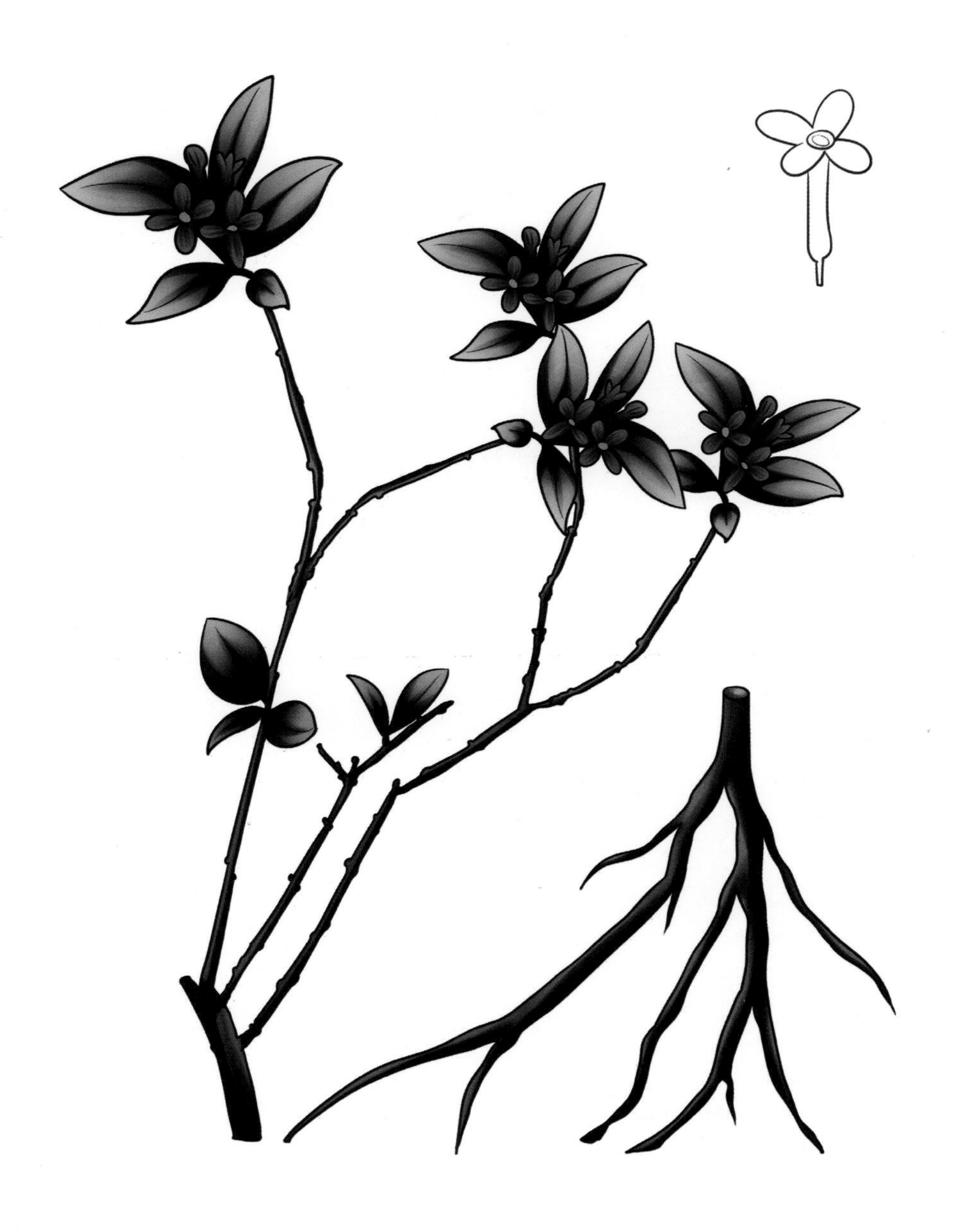

芡实

别名 肇实、鸡头米、鸡头苞、鸡头莲、刺莲藕。

来源 本品为睡莲科植物芡 *Euryale ferox* Salisb. 的干燥成熟种仁。

【形态特征】一年生水生草本，具白色须根及不明显的茎。初生叶沉水，箭形；后生叶浮于水面，叶柄长，圆柱形中空，表面生多数刺，叶片椭圆状肾形或圆状盾形，直径65～130厘米，表面深绿色，有蜡被，具多数隆起，叶脉分歧点有尖刺，背面深紫色，叶脉凸起，有茸毛。花单生，花梗粗长，多刺，伸出水面；萼片4，直立，披针形，肉质，外面绿色，有刺，内面带紫色；花瓣多数，分3轮排列，带紫色；雄蕊多数；子房半下位，8室，无花柱，柱头红色。浆果球形，海绵质，污紫红色，外被皮刺，上有宿存萼片。种子球形，黑色，坚硬，具假种皮。花期6～9月，果期7～10月。

【生境分布】生长于池沼湖泊中。分布于湖南、江苏、安徽、山东等地。

【采收加工】秋末冬初采收成熟果实，除去果皮，取出种子，洗净，再除去硬壳（外种皮），晒干。

【性味归经】甘、涩，平。归脾、肾经。

【功能主治】益肾固精，补脾止泻，除湿止带。主治遗精滑精，遗尿尿频，脾虚久泻，白浊，带下。

【用法用量】水煎服，9～15克。

【使用注意】芡实为滋补敛涩之品，故大小便不利者不宜用。

单方验方

①**白浊：**芡实、茯苓各适量。炼为蜜丸服。②**尿频：**芡实、桑螵蛸、益智各适量。水煎服。③脾虚腹泻：芡实、莲子、白术各20克，党参25克，茯苓15克。共研细粉，每次5～10克，每日2～3次。④**白带症：**芡实、桑螵蛸各30克，白芷20克。共为细末，醋调敷脐部，每日1换，连用1周。⑤**肾炎：**芡实、生龙骨、生牡蛎各50克。水煎服。

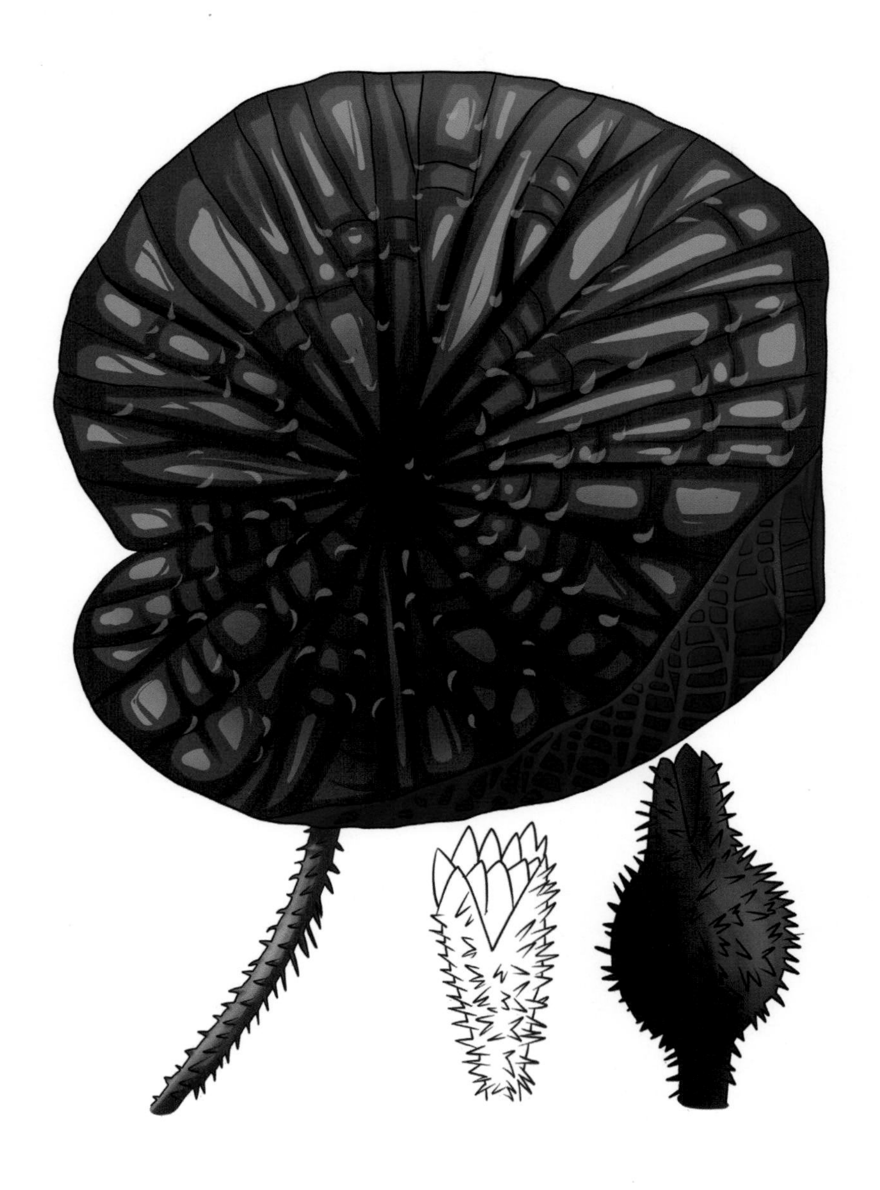

羌活

别名 羌青、羌滑、黑药、护羌使者、胡王使者、退风使者。

来源 本品为伞形科植物羌活 *Notopterygium incisum* Ting ex H. T. Chang 等的干燥根茎和根。

【形态特征】 多年生草本，高60～150厘米；茎直立，淡紫色，有纵沟纹。基生叶及茎下部叶具柄，基部两侧成膜质鞘状，叶为2～3回羽状复叶，小叶3～4对，卵状披针形，小叶2回羽状分裂至深裂，最下一对小叶具柄；茎上部的叶近无柄，叶片薄，无毛。复伞形花序，伞幅10～15；小伞形花序约有花20～30朵，花小，白色。双悬果长圆形。主棱均扩展成翅，每棱槽有油管3个，合生面有6个。花期8～9月，果期9～10月。

【生境分布】 生长于海拔2600～3500米的高山、高原之林下、灌木丛、林缘、草甸。分布于四川、甘肃、青海、云南等地。

【采收加工】 春、秋两季采挖，除去须根及泥沙，晒干。

【性味归经】 辛、苦，温。归膀胱、肾经。

【功能主治】 解表散寒，祛风除湿，止痛。主治风寒感冒，风湿痹痛，肩背酸痛。

【用法用量】 水煎服，3～10克。

【使用注意】 本品气味浓烈，温燥性强，易耗阴血，故表虚汗出、阴虚外感、血虚痹痛者慎用。过量应用易致呕吐，脾胃虚弱者不宜用。

单方验方

①风寒感冒： 羌活10克，绿茶3克。加300毫升开水冲泡后饮用。**②感冒发热、扁桃体炎：** 羌活5克，板蓝根、蒲公英各6克。水煎，分2次服，每日1剂。

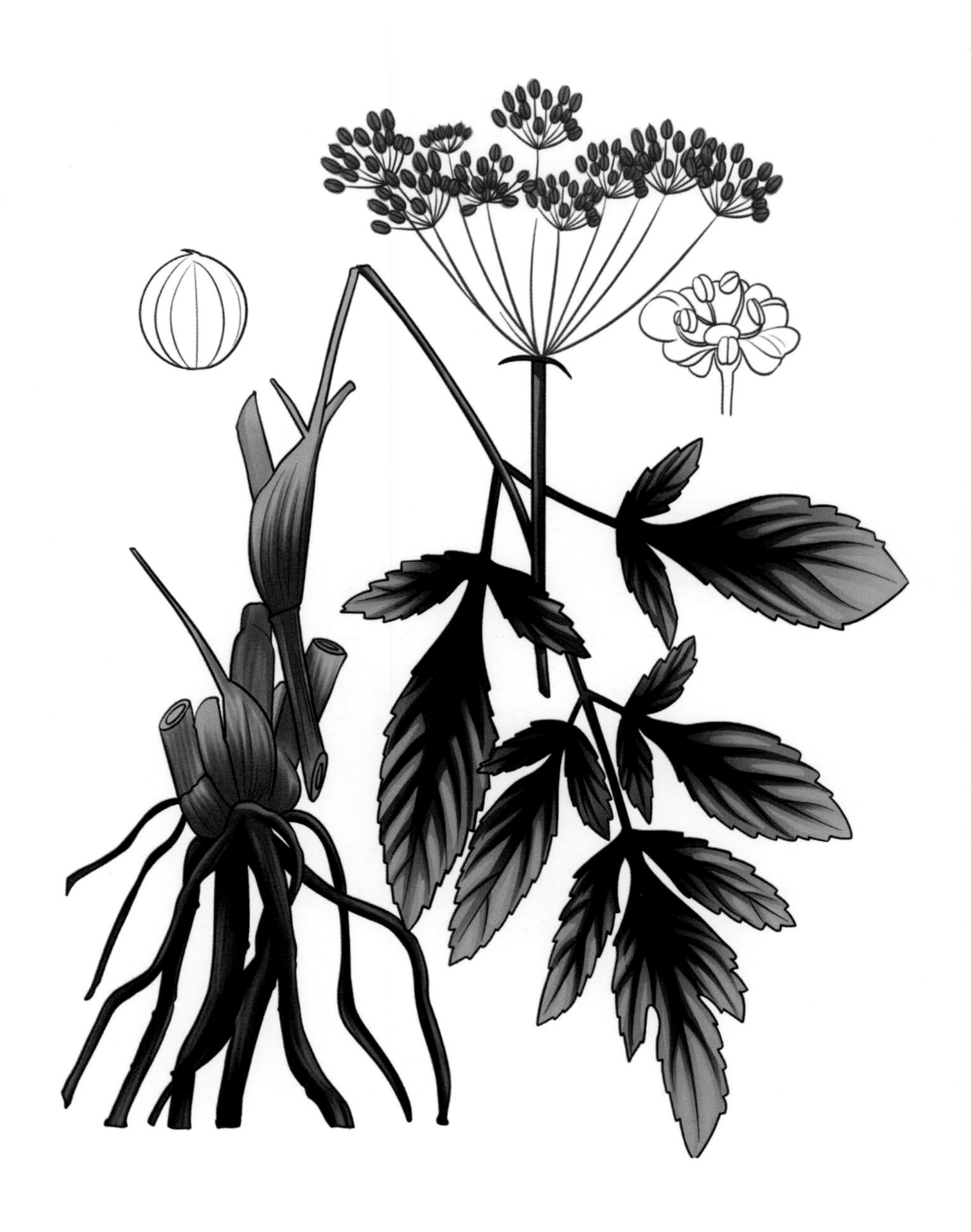

阿胶

别名 驴皮胶、傅致胶、盆覆胶。

来源 本品为马科动物驴 *Equus asinus* L. 的干燥皮或鲜皮经煎煮、浓缩而制成的固体胶。

【形态特征】驴为我国的主要役用家畜之一。一般体重在200千克左右。头大，眼圆，耳长。面部平直，头颈高扬，颈部较宽厚，肌肉结实。鬣毛稀少。四肢粗短，蹄质坚硬。尾基部粗而末梢细。体形呈横的长方形。毛色有黑色、栗色、灰色三种。毛厚而短。全身的背部及四肢外侧、面颊部如同身色，唯颈背部有一条短的深色横纹。咀部有明显的白色咀圈。耳廓背面如同身色，内面色较浅，尖端色较深，几呈黑褐色。腹部及四肢内侧均为白色。

【生境分布】分布于山东的东阿市、浙江等地。上海、北京、天津、武汉、沈阳、河南禹州等地也产。

【采收加工】将驴皮漂泡去毛，切块洗净，分次水煎，滤过，合并滤液，浓缩（或加适量黄酒，冰糖，豆油）至稠膏状，冷凝，切块，晾干即得。

【性味归经】甘，平。归肺、肝、肾经。

【功能主治】补血滋阴，润燥，止血。主治血虚萎黄，眩晕心悸，肌痿无力，心烦不眠，虚风内动，肺燥咳嗽，劳嗽咯血，吐血尿血，便血崩漏，妊娠胎漏。

【用法用量】水煎服，3～9克，烊化兑服。

【使用注意】脾胃虚弱、食少便溏者不宜用。

单方验方

①**肺结核咯血：**阿胶适量。研细末，每次20～30克，每日2～3次，温开水送下（或熬成糊状饮下）；均配用常量西药抗结核药。②**胎动不安、滑胎：**阿胶12克，鸡蛋2枚，红糖30克。打荷包蛋服。③**老人虚人大便秘涩：**阿胶（炒）6克，连根葱白3片，蜂蜜2匙。新水煎，去葱，入阿胶、蜂蜜溶开，饭前温服。④**损动母胎、去血腹痛：**阿胶（炙）、艾叶60克。以水5升煮取2升半，分3次服。

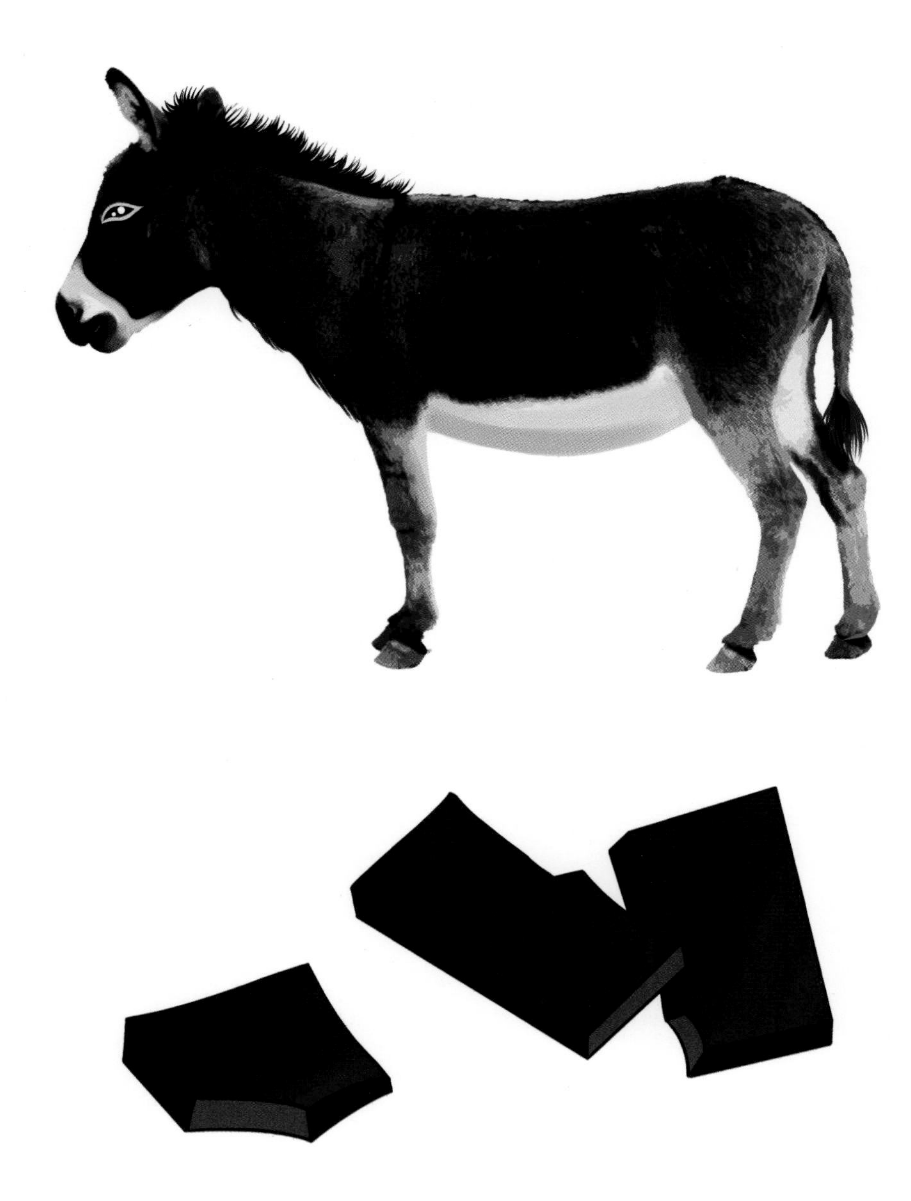

附子

别名 侧子、刁附、虎掌、漏篮子、黑附子、明附片、川附子、熟白附子。

来源 本品为毛茛科植物乌头 *Aconitum carmichaeli* Debx. 的子根的加工品。

【形态特征】 多年生草本，高60～150厘米。主根纺锤形至倒卵形，中央的为母根，周围数个子根（附子）。叶片五角形，3全裂，中央裂片菱形，两侧裂片再2深裂。总状圆锥花序狭长，密生反曲的微柔毛；萼片5，蓝紫色（花瓣状），上裂片高盔形，侧萼片近圆形；花瓣退化，其中两枚变成蜜叶，紧贴盔片下有长爪，距部扭曲；雄蕊多数分离，心皮3～5，通常有微柔毛。蓇葖果；种子有膜质翅。花期9～10月，果期10～11月。

【生境分布】 生长于山地草坡或灌木丛中。分布于四川，湖北、湖南等地亦有栽培。

【采收加工】 6月下旬至8月上旬采挖，除去母根、须根及泥沙，习称“泥附子”，洗净，浸入食用胆巴的水溶液中，过夜，再加食盐，继续浸泡，每日取出晾晒，并逐渐延长晾晒时间，直到附子表面出现大量结晶盐粒（盐霜）、体质变硬为止，习称“盐附子”。

【性味归经】 辛、甘，大热；有毒。归心、肾、脾经。

【功能主治】 回阳救逆，补火助阳，散寒止痛。主治亡阳虚脱，肢冷脉微，心阳不足，胸痹心痛，虚寒吐泻，脘腹冷痛，肾阳虚衰，阳痿宫冷，阴寒水肿，阳虚外感，寒湿痹痛。

【用法用量】 水煎服，3～15克，先煎，久煎。

【使用注意】 孕妇慎用；不宜与半夏、瓜蒌、瓜蒌子、瓜蒌皮、天花粉、川贝母、浙贝母、平贝母、伊贝母、湖北贝母、白蔹、白及同用。

单方验方

①**关格脉沉、手足厥冷：** 熟附子（童便浸）、人参各5克，察香少许。共研末，糊丸桐子大，麝香为衣，每服7丸，灯心汤下。②**头痛：** 附子（炮）、石膏（煅）各等份。共研末，入脑、麝少许，茶酒下1.5克。

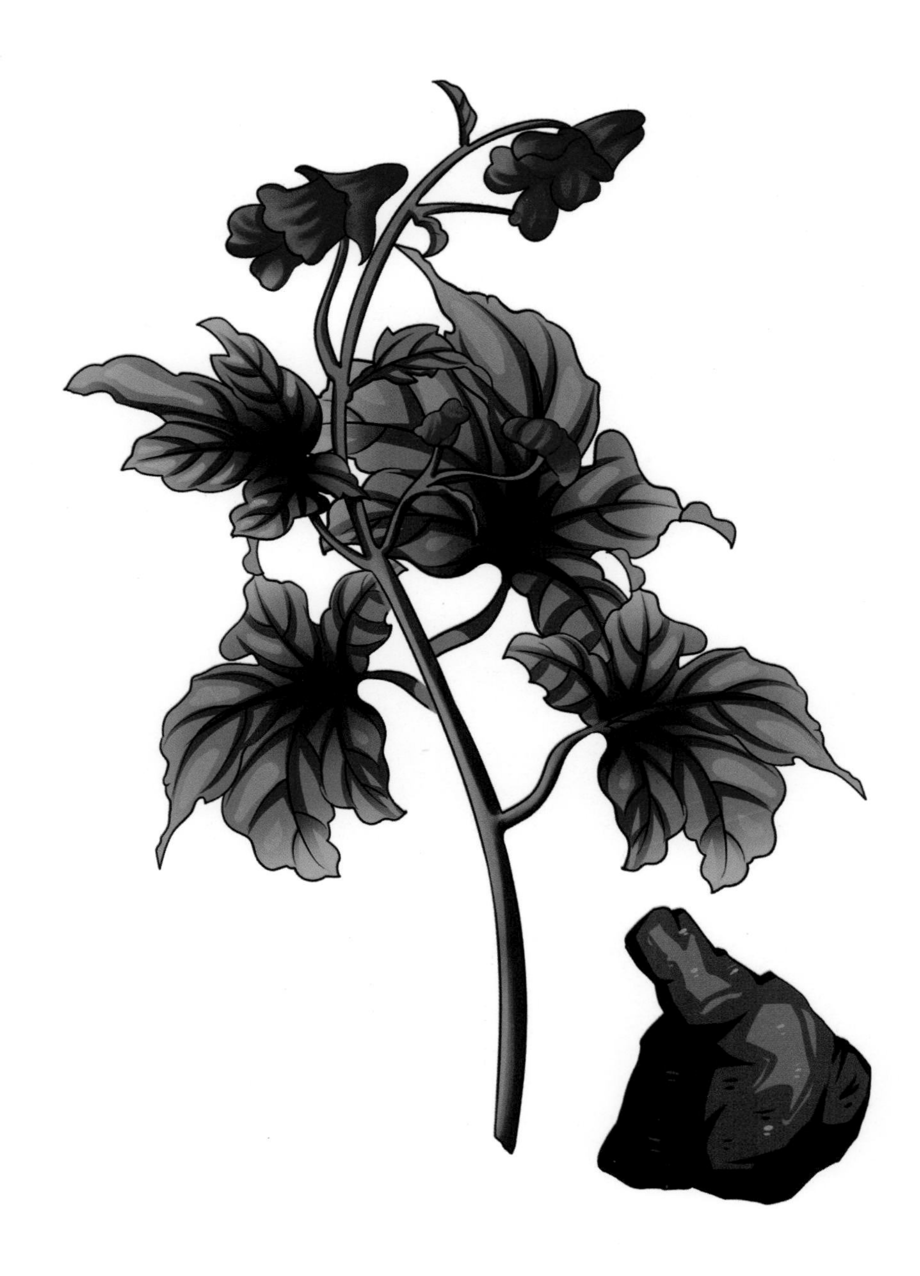

麦冬

别名 玉银、麦门冬、沿阶草。

来源 本品为百合科植物麦冬 *Ophiopogon japonicus* (L.f.) Ker-Gawl. 的干燥块根。

【形态特征】多年生草本植物，地上匍匐茎细长。叶丛生，狭线形，革质，深绿色，平行脉明显，基部绿白色并稍扩大。花葶常比叶短，总状花序轴长2～5厘米，花1～2朵，生于苞片腋内，花梗长2～4毫米，关节位于近中部或中部以上，花微下垂，花被片6枚，披针形，白色或淡紫色。浆果球形，成熟时深绿色或蓝黑色。花期5～8月，果期8～9月。

【生境分布】生长于土质疏松、肥沃、排水良好的土壤和沙质土壤。分布于浙江、四川等地。

【采收加工】夏季采挖，洗净，反复曝晒，堆置，至七八成干，除去须根，干燥。

【性味归经】甘、微苦，微寒。归心、肺、胃经。

【功能主治】养阴生津，润肺清心。主治肺燥干咳，阴虚痨嗽，喉痹咽痛，津伤口渴，内热消渴，心烦失眠，肠燥便秘。

【用法用量】水煎服，6～12克。

【使用注意】脾胃虚寒、大便溏薄及感冒风寒（或痰饮湿浊咳嗽）者忌服。

单方验方

①**慢性支气管炎：**麦冬、五味子各100克，蜂蜜1000克。同浸泡6日后开始服，每日早晨或中午服1次，每次1大汤匙，每次服后接着含服1小片人参，吃2瓣大蒜、3颗核桃。②**百日咳：**麦冬、天冬各20克，百合15克，鲜淡竹叶10克。水煎服。③**阴虚燥咳、咯血等：**麦冬、川贝母、天冬各9克，南沙参、生地黄各15克。水煎服。④**萎缩性胃炎：**麦冬、党参、玉竹、南沙参、天花粉各9克，知母、乌梅、甘草各6克。水煎服。

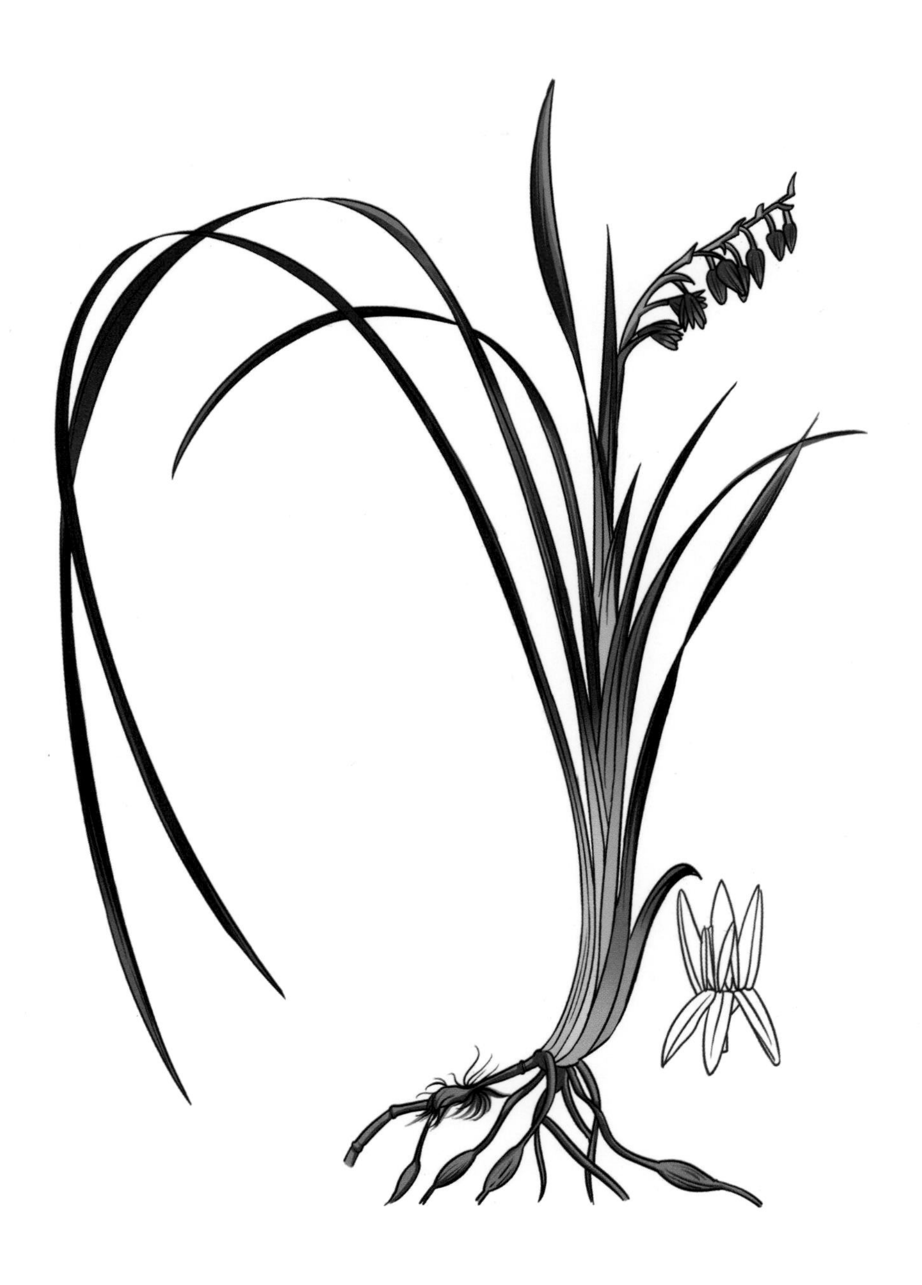

鸡血藤

别名 红藤、活血藤、大血藤、血风藤、猪血藤、血龙藤。

来源 本品为豆科植物密花豆 *Spatholobus suberectus* Dunn 的干燥藤茎。

【形态特征】木质大藤本，长达数十米，老茎扁圆柱形，稍扭转。三出复叶互生，有长柄，小叶宽卵形，先端短尾尖，基部圆形或浅心形，背脉腋间常有黄色簇毛，小托叶针状。大型圆锥花序生于枝顶叶腋。花近无柄，单生或2～3朵簇生于花序轴的节上呈穗状，花萼肉质筒状，被白毛，蝶形花冠白色，肉质。荚果扁平，刀状，长8～10.5厘米，宽2.5～3厘米。花期6～7月，果期8～12月。

【生境分布】生长于灌木丛中或山野间。分布于广西、广东、江西、福建、云南、四川等地。

【采收加工】秋、冬两季采收，除去枝叶，切片，晒干。

【性味归经】苦、甘，温。归肝、肾经。

【功能主治】活血补血，调经止痛，舒筋活络。主治月经不调，痛经，经闭，风湿痹痛，麻木瘫痪，血虚萎黄。

【用法用量】水煎服，9～15克。

【使用注意】月经过多者慎用。

单方验方

①**风湿痹痛：**鸡血藤、半枫荷、当归、枫香寄生、海风藤、淡豆豉各15克，牛膝9克。水煎服。②**白虎历节，膝胫剧痛如咬，昼轻夜重，局部发热：**鸡血藤9克，制苍术15克，黄柏12克，乳香、没药、千年健各6克。水煎服。③**老人血管硬化：**鸡血藤20克，杜仲、生地黄各15克，五加皮10克。加水500毫升煎至200毫升，去渣，分3次服。

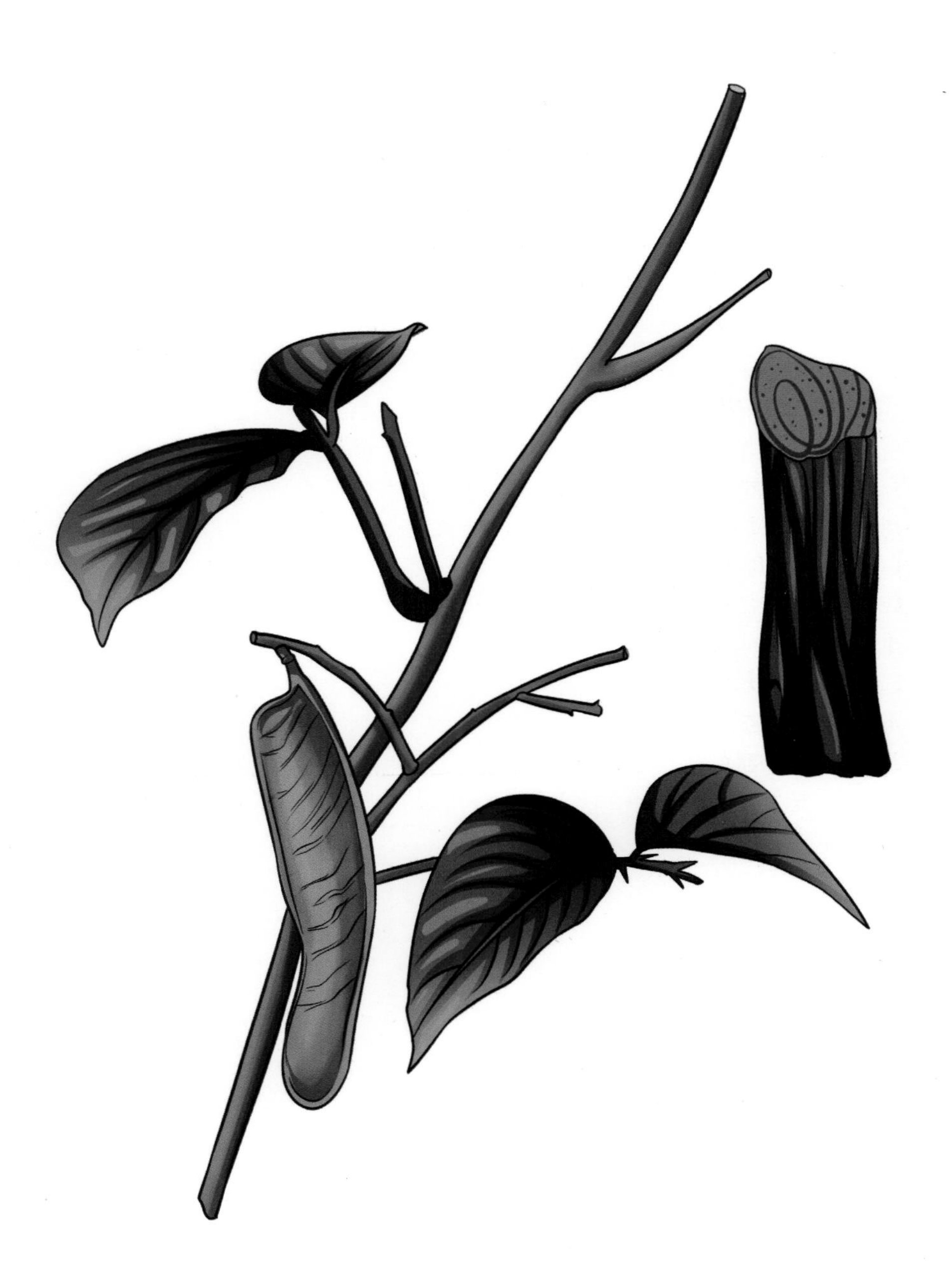

鸡冠花

别名 鸡髻花、鸡公花、鸡角根、红鸡冠、老来红、大头鸡冠、凤尾鸡冠。

来源 本品为苋科植物鸡冠花 *Celosia crista* ta L. 的干燥花序。

【形态特征】一年生草本，植株有高型、中型、矮型三种，高的可达2～3米，矮型的只有30厘米高，茎红色或青白色。叶互生有柄，长卵形或卵状披针形，有深红、翠绿、黄绿、红绿等多种颜色。花聚生于顶部，形似鸡冠，扁平而厚软，长在植株上呈倒扫帚状。花色也丰富多彩，有紫色、橙黄、白色、红黄相杂等色。胞果。种子细小，呈紫黑色，藏于花冠茸毛内。花期7～9月，果期9～10月。

【生境分布】生长于一般土壤，喜温暖干燥气候，怕干旱，喜阳光，不耐涝。全国大部分地区均有栽培。

【采收加工】秋季花盛开时采收，晒干。

【性味归经】甘、涩，凉。归肝、大肠经。

【功能主治】收敛止血，止带，止痢。主治吐血，崩漏，便血，痔血，赤白带下，久痢不止。

【用法用量】水煎服，6～12克。

【使用注意】本品为凉性的止泻痢、止血之品，故用于赤白下痢，痔漏下血，咯血，吐血，崩漏出血兼有热象者最为适宜。

单方验方

①**荨麻疹：**鸡冠花全草适量。水煎，内服外洗。②**便血、痔血、痢疾：**鸡冠花9～15克。水煎服（配生槐米、生地榆效果更好）。③**咯血、吐血：**鲜白鸡冠花15～24克，猪肺1只（不可灌水）。冲开水炖约1小时，饭后分2～3次服。④**细菌性痢疾：**鸡冠花9克，马齿苋30克，白头翁15克。水煎服。

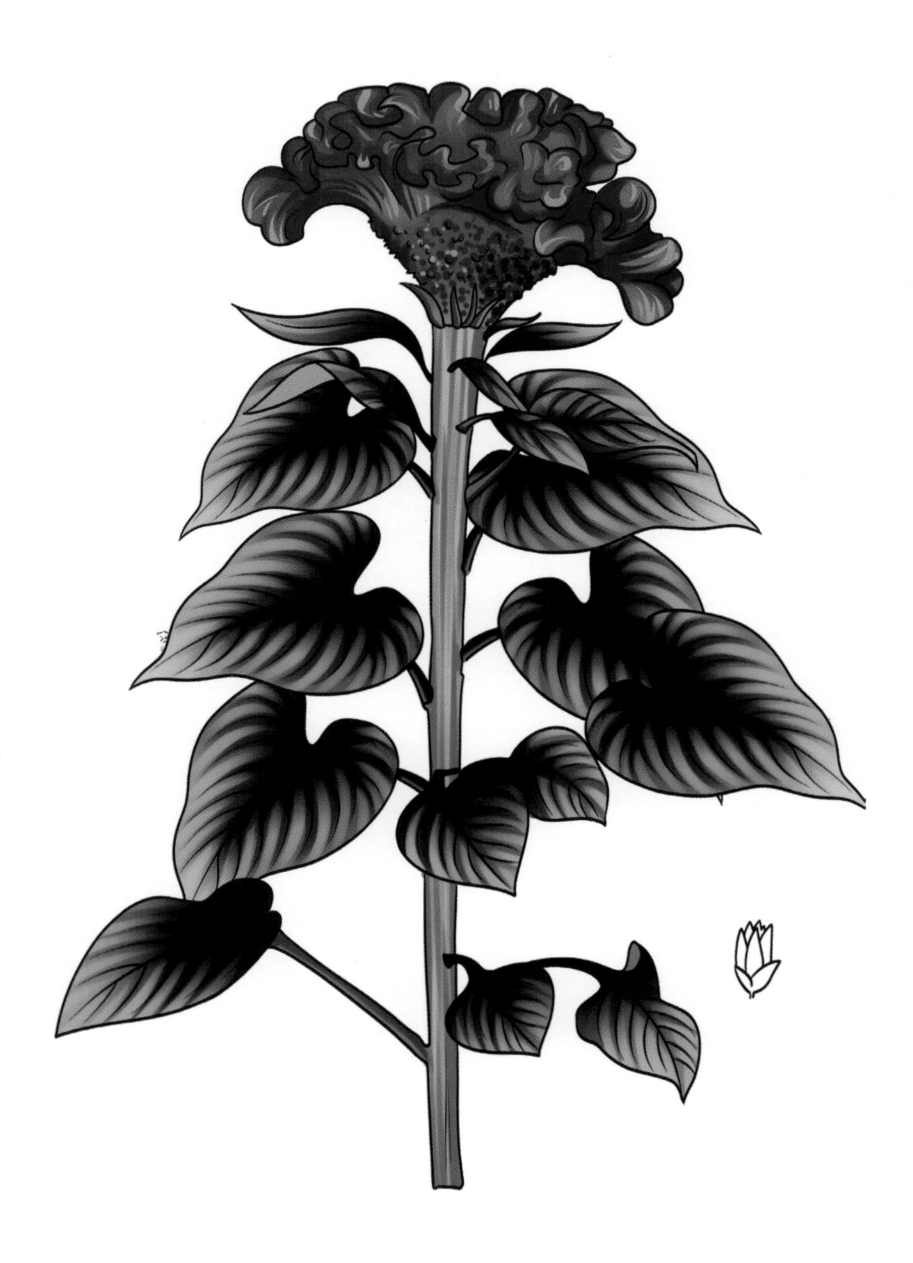

陈皮

别名 橘皮、贵老、柑皮、红皮、黄橘皮、广橘皮、新会皮、广陈皮。

来源 本品为芸香科植物橘 *Citrus reticulata* Blanco 及其栽培变种的干燥成熟果皮。药材分为“陈皮”和“广陈皮”。

【形态特征】常绿小乔木，高约3米。小枝柔弱，通常有刺。叶互生，叶柄细长，翅不明显，叶革质，披针形或卵状披针形，长5.5～8厘米，宽2.5～4厘米，先端渐尖，基部楔形，全缘或有钝齿，上面深绿色，下面淡绿色，中脉稍凸起。春季开黄白色花，单生或簇生叶腋，芳香。萼片5，花瓣5，雄蕊18～24，花丝常3～5枚合生，子房9～15室，柑果扁圆形或圆形，直径5～7厘米，橙黄色或淡红色，果皮疏松，肉瓤极易分离。种子卵形，白黄色，先端有短嘴状凸起。果期10～12月。

【生境分布】栽培于丘陵、低山地带、江河湖泊沿岸或平原。分布于广东、福建、四川、重庆、浙江、江西、湖南等地。其中以广东新会、四会、广州近郊产者质佳，以四川、重庆等地产量大。

【采收加工】采摘成熟果实，剥取果皮，晒干或低温干燥。

【性味归经】苦、辛，温。归肺、脾经。

【功能主治】理气健脾，燥湿化痰。主治脘腹胀满，食少吐泻，咳嗽痰多。

【用法用量】水煎服，3～10克。

【使用注意】气虚体燥、阴虚燥咳、吐血及内有实热者慎服。

单方验方

①**脾胃不调、冷气暴折，客乘于中，寒则气收聚，聚则壅遏不通，是以胀满，其脉弦迟：**陈皮120克，白术60克。共为细末，酒糊和丸（如梧桐子大），饭前以木香煎汤下30丸。②**体质壮实之高脂血症：**陈皮25克，山楂15克，丹参10克，甘草5克。加水1500毫升煮沸，以小火再煮20分钟，过滤服；经常腹泻或消化性溃疡者不宜用。

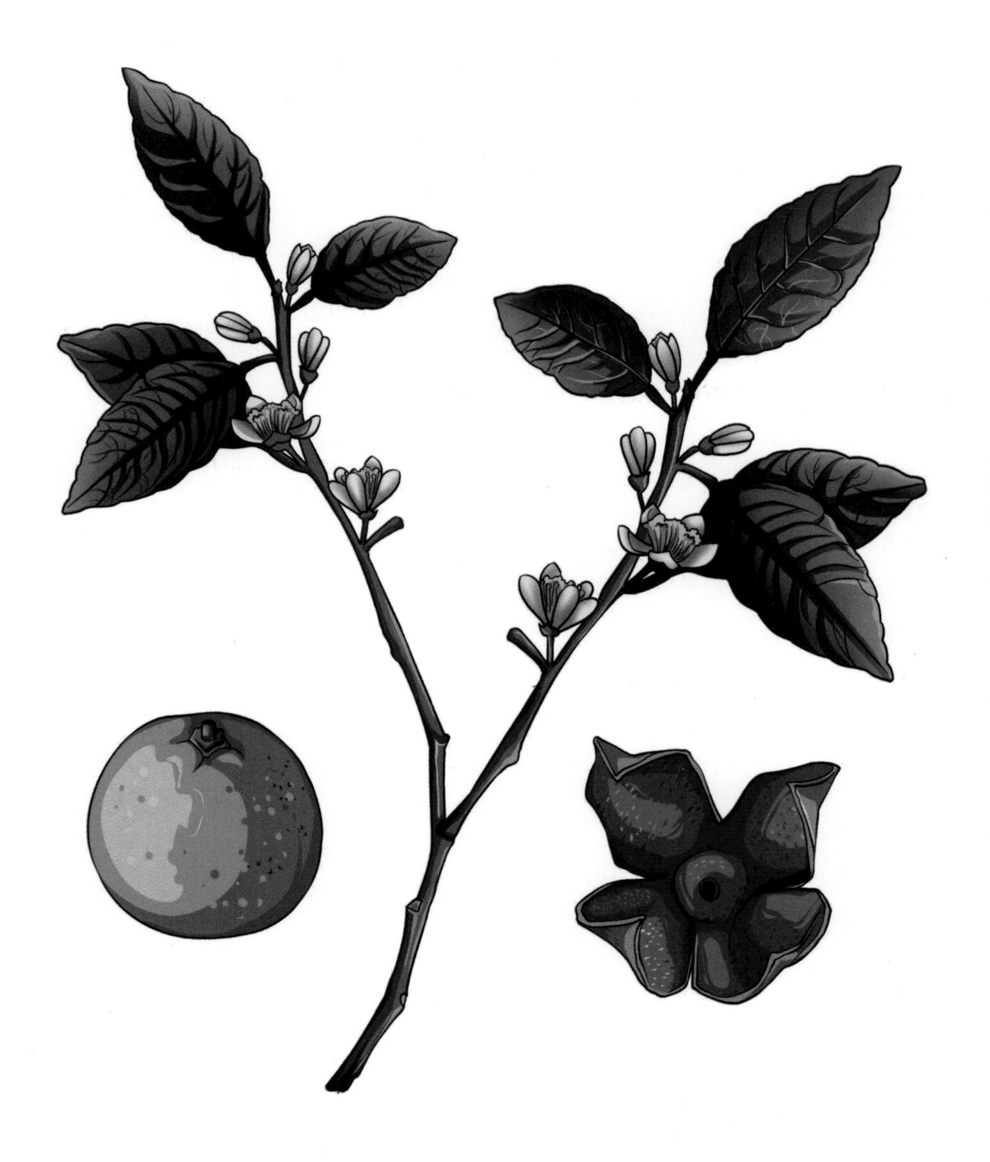

两面针

别名 两背针、双面针、双面刺、叶下穿针、入地金牛、红心刺刁根。

来源 本品为芸香科植物两面针 *Zanthoxylum nitidum* (Roxb.) DC. 的干燥根。

【形态特征】幼龄植株为直立灌木，成龄灌木为木质藤本；茎、枝、叶轴下面和小叶中脉两面均着生钩状皮刺。单数羽状复叶，长7～15厘米；小叶3～11，对生，革质，卵形至卵状矩圆形，无毛，上面稍有光泽，伞房状圆锥花序，腋生；花4数；萼片宽卵形。果成熟时紫红色，有粗大腺点，顶端正具短喙。花期3～5月，果期9～11月。

【生境分布】生长于山野。分布于华南各省（区）及台湾、云南各地。

【采收加工】全年可采挖，洗净，切片或段，晒干。

【性味归经】苦、辛，平；有小毒。归肝、胃经。

【功能主治】活血化瘀，行气止痛，祛风通络，解毒消肿。主治跌扑损伤，胃痛，牙痛，风湿痹痛，毒蛇咬伤；外治烧烫伤。

【用法用量】水煎服，5～10克。外用：适量，研末调敷或煎水洗患处。

【使用注意】不能过量服用；忌与酸味食物同服。

单方验方

①**跌打损伤：**鲜两面针30克，鲜朱砂根15克，猪脚1只。酒、水炖服。②**胃十二指肠溃疡：**两面针15克，金豆根、石仙桃各30克。水煎服。

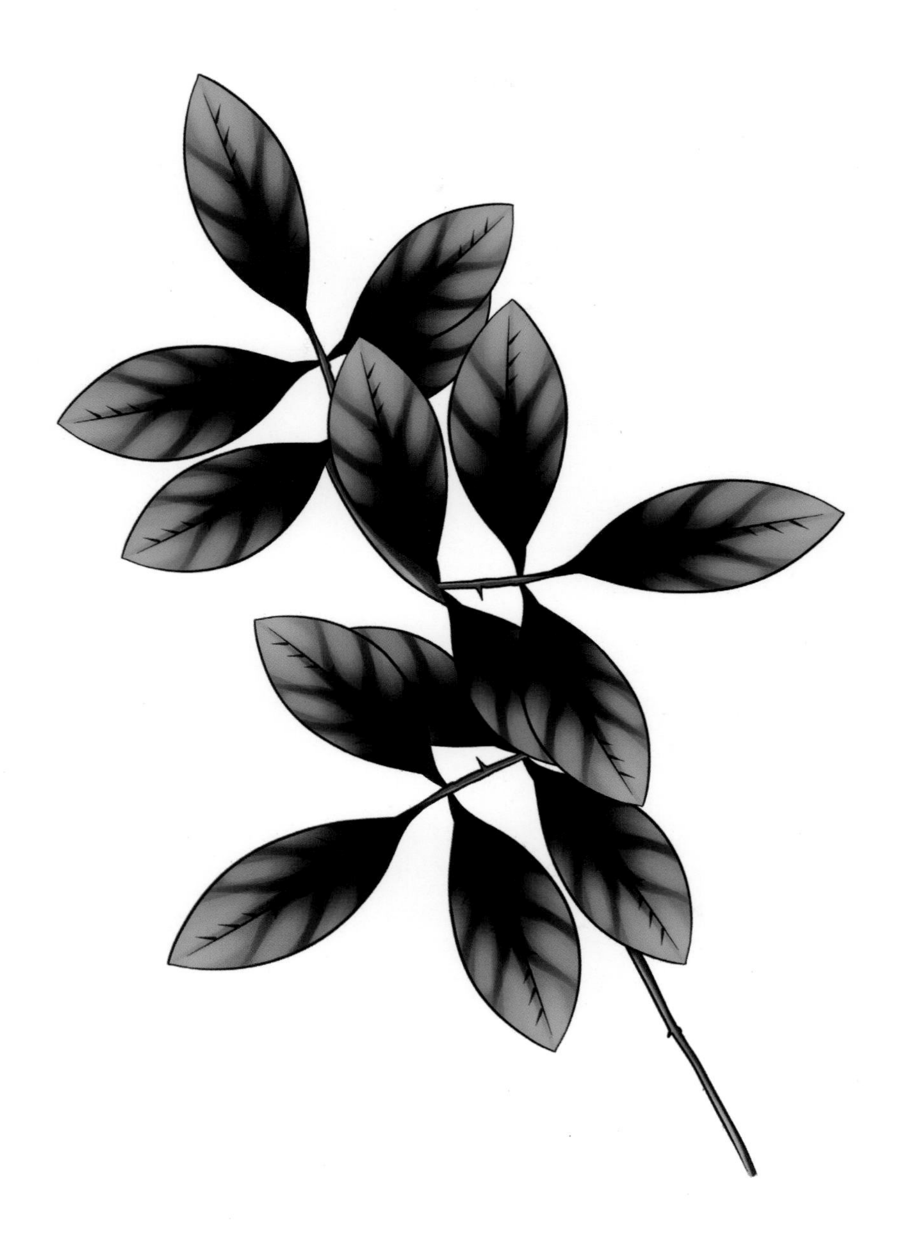

吴茱萸

别名 吴萸、茶辣、漆辣子、米辣子、臭辣子树、左力纯幽子。

来源 本品为芸香科植物吴茱萸 *Euodia rutaecarpa* (Juss.) Benth. 、石虎 *Euodia rutaecarpa* (Juss.) Benth. var. *officinalis* (Dode) Huang 的干燥近成熟果实。

【形态特征】灌木或小乔木，全株具臭气，幼枝、叶轴及花序轴均被锈色长柔毛。叶对生，单数羽状复叶，小叶5～9，椭圆形至卵形，全缘或有微小钝锯齿，两面均密被长柔毛，有粗大腺点。花单性，雌雄异株；聚伞状圆锥花序顶生，花白色。蓇葖果，成熟时紫红色，表面有粗大的腺点；每心皮具种子1枚。果实略呈扁球形，直径2～5毫米。表面绿黑色或暗黄绿色，粗糙，有多数凹下细小油点，顶平，中间有凹窝及5条小裂缝，有的裂成5瓣。基部有花萼及短果柄，果柄密生茸毛。花期6～8月，果期9～10月。

【生境分布】生长于温暖地带路旁、山地或疏林下。多为栽培。分布于贵州、广西、湖南、云南、四川、陕西南部及浙江等地。以贵州、广西产量较大，湖南常德产者质量佳。

【采收加工】8～11月果实尚未开裂时，剪下果枝，晒干或低温干燥，除去枝、叶、果梗等杂质。

【性味归经】辛、苦，热；有小毒。归肝、脾、胃、肾经。

【功能主治】散寒止痛，降逆止呕，助阳止泻。主治厥阴头痛，寒疝腹痛，寒湿脚气，经行腹痛，脘腹胀痛，呕吐吞酸，五更泄泻。

【用法用量】水煎服，2～5克。外用：适量。

【使用注意】辛热燥烈之品，易损气动火，不宜多用久服，阴虚有热者忌用。吴茱萸、黄连、生姜均有止呕之功，然吴茱萸治肝火犯胃之呕酸；黄连治胃中实热之呕苦；生姜治胃寒上逆之呕水，三者各有不同。

单方验方

①**牙齿疼痛：**吴茱萸适量。酒煎，含漱。②**消化不良：**吴茱萸粉末2.5～3克，食用醋5～6毫升。将吴茱萸粉与醋调成糊状，加温至40℃，摊在纱布上，贴于脐部，12小时更换1次。

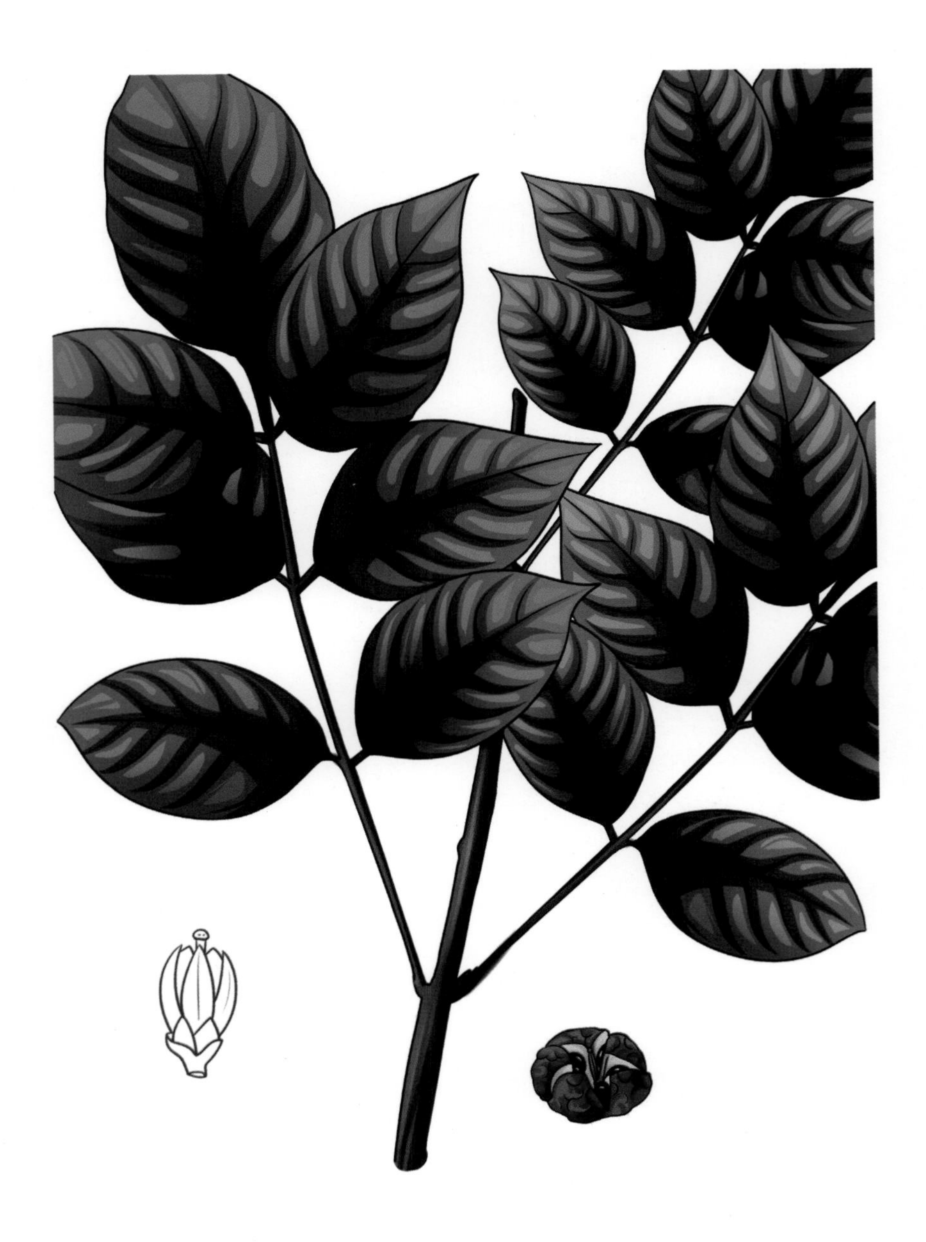

灵芝

别名 赤芝、红芝、木灵芝、菌灵芝、万年蕈、灵芝草。

来源 本品为多孔菌科真菌赤芝 *Ganoderma lucidum* (Leyss. ex Fr.) Karst. 等的干燥子实体。

【形态特征】菌盖木栓质，肾形，红褐、红紫或暗紫色，具漆样光泽，有环状棱纹和辐射状皱纹，大小及形态变化很大，大型个体的菌盖为20×10厘米，厚约2厘米，一般个体为4×3厘米，厚0.5～1厘米，下面有无数小孔，管口呈白色或淡褐色，每毫米内有4～5个，管口圆形，内壁为子实层，孢子产生于担子顶端。菌柄侧生，极少偏生，长于菌盖直径，紫褐色至黑色，有漆样光泽，坚硬。孢子卵圆形，8～11×7厘米，壁两层，内壁褐色，表面有小疣，外壁透明无色。

【生境分布】全国大部分地区有栽培，南方庐山最为出名。

【采收加工】全年采收，除去杂质，剪除附有朽木、泥沙或培养基质的下端菌柄，阴干或在40℃～50℃烘干。

【性味归经】甘，平。归心、肺、肝、肾经。

【功能主治】补气安神，止咳平喘。主治心神不宁，失眠心悸，肺虚咳喘，虚劳短气，不思饮食。

【用法用量】水煎服，6～12克。

【使用注意】实证慎服。

单方验方

①**神经衰弱、心悸头晕、夜寐不宁：**灵芝1.5～3克。水煎服，每日2次。②**慢性肝炎、肾盂肾炎、支气管哮喘：**灵芝适量。焙干，研末，开水冲服。③**过敏性哮喘：**灵芝、紫苏叶各6克，半夏4.5克，厚朴3克，茯苓9克。水煎，加冰糖服。④**失眠：**灵芝15克，西洋参3克。水煎，代茶饮。

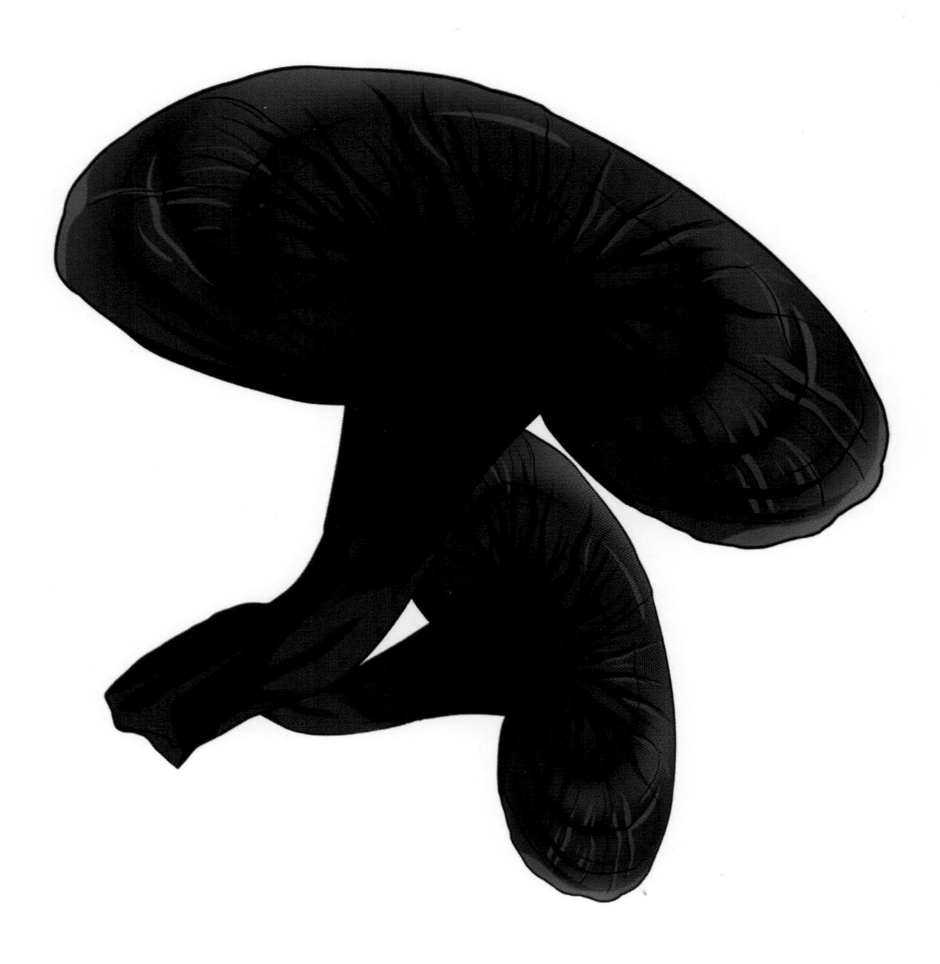

芦根

别名 苇根、芦头、芦柴根、芦菇根、芦茅根、苇子根、芦芽根、甜梗子。

来源 本品为禾本科植物芦苇 *Phragmites communis* Trin. 的新鲜或干燥根茎。

【形态特征】多年生高大草本，具有匍匐状地下茎，粗壮，横走，节间中空，每节上具芽。茎高2～5米，节下通常具白粉。叶2列式排列，具叶鞘；叶鞘抱茎，无毛或具细毛；叶灰绿色或蓝绿色，较宽，线状披针形，粗糙，先端渐尖。圆锥花序大型，顶生，直立，有时稍弯曲，暗紫色或褐紫色，稀淡黄色。颖果椭圆形至长圆形。花期9～10月。

【生境分布】生长于池沼地、河溪地、湖边及河流两岸沙地及湿地等处，多为野生。全国各地均有分布。

【采收加工】全年均可采挖，除去芽、须根及膜状叶，鲜用或晒干。

【性味归经】甘，寒。归肺、胃经。

【功能主治】清热泻火，生津止渴，除烦，止呕，利尿。主治热病烦渴，肺热咳嗽，肺痈吐脓，胃热呕哕，热淋涩痛。

【用法用量】水煎服，15～30克，鲜品用量加倍，或捣汁用。

【使用注意】胃虚寒者忌服。

单方验方

①**太阴温病、口渴甚：**鲜芦根汁、梨汁、荸荠汁、麦冬汁、藕汁（或用蔗浆）各适量。和匀凉服；不甚喜凉者，炖温服。②**五噎心膈气滞、烦闷吐逆、不下食：**芦根150克。锉碎，加水600毫升煮取400毫升，去渣，温服。③**呕哕不止厥逆者：**芦根900克。切碎，水煎浓汁，频饮。

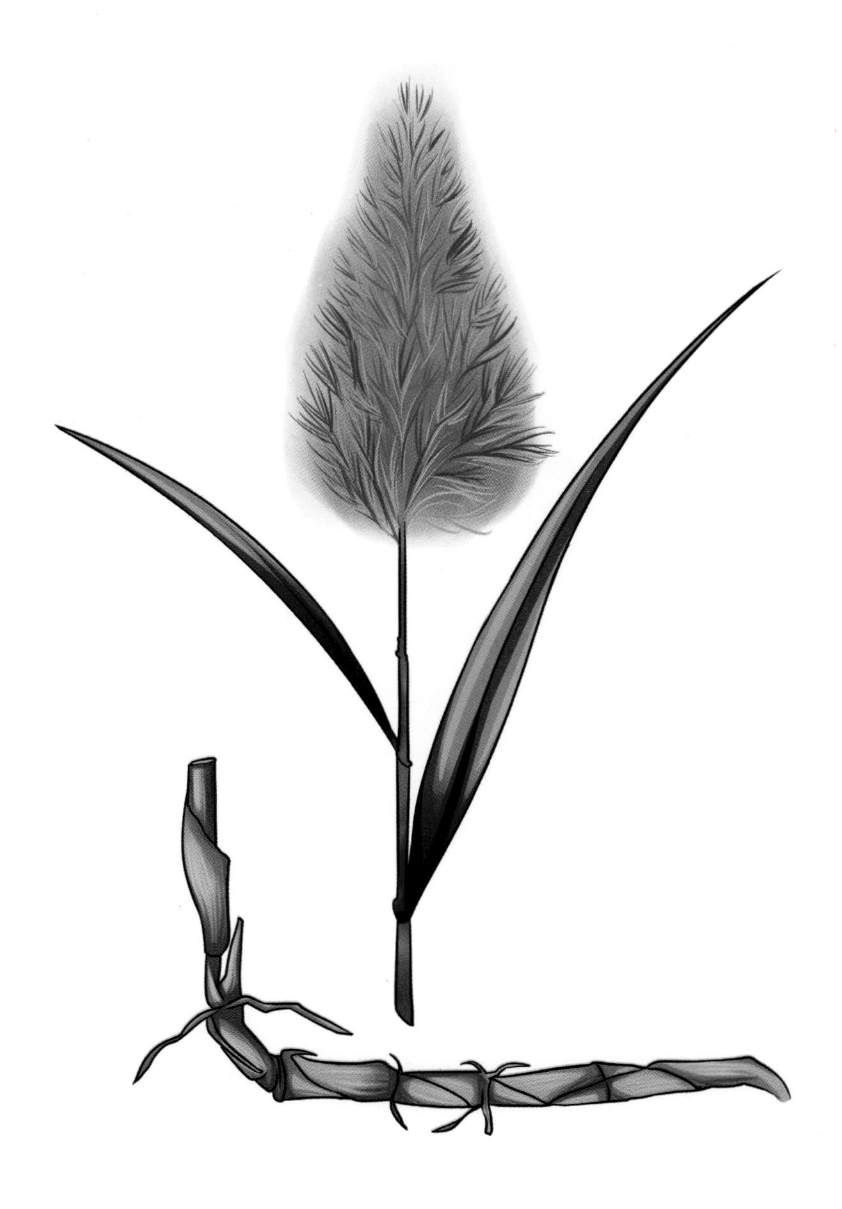

苍耳子

别名 苍子、葈耳实、牛虱子、胡寝子、苍郎种、胡苍子、苍棵子。

来源 本品为菊科植物苍耳 *Xanthium sibiricum* Patr. 的干燥成熟带总苞的果实。

【形态特征】一年生草本，高20～90厘米。根纺锤状，分枝或不分枝。茎直立不分枝或少有分枝，下部圆柱形，上部有纵沟，被灰白色糙伏毛。叶互生；有长柄，长3～11厘米；叶片三角状卵形或心形，长4～9厘米，宽5～10厘米的全缘，或有3～5不明显浅裂，先端尖或钝，基出三脉，上面绿色，下面苍白色，被粗糙或短白伏毛。头状花序近于无柄，聚生，单性同株；雄花序球形，总苞片小，1列，密生柔毛，花托柱状，托片倒披针表，小花管状，先端5齿裂，雄蕊5，花药长圆状线形；雌花序卵形，总苞片2～3列，外列苞片小，内列苞片大，结成囊状卵形，2室的硬体，外面有倒刺毛，顶有2圆锥状的尖端，小花2朵，无花冠，子房在总苞内，每室有1花，花柱线形，突出在总苞外。成熟具瘦果的总苞坚硬，卵形或椭圆形，边同喙部常绿色，淡黄色或红褐色；瘦果2，倒卵形，瘦果内含1颗种子。花期7～8月，果期9～10月。

【生境分布】生长于荒地、山坡等干燥向阳处。分布于全国各地。

【采收加工】秋季果实成熟时采收，干燥，除去梗、叶等杂质。

【性味归经】辛、苦，温；有毒。归肺经。

【功能主治】散风寒，通鼻窍，祛风湿。主治风寒头痛，鼻塞流涕，鼻鼽，鼻渊，风疹瘙痒，湿痹拘挛。

【用法用量】水煎服，3～10克。

【使用注意】血虚头痛不宜用。过量服用易致中毒。

单方验方

①**慢性鼻炎、鼻窦炎：**苍耳子20克，辛夷、白芷各15克，薄荷1.25克，葱白3根，茶叶1撮。水煎服。②**深部脓肿：**苍耳草100克。水煎服；如发热，加鸭跖草50克。③**疟疾：**鲜苍耳150克。洗净捣烂，水煎15分钟，去渣，打入鸡蛋2～3个煮至蛋黄未全熟，于发作前吃蛋，1次未愈可继续服用。

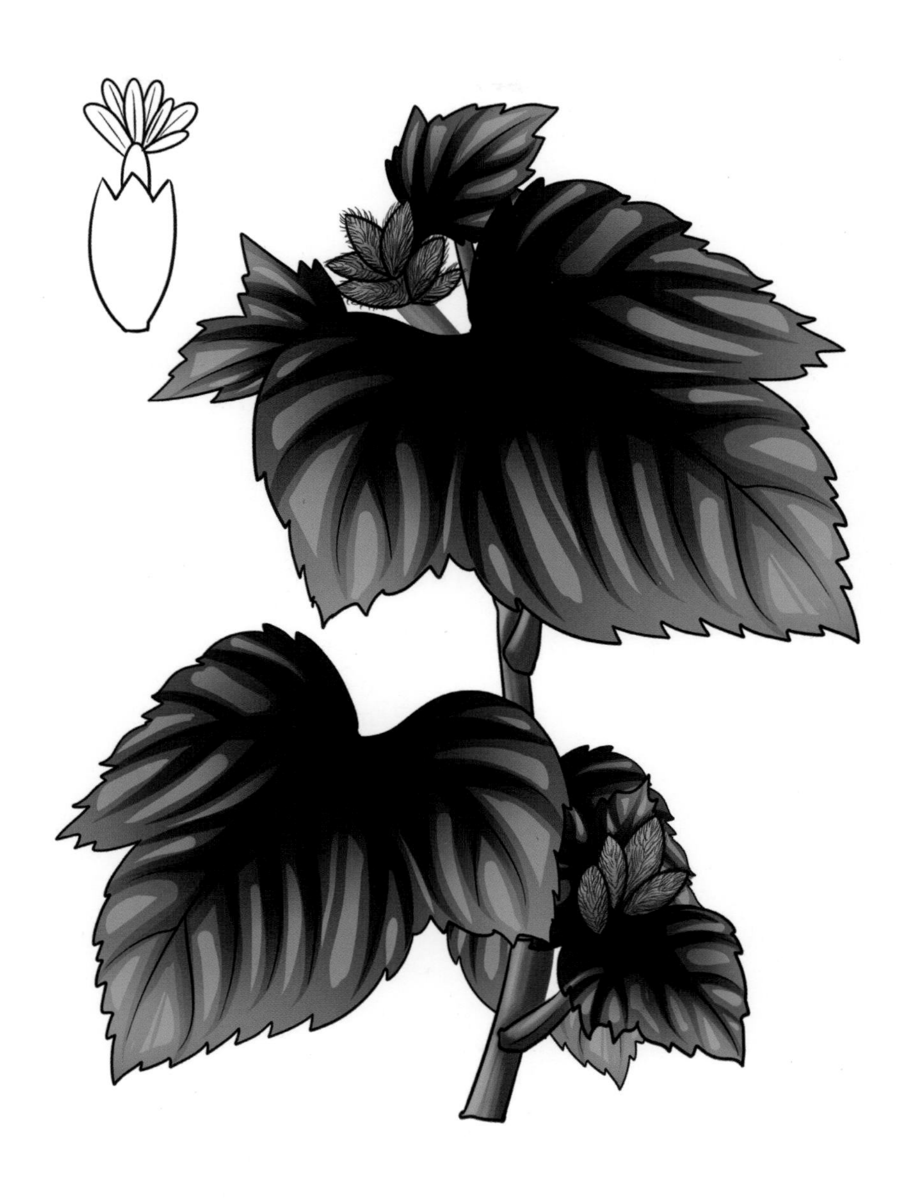

补骨脂

别名 骨脂、故子、故纸、故脂子、破故脂、破故纸、破骨子。

来源 本品为豆科植物补骨脂 *Psoralea corylifolia* L. 的干燥成熟果实。

【形态特征】一年生草本，高60～150厘米，全株有白色毛及黑褐色腺点。茎直立。叶互生，多为单叶，仅枝端的叶有时侧生1枚小叶；叶片阔卵形至三角状卵形，先端钝或圆，基部圆或心形，边缘有不整齐的锯齿。花多数，密集成近头状的总状花序，腋生；花冠蝶形，淡紫色或白色。荚果近椭圆形，果皮黑色，与种子黏贴。花期7～8月，果期9～10月。

【生境分布】生长于山坡、溪边、田边。主产于河南、四川两省，陕西、山西、江西、安徽、广东、贵州等地亦有分布。

【采收加工】秋季果实成熟时采收果序，晒干，搓出果实，除去杂质。

【性味归经】辛、苦，温。归、脾经。

【功能主治】温肾助阳，纳气平喘，温脾止泻；外用消风祛斑。主治肾阳不足，阳痿遗精，遗尿尿频，腰膝冷痛，肾虚作喘，五更泄泻；外用治白癜风，斑秃。

【用法用量】水煎服，6～10克。外用：20%～30%酊剂涂患处。

【使用注意】本品温燥，伤阴助火，故阴虚火旺、大便秘结者不宜用。

单方验方

①**肾虚遗精：**补骨脂、青盐各适量。共研末，每次6克，每日2次。②**肾虚型慢性气管炎：**补骨脂、半夏、五味子、麻黄、当归各15克。水煎服。③**阳痿：**补骨脂50克，核桃仁、杜仲各30克。共研细末，每次9克，每日2次。④**慢性腹泻：**补骨脂、六神曲各15克，党参、白术各20克，炙甘草、炮姜各10克。水煎服。⑤**腰膝酸软、遗精：**补骨脂、炒杜仲、枸杞子各15克，菟丝子、沙苑子各25克。水煎服。⑥**肾虚腰痛：**补骨脂、核桃仁各150克，金毛狗脊100克。共研细粉，每次15克，每日2次，温水调下。⑦**脾肾虚寒泄泻：**补骨脂、肉豆蔻各15克。水煎服。或为末制成丸，每次15克，每日2次。

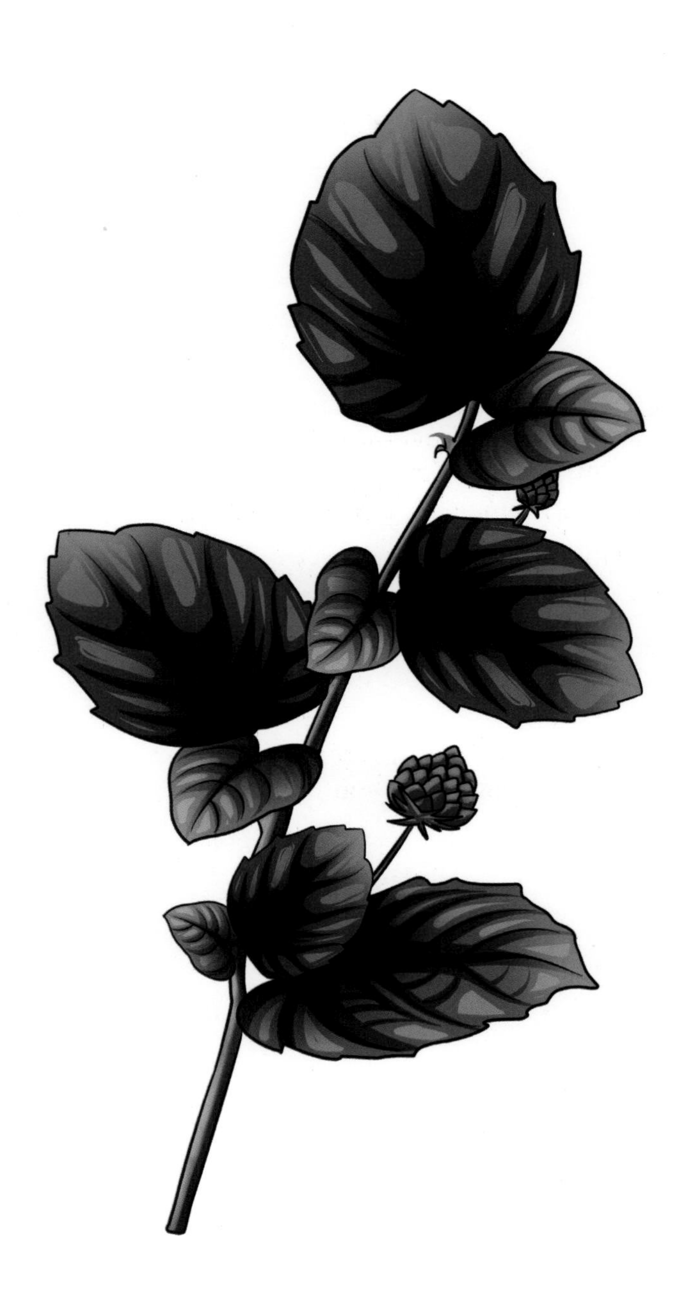

诃子

别名 诃黎、诃梨、诃黎勒、随风子。
来源 本品为使君子科植物诃子 *Terminalia chebula* Retz. 的干燥成熟果实。

【形态特征】大乔木，高达20～30米。叶互生或近对生，卵形或椭圆形，长7～25厘米，宽3～15厘米，先端短尖，基部钝或圆，全缘，两面均秃净，幼时叶背薄被微毛；叶柄粗壮，长1.5～2厘米，有时于顶端有2个腺体。穗状花序生于枝顶或叶腋，花两性，黄色；萼杯状，长约3毫米，先端5裂，裂片三角形，先端尖锐，内面被毛；雄蕊10，着生于萼管上，花药黄色，心脏形；子房下位，1室，胚珠2枚，花柱长突出。核果倒卵形或椭圆形，长2.5～4.5厘米，幼时绿色，热时黄褐色，表面光滑，干时有5棱。种子1颗。花期6～8月，果期8～10月。
【生境分布】生长于疏林中或阳坡林缘。分布于云南、广东、广西等地。
【采收加工】秋、冬两季果实成熟时采收，除去杂质，晒干。
【性味归经】苦、酸、涩，平。归肺、大肠经。
【功能主治】涩肠止泻，敛肺止咳，降火利咽。主治久泻久痢，便血脱肛，肺虚喘咳，久嗽不止，咽痛音哑。
【用法用量】水煎服，3～10克。
【使用注意】咳嗽、泻痢初起者不宜用。

单方验方

①大叶性肺炎：诃子、瓜蒌各15克，百部9克。每日1剂，水煎，分2次服。**②慢性湿疹：**诃子10克。捣烂，加水1500毫升，以小火煎至500毫升，再加米醋500毫升煮沸即可；取药液浸渍或湿敷患处，每日1剂，每次30分钟，每日3次。

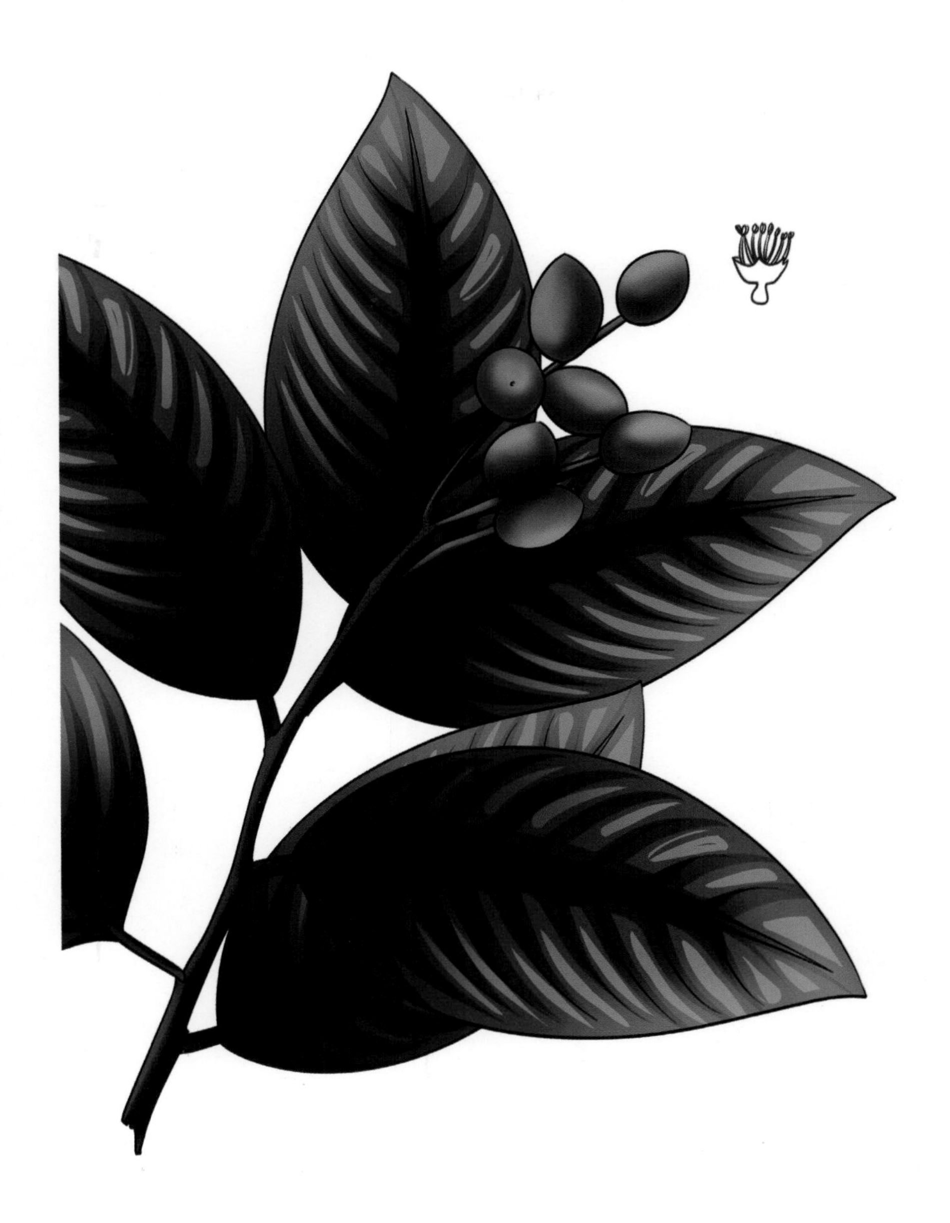

远志

别名 棘菀、细草、小鸡腿、小鸡眼、小草根。

来源 本品为远志科植物远志 *Polygala tenuifolia* Willd. 等的干燥根。

【形态特征】多年生草本，高20～40厘米。根圆柱形，长达40厘米，肥厚，淡黄白色，具少数侧根。茎直立或斜上，丛生，上部多分枝。叶互生，狭线形或线状披针形，长1～4厘米，宽1～3毫米，先端渐尖，基部渐窄，全缘，无柄或近无柄。总状花序长2～14厘米，偏侧生于小枝顶端，细弱，通常稍弯曲；花淡蓝紫色，长6毫米；花梗细弱；苞片3，极小，易脱落；萼片的外轮3片，比较小，线状披针形，长约2毫米，内轮2片，呈花瓣状，稍弯些的长圆状倒卵形；花瓣的两侧瓣倒卵形，长约4毫米，中央花瓣较大，呈龙骨瓣状，背面顶端有撕裂成条的鸡冠状附属物；雄蕊8，花丝连合成鞘状；子房倒卵形，扁平，花柱线形，弯垂，柱头二裂。蒴果扁平，卵圆形，边有狭翅。种子卵形，微扁，长约2毫米，棕黑色，密被白色细茸毛，上端有发达的种阜。花期5～7月，果期7～9月。

【生境分布】秦岭南北坡均产，生长于海拔400～1000米的山坡草地或路旁。分布于山西、陕西等地。

【采收加工】春、秋两季采挖，除去须根和泥沙，晒干。

【性味归经】苦、辛，温。归心、肾、肺经。

【功能主治】安神益智，交通心肾，祛痰，消肿。主治心肾不交引起的失眠多梦、健忘惊悸、神志恍惚，咳痰不爽，疮疡肿毒，乳房肿痛。

【用法用量】水煎服，3～10克。

【使用注意】有胃炎及溃疡者慎用。

单方验方

①**脑风头痛：**远志末适量。吸入鼻中。②**喉痹作痛：**远志末适量。吹喉，涎出为度。③**乳腺炎：**远志适量。焙干，研细，酒冲服10克，药渣敷患处。④**健忘：**远志末适量。开水冲服。⑤**神经衰弱、健忘、心悸、多梦失眠：**远志适量。研粉，每次5克，每日2次，米汤冲服。⑥**心悸失眠：**远志5克，珍珠母25克，酸枣仁15克，炙甘草1.25克。水煎服。

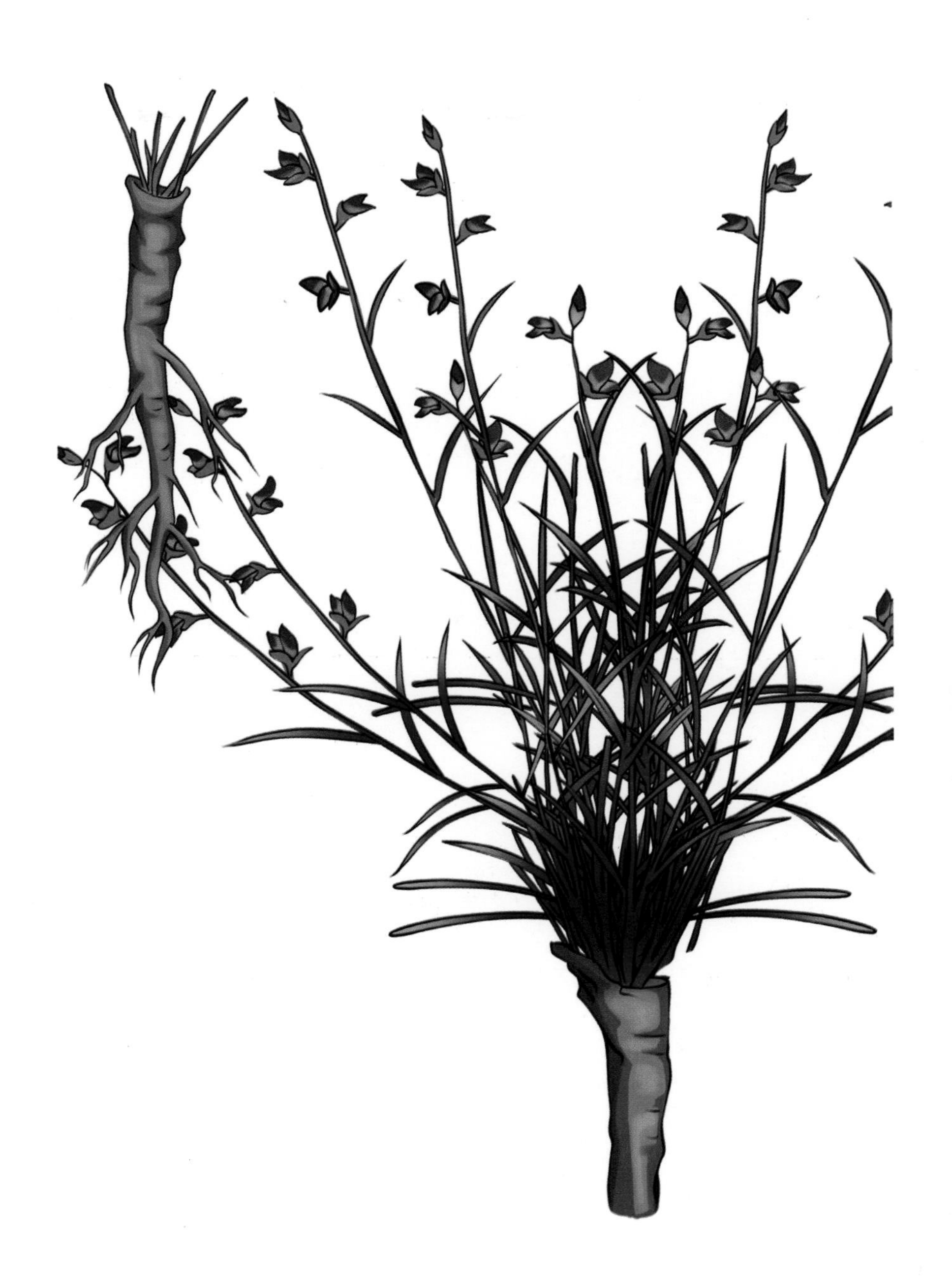

使君子

别名 留求子、史君子、五棱子、索子果、冬均子、病柑子。

来源 本品为使君子科植物使君子 *Quisqualis indica* L. 的干燥成熟果实。

【形态特征】落叶性藤本灌木，幼时各部有锈色短柔毛。叶对生，长椭圆形至椭圆状披针形，长5～15厘米，宽2～6厘米，叶成熟后两面的毛逐渐脱落；叶柄下部有关节，叶落后关节下部宿存，坚硬如刺。穗状花顶生，花芳香两性；萼筒延长成管状。果实橄榄状，有5棱。花期5～9月，果期6～10月。

【生境分布】生长于山坡、平地、路旁等向阳灌木丛中，也有栽培。分布于四川、广东、广西、云南等地。

【采收加工】秋季果皮变紫黑色时采收。晒干，去壳，取种仁生用或炒香用。

【性味归经】甘，温。归脾、胃经。

【功能主治】杀虫消积。主治蛔虫病，蛲虫病，虫积腹痛，小儿疳积。

【用法用量】使君子捣碎入煎剂，9～12克；使君子仁多入丸、散或单用，6～9克，作1～2次分服。小儿每岁1～1.5粒，炒香嚼服，每日总量不超过20粒。

【使用注意】服药时忌饮浓茶。

单方验方

①**肠道蛔虫病：**使君子仁适量。小火炒黄，嚼服，每日每岁2～3粒，晨起空腹服，连用2～3日。②**小儿蛲虫病：**使君子仁、百部各适量。研细粉，每次3克，空腹服。

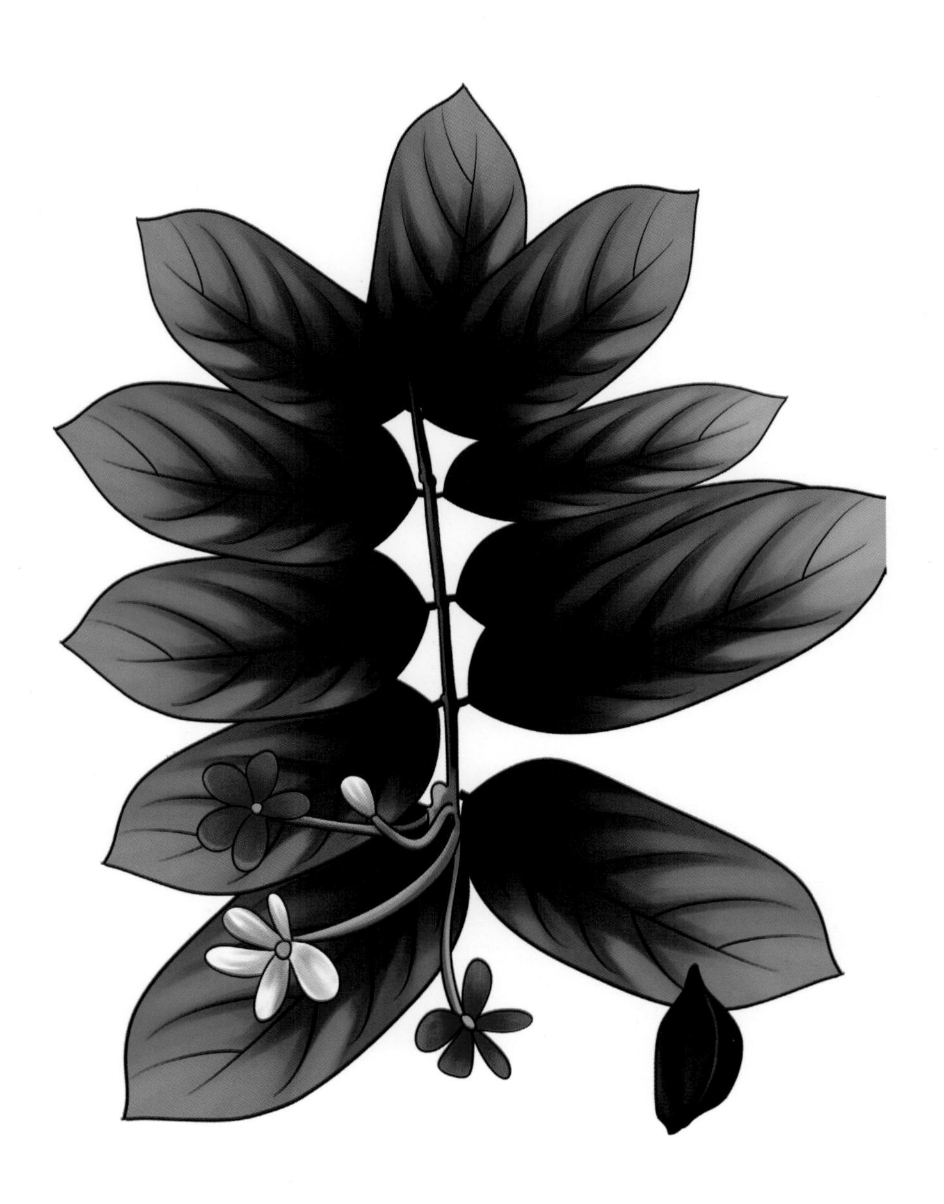

佩兰

别名 兰草、水香、大泽兰、燕尾香、都梁香、针尾凤。

来源 本品为菊科植物佩兰 *Eupatorium fortunei* Turcz. 的干燥地上部分。

【形态特征】多年生草本，高70～120厘米，根茎横走，茎直立，上部及花序枝上的毛较密，中下部少毛。叶对生，通常3深裂，中裂片较大，长圆形或长圆状披针形，边缘有锯齿，背面沿脉有疏毛，无腺点，揉之有香气。头状花序排列成聚伞状，苞片长圆形至倒披针形，常带紫红色；每个头状花序有花4～6朵；花两性，全为管状花，白色。瘦果圆柱形。花期8～11月，果期9～12月。

【生境分布】生长于路边灌木丛或溪边。分布于江苏、河北、山东等地。

【采收加工】夏、秋两季分2次采割，除去杂质，晒干。

【性味归经】辛，平。归脾、胃、肺经。

【功能主治】芳香化湿，醒脾开胃，发表解暑。主治湿浊中阻，脘痞呕恶，口中甜腻，口臭，多涎，暑湿表证，湿温初起，发热倦怠，胸闷不舒。

【用法用量】水煎服，3～10克。

【使用注意】阴虚血燥、气虚者慎服。

单方验方

①**夏季伤暑：**佩兰10克，鲜莲叶15克，滑石18克，甘草3克。水煎服。②**消化不良、口中甜腻：**佩兰12克，淡竹叶、地豆草各10克。水煎服。③**流行性感冒：**佩兰10克，大青叶15克。水煎服，连服3～5日。

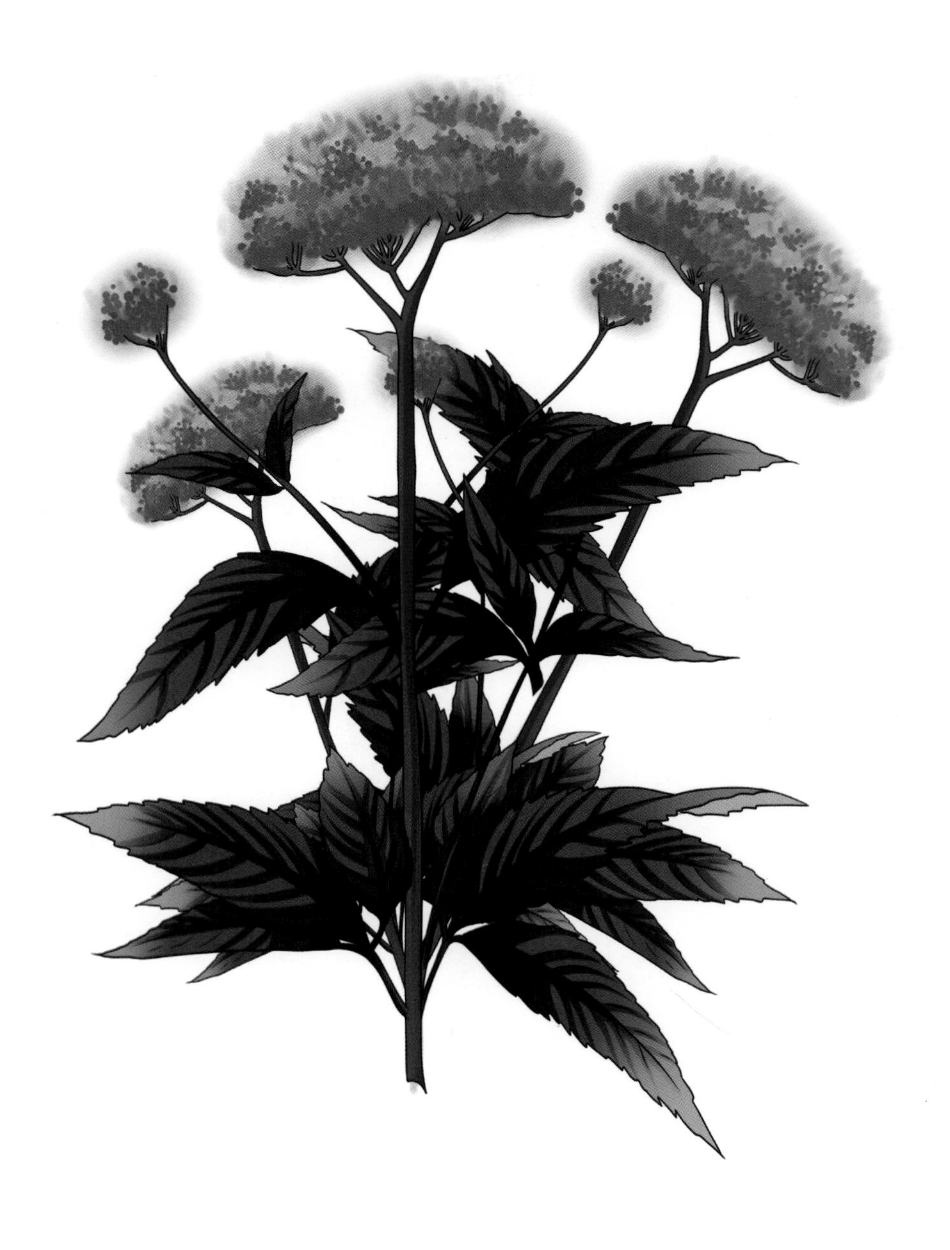

卷柏

别名 石柏、岩柏草、黄疸卷柏、九死还魂草。

来源 本品为卷柏科植物卷柏 *Selaginella tamariscina* (Beauv.) Spring 的干燥全草。

【形态特征】多年生隐花植物，常绿不凋。茎高数寸至尺许，枝多，叶如鳞状，略如扁柏之叶。此物遇干燥，则枝卷如拳状，遇湿润则开展。本植物生活力甚耐久，拔取置日光下，晒至干萎后，移置阴湿处，洒以水即活，故有“九死还魂草”之名。

【生境分布】生长于山地岩壁上。分布于广东、广西、福建、江西、浙江、湖南、河北、辽宁等地。

【采收加工】全年均可采收，除去须根和泥沙，晒干。

【性味归经】辛，平。归肝、心经。

【功能主治】活血通经。主治经闭痛经，癥瘕痞块，跌扑损伤。卷柏炭化瘀止血，用于吐血，崩漏，便血，脱肛。

【用法用量】水煎服，5～10克。

【使用注意】孕妇慎用。

单方验方

①**消化性溃疡：**卷柏60克（切碎），猪肚1个。共炖熟，1个猪肚分3次吃，每日1个，连用2～3日。②**宫缩无力、产后流血：**卷柏15克。开水浸泡，去渣服，顿服。

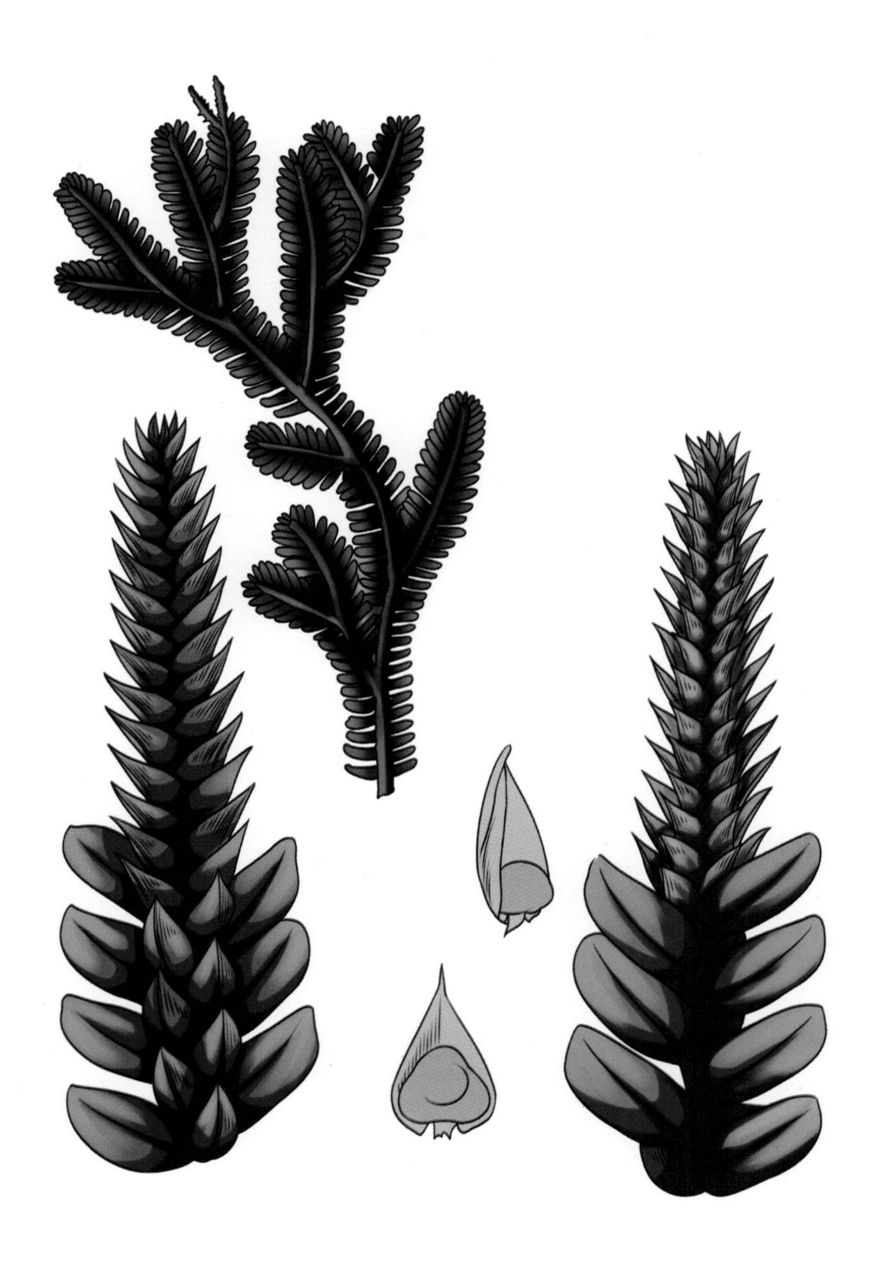

垂盆草

别名 狗牙齿、狗牙菜、半枝莲、三叶佛甲草。

来源 本品为景天科植物垂盆草 *Sedum sarmentosum* Bunge 的干燥全草。

【形态特征】 多年生肉质草本，不育枝匍匐生根，结实枝直立，长10～20厘米。叶3片轮生，倒披针形至长圆形，长15～25毫米，宽3～5毫米，顶端尖，基部渐狭，全缘。聚伞花序疏松，常3～5分枝；花淡黄色，无梗；萼片5，阔披针形至长圆形，长3.5～5毫米，顶端稍钝；花瓣5，披针形至长圆形，长5～8毫米，顶端外侧有长尖头；雄蕊10，较花瓣短；心皮5，稍开展。种子细小，卵圆形，无翅，表面有乳头凸起。花期5～6月，果期7～8月。

【生境分布】 生长于山坡岩石上或为栽培。全国各地均产。

【采收加工】 夏、秋两季采收，除去杂质，干燥。

【性味归经】 甘、淡，凉。归肝、胆、小肠经。

【功能主治】 利湿退黄，清热解毒。主治湿热黄疸，小便不利，痈肿疮疡。

【用法用量】 水煎服，15～30克。

【使用注意】 脾胃虚寒者慎服。

单方验方

①**蜂窝织炎、乳腺炎、阑尾炎、肺脓肿、痈疖，以及蛇、虫咬伤：** 鲜垂盆草100～200克。洗净，捣烂，加面粉少许调（或晒干研末加凡士林适量调成软膏）敷患处，每日或隔日1次（如脓肿已溃，中间留一小孔排脓）。②**咽喉肿痛、口腔溃疡：** 鲜垂盆草适量。捣烂，绞汁，含嗽5～10分钟，每日3～4次。③**白血病：** 垂盆草、猪殃殃各30克，羊蹄、狗舌草、紫草、生地黄、黄精各15克，当归、丹参、赤芍各9克，川芎、甘草各6克。水煎，分2次服。④**烫火伤、痈肿恶疮、乳腺炎、腮腺炎、丹毒、疤疖：** 鲜垂盆草适量。洗净，捣烂外敷，每日2次。

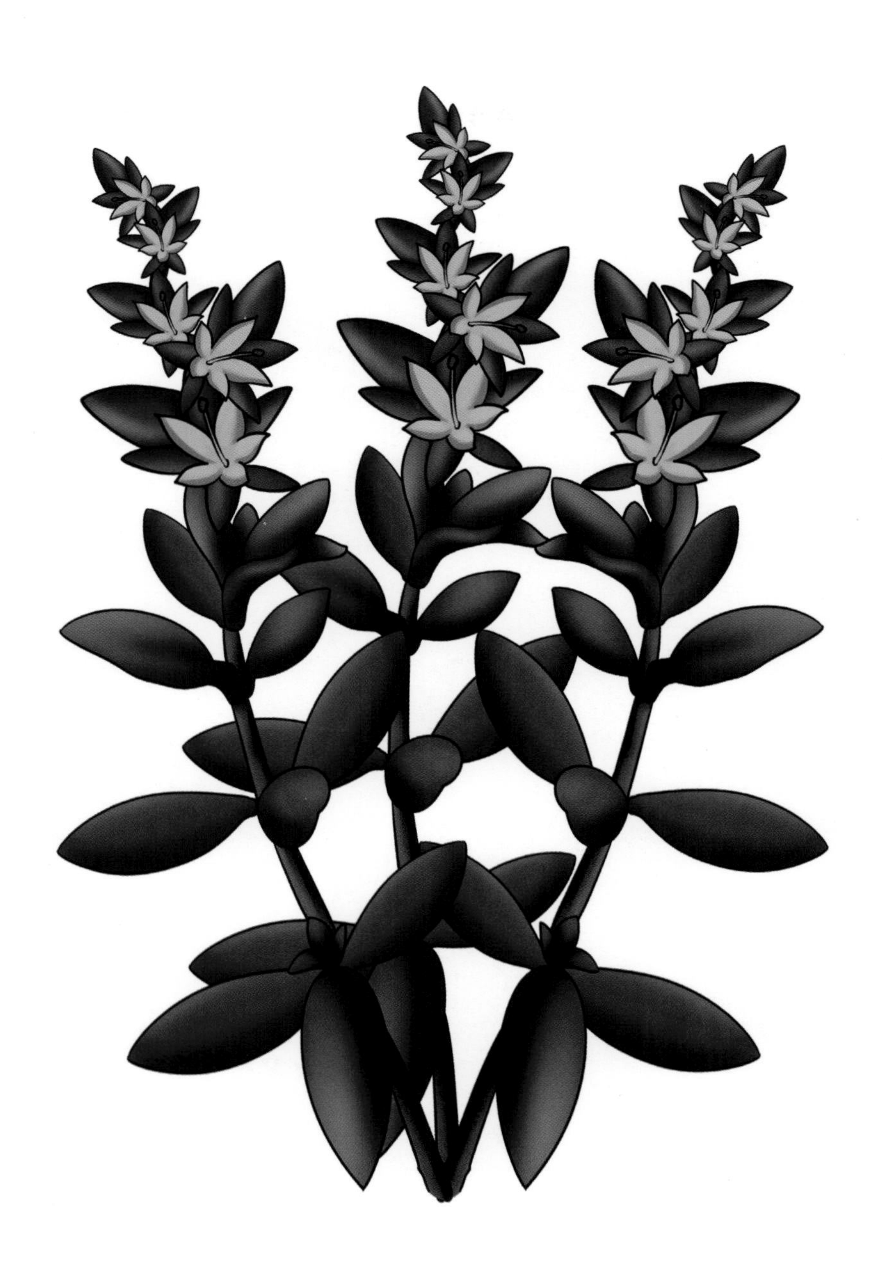

明党参

别名 明沙参、山花根、土人参、山胡萝卜。

来源 本品为伞形科植物明党参 *Changium smyrnioides* Wolff 的干燥根。

【形态特征】 多年生草本，高50～100厘米。根粗壮，圆柱形或粗短纺锤形。茎直立，中空，上部分枝。根生叶具长柄，柄长约30厘米，基部扩大呈鞘状抱茎；叶片全形为广卵形，长6～15厘米，呈三出式的2～3回羽状分裂，小裂片披针形。花茎常由一侧抽出，直立，与叶丛相距较远，表面有细纵纹，上部疏展分枝；花序顶生，成疏阔圆锥状复伞形花序，无总苞，伞梗5～10枚，长2～10厘米，细柔；小总苞片数枚，锥形，比小伞梗短；小伞梗10～15枚，纤细，长5～8毫米；花小，直径约2毫米；花萼具5细齿，极不显著；花瓣5，卵状披针形，白色；雄蕊5，花药椭圆形，花丝细长；子房下位，椭圆形，花柱2，开展；侧枝花序雌蕊常不育。双悬果广椭圆形，长3～4毫米，宽2.5～3毫米，光滑而有纵纹，果棱不明显，果棱间有油管3个，合生面有油管2个。花期4～5月，果期5～6月。

【生境分布】 生长于山野稀疏灌木林下土壤肥厚的地方。分布于江苏、安徽、浙江、四川等地。

【采收加工】 4～5月采挖，除去须根，洗净，置沸水中煮至无白心，取出，刮去外皮，漂洗，干燥。

【性味归经】 甘、微苦，微寒。归肺、脾、肝经。

【功能主治】 润肺化痰，养阴和胃，平肝，解毒。主治肺热咳嗽，呕吐反胃，食少口干，目赤眩晕，疔毒疮疡。

【用法用量】 水煎服，6～12克。

【使用注意】 气虚下陷、精关不固及孕妇慎服。外感咳嗽无汗者不宜用。

单方验方

①**阴虚：** 明党参适量。配茯苓熬膏服用。②**白带初起：** 明党参（切片）90克。陈绍酒饭上蒸熟，分作3服。③**杨梅结毒：** 明党参适量。酒煎服。

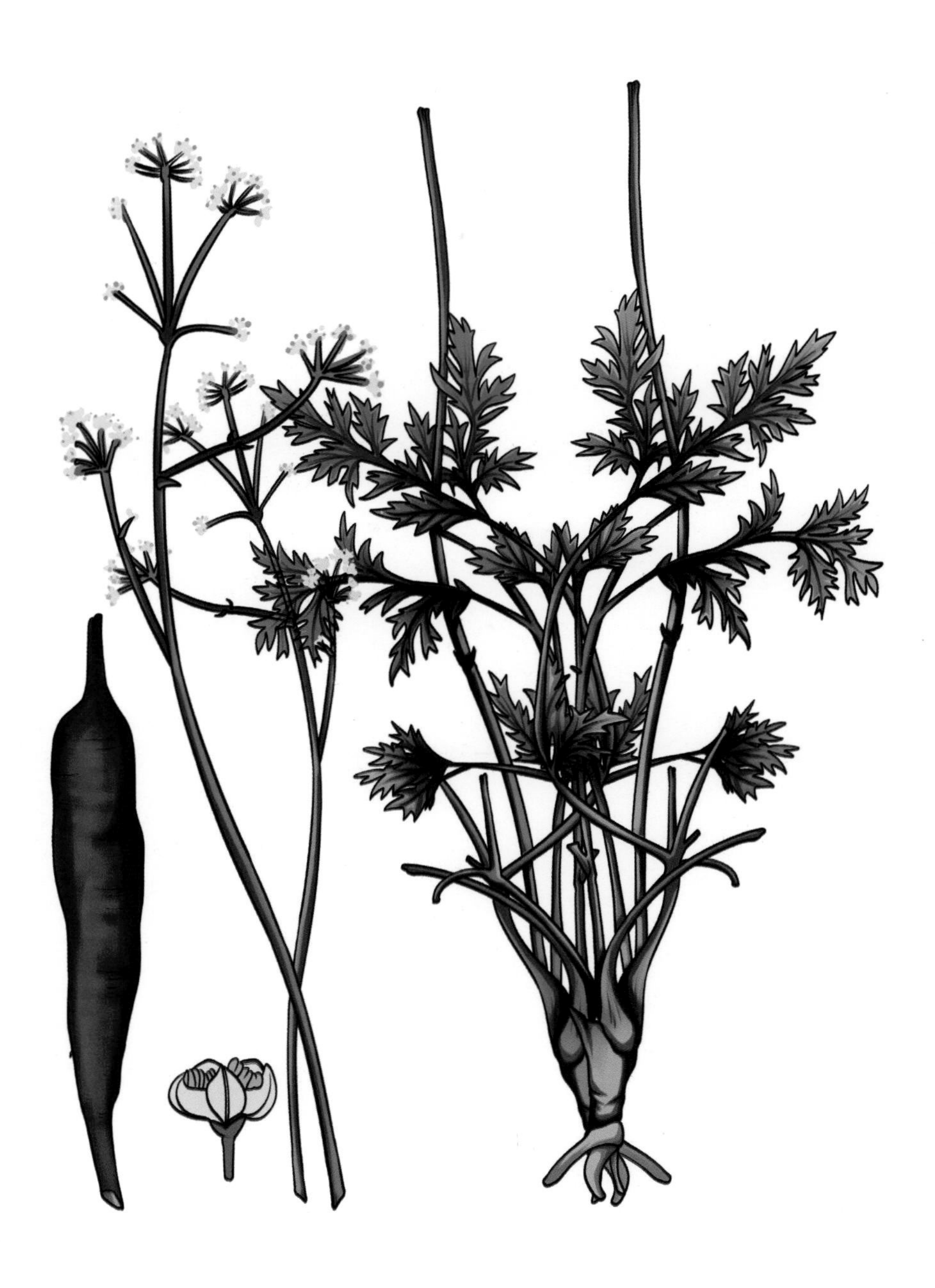

板蓝根

别名 大靛、菘蓝、大蓝、马蓝、靛根、靛青根、蓝靛根、马蓝根。

来源 本品为十字花科植物菘蓝 *Isatis indigotica* Fort. 的干燥根。

【形态特征】 两年生草本，茎高40～90厘米，稍带粉霜。基生叶较大，具柄，叶片长椭圆形；茎生叶披针形，互生，无柄，先端钝尖，基部箭形，半抱茎。花序阔总状；花小，黄色短角果长圆形，扁平有翅，下垂，紫色；种子1枚，椭圆形，褐色。花期5月，果期6月。

【生境分布】 生长于山地林缘较潮湿的地方。野生或栽培。分布于河北、江苏、安徽等地。

【采收加工】 秋季采挖，除去泥沙，晒干。

【性味归经】 苦，寒。归心、胃经。

【功能主治】 清热解毒，凉血利咽。主治温疫时毒，发热咽痛，温毒发斑，痄腮，烂喉丹痧，大头瘟疫，丹毒，痈肿。

【用法用量】 水煎服，9～15克。

【使用注意】 脾胃虚寒者忌服。

单方验方

①**流行性感冒：**板蓝根30克，羌活15克。水煎，分2次服，连服2～3日。②**肝炎：**板蓝根30克。水煎服。③**肝硬化：**板蓝根30克，茵陈12克，郁金、薏苡仁各6克。水煎服。④**流行性腮腺炎：**板蓝根60～120克（小儿减半）。水煎服，每日1剂。

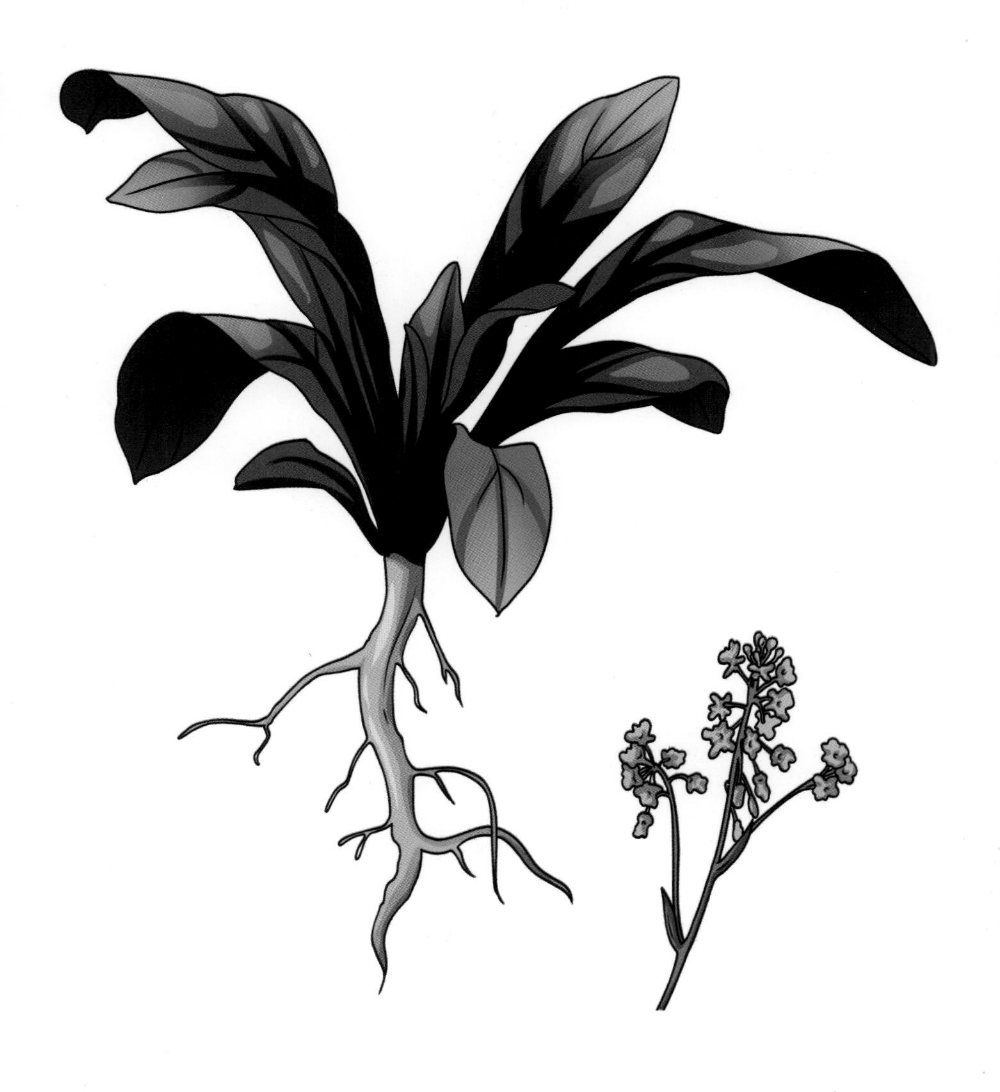

狗脊

别名 金毛狗、金狗脊、猴毛头、黄狗头、金毛狗脊、金毛狮子。

来源 本品为蚌壳蕨科植物金毛狗脊 *Cibotium barometz* (L.) J.Sm. 的干燥根茎。

【形态特征】 多年生草本，高2～3米。根茎粗大，密被金黄色长茸毛，顶端有叶丛生。叶宽卵状三角形，三回羽裂；末回裂片镰状披针形，边缘有浅锯齿，侧脉单一或在不育裂片上为二叉。孢子囊群生于小脉顶端，每裂片上1～5对；囊群盖两瓣，成熟时张开如蚌壳。根茎呈不规则的块状，长10～30厘米（少数可达50厘米），直径2～10厘米。

【生境分布】 生长于山脚沟边及林下阴处酸性土上。分布于四川、福建、云南、浙江等地。

【采收加工】 秋、冬两季采挖，除去泥沙，干燥；或去硬根、叶柄及金黄色茸毛，切厚片，干燥，称为“生狗脊片”；蒸后晒至六七成干，切厚片，干燥，称为“熟狗脊片”。

【性味归经】 苦、甘，温。归肝、肾经。

【功能主治】 祛风湿，补肝肾，强腰膝。主治风湿痹痛，腰膝酸软，下肢无力。

【用法用量】 水煎服，6～12克。

【使用注意】 肾虚有热、小便不利或短涩赤黄、口苦舌干者忌服。

单方验方

①**肾虚腰痛：**狗脊、菟丝子各20克，续断、杜仲各15克。水煎服。②**腰痛、脚膝痿软：**狗脊、萆薢各100克，菟丝子500克。共研粉，炼蜜为丸，每次9克，每日2次。③**腰肌劳损：**狗脊50克，红毒茴根皮10克。水煎服。④**拔牙创面出血：**狗脊茸毛适量。消毒后敷贴创面。

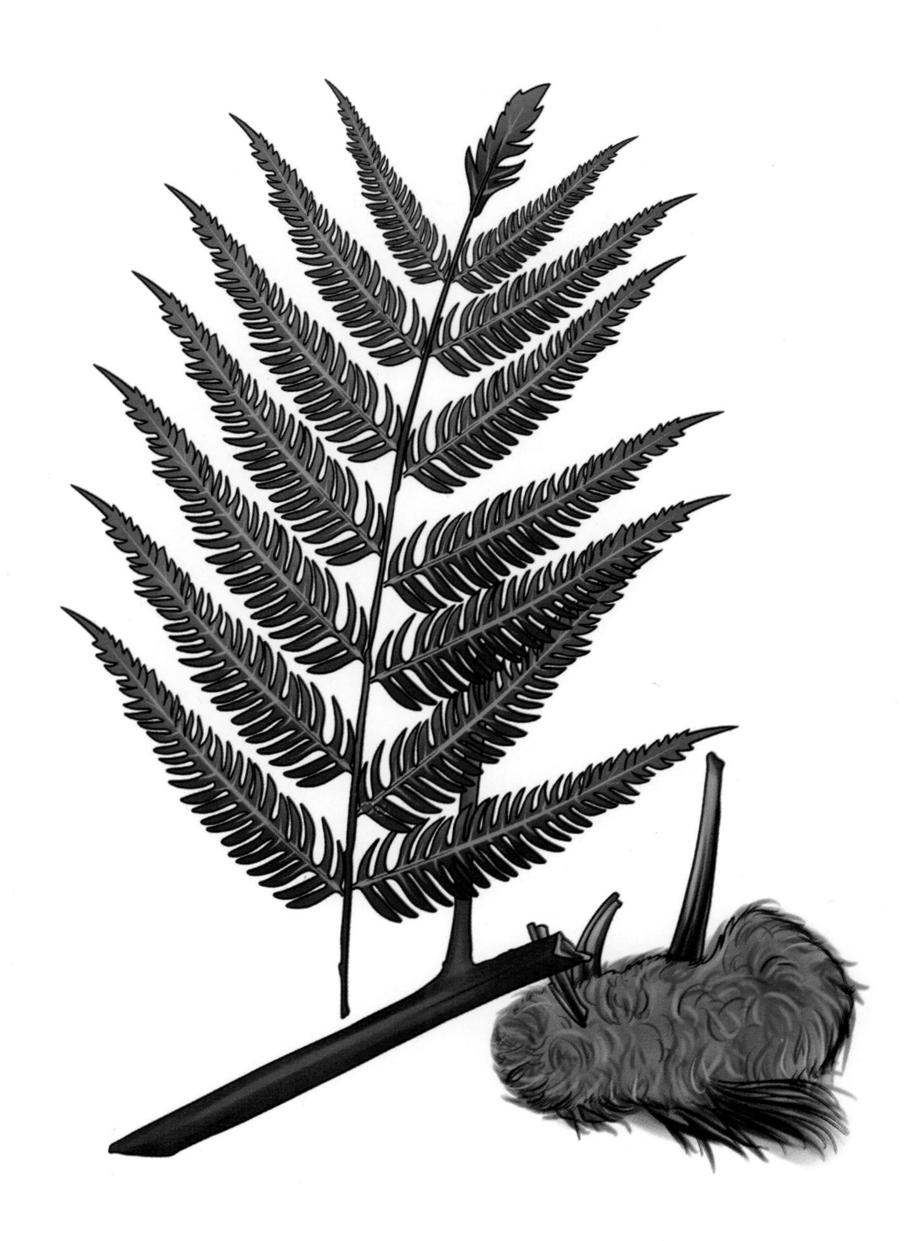

知母

别名 地参、水须、淮知母、穿地龙。

来源 本品为百合科植物知母 *Anemarrhena asphodeloides* Bge. 的干燥根茎。

【形态特征】 多年生草本，根茎横走，密被膜质纤维状的老叶残基。叶丛生，线形，质硬。花茎直立，从叶丛中生出，其下散生鳞片状小苞片，2～3朵簇生于苞腋，呈长形穗状花序，花被长筒形，黄白色或紫堇色，有紫色条纹。蒴果长圆形，熟时3裂。种子黑色，三棱形，两端尖，黑色。花期5～6月，果期8～9月。

【生境分布】 生长于山地、干燥丘陵或草原地带。分布于河北、山西及东北等地，以河北历县产者最佳。

【采收加工】 春、秋两季采挖，除去须根和泥沙，晒干，习称“毛知母”；或除去外皮，晒干。

【性味归经】 苦、甘，寒。归肺、胃、肾经。

【功能主治】 清热泻火，滋阴润燥。主治外感热病，高热烦渴，肺热燥咳，骨蒸潮热，内热消渴，肠燥便秘。

【用法用量】 水煎服，6～12克。

【使用注意】 本品性寒质润，有滑肠之弊，故脾虚便溏者不宜用。

单方验方

①**糖尿病口渴：** 知母、天花粉、麦冬各20克，黄连1.25克。水煎服。②**咳嗽气喘：** 知母、贝母各10克，款冬花、苦杏仁、桑白皮各15克。水煎服。③**阴虚发热：** 知母、胡黄连、青蒿、地骨皮、秦艽各15克。水煎服。④**阴虚潮热：** 知母、银柴胡、秦艽、地骨皮、青蒿各15克，生地黄20克。水煎服。⑤**糖尿病：** 知母、五味子各15克，山药、天花粉、南沙参各25克。水煎服。

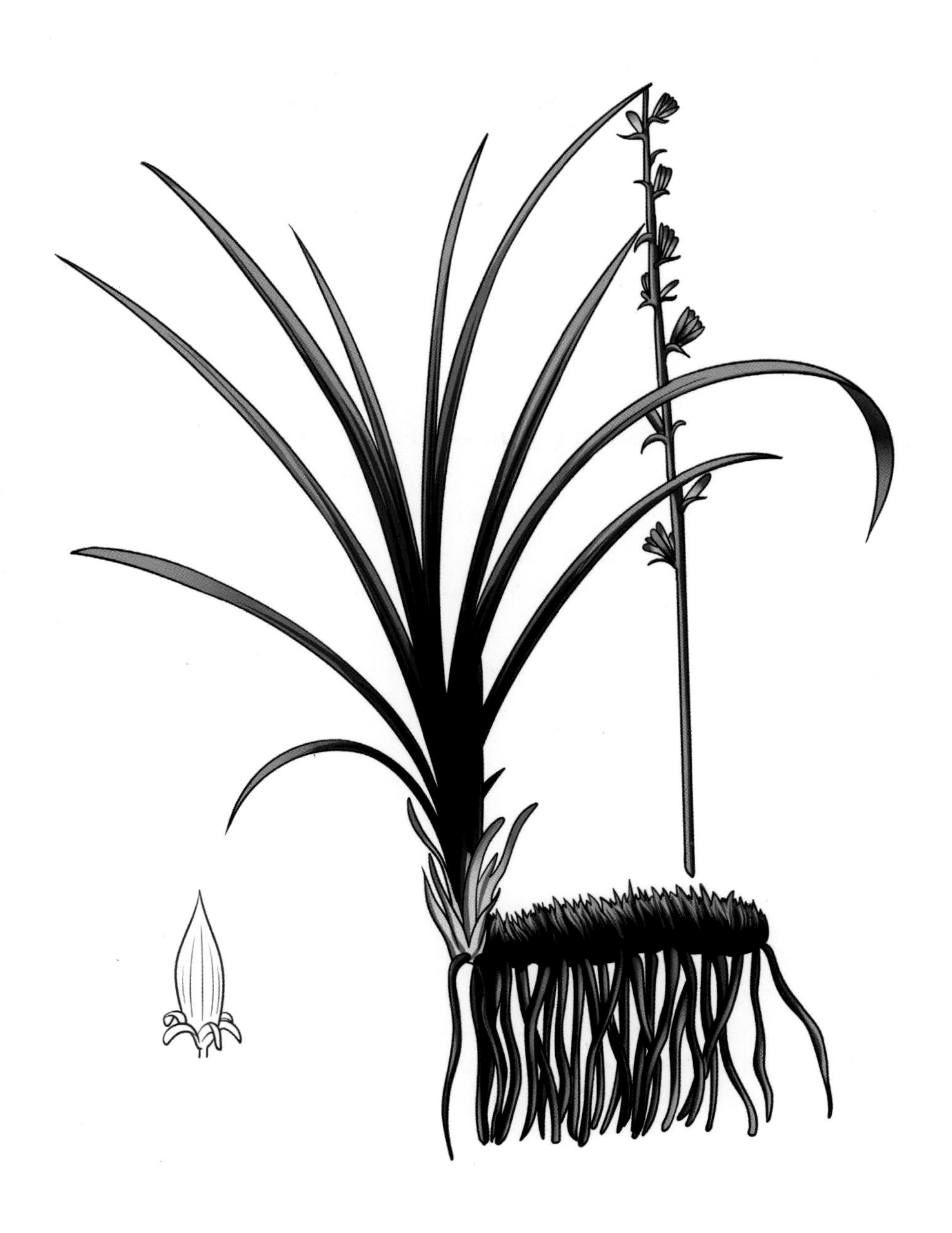

虎杖

别名 斑庄、花斑竹、酸筒杆、酸桶笋、川筋龙、斑杖根、大叶蛇总管。

来源 本品为蓼科多年生草本植物虎杖 *Polygonum cuspidatum* Sieb. et Zucc. 的干燥根茎和根。

【形态特征】 多年生灌木状草本，无毛，高1～1.5米。根状茎横走，木质化，外皮黄褐色，茎直立，丛生，中空，表面散生红色或紫红色斑点。叶片宽卵状椭圆形或卵形，顶端急尖，基部圆形或阔楔形，托叶鞘褐色，早落。花单性，雌雄异株，圆锥花序腋生；花梗细长，中部有关节。瘦果椭圆形，有3棱，黑褐色，光亮。花期6～7月，果期9～10月。

【生境分布】 生长于疏松肥沃的土壤，喜温和湿润气候，耐寒、耐涝。分布于江苏、江西、山东、四川等地。

【采收加工】 春、秋两季采挖，除去须根，洗净，趁鲜切短段或厚片，晒干。

【性味归经】 微苦，微寒。归肝、胆、肺经。

【功能主治】 利湿退黄，清热解毒，散瘀止痛，止咳化痰。主治湿热黄疸，淋浊，带下，风湿痹痛，痈肿疮毒，水火烫伤，经闭，癥瘕，跌打损伤，肺热咳嗽。

【用法用量】 水煎服，9～15克。外用：适量，制成煎液或油膏涂敷。

【使用注意】 孕妇忌服。

单方验方

①**阴道炎：** 虎杖10克。加水1500毫升煎至1000毫升，过滤、待温坐浴：每次10～15分钟，每日1次，7日为1个疗程。②**月水不利：** 虎杖90克，凌霄花、没药各30克。共研为末，热酒调服3克。③**肺炎：** 鲜虎杖（洗净，切片）1000克（或干品500克）。加水5000毫升煎至1000毫升，口服：每次50～100毫升，每日2～3次，体温降至正常，症状好转即酌情减量，至肺部炎症完全消失时停药。

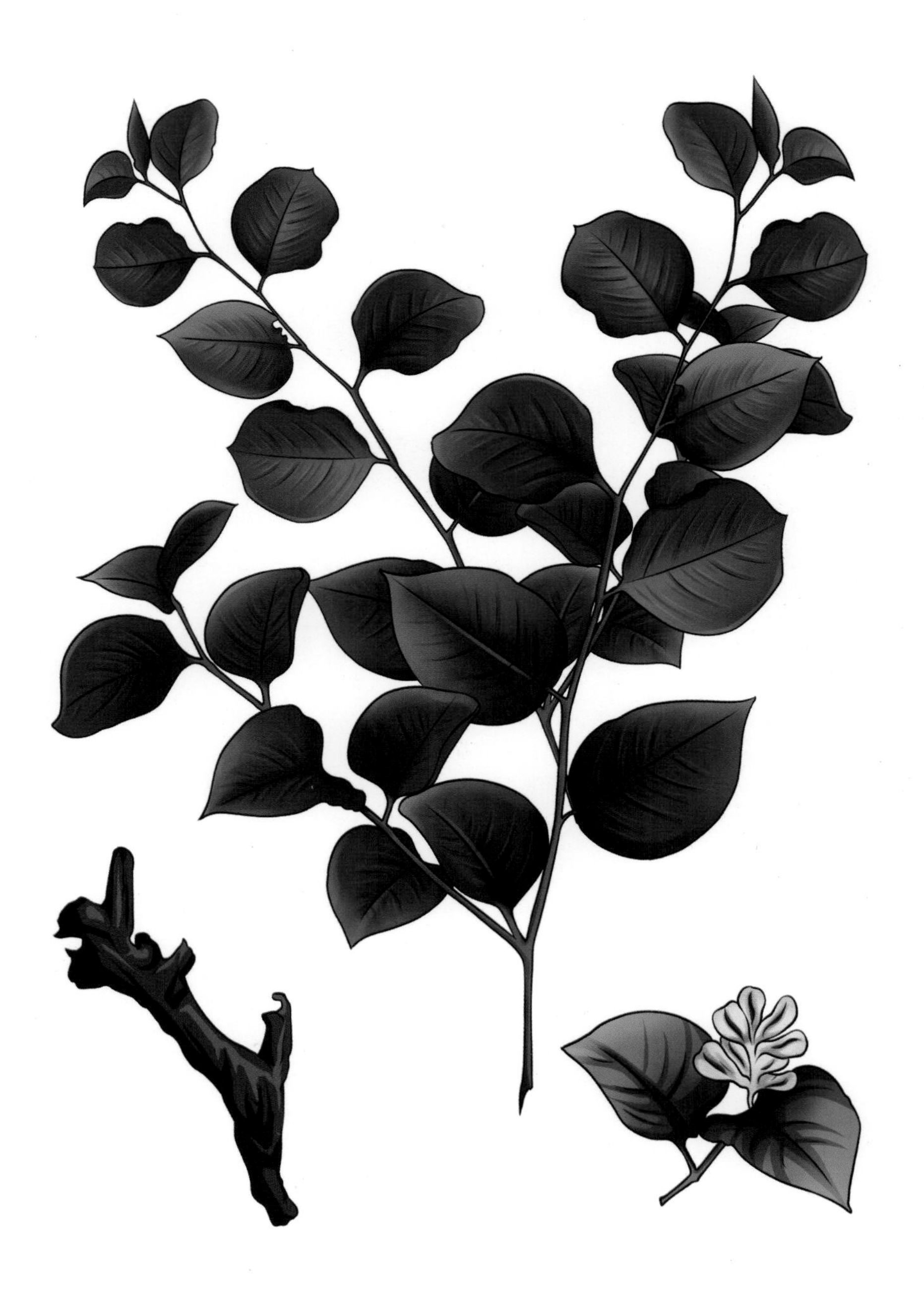

金樱子

别名 刺榆子、野石榴、山石榴、刺梨子。

来源 本品为蔷薇科植物金樱子 *Rosa laevigata* Michx. 的干燥成熟果实。

【形态特征】常绿攀缘状灌木。茎红褐色，有钩状皮刺。三出复叶互生，小叶椭圆状卵形至卵状披针形，先端尖，边缘有细锐锯齿，下面沿中脉有刺，托叶线状披针形。花单生于侧枝顶端；萼片卵状披针形，被腺毛，花瓣白色，倒广卵形。蔷薇果熟时红色，梨形，外有刚毛，内有多数瘦果。花期5月，果期9～10月。

【生境分布】生长于向阳多石山坡灌木丛中。分布于广东、四川、云南、湖北、贵州等地。

【采收加工】10～11月果实成熟变红时采收，干燥，除去毛刺。

【性味归经】酸、甘、涩，平。归肾、膀胱、大肠经。

【功能主治】固精缩尿，固崩止带，涩肠止泻。主治遗精滑精，遗尿尿频，崩漏带下，久泻久痢。

【用法用量】水煎服，6～12克。

【使用注意】本品功专收敛，故有实邪者不宜用。

单方验方

①**失眠：**金樱子15克，芡实、小金梅草各25克。水煎服。②**慢性痢疾、肠结核：**金樱子、金樱花、罂粟壳各3克。醋炒，共研细末，炼蜜丸如桐子大，每次3克，每日3次。

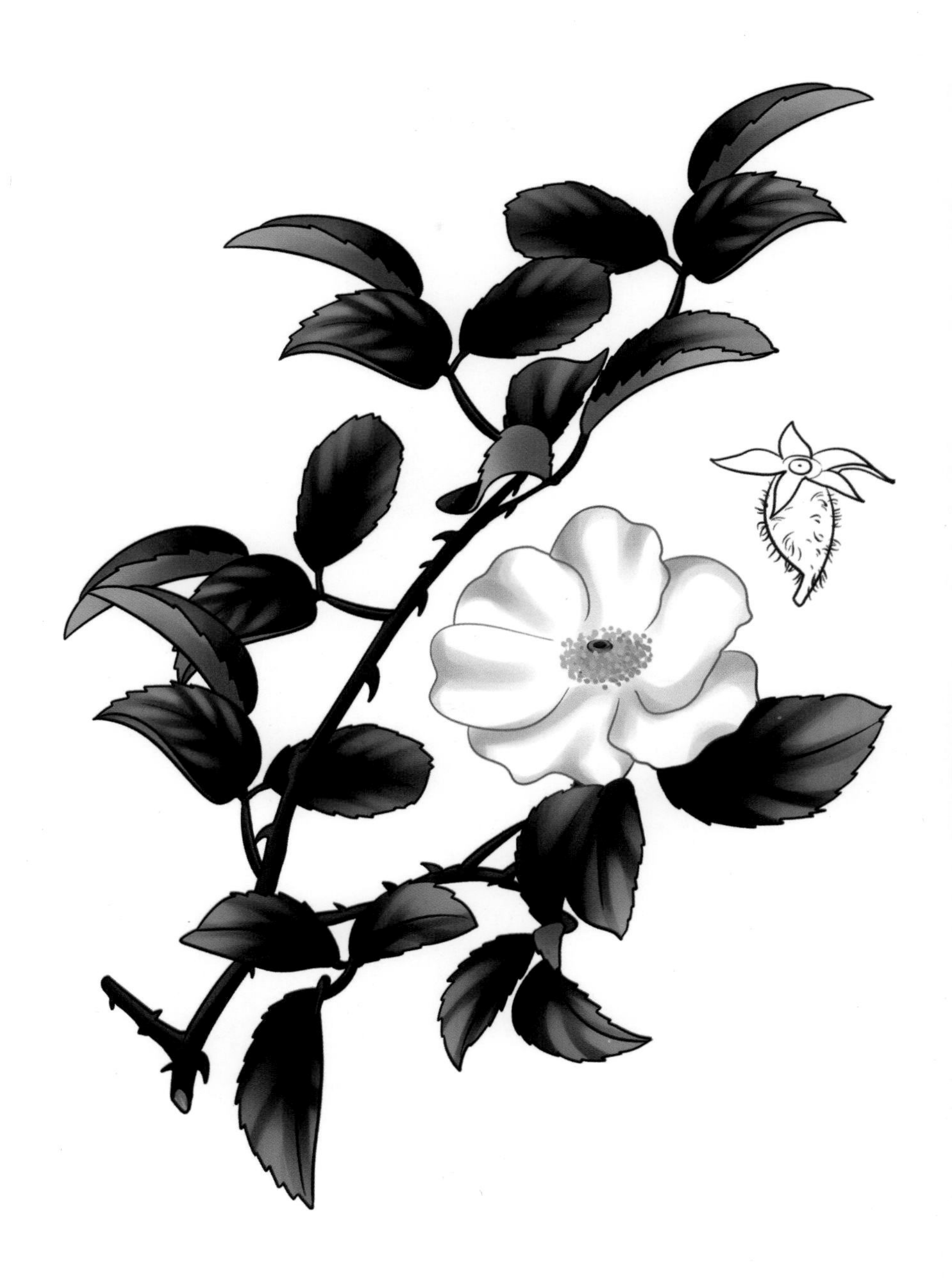

金银花

别名 忍冬、银藤、金银藤、子风藤、鸳鸯藤、二色花藤。

来源 本品为忍冬科植物忍冬 *Lonicera japonica* Thunb. 的干燥花蕾或带初开的花。

【形态特征】半常绿缠绕性藤本，全株密被短柔毛。叶对生，卵圆形至长卵形，常绿。花成对腋生，花冠2唇形，初开时呈白色，二三日后转变为黄色，所以称为金银花，外被柔毛及腺毛。花蕾呈棒状，略弯曲，长1.5～3.5厘米，表面黄色至浅黄棕色，被短柔毛，花冠筒状，稍开裂，内有雄蕊5枚，雌蕊1枚。浆果球形，成熟时呈黑色。种子卵圆形或椭圆形，褐色。花期4～6月，果期10～11月。

【生境分布】生长于路旁、山坡灌木丛或疏林中。我国南北各地均有分布，以山东产量大，河南新密二花质佳。

【采收加工】夏初花开放前采收，干燥。

【性味归经】甘，寒。归肺、心、胃经。

【功能主治】清热解毒，疏散风热。主治痈肿疔疮，喉痹，丹毒，热毒血痢，风热感冒，温病发热。

【用法用量】水煎服，6～15克。

【使用注意】脾胃虚寒及气虚疮疡脓清者忌用。

单方验方

①**预防流行性乙型脑炎、流行性脑脊髓膜炎：**金银花、连翘、大青根、芦根、甘草各9克。水煎，代茶饮，每日1剂，连服3～5日。②**热淋：**金银花、海金沙藤、天胡荽、金樱子根、白茅根各50克。水煎服，每日1剂，5～7日为1个疗程。③**胆道感染，创口感染：**金银花50克，连翘、大青根、黄芩、野菊花各25克。水煎服，每日1剂。④**一切内外痈肿：**金银花200克，甘草150克。水煎顿服。能饮酒者，用酒煎服。

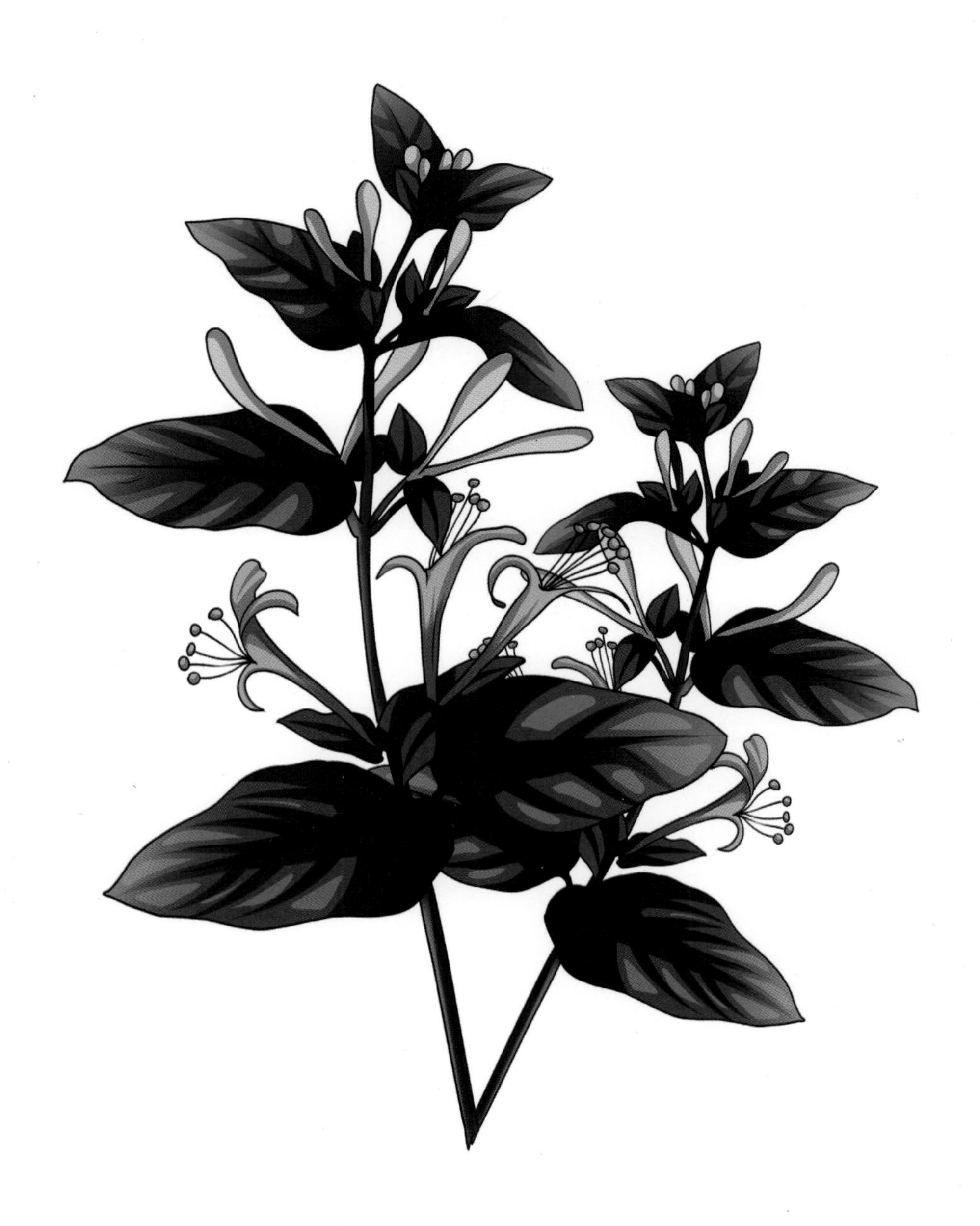

青葙子

别名 鸡冠苋、狼尾花、狗尾巴子、野鸡冠花、牛尾花子、大尾鸡冠花。

来源 本品为苋科植物青葙 *Celosia argentea* L. 的干燥成熟种子。

【形态特征】 一年生草本，高达1米。茎直立，绿色或带红紫色，有纵条纹。叶互生，披针形或椭圆状披针形，长5～9厘米，宽1～3厘米。穗状花序顶生或腋生；苞片、小苞片和花被片干膜质，淡红色，后变白色，苞片3；花被片5；雄蕊5，花丝下部合生成杯状；子房上位，柱头2裂。胞果卵形，盖裂。种子扁圆形，黑色，有光泽。花期5～7月，果期8～9月。

【生境分布】 生长于平原或山坡；有栽培。分布几遍全国。

【采收加工】 秋季果实成熟时采割植株或摘取果穗，晒干，收集种子，除去杂质。

【性味归经】 苦，微寒。归肝经。

【功能主治】 清肝泻火，明目退翳。主治肝热目赤，目生翳膜，视物昏花，肝火眩晕。

【用法用量】 水煎服，9～15克。

【使用注意】 本品有扩散瞳孔作用，青光眼患者禁用。

单方验方

①**头风痛：**青葙子25～50克。水煎服。②**夜盲、目翳：**青葙子25克，乌枣50克。开水冲泡，饭前服。③**鼻衄出血不止：**青葙子汁适量。灌鼻中。④**高血压：**青葙子、夏枯草、菊花、决明子各9克，石决明12克。水煎服。⑤**慢性葡萄膜炎：**青葙子、白扁豆各15克，玄明粉（冲）4.5克，酸枣仁、茯苓各12克，密蒙花、决明子各9克。水煎服。

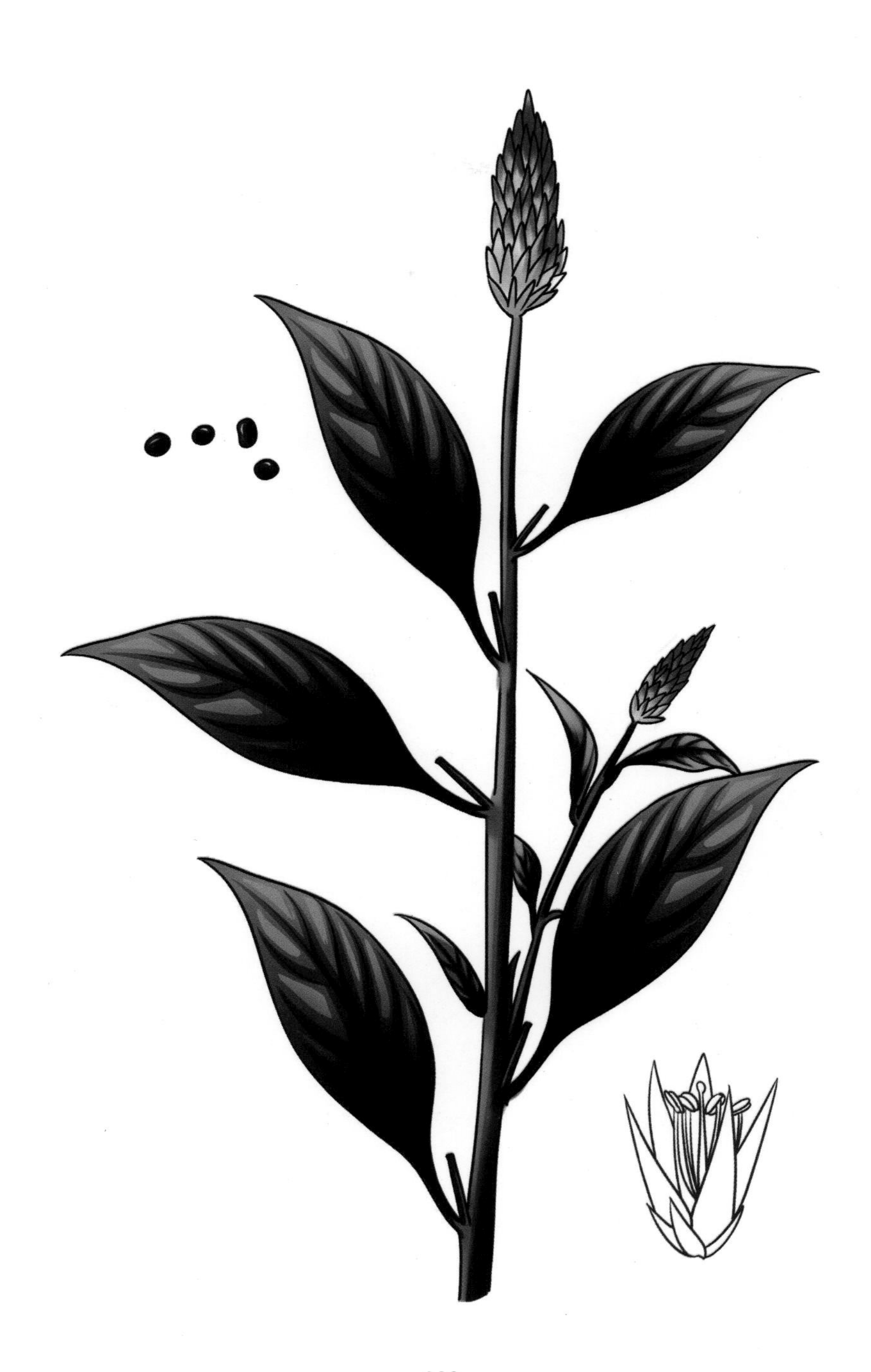

青蒿

别名 草蒿、廪蒿、邪蒿、香蒿、苹蒿、黑蒿、茵陈蒿。

来源 本品为菊科植物黄花蒿 *Artemisia annua* L. 的干燥地上部分。

【形态特征】一年生草本，茎直立，多分枝。叶对生，基生及茎下部的叶于花期枯萎，上部叶逐渐变小，呈线形，叶片通常3回羽状深裂，上面无毛或微被稀疏细毛，下面被细柔毛及丁字毛，基部略扩大而抱茎。头状花序小，球形，极多，排列成大的圆锥花序，总苞球形，苞片2～3层，无毛，小花均为管状、黄色，边缘小花雌性，中央为两性花，瘦果椭圆形。花期6～7月，果期9～10月。

【生境分布】生长于林缘、山坡、荒地。分布于全国各地。

【采收加工】秋季花盛开时采割，除去老茎，阴干。

【性味归经】苦、辛，寒。归肝、胆经。

【功能主治】清虚热，除骨蒸，解暑热，截疟，退黄。主治温邪伤阴，夜热早凉，阴虚发热，骨蒸劳热，暑邪发热，疟疾寒热，湿热黄疸。

【用法用量】水煎服，6～12克，后下。

【使用注意】不宜久煎。脾胃虚弱、肠滑泄泻者忌服。

单方验方

①**疥疮：**青蒿、苦参各50克，首乌藤100克。水煎外洗，每日2次。②**头痛：**青蒿、白萝卜叶各30克，山楂10克。水煎服，每日2～3次。③**低热不退、肺结核潮热：**青蒿、牡丹皮各10克，鳖甲、生地黄、知母各15克。水煎服。④**鼻出血：**鲜青蒿30克。捣汁服，药渣纱布包塞鼻中。⑤**皮肤瘙痒：**青蒿120克。煎汤外洗。⑥**暑热烦渴：**青蒿15克。开水泡服；或鲜青蒿60克，捣汁，凉开水冲服。⑦**小儿夏季热：**青蒿、荷叶各10克，金银花6克。水煎，代茶饮。

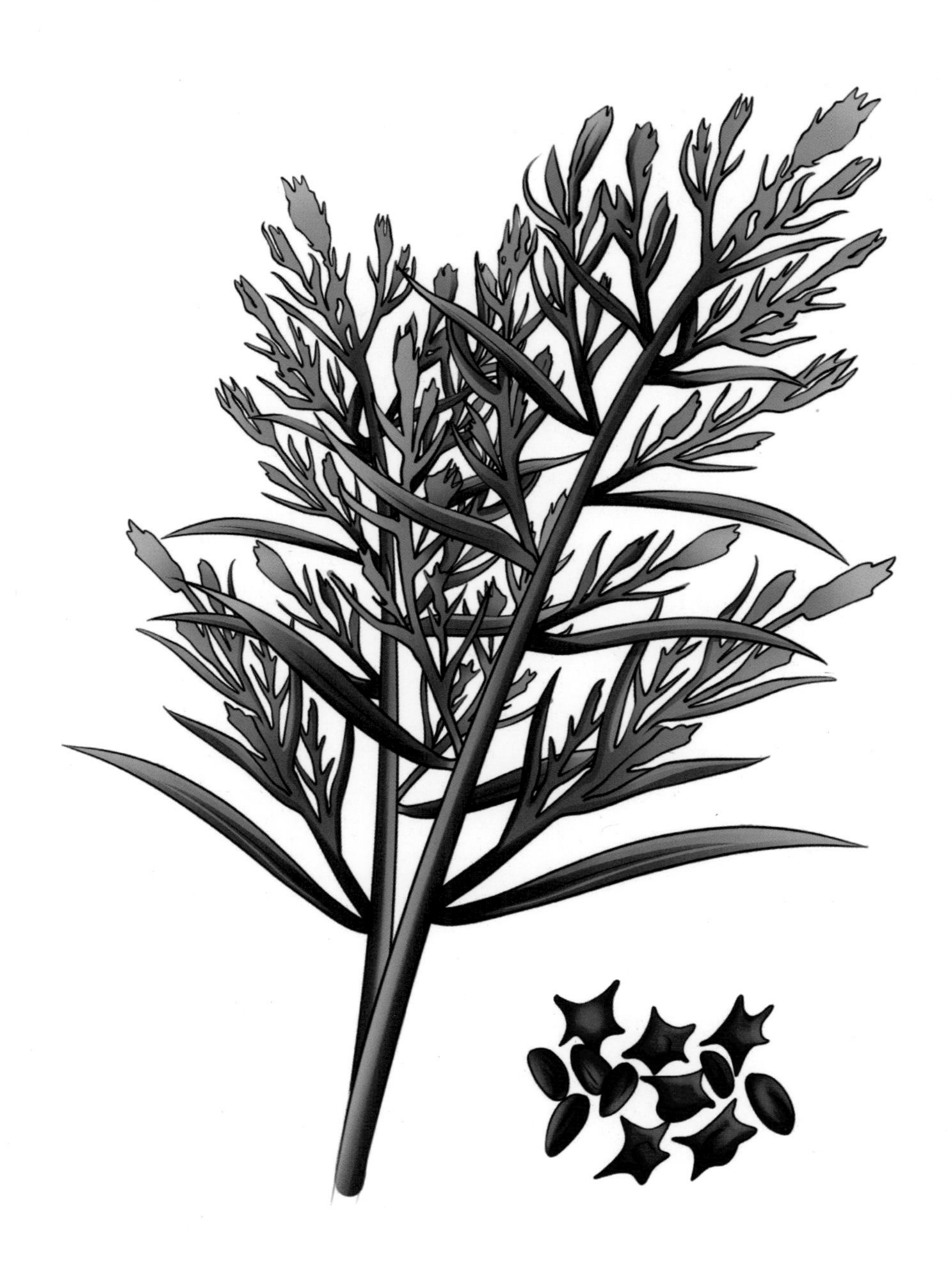

苦杏仁

别名 杏仁、北杏、光北杏、光中杏。

来源 本品为蔷薇科植物山杏 *Prunus armeniaca* L. var. *ansu* Maxim. 等的干燥成熟种子。

【形态特征】落叶乔木，高达6米。叶互生，广卵形或卵圆形，先端短尖或渐尖，基部阔楔形或截形，边缘具细锯齿或不明显的重锯齿；叶柄多带红色，近基部有2腺体。花单生，先叶开放，几无花梗；萼筒钟状，带暗红色，萼片5，裂片比萼筒稍短，花后反折；花瓣白色或粉红色。核果近圆形，果肉薄，种子味苦。核坚硬，扁心形，沿腹缝有沟。花期3～4月，果期5～6月。

【生境分布】多栽培于低山地或丘陵山地。我国大部分地区均产，分布于东北、华北各省（区），以内蒙古、辽宁、河北、吉林产量最大。山东产品质优。

【采收加工】夏季采收成熟果实，除去果肉及核壳，取出种子，晒干。

【性味归经】苦，微温；有小毒。归肺、大肠经。

【功能主治】降气止咳平喘，润肠通便。主治咳嗽气喘，胸满痰多，肠燥便秘。

【用法用量】水煎服，5～10克，生品入煎剂后下。

【使用注意】内服不宜过量，以免中毒。

单方验方

①**诸疮肿痛：**苦杏仁适量。去皮，研滤取膏，入轻粉、麻油调搽。②**狗咬伤：**苦杏仁适量。炒黑，碎研成膏，敷患处。

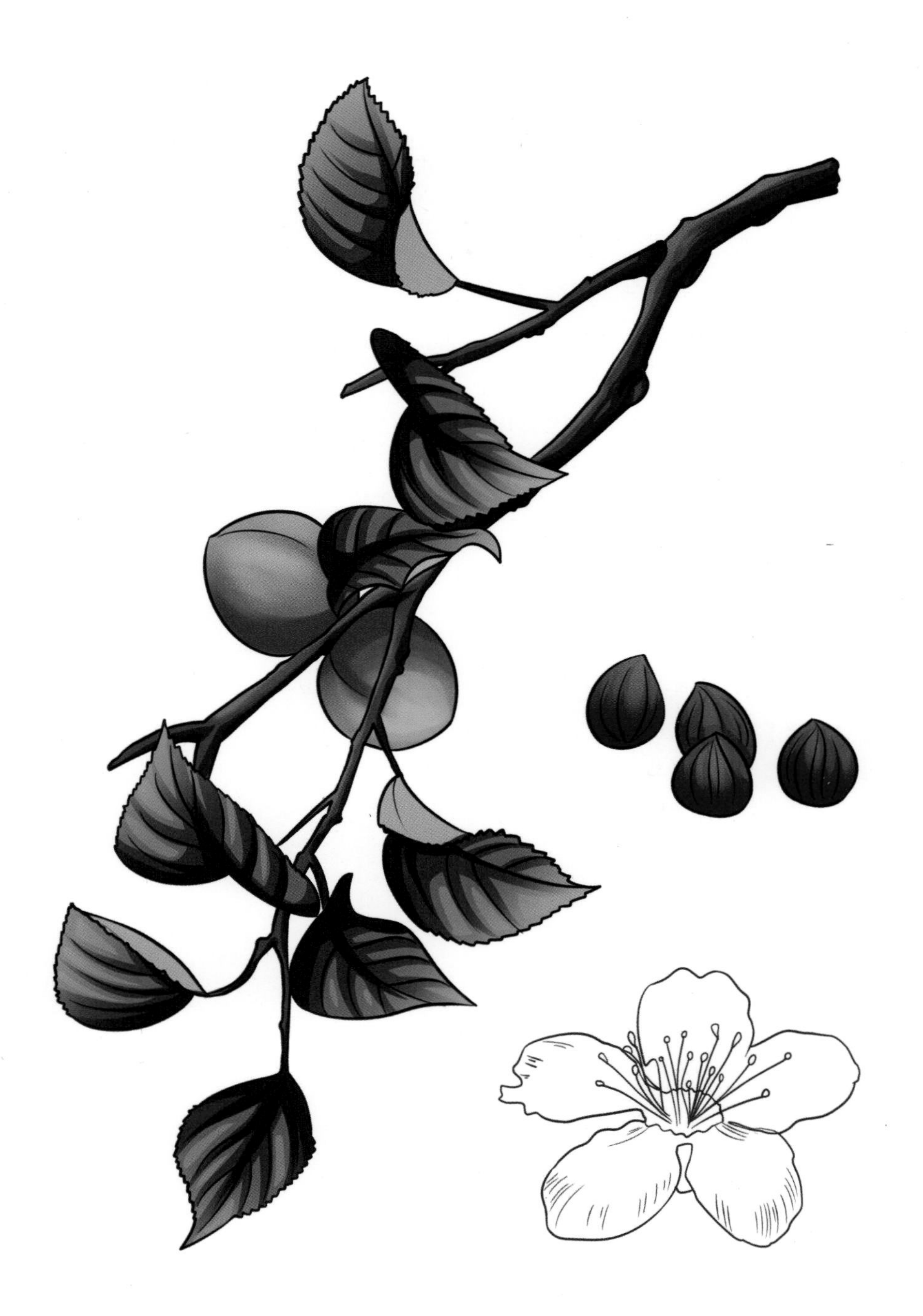

苦参

别名 苦骨、地参、川参、牛参、地骨、凤凰爪、野槐根、山槐根。

来源 本品为豆科植物苦参 *Sophora flavescens* Ait. 的干燥根。

【形态特征】落叶灌木，高0.5～1.5米。叶为奇数羽状复叶，托叶线形，小叶片11～25，长椭圆形或长椭圆披针形，长2～4.5毫米，宽0.8～2厘米，上面无毛，下面疏被柔毛。总状花序顶生，花冠蝶形，淡黄色，雄蕊10，离生，仅基部联合，子房被毛。荚果线形，于种子间缢缩，呈念珠状，熟后不开裂。花期6～7月，果期7～9月。

【生境分布】生长于沙地或向阳山坡草丛中及溪沟边。我国各地均产。

【采收加工】春、秋两季采挖，除去根头和小支根，洗净，干燥，或趁鲜切片，干燥。

【性味归经】苦，寒。归心、肝、胃、大肠、膀胱经。

【功能主治】清热燥湿，杀虫，利尿。主治热痢，便血，黄疸尿闭，赤白带下，阴肿阴痒，湿疹，湿疮，皮肤瘙痒，疥癣麻风；外治滴虫性阴道炎。

【用法用量】水煎服，4.5～9克。外用：适量，煎汤洗患处。

【使用注意】不宜与藜芦同用。

单方验方

①**血痢不止：**苦参适量。炒焦为末，水泛为丸（梧桐子大），每服15丸，米饮下。②**瘰疬结核：**苦参200克。捣末，牛膝汁丸（如绿豆大），每暖水下20丸。③**嗜睡：**苦参150克，白术100克，大黄50克。捣末，蜜丸（如梧桐子大），饭后服30丸。④**婴儿湿疹：**苦参30克。水浓煎，去渣，再将打散的1个鸡蛋及红糖30克同时加入煮熟即可，饮汤，每日1次，连用6日。

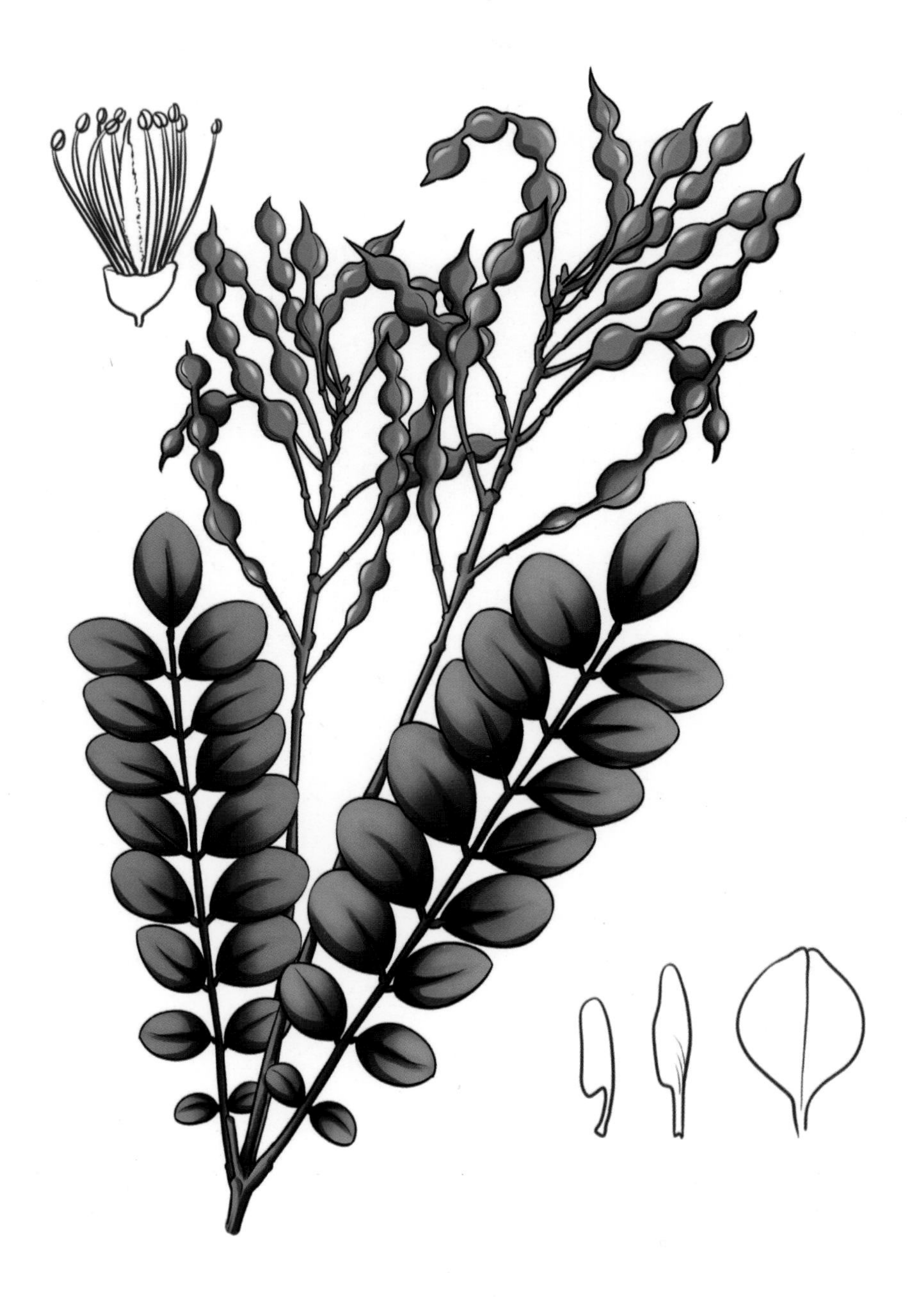

郁金

别名 黄郁、黄姜、玉金、温郁金、广郁金、白丝郁金、黄丝郁金。

来源 本品为姜科多年生草本植物温郁金 *Curcuma wenyujin* Y. H. Chen et C. Ling、姜黄 *Curcuma longa* L.、广西莪术 *Curcuma kwangsiensis* S. G. Lee et C. F. Liang 或蓬莪术 *Curcuma phaeocaulis* Val. 的干燥块根。前两者分别习称“温郁金”和“黄丝郁金”，其余按性状不同习称“桂郁金”或“绿丝郁金”。

【形态特征】多年生宿根草本。根粗壮，末端膨大成长卵形块根。块茎卵圆状，侧生，根茎圆柱状，断面黄色。叶基生；叶柄长约5厘米，基部的叶柄短，或近于无柄，具叶耳；叶片长圆形，长15～37厘米，宽7～10厘米，先端尾尖，基部圆形或三角形。穗状花序，长约13厘米；总花梗长7～15厘米；具鞘状叶，基部苞片阔卵圆形，小花数朵，生于苞片内，顶端苞片较狭，腋内无花；花萼白色筒状，不规则3齿裂；花冠管呈漏斗状，裂片3，粉白色，上面1枚较大，两侧裂片长圆形；侧生退化雄蕊长圆形，药隔距形，花丝扁阔；子房被伏毛，花柱丝状，光滑或被疏毛，基部有2棒状附属物，柱头略呈2唇形，具缘毛。花期4～6月，极少秋季开花。

【生境分布】生长于林下或栽培。分布于浙江、四川、江苏、福建、广西、广东、云南等地。

【采收加工】冬季茎叶枯萎后采挖，除去泥沙和细根，蒸或煮至透心，干燥。

【性味归经】辛、苦，寒。归肝、胆、心、肺经。

【功能主治】活血止痛，行气解郁，清心凉血，利胆退黄。主治胸胁刺痛，胸痹心痛，经闭痛经，乳房胀痛，热病神昏，癫痫发狂，血热吐衄，黄疸尿赤。

【用法用量】水煎服，3～10克。

【使用注意】不宜与丁香、母丁香同用。

单方验方

①**妇女胁肋胀满、因气逆者：**郁金、莪术、木香、牡丹皮各适量。白汤磨服。②**产后心痛、血气上冲欲死：**郁金适量。烧（存性），研末10克，以米醋适量调灌。

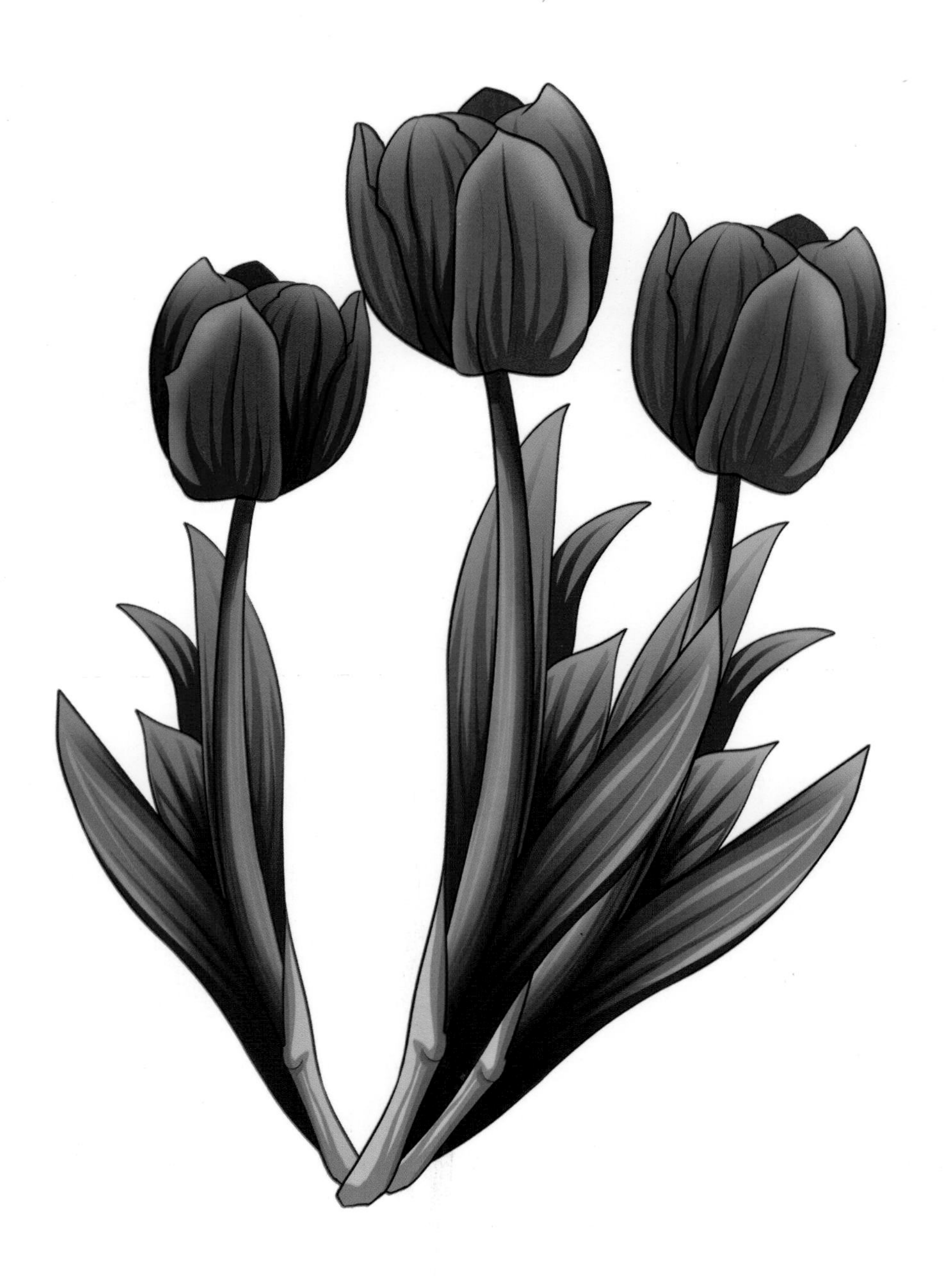

鱼腥草

别名 臭菜、折耳根、侧耳根、臭根草、臭灵丹、朱鼻拱。

来源 本品为三白草科植物蕺菜 *Houttuynia cordata* Thunb. 的新鲜全草或干燥地上部分。

【形态特征】多年生草本，高15～60厘米，具腥臭气。茎下部伏地，节上生根，上部直立，无毛或被疏毛。单叶互生，叶片心脏形，全缘，暗绿色，上面密生腺点，背面带紫色，叶柄长1～3厘米；托叶膜质条形，下部与叶柄合生成鞘状。穗状花序生于茎上端，与叶对生；基部有白色花瓣状总苞片4枚；花小而密集，无花被。蒴果卵圆形，顶端开裂，种子多数。花期5～6月，果期10～11月。

【生境分布】生长于沟边、溪边及潮湿的疏林下。分布于长江流域以南各省（区）。全国其他地区也产。

【采收加工】鲜品全年均可采割，除去杂质，晒干。

【性味归经】辛，微寒。归肺经。

【功能主治】清热解毒，消痈排脓，利尿通淋。主治肺痈吐脓，痰热喘咳，热痢，热淋，痈肿疮毒。

【用法用量】水煎服，15～25克，不宜久煎；鲜品用量加倍，水煎或捣汁服。外用：适量，捣敷或煎汤熏洗患处。

【使用注意】本品含挥发油，不宜久煎。

单方验方

①**肺痈吐脓、吐血：**鱼腥草、天花粉、侧柏叶各适量。水煎服。②**肺痈：**鱼腥草适量。捣汁，入年久芥菜卤饮服。③**病毒性肺炎、支气管炎、感冒：**鱼腥草、厚朴、连翘各9克，桑枝30克。共研末，水煎冲服药末。④**肺病咳嗽盗汗：**鱼腥草叶60克，猪肚子1个。将鱼腥草叶置猪肚内炖汤服，每日1剂，连用3剂。

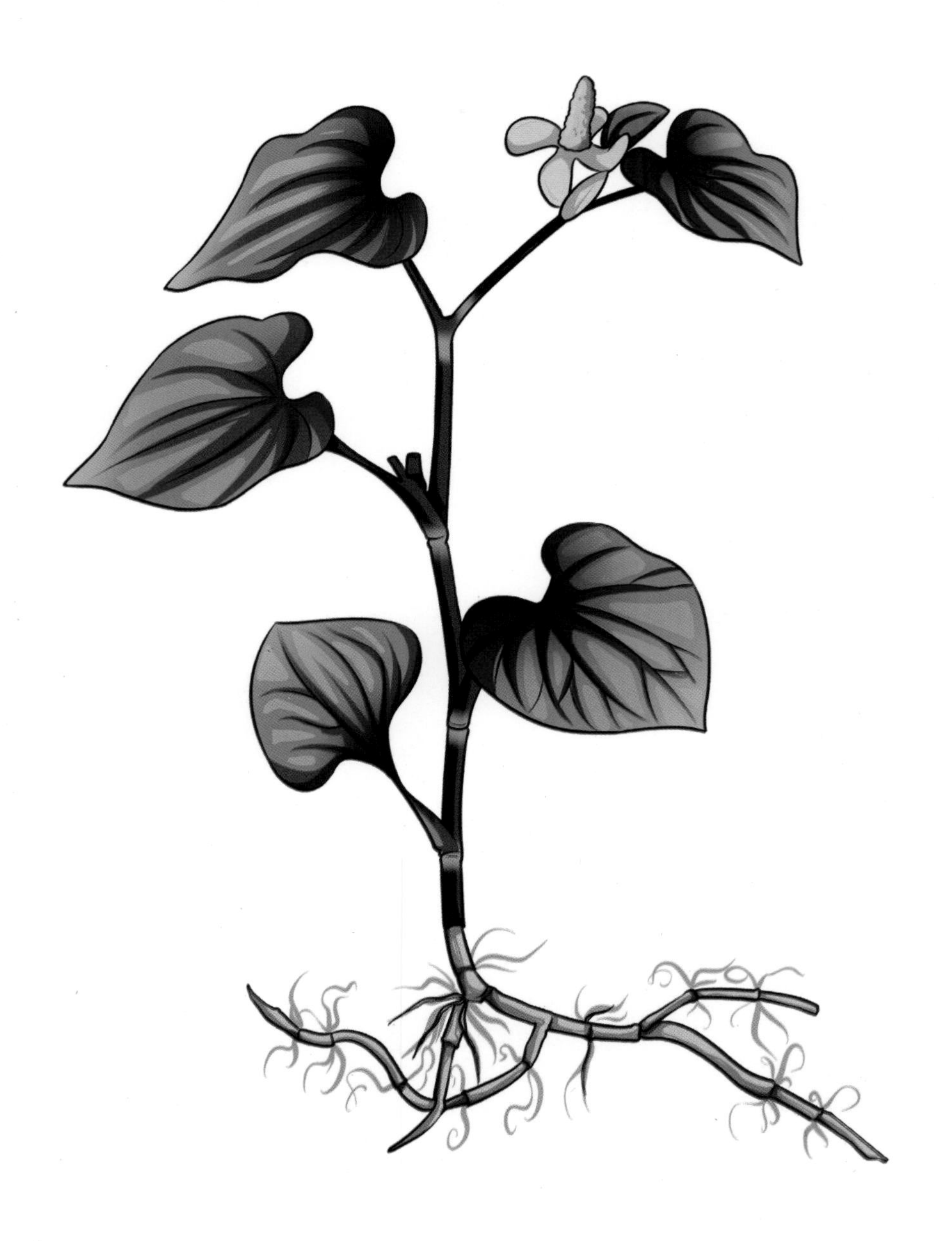

细辛

别名 小辛、细草、少辛、独叶草、金盆草、山人参。

来源 本品为马兜铃科植物北细辛 *Asarum heterotropoides* Fr. Schmidt var. *mandshuricum* (Maxim.) Kitag. 、汉城细辛 *Asarum sieboldii* Miq. var. *seoulense* Nakai 或华细辛 *Asarum sieboldii* Miq. 的干燥根和根茎。前两种习称“辽细辛”。

【形态特征】北细辛：多年生草本，高10～25厘米，叶基生，1～3片，心形至肾状心形，顶端短锐尖或钝，基部心形，全缘，两面疏生短柔毛或近于无毛；有长柄。花单生，花被钟形或壳形，污紫色，顶端3裂，裂片由基部向下反卷，先端急尖；雄蕊12枚，花丝与花药等长；花柱6。蒴果肉质，半球形。花期5月，果期6月。华细辛：与上种类似，唯叶先端渐尖，上面散生短毛，下面仅叶脉散生较长的毛。花被裂片由基部沿水平方向开展，不反卷。花丝较花药长1.5倍。

【生境分布】生长于林下腐殖层深厚稍阴温处，常见于针阔叶混交林及阔叶林下、密集的灌木丛中、山沟底稍湿润处、林缘或山坡疏林下的湿地。前两种分布于辽宁、吉林、黑龙江等地，习称辽细辛；后一种分布于陕西等地。

【采收加工】夏季果熟期或初秋采挖，除净地上部分和泥沙，阴干。

【性味归经】辛，温。归心、肺、肾经。

【功能主治】解表散寒，祛风止痛，通窍，温肺化饮。主治风寒感冒，头痛，牙痛，鼻塞流涕，鼻鼽，鼻渊，风湿痹痛，痰饮喘咳。

【用法用量】水煎服，1～3克；散剂，每次服0.5～1克。外用：适量。

【使用注意】不宜与藜芦同用。

单方验方

①**小儿目疮：**细辛末适量。醋调贴脐上。②**阳虚感冒：**细辛、麻黄各3克，附子10克。水煎，温服。③**口舌生疮：**细辛、黄连各等份。研为末，先以布揩净患处，掺药在上，涎出即愈。

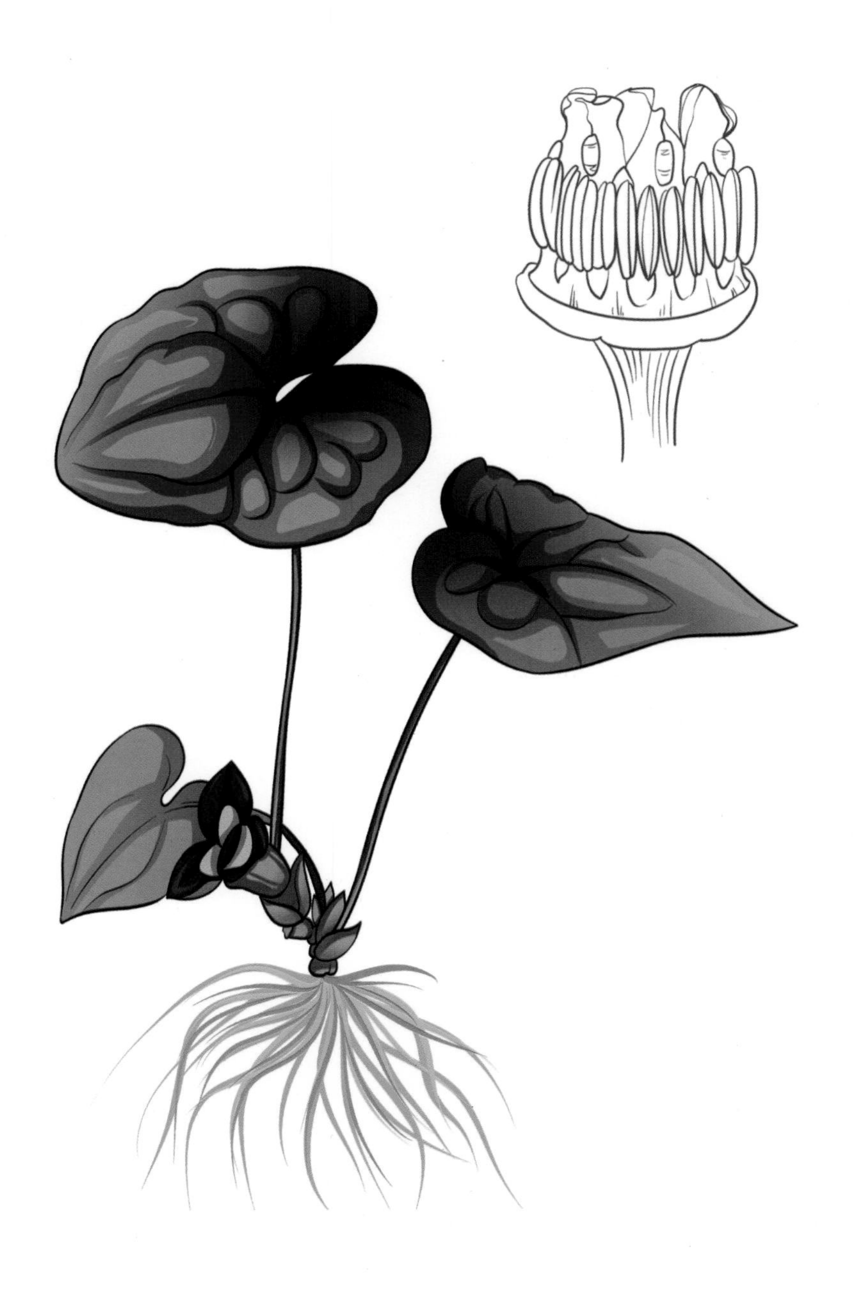

罗汉果

别名 拉汗果、假苦瓜、金不换、罗汉表、裸龟巴、光果木鳖。

来源 本品为葫芦科植物罗汉果 *Siraitia grosvenorii* (Swingle) C. Jeffrey ex A. M.Lu et Z. Y. Zhang 的干燥果实。

【形态特征】一年生草质藤本，长2～5米。根块状，茎纤细，具纵棱，暗紫色，被白色或黄色柔毛，卷须2分叉。叶互生，叶柄长2～7厘米，稍扭曲，被短柔毛；叶片心状卵形，膜质，先端急尖或渐尖，基部耳状心形，全缘，两面均被白色柔毛，背面尚有红棕色腺毛。花单性，雌雄异株；雄花腋生，数朵排成总状花序，长达12厘米，花萼漏斗状，被柔毛。果圆形、长圆形或倒卵形。种子淡黄色，扁长圆形，边缘具不规则缺刻，中央稍凹。花期6～8月，果期8～10月。

【生境分布】生长于海拔300～500米的山区；有栽培。主产于广西，多为栽培品。

【采收加工】秋季果实由嫩绿色变深绿色时采收，晾数天后，低温干燥。

【性味归经】甘，凉。归肺、大肠经。

【功能主治】清热润肺，利咽开音，滑肠通便。主治肺热燥咳，咽痛失音，肠燥便秘。

【用法用量】水煎服，9～15克。

【使用注意】脾胃虚寒者忌服。

单方验方

①**咽喉炎：**罗汉果 1 个，胖大海 3 枚。泡水，徐徐饮服。②**百日咳：**罗汉果1个，柿饼15克。水煎服。③**颈部淋巴结炎、百日咳：**罗汉果1个，猪肺100克（切小块）。同煮汤食。④**喉痛失音：**罗汉果1个。切片，水煎，待冷频饮。⑤**急性扁桃体炎：**罗汉果1个，桔梗10克，岗梅根30克，甘草6克。水煎服，每日1～2次。

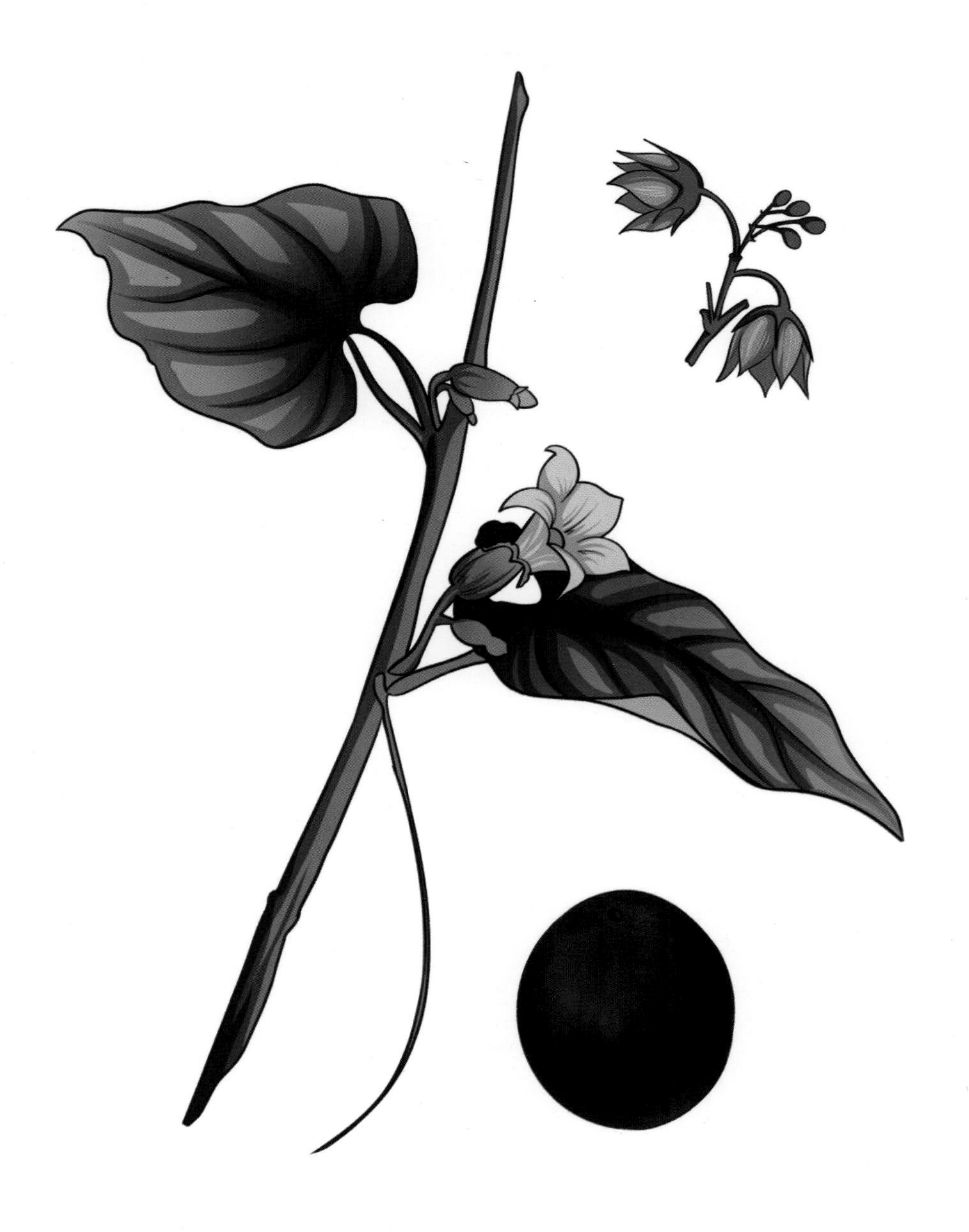

前胡

别名 土当归、水前胡、野当归、野芹菜、鸡脚前胡。

来源 本品为伞形科植物紫花前胡 *Angelica decursiva* (Miq.) Franch. et Sav.[Peucedanum decursivum (Miq.) Maxim] 的干燥根。

【形态特征】多年生草本，高30～120厘米。主根粗壮，根圆锥形。茎直立，上部呈叉状分枝。基生叶为2～3回3出式羽状分裂，最终裂片菱状倒卵形，不规则羽状分裂，有圆锯齿；叶柄长，基部有宽鞘，抱茎；茎生叶较小，有短柄。复伞形花序，无总苞片，小总苞片呈线状披针形，花瓣白色。双悬果椭圆形或卵圆形，光滑无毛，背棱和中棱线状，侧棱有窄翅。花期8～10月，果期10～11月。

【生境分布】生长于向阳山坡草丛中。分布于浙江、湖南、四川等地，习惯认为浙江产者质量较好。

【采收加工】冬季至次春茎叶枯萎或未抽花茎时采挖，除去须根，洗净，晒干或低温干燥。

【性味归经】苦、辛，微寒。归肺经。

【功能主治】降气祛痰，散风清热。主治痰热喘满，咳痰黄稠，风热咳嗽痰多。

【用法用量】水煎服，3～10克。

【使用注意】阴虚气弱咳嗽者慎服。

单方验方

①**咳嗽涕唾稠黏、心胸不时有烦热：**前胡（去芦头）、贝母（煨微黄）、桑白皮（锉）各50克，麦冬（去心）75克，苦杏仁（汤浸，去皮、尖，麸炒微黄）25克，甘草（炙微赤，锉）0.5克。捣筛为散，每服20克，入生姜少许，煎至六分，去渣，温服。②**骨蒸潮热：**前胡、胡黄连各5克，柴胡10克，猪脊髓1条，猪胆1个。水煎，入猪胆汁服。

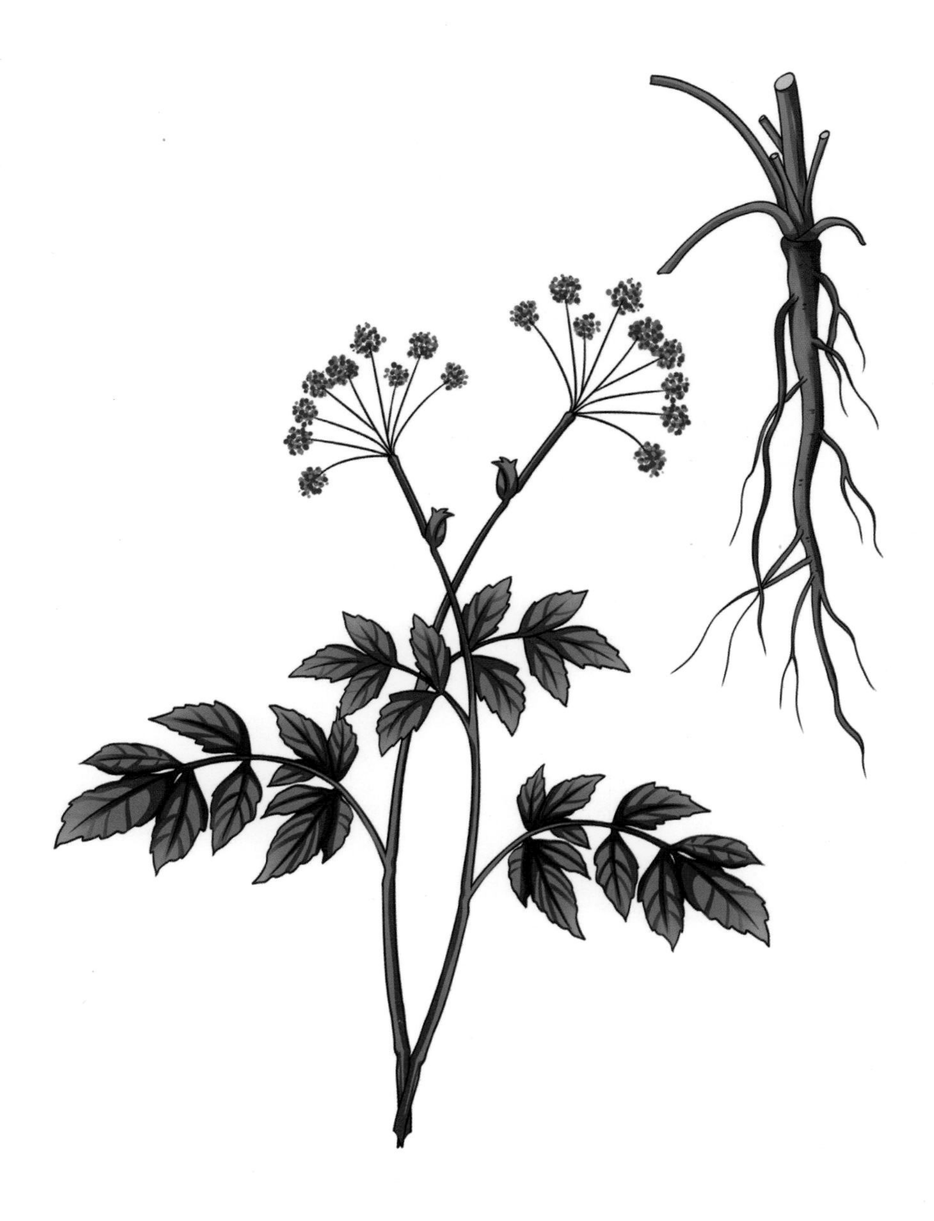

威灵仙

别名 百条根、老虎须、铁扇扫、铁脚威灵仙。

来源 本品为毛茛科植物威灵仙 *Clematis chinensis* Osbeck 、棉团铁线莲 *Clematis hexapetala* Pall. 或东北铁线莲 *Clematis manshurica* Rupr. 的干燥根及根茎。

【形态特征】攀缘性灌木，干时地上部分变黑。根茎丛生多数细根。叶对生，羽状复叶，小叶通常5片，稀为3片，狭卵形或三角状卵形，长1.2～6厘米，宽1.3～3.2厘米，全缘，主脉3条。圆锥花序顶生或腋生；萼片4（有时5），花瓣白色，倒披针形，外被白色柔毛；雄蕊多数；心皮多数，离生，被毛。瘦果，扁卵形，花柱宿存，延长成羽毛状。根茎呈圆柱状，表面淡棕黄色，上端残留茎基，下侧着生多数细根。花期5～6月，果期6～7月。

【生境分布】生长于山谷、山坡或灌木丛中。分布于江苏、浙江、江西、安徽、四川、贵州、福建、广东、广西等地。

【采收加工】秋季采挖，除去泥沙，晒干。

【性味归经】辛、咸，温。归膀胱经。

【功能主治】祛风湿，通经络。主治风湿痹痛，肢体麻木，筋脉拘挛，屈伸不利。

【用法用量】水煎服，6～10克。

【使用注意】本品走散力强，能耗散气血，故气血虚弱、胃溃疡者慎用。

单方验方

①**诸骨哽喉：**威灵仙30克。水浓煎，含咽。②**胆石症：**威灵仙60克。水煎服。③**腰脚疼痛：**威灵仙150克。捣为散，饭前温酒调服，每次3克。④**尿路结石：**威灵仙60～90克，金钱草50～60克。水煎服。⑤**疟疾：**威灵仙15克。酒煎温服。⑥**呃逆：**威灵仙、蜂蜜各30克，黑芝麻20克。加水750毫升煎30分钟，取汁服，每日1剂。⑦**痔疮出血：**威灵仙60克，芒硝30克。煎水熏洗、坐浴患处，每日1～2次。

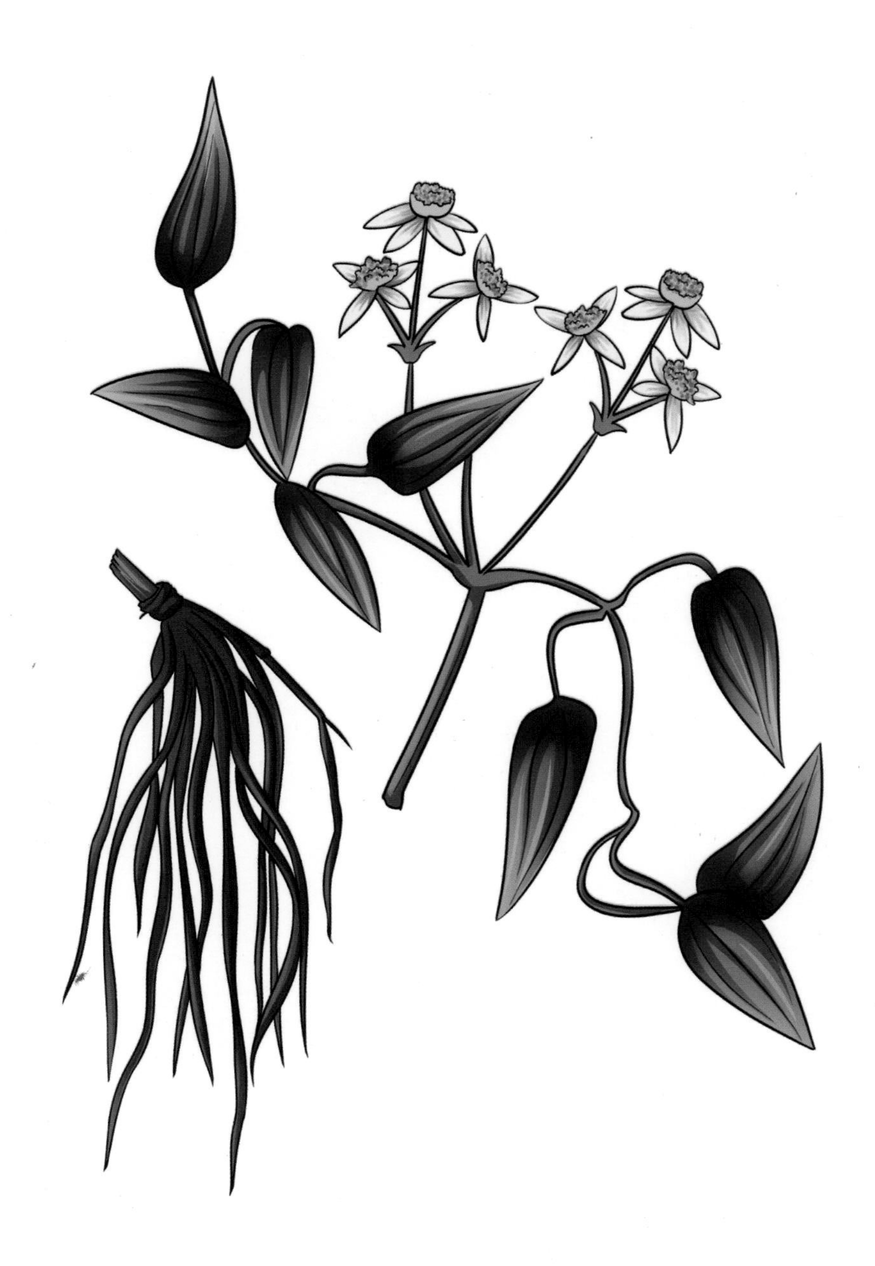

枸杞子

别名 西枸杞、枸杞豆、枸杞果、山枸杞、枸杞红实。

来源 本品为茄科植物宁夏枸杞 *Lycium barbarum* L. 的干燥成熟果实。

【形态特征】灌木或小乔木。主枝数条，粗壮，果枝细长，先端通常弯曲下盘，外皮淡灰黄色，刺状枝短而细，生于叶腋。叶互生或丛生于短枝上。叶片披针形或卵状长圆形，花腋生，花冠漏斗状，粉红色或深紫红色。果实熟时鲜红，种子多数。花期5～10月，果期6～10月。

【生境分布】生长于山坡、田野向阳干燥处。分布于宁夏、内蒙古、甘肃、新疆等地。以宁夏产者质地最优，有"中宁枸杞甲天下"之美誉。

【采收加工】夏、秋两季果实呈红色时采收，热风烘干，除去果梗，或晾至皮皱后，晒干，除去果梗。

【性味归经】甘，平。归肝、肾经。

【功能主治】滋补肝肾，益精明目。主治虚劳精亏，腰膝酸痛，眩晕耳鸣，阳痿遗精，内热消渴，血虚萎黄，目昏不明。

【用法用量】水煎服，6～12克。

【使用注意】外有表邪、内有实热、脾胃湿盛肠滑者忌用。

单方验方

①**肝肾不足、头晕盗汗、迎风流泪：**枸杞子、熟地黄、菊花、山药各20克，牡丹皮、山茱萸、泽泻各15克。水煎服。②**肾虚腰痛：**枸杞子、金毛狗脊各20克。水煎服。③**血脂异常：**枸杞子、女贞子、红糖各适量。制成冲剂，每日2次，每次6克，4～6周为1个疗程。④**萎缩性胃炎：**枸杞子适量。晒干，每日20克，空腹时分2次嚼服，2个月为1个疗程。

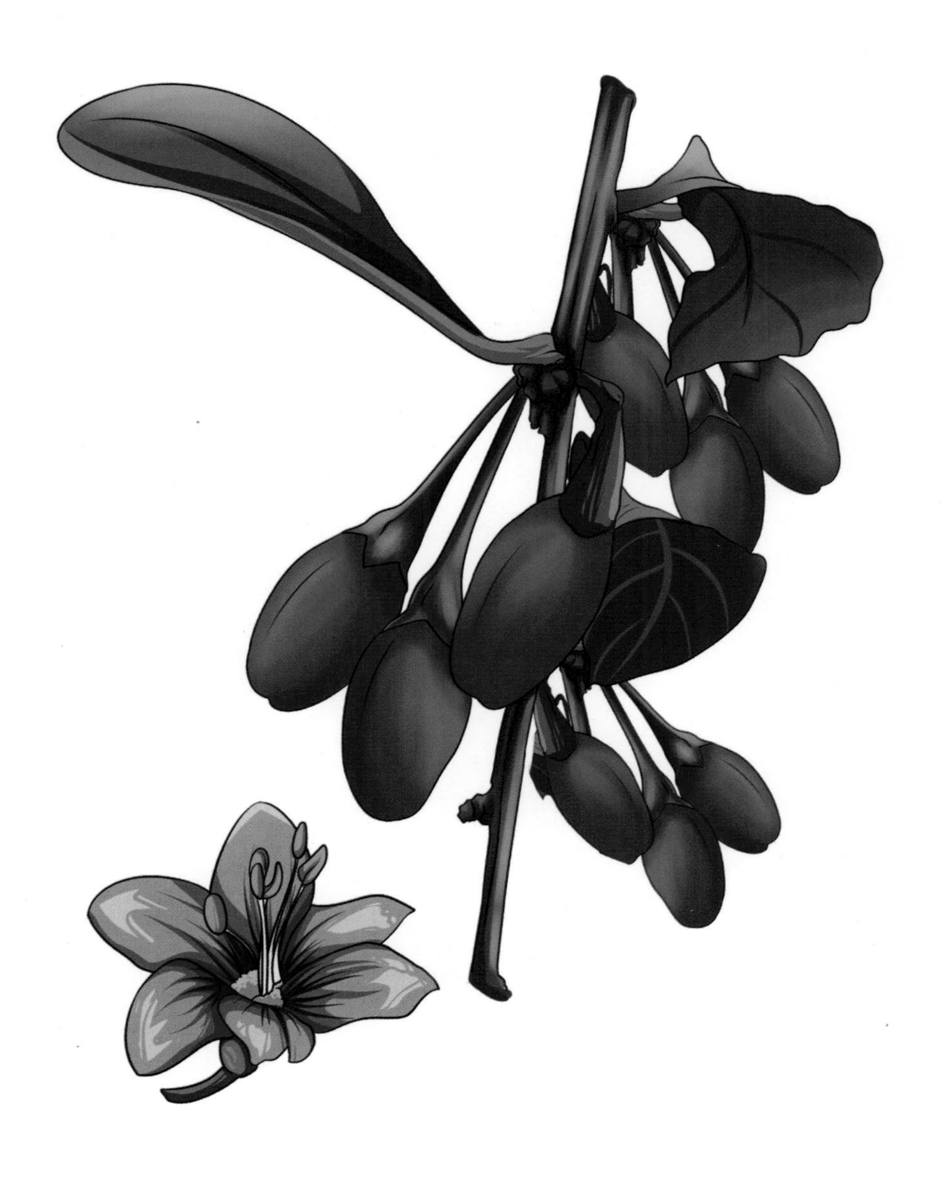

穿心莲

别名 一见喜、榄核莲、苦胆草、四方莲、斩蛇剑、日行千里、圆锥须药草。

来源 本品为爵床科植物穿心莲 *Andrographis paniculata* (Burm. f.) Nees 的干燥地上部分。

【形态特征】一年生草本，高40～80厘米。茎方形，多分枝，节呈膝状膨大，茎叶具有苦味。叶对生，纸质，叶片长圆状卵形至披针形，长2～8厘米，宽1～3厘米，先端渐尖，基部楔形，全缘或有浅齿，叶柄短或近于无柄。疏散圆锥花序生于枝顶或叶腋；花冠白色，近唇形，常有淡紫色条纹。蒴果长椭圆形，长约1.5厘米，宽约0.5厘米，成熟时2瓣开裂。种子细小，红色。花期9～10月，果期10～11月。

【生境分布】生长于湿热的丘陵、平原地区。华南、华东、西南地区均有栽培。

【采收加工】秋初茎叶茂盛时采割，晒干。

【性味归经】苦，寒。归心、肺、大肠、膀胱经。

【功能主治】清热解毒，凉血，消肿。主治感冒发热，咽喉肿痛，口舌生疮，顿咳劳嗽，泄泻痢疾，热淋涩痛，痈肿疮疡，蛇虫咬伤。

【用法用量】水煎服，6～9克。外用：适量。

【使用注意】脾胃虚寒者不宜用。

单方验方

①**痈疖疔疮：**穿心莲15～20克。水煎服。②**多种炎症及感染：**穿心莲9～15克。水煎服。③**上呼吸道感染：**穿心莲、车前草各15克。水煎浓缩至30毫升，加冰糖，分3次服，每日1剂。④**支气管肺炎：**穿心莲、十大功劳各15克，陈皮10克。每日1剂，水煎，取汁100毫升，早、晚分服1次。⑤**阴囊湿疹：**穿心莲干粉20克，纯甘油100毫升。调匀擦患处，每日3～4次。⑥**感冒发热、咽喉肿痛：**穿心莲400克。水煎浓汁，浓缩成浸膏；另用穿心莲100克，研极细末，与浸膏混匀，制成500粒药丸，温开水送服：每次2～4粒，每日3次。⑦**肺结核、颈淋巴结结核、结核性胸膜炎：**穿心莲10克，夏枯草20克。加水600毫升浸泡20分钟后煎煮25分钟左右，滤渣再煎；混合药液，早、晚分服，每日1剂。

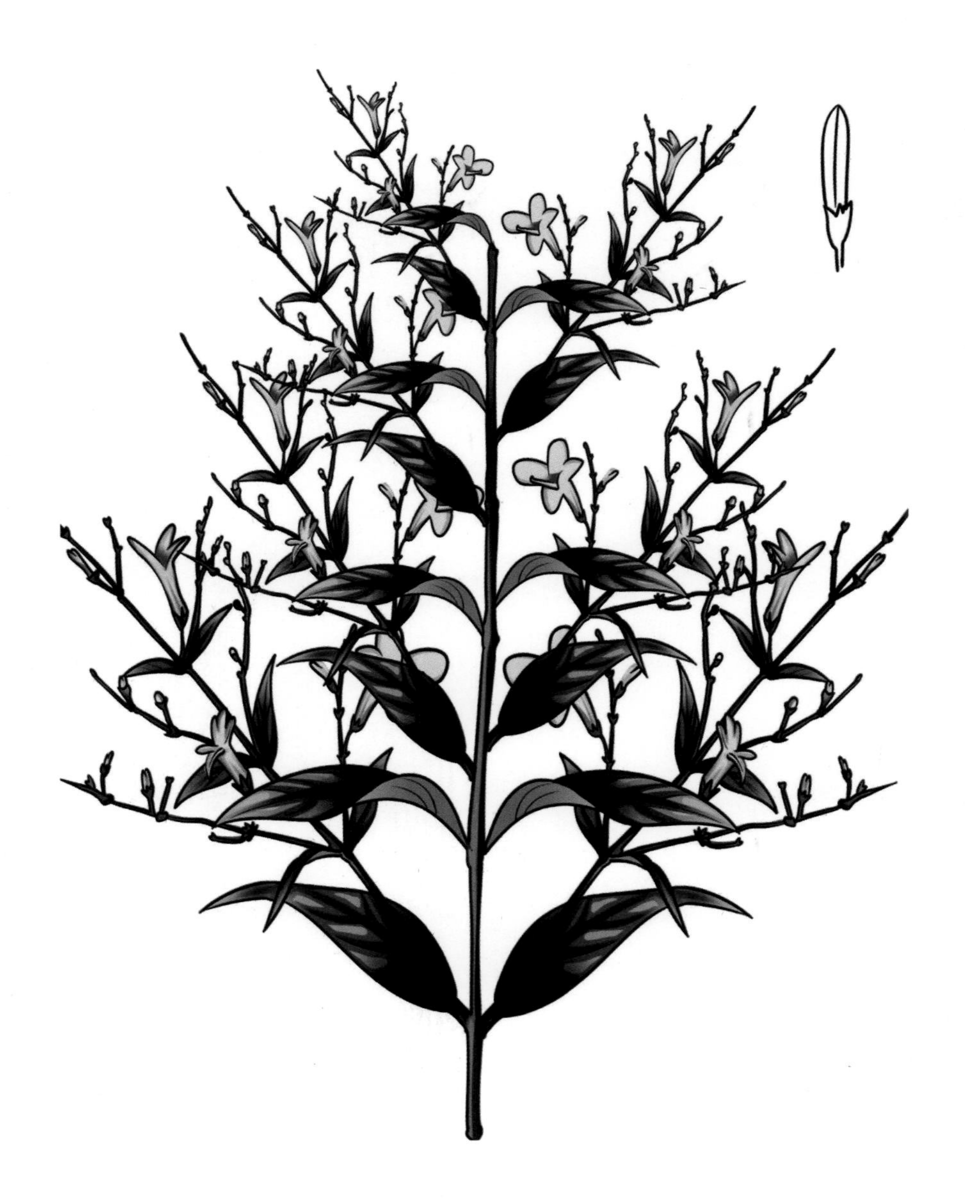

胖大海

别名 大海榄、大海子、大洞果、安南子。

来源 本品为梧桐科植物胖大海 *Sterculia lychnophora* Hance 的干燥成熟种子。

【形态特征】落叶乔木，高30～40米。树皮粗糙而略具条纹。叶互生，叶柄长5～15厘米；叶片革质，卵形或椭圆状披针形，长10～20厘米，宽6～14厘米，先端钝或锐尖，基部圆形或几近截形，全缘，光滑无毛。花杂性同株，呈顶生或腋生的圆锥花序；花萼钟状，宿存，裂片披针形；雄花具雄蕊10～15，罕至30，花药及花丝均具疏柔毛，不育心皮被短茸毛；雌花具雌蕊1，子房由5个被短茸毛的心皮组成，具1细长纤弱的子房柄，柱头2～5裂，退化雄蕊为一簇无柄花药。蓇葖果1～5个，着生于果梗，长18～24厘米，基部宽5～6厘米，呈船形，在成熟之前裂开。种子梭形或倒卵形，长18～25毫米，直径约12毫米，深黑褐色，表面具皱纹；子叶大，长12毫米，宽10毫米，半圆形，胚乳丰富。

【生境分布】生长于热带地区。分布于越南、印度、马来西亚、泰国、印度尼西亚等热带地区。我国广东、海南亦有分布。

【采收加工】果实成熟时分批采摘成熟果荚，晒干、打出种子，除净杂质及果荚，再晒干。

【性味归经】甘，寒。归肺、大肠经。

【功能主治】清热润肺，利咽开音，润肠通便。主治肺热声哑，干咳无痰，咽喉干痛，热结便闭，头痛目赤。

【用法用量】沸水泡服或水煎服，2～3枚。

【使用注意】感冒者禁用。

单方验方

①**肺热咳嗽、咽痛音哑：**胖大海2个，桔梗10克，甘草6克。水煎服。②**肠道燥热、大便秘结：**胖大海4个，蜂蜜适量。沸水泡服。③**急性扁桃体炎：**胖大海4～8枚。开水冲泡半小时，慢慢服完；间隔4小时，如法再泡服1次。④**急性咽炎：**胖大海2枚，金银花1.5克，玄参3克，生甘草2克。每日1包，开水冲泡代茶饮。

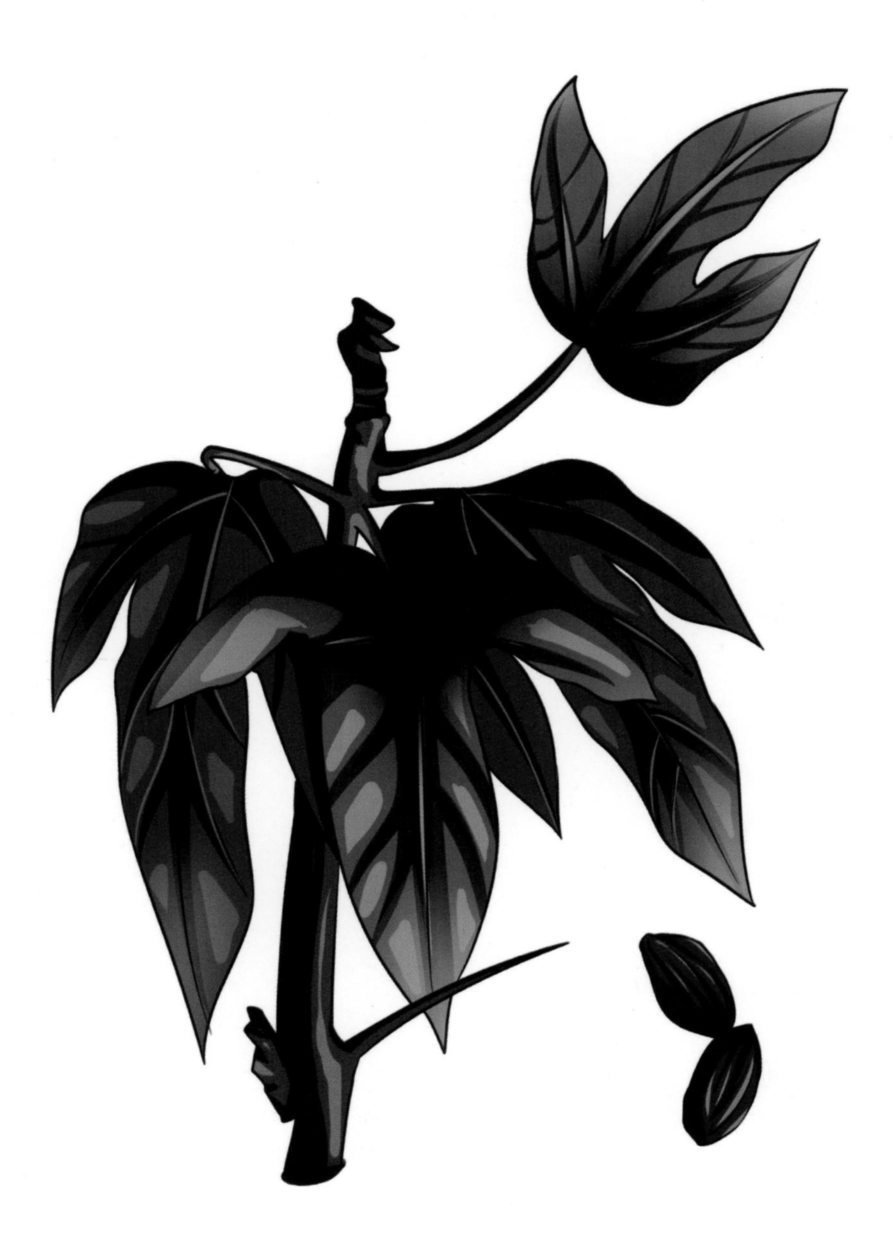

香加皮

别名 臭槐、羊奶条、羊角槐、羊交叶、狭叶萝。

来源 本品为萝藦科植物杠柳 *Periploca sepium* Bge. 的干燥根皮。

【形态特征】落叶蔓性灌木，高约1.5米。具乳汁，除花外全株无毛。叶对生，叶柄长约3厘米，叶片膜质，卵状长圆形，长5～9厘米，宽1.5～2.5厘米，先端渐尖，基部楔形；侧脉多数，聚伞花序腋生，有花数朵；花萼5深裂，裂片先端钝，花萼内面基部有10个小腺体；花冠紫红色，裂片5，中间加厚呈纺锤形，反折，内面被长柔毛；副花冠5枚，10裂，其中5裂片丝状伸长，被柔毛；雄花着生于副花冠内面，花药包围着柱头，心皮离生，花粉颗粒状，藏在直立匙形的载粉器内。蓇葖果双生，圆柱状，长7～12厘米，直径约5毫米，具纵条纹。种子长圆形，先端具长约3厘米的白色绢质种毛。花期5～6月，果期7～9月。

【生境分布】生长于河边、山野、沙质地。分布于吉林、辽宁、内蒙古、河北、山西、陕西、四川等地。

【采收加工】春、秋两季采挖，剥取根皮，晒干。

【性味归经】辛、苦，温；有毒。归肝、肾、心经。

【功能主治】利水消肿，祛风湿，强筋骨。主治下肢浮肿，心悸气短，风寒湿痹，腰膝酸软。

【用法用量】水煎服，3～6克。

【使用注意】不宜过量服用。

单方验方

①**风湿性关节炎，关节拘挛疼痛：**香加皮、白鲜皮、穿山龙各15克。白酒浸泡24小时，每日服10毫升。②**筋骨软弱、脚痿行迟：**香加皮、牛膝、木瓜各等份。共为末，每次3克，每日3次。③**水肿、小便不利：**香加皮、生姜皮、茯苓皮、陈皮、大腹皮各9克。水煎服。④**水肿：**香加皮4.5～9克。水煎服。

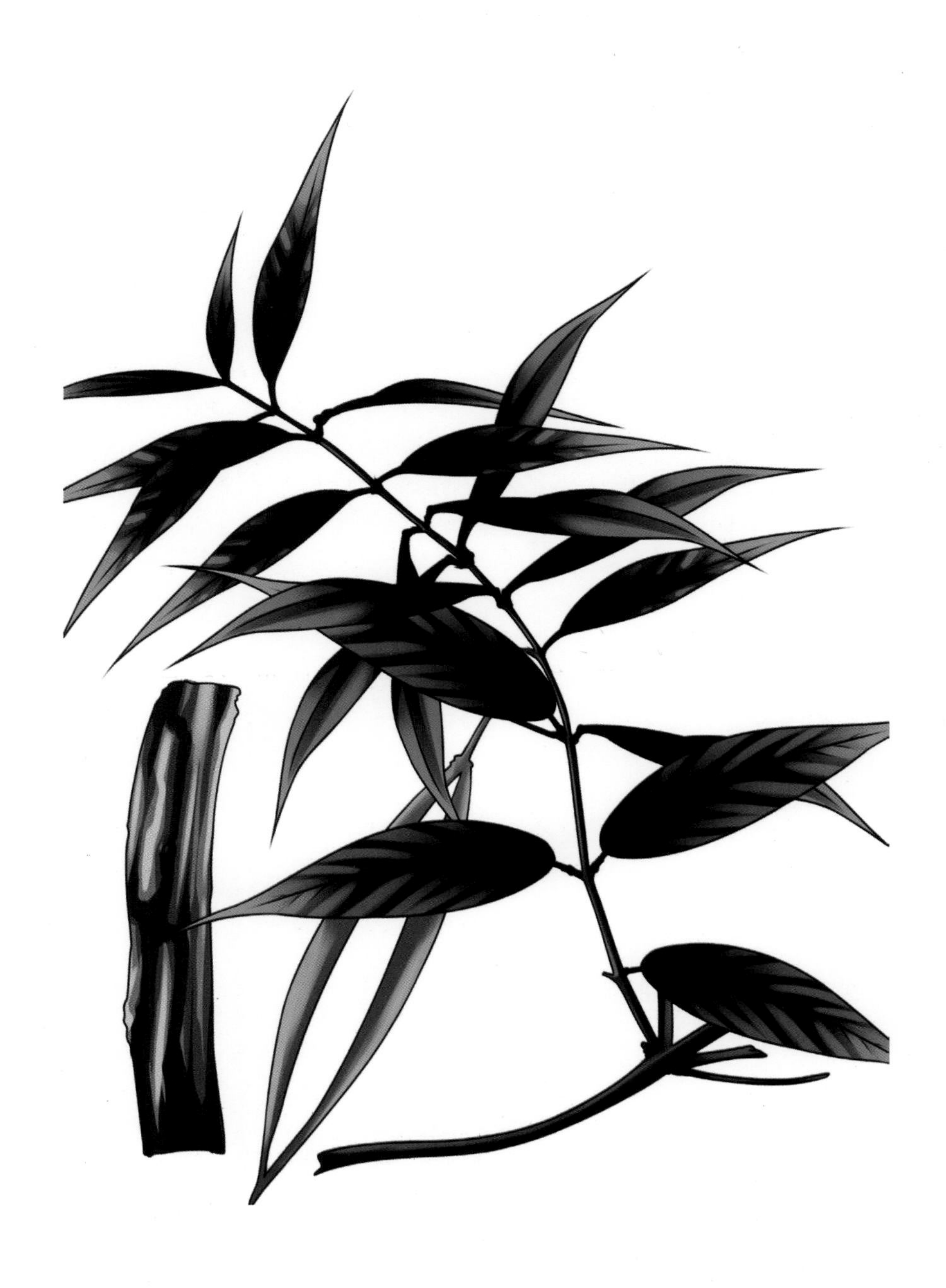

香薷

别名 香菜、香茹、香菜、香草、石香菜、石香薷。

来源 本品为唇形科植物石香薷 *Mosla chinensis* Maxim. 的干燥地上部分。

【形态特征】一年生草本，高15～45厘米。茎多分杈，稍呈四棱形，略带紫红色，被逆生长柔毛。叶对生，叶片线状长圆形至线状披针形，长1.3～2.8厘米，宽2～4厘米，边缘具疏锯齿或近全缘，两面密生白色柔毛及腺点。轮伞花序聚成顶生短穗状或头状，苞片圆倒卵形，长4～7毫米；萼钟状，外被白色柔毛及腺点；花冠2唇形，淡紫色，外被短柔毛，能育雄蕊2，花柱2裂。小坚果4，球形，褐色。花期7～10月，果期10月至翌年1月。

【生境分布】生长于山野。分布于江西、河南、河北、安徽等地。

【采收加工】夏季茎叶茂盛、花盛时择晴天采割，除去杂质，阴干。

【性味归经】辛，微温。归肺、胃经。

【功能主治】发汗解表，化湿和中。主治暑湿感冒，恶寒发热，头痛无汗，腹痛吐泻，水肿，小便不利。

【用法用量】水煎服，3～10克。

【使用注意】表虚有汗及阳暑者忌用。

单方验方

①**小便不利、头面浮肿：**香薷、白术各等份。共研粉，炼蜜为丸，每次9克，每日2～3次。②**水肿：**香薷25克。锉入锅中加水久煮，去渣，再浓煎至可以捏丸时做丸（如梧桐子大），每次5丸，每日3次。药量可以逐日加一点以小便能畅为愈。③**心烦胁痛：**香薷适量。捣汁（10～20毫升）服。④**鼻血不止：**香薷适量。研细，开水冲服，每次5克。

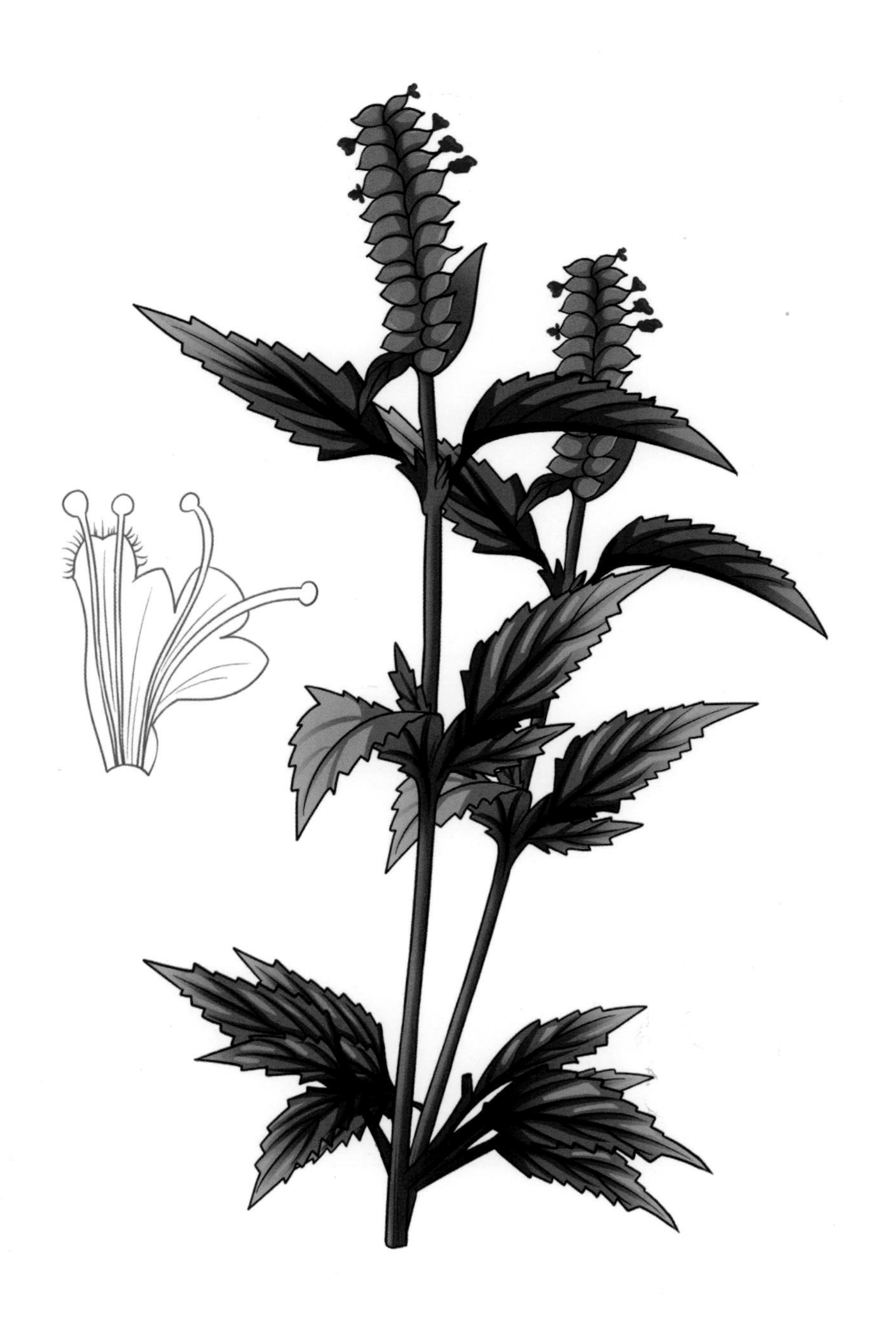

厚朴

别名 厚皮、重皮、赤朴、烈朴、川朴、紫油厚朴。

来源 本品为木兰科植物厚朴 *Magnolia officinalis* Rehd. et Wils. 的干燥干皮、根皮及枝皮。

【形态特征】 落叶乔木，高5～15米。树皮紫褐色。小枝幼时有细毛，老时无毛，冬芽粗大，圆锥状，芽鳞密被淡黄褐色茸毛。叶互生，椭圆状倒卵形，长35～45厘米，宽12～20厘米，先端圆而有短急尖头，稀钝，基部渐狭成楔形，有时圆形，全缘，上面淡黄绿色，无毛，幼叶下面密生灰色毛，侧叶呈白粉状，侧脉上密生长毛；叶柄长3～4厘米。花与叶同时开放，单生枝顶，杯状，白色，芳香，直径约15厘米；花梗粗短，长2～3.5厘米，密生丝状白毛；萼片与花瓣共9～12，或更多，肉质，几等长；萼片长圆状倒卵形，淡绿白色，常带紫红色；花瓣匙形，白色；雄蕊多数，螺旋状排列；雌蕊心皮多数，分离，子房长圆形。聚合果长椭圆状卵形，长9～12厘米，直径5～6.5厘米，心皮排列紧密，成熟时木质，顶端有弯尖头。种子三角状倒卵形，外种皮红色。花期4～5月，果期9～10月。

【生境分布】 常混生于落叶阔叶林内或生长于常绿阔叶林缘。分布于四川、安徽、湖北、浙江、贵州等地。以湖北恩施地区所产质量最佳，其次四川、浙江产者亦佳。

【采收加工】 4～6月剥取根皮及枝皮直接阴干；干皮置沸水中微煮后，堆置阴湿处，“发汗”至内表面变紫褐色或棕褐色时，蒸软，取出，卷成筒状，干燥。

【性味归经】 苦、辛，温。归脾、胃、肺、大肠经。

【功能主治】 燥湿消痰，下气除满。主治湿滞伤中，脘痞吐泻，食积气滞，腹胀便秘，痰饮喘咳。

【用法用量】 水煎服，3～10克。

【使用注意】 本品辛苦温燥湿，易耗气伤津，故气虚津亏者及孕妇慎用。

单方验方

①**腹满痛大便闭者：** 厚朴400克，大黄200克，枳实5枚。以水1斗2升，先煮2味，取5升，内大黄煮取3升，温服1升，以利为度。②**水谷痢久不瘥：** 厚朴、黄连各150克。锉，水3升煎取1升，空腹服。

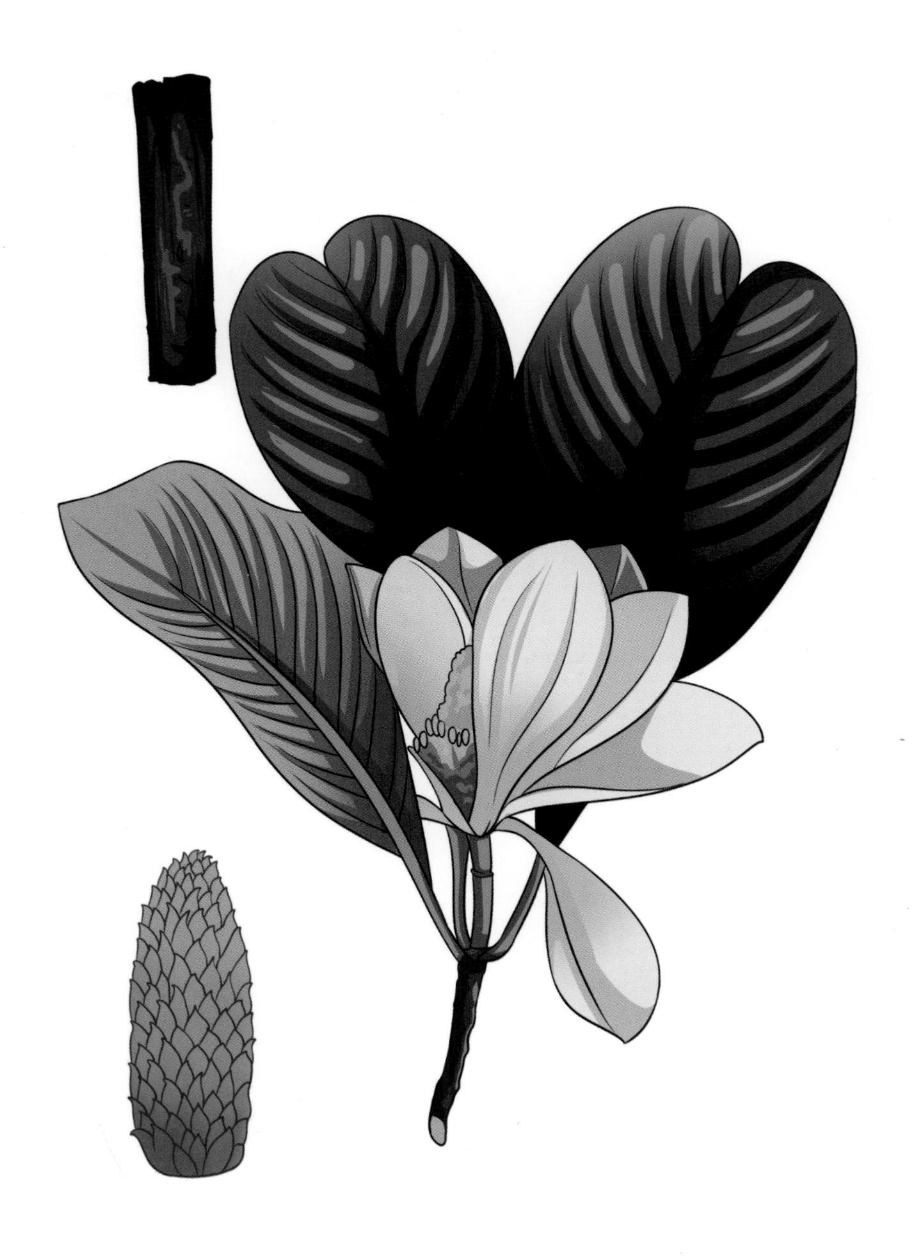

重楼

别名 滇重楼、草河车、独脚莲。

来源 本品为百合科植物云南重楼 *Paris polyphylla* Smith var.*yunnanensis* (Franch.) Hand-Mazz. 或七叶一枝花 *Paris polyphylla* Smith var. *chinensis* (Franch.) Hara 的干燥根茎。

【形态特征】多年生草本。叶6～10片轮生，叶柄长5～20毫米，叶片厚纸质，披针形、卵状长圆形至倒卵形，长5～11厘米，宽2～4.5厘米。花梗从茎顶抽出，顶生一花；花两性，萼片披针形或长卵形，绿色，长3.5～6厘米；花被片线形而略带披针形，黄色，长为萼片的1/2左右至近等长，中部以上宽2～6毫米；雄蕊8～10，花药长1～1.5厘米，花丝比药短，药隔凸出部分1～2毫米。花期6～7月，果期9～10月。

【生境分布】生长于林下阴湿处。我国分布甚广，南北均有，主产于长江流域及南方各省（区）。

【采收加工】秋季采挖，除去须根，洗净，晒干。

【性味归经】苦，微寒；有小毒。归肝经。

【功能主治】清热解毒，消肿止痛，凉肝定惊。主治疔疮痈肿，咽喉肿痛，蛇虫咬伤，跌扑伤痛，惊风抽搐。

【用法用量】水煎服，3～9克。外用：适量，研末调敷。

【使用注意】虚证及妊娠慎用。

单方验方

①**风毒暴肿：**重楼、木鳖子（去壳）、半夏各30克。捣细罗为散，以浓醋调涂。②**妇女奶结、乳汁不通，或小儿吹乳：**重楼9克。水煎服。

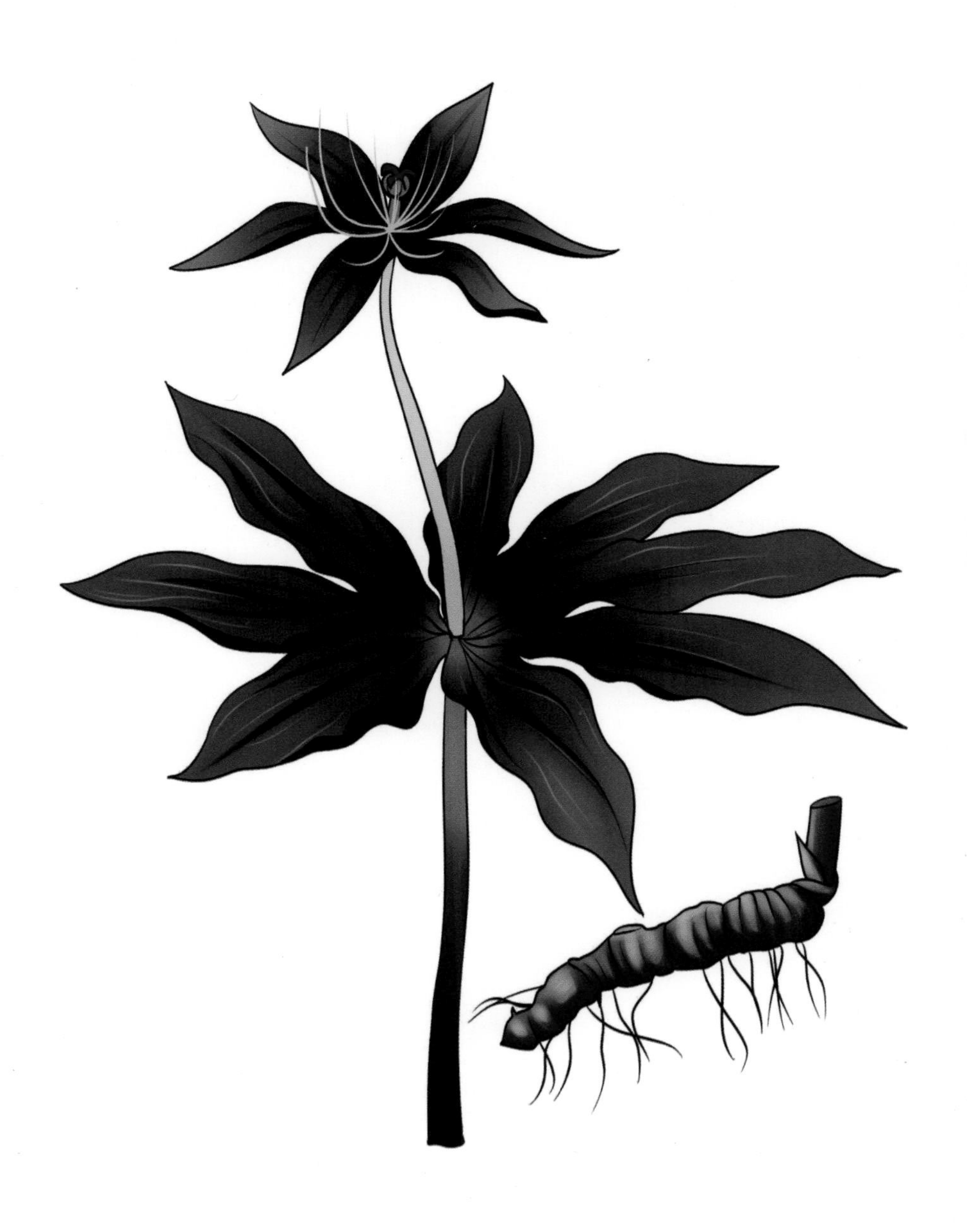

草豆蔻

别名 偶子、草蔻、草蔻仁。

来源 本品为姜科植物草豆蔻 *Alpinia katsumadai* Hayata 的干燥近成熟种子。

【形态特征】 多年生草本，高1～2米。叶2列，叶舌卵形，革质，长3～8厘米，密被粗柔毛，叶柄长不超过2厘米，叶片狭椭圆形至披针形，先端渐尖；基部楔形，全缘；下面被茸毛。总状花序顶生，总花梗密被黄白色长硬毛；花疏生，花梗长约3毫米，被柔毛；小苞片阔而大，紧包着花芽，外被粗毛，花后苞片脱落；花萼筒状，白色，长1.5～2厘米，先端有不等3钝齿，外被疏长柔毛，宿存；花冠白色，先端三裂，裂片为长圆形或长椭圆形，上方裂片较大，长约3.5厘米，宽约1.5厘米；唇瓣阔卵形，先端3个浅圆裂片，白色，前部具红色或红黑色条纹，后部具淡紫色红色斑点；雄蕊1，花丝扁平，长约1.2厘米；子房下位，密被淡黄色绢状毛，上有二棒状附属体，花柱细长，柱头锥状。蒴果圆球形，不开裂，直径约3.5厘米，外被粗毛，花萼宿存，熟时黄色。种子团呈类圆球形或长圆形，略呈钝三棱状。花期4～6月，果期5～8月。

【生境分布】 生长于林缘、灌木丛或山坡草丛中。分布于广东、广西等地。

【采收加工】 夏、秋两季采收，晒至九成干，或用水略烫，晒至半干，除去果皮，取出种子团，晒干。

【性味归经】 辛，温。归脾、胃经。

【功能主治】 燥湿行气，温中止呕。主治寒湿内阻，脘腹胀满冷痛，嗳气呕逆，不思饮食。

【用法用量】 水煎服，3～6克。

【使用注意】 阴虚血少者禁服。

单方验方

①**虚寒泄泻、腹痛无度：**草豆蔻10枚，厚朴（姜制）60克，肉豆蔻（煨）10枚。共研为末，水煎服，每次6克。②**小儿霍乱吐泻：**草豆蔻、槟榔、甘草各适量。共研为末，每取3克，姜汤煎服，空腹服。

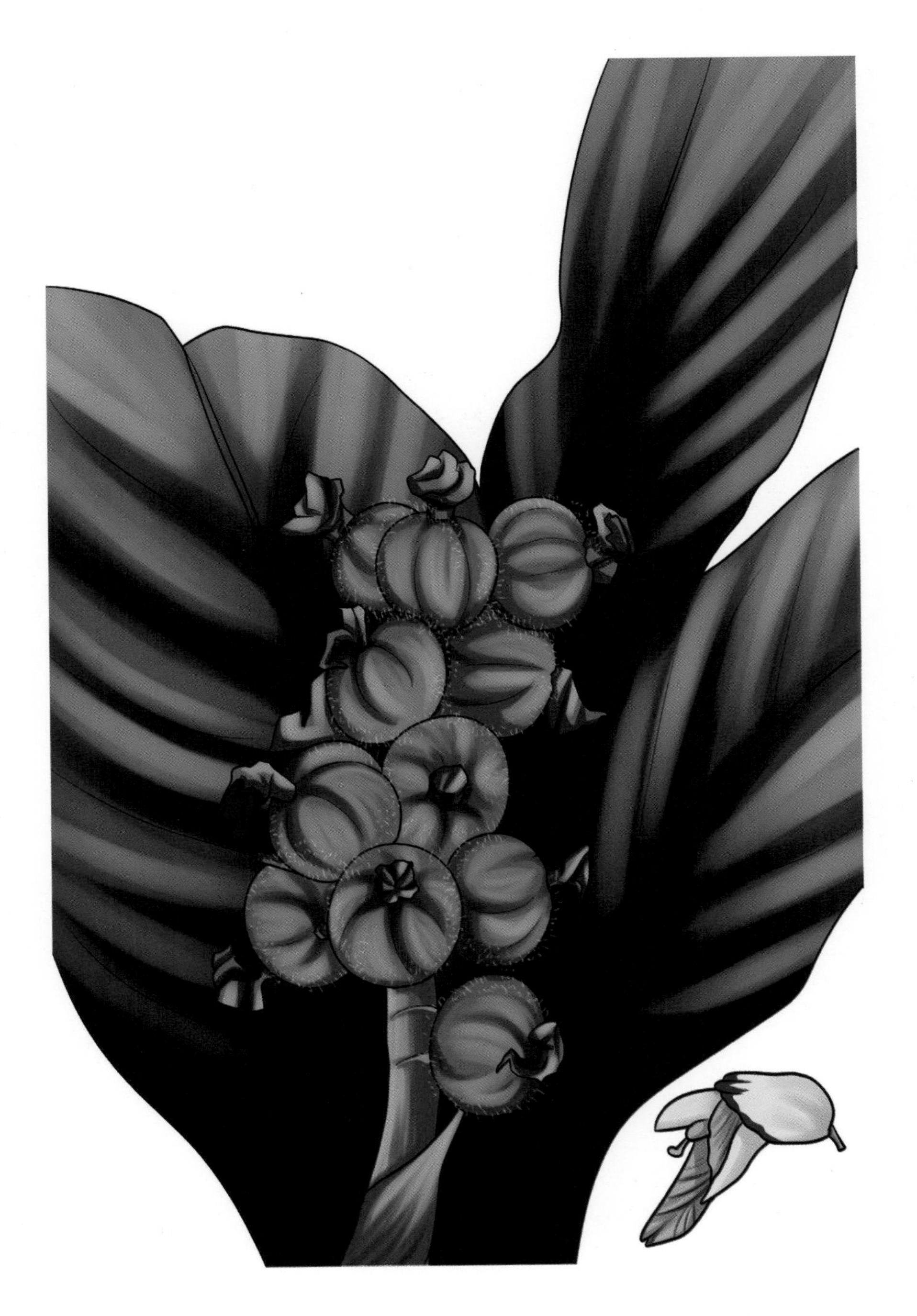

茵陈

别名 因尘、马先、茵陈、因陈蒿、绵茵陈。

来源 本品为菊科多年生草本植物茵陈蒿 *Artemisia capillaris* Thunb. 的干燥地上部分。

【形态特征】多年生草本，幼苗密被灰白色细柔毛，成长后全株光滑无毛。基生叶有柄，2～3回羽状全裂或掌状分裂，最终裂片线形；花枝的叶无柄，羽状全裂成丝状。头状花序圆锥状，花序直径1.5～2毫米；总苞球形，总苞片3～4层；花杂性，每一花托上着生两性花和雌花各约5朵，均为淡紫色管状花；雌花较两性花稍长，中央仅有一雌蕊，伸出花冠外，两性花聚药，雌蕊1枚，不伸出，柱头头状，不分裂。瘦果长圆形，无毛。花期9～10月，果期10～12月。

【生境分布】生长于路边或山坡。分布于陕西、山西、安徽等地。

【采收加工】春季幼苗高6～10厘米时采收或秋季花蕾长成至花初开时采割，除去杂质及老茎，晒干。春季采收的习称“绵茵陈”，秋季采割的习称“花茵陈”。

【性味归经】苦、辛，微寒。归脾、胃、肝、胆经。

【功能主治】清利湿热，利胆退黄。主治黄疸尿少，湿温暑湿，湿疮瘙痒。

【用法用量】水煎服，6～15克。外用：适量，煎汤熏洗。

【使用注意】蓄血发黄及血虚萎黄者慎用。

单方验方

①**黄疸型传染性肝炎：**茵陈蒿、白茅根各30克。水煎服。②**病毒性肝炎：**茵陈蒿30克，丹参60克。水煎，加红糖15克，浓缩至200毫升，分2次服。③**预防和治疗感冒、流行性感冒：**茵陈蒿6～10克。水煎服，每日1剂，连服3～5日；或用醇浸剂。④**高脂血症：**茵陈蒿适量。水煎，代茶饮，每日15克。⑤**胆囊炎：**茵陈蒿、郁金、蒲公英各30克，姜黄12克。水煎服。

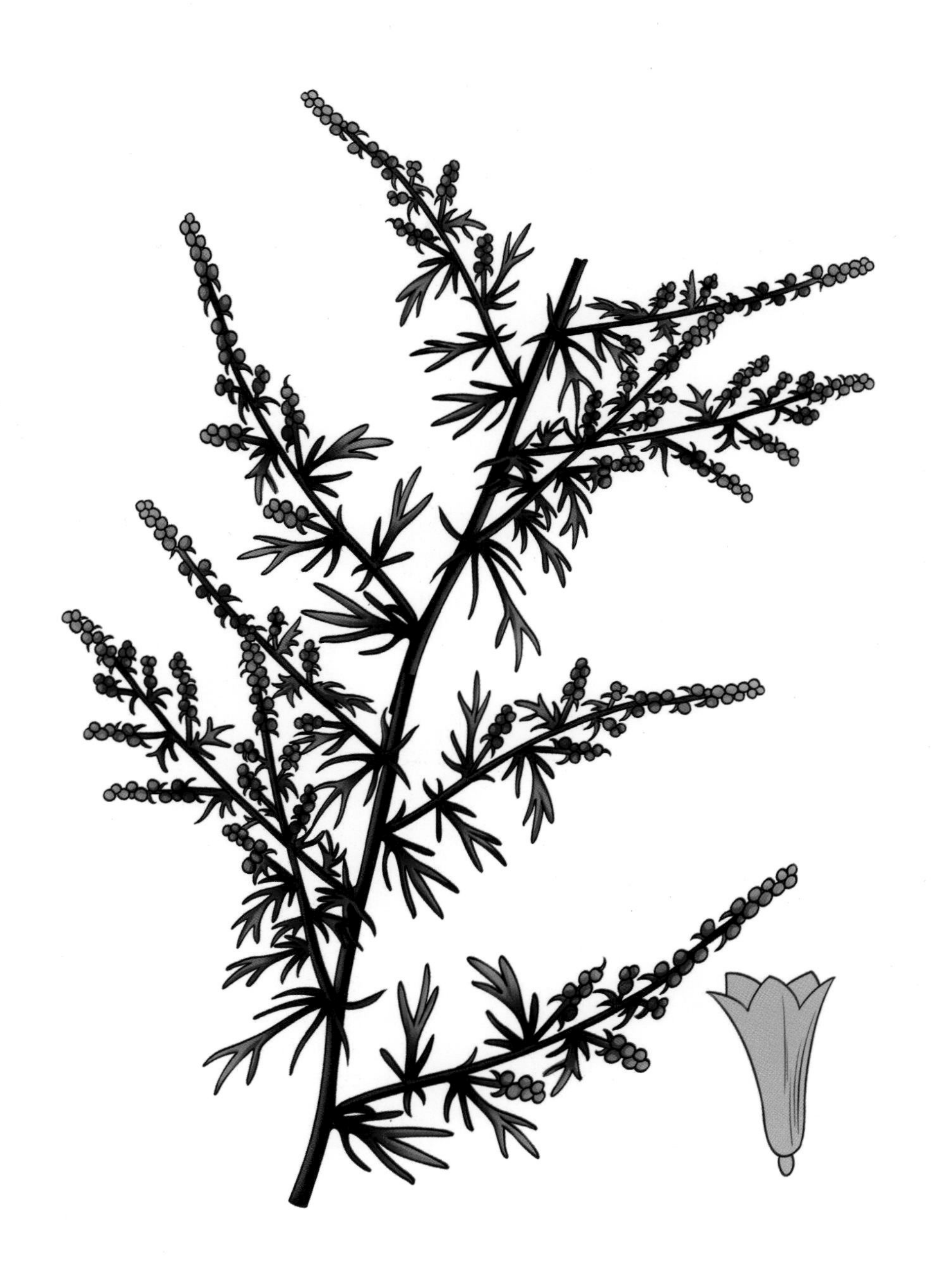

骨碎补

别名 猴姜、毛姜、申姜、肉碎补、石岩姜、爬岩姜、岩连姜。

来源 本品为水龙骨科植物槲蕨 *Drynaria fortunei* (Kunze) J. Sm. 的干燥根茎。

【形态特征】附生草本，高20～40厘米，根状茎肉质粗壮，长而横走，密被棕黄色、线状凿形鳞片。叶二型，营养叶厚革质，红棕色或灰褐色，卵形，无柄，边缘羽状浅裂，很像槲树叶；孢子叶绿色，具短柄，柄有翅，叶片矩圆形或长椭圆形。孢子囊群圆形，黄褐色，在中脉两侧各排列成2～4行，每个长方形的叶脉网眼中着生1枚种子，无囊群盖。

【生境分布】附生长于树上、山林石壁上或墙上。分布于浙江、湖北、广东、广西、四川等地。

【采收加工】全年均可采挖，除去泥沙，干燥，或再燎去茸毛（鳞片）。

【性味归经】苦，温。归肝、肾经。

【功能主治】疗伤止痛，补肾强骨；外用消风祛斑。主治跌扑闪挫，筋骨折伤，肾虚腰痛，筋骨痿软，耳鸣耳聋，牙齿松动；外治斑秃，白癜风。

【用法用量】水煎服，3～9克。

【使用注意】阴虚内热及无瘀血者不宜服。

单方验方

①**风湿性关节炎：**骨碎补、宽筋藤、山苍子根、大血藤各25克。水煎服。②**跌打损伤：**骨碎补15克，仙桃草20克。水煎，兑甜酒服。③**寻常疣：**骨碎补20克（捣碎），75%乙醇80毫升，甘油20毫升。密封（振摇数十次）放置1周后即可外擦使用。④**挫闪：**骨碎补100克。杵烂，同生姜、菜油、茹粉少许，炒敷患处。

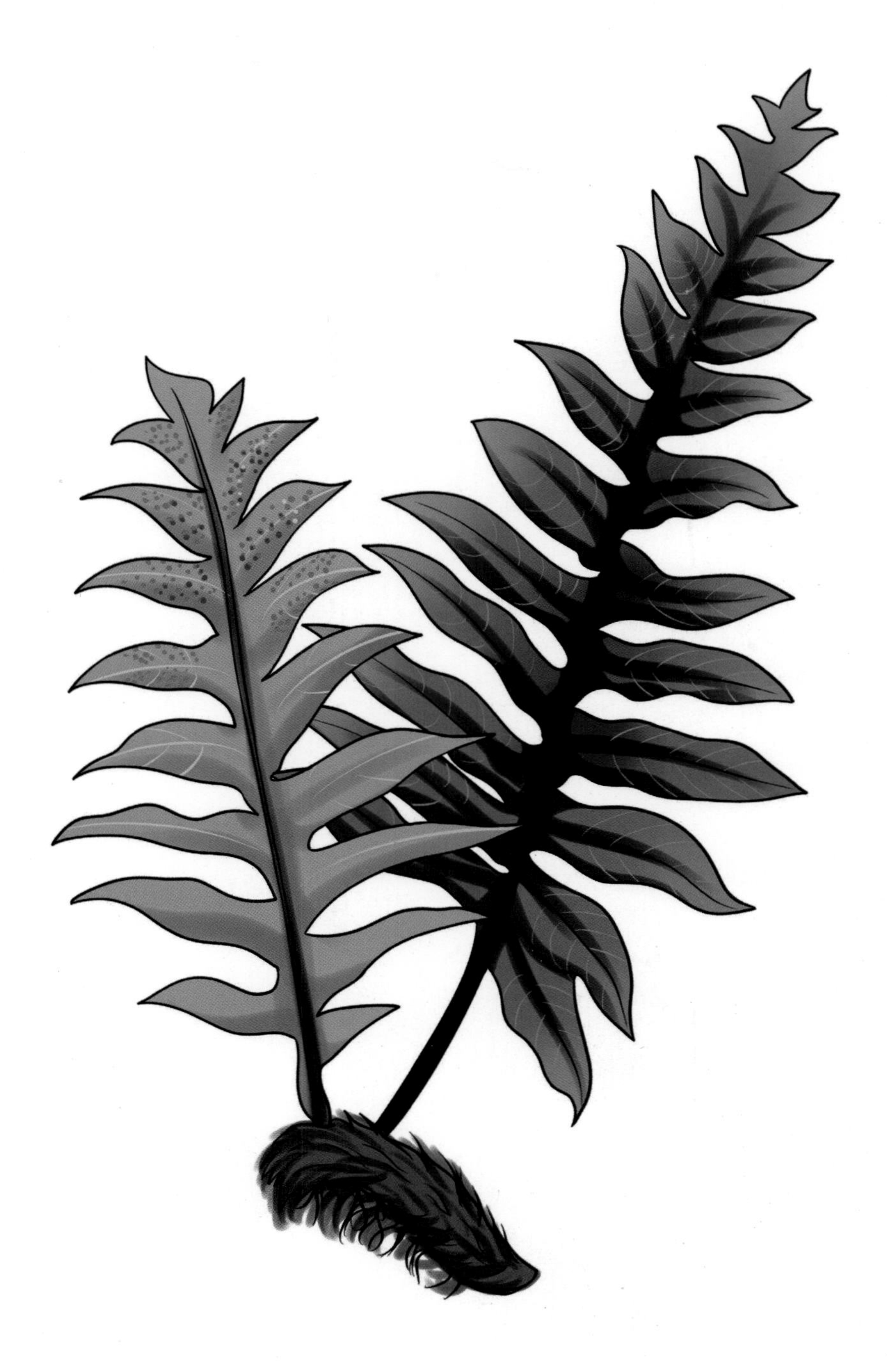

茯苓

别名 茯菟、茯灵、云苓、茯兔、伏苓、伏菟、松腴。
来源 本品为多孔菌科真菌茯苓 *Poria cocos* (Schw.) Wolf 的干燥菌核。

【形态特征】寄生或腐寄生。菌核埋在土内，大小不一，表面淡灰棕色或黑褐色，断面近外皮处带粉红色，内部白色。子实体平伏，伞形，直径0.5～2毫米，生于菌核表面成一薄层，幼时白色，老时变浅褐色。菌管单层，孔多为三角形，孔缘渐变齿状。

【生境分布】生长于松科植物赤松或马尾松等树根上，深入地下20～30厘米。分布于湖北、安徽、河南、云南、贵州、四川等地。

【采收加工】多于7～9月采挖，挖出后除去泥沙，堆置“发汗”后，摊开晾至表面干燥，再“发汗”，反复数次至现皱纹、内部水分大部散失后，阴干，称为“茯苓个”；或将鲜茯苓按不同部位切制，阴干，分别称为“茯苓块”和“茯苓片”。

【性味归经】甘、淡，平。归心、肺、脾、肾经。

【功能主治】利水渗湿，健脾，宁心。主治水肿尿少，痰饮眩悸，脾虚食少，便溏泄泻，心神不安，惊悸失眠。

【用法用量】水煎服，10～15克。

【使用注意】虚寒精滑、气虚下陷者宜慎用。入药宜切制成薄片，以利药力溶出。

单方验方

①**水肿：**茯苓、木防己、黄芪各15克，桂枝10克，甘草5克。水煎服。②**咳嗽、呕吐：**茯苓、清半夏、陈皮各15克，炙甘草5克。水煎服。③**湿痰蒙窍、神志不清：**茯苓、石菖蒲、远志、郁金、半夏各15克，胆南星10克。水煎服。④**尿路感染、小便不利：**茯苓皮25克，冬葵果、泽泻各15克，车前子20克。水煎服。

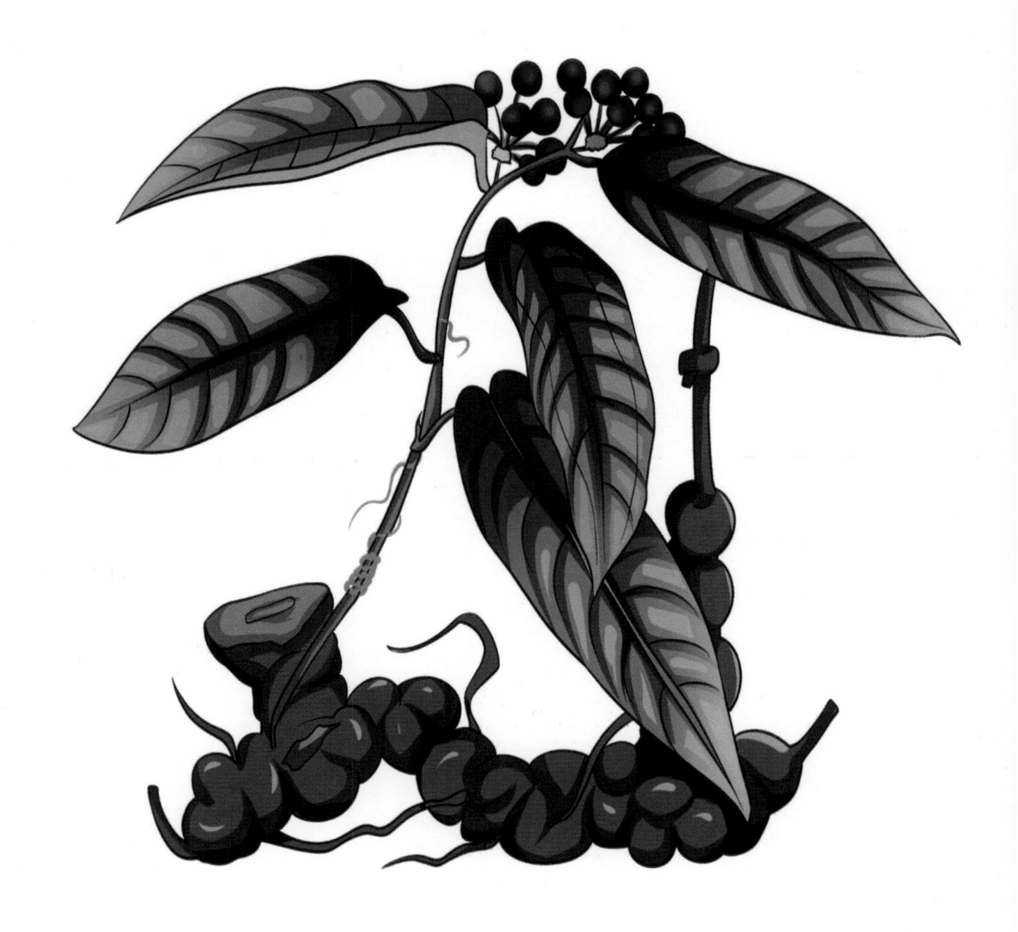

独活

别名 大活、独滑、山独活、长生草、川独活、巴东独活、胡王使者。

来源 本品为伞形科植物重齿毛当归 *Angelica pubescens* Maxim.f. biserrata Shan etYuan 的干燥根。

【形态特征】 多年生草本，高60～100厘米，根粗大。茎直立，带紫色。基生叶和茎下部叶的叶柄细长，基部成鞘状；叶为2～3回3出羽状复叶，小叶片3裂，最终裂片长圆形，两面均被短柔毛，边缘有不整齐重锯齿；茎上部叶退化成膨大的叶鞘。复伞形花序顶生或侧生，密被黄色短柔毛，伞幅10～25，极少达45，不等长；小伞形花序具花15～30朵；小总苞片5～8；花瓣5，白色，雄蕊5；子房下位。双悬果背部扁平，长圆形，侧棱翅状，分果槽棱间有油管1～4个，合生面有4～5个。花期7～9月，果期9～10月。

【生境分布】 生长于山谷沟边或草丛中，有栽培。主产于湖北、四川等地。

【采收加工】 春初苗刚发芽或秋末茎叶枯萎时采挖，除去须根和泥沙，烘至半干，堆置2～3天，发软后再烘至全干。

【性味归经】 辛、苦，微温。归肾、膀胱经。

【功能主治】 祛风除湿，通痹止痛。主治风寒湿痹，腰膝疼痛，少阴伏风头痛，风寒挟湿头痛。

【用法用量】 水煎服，3～10克。

【使用注意】 本品辛温燥散，凡非风寒湿邪而属气血不足之痹症忌用。

单方验方

①**慢性气管炎：**独活15克，红糖25克。加水煎至100毫升，分3～4次服。②**青光眼：**独活、羌活、五味子各6克，白芍12克。水煎服。

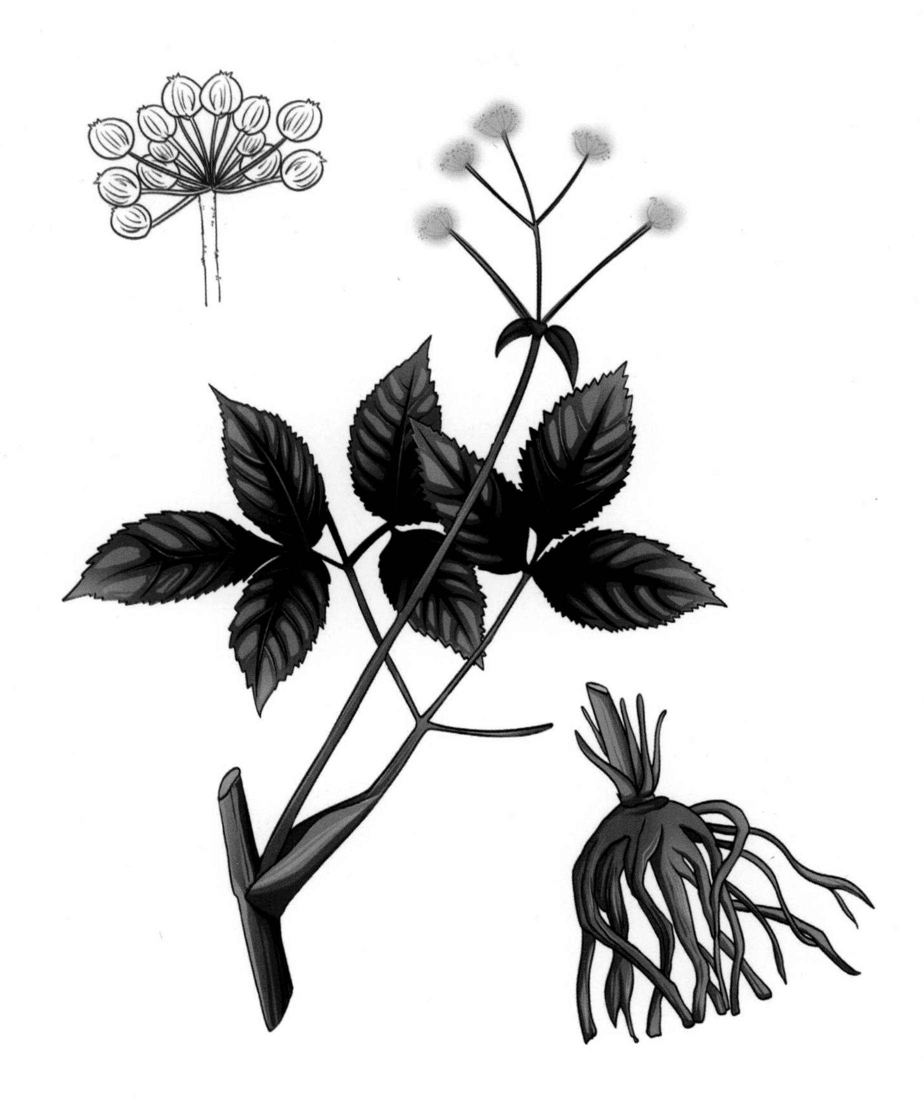

钩藤

别名 吊藤、钩丁、钓钩藤、莺爪风、嫩钩钩、金钩藤、钩藤钩子。

来源 本品为茜草科植物钩藤 *Uncaria rhynchophylla* (Miq.) Miq. ex Havil. 的干燥带钩茎枝。

【形态特征】木质藤本，常绿，高1～3米。小枝四方形，光滑，变态枝呈钩状，成对或单生于叶腋，钩长1～2厘米，向下弯曲。叶对生；纸质，卵状披针形或椭圆形，长6～11厘米，宽3～6.5厘米，先端渐尖，基部渐狭或圆形，全缘，上面无毛，下面脉腋有短毛；叶柄长0.8～1.2厘米；托叶2深裂，裂片线状锥形，长0.6～1.5厘米。头状花序直径约2厘米；总花梗长3～5厘米；花萼长约2毫米，下部管状，先端5裂，裂片长不及1毫米；花冠黄色，管状，长约7毫米，先端5裂，裂片近圆形，外面被粉状柔毛；雄蕊5，花药基部呈耳状，先端尖，花丝极短。子房下位，纺锤形；花柱线形，伸出于花冠管之外，柱头头状。蒴果倒卵状椭圆形，长5～6毫米，疏被柔毛。种子数枚，细小，两端有翅。花期6～7月，果期10～11月。

【生境分布】生长于灌木林或杂木林中。分布于广西、江西、湖南、浙江、广东、四川等长江以南地区。

【采收加工】秋、冬两季采收，去叶，切段，晒干。

【性味归经】甘，凉。归肝、心包经。

【功能主治】息风定惊，清热平肝。主治肝风内动，惊痫抽搐，高热惊厥，感冒夹惊，小儿惊啼，妊娠子痫，头痛眩晕。

【用法用量】水煎服，3～12克，后下。

【使用注意】无风热及实热者慎用。

单方验方

①**小儿惊热：**钩藤50克，硝石25克，甘草（炙微赤，锉）0.5克。捣细罗为散，以温水调下，每次2克，每日3～4次。②**胎动不安：**钩藤、桔梗、人参、茯神、当归、桑寄生各5克。水煎服。③**高血压：**钩藤12克，菊花、桑叶、夏枯草各10克。水煎服。④**高血压、头晕目眩、神经性头痛：**钩藤6～15克。水煎服。

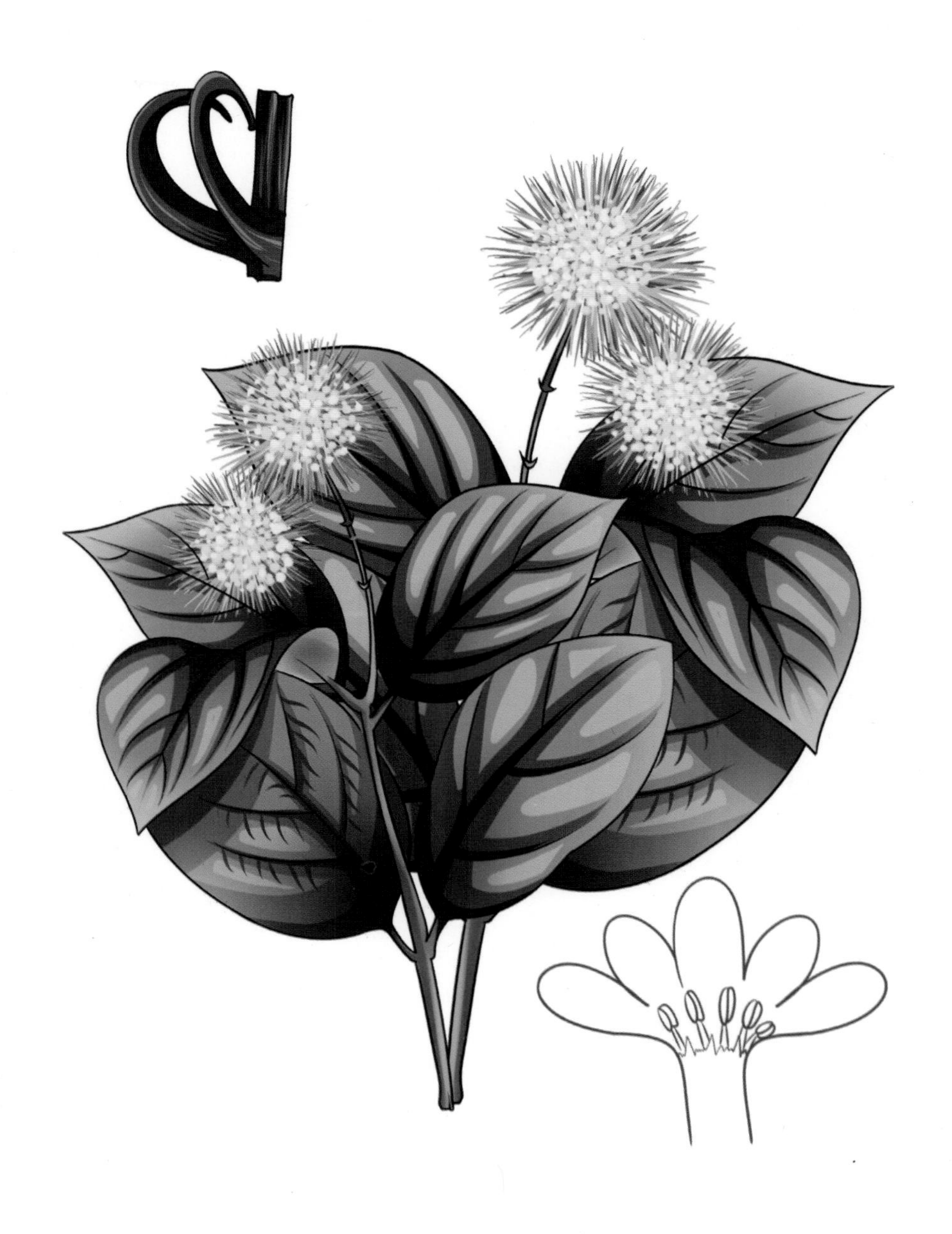

凌霄花

别名 紫葳、中国霄、拿不走、大花凌霄。

来源 本品为紫葳科植物凌霄 *Campsis grandiflora* (Thunb.) K. Schum. 的干燥花。

【形态特征】落叶木质藤本，具气根，茎黄褐色，具棱状网裂。叶对生，奇数羽状复叶，小叶卵形至卵状披针形，先端尾状渐尖，基部阔楔形，两侧不等大，边缘有粗锯齿，两面无毛，小叶柄着生处有淡黄褐色疏毛。花序顶生，圆锥状，花大，花萼钟状，花冠漏斗状钟形。蒴果长如豆荚，具子房柄，种子多数，扁平，有透明的翅。花期7～9月，果期8～10月。

【生境分布】生长于墙根、树旁、竹篱边。全国各地均有，分布于江苏、浙江等地。

【采收加工】夏、秋两季花盛开时采摘，干燥。

【性味归经】甘、酸，寒。归肝、心包经。

【功能主治】活血通经，凉血祛风。主治月经不调，经闭癥瘕，产后乳肿，风疹发红，皮肤瘙痒，痤疮。

【用法用量】水煎服，5～9克。

【使用注意】孕妇慎用。

单方验方

①**皮肤湿癣：**凌霄花、白矾、雄黄各9克，黄连、天南星、羊蹄根各10克。共研细末，水调搽患处，每日3次。②**月经不调、瘀血闭经：**凌霄花、月季花各15克，益母草、丹参各25克，红花10克。水煎服。③**血热风盛的周身痒症：**凌霄花9克。水煎服。④**闭经：**凌霄花适量。研为末，每次10克，饭前温酒下。⑤**便血：**凌霄花适量。浸酒服。

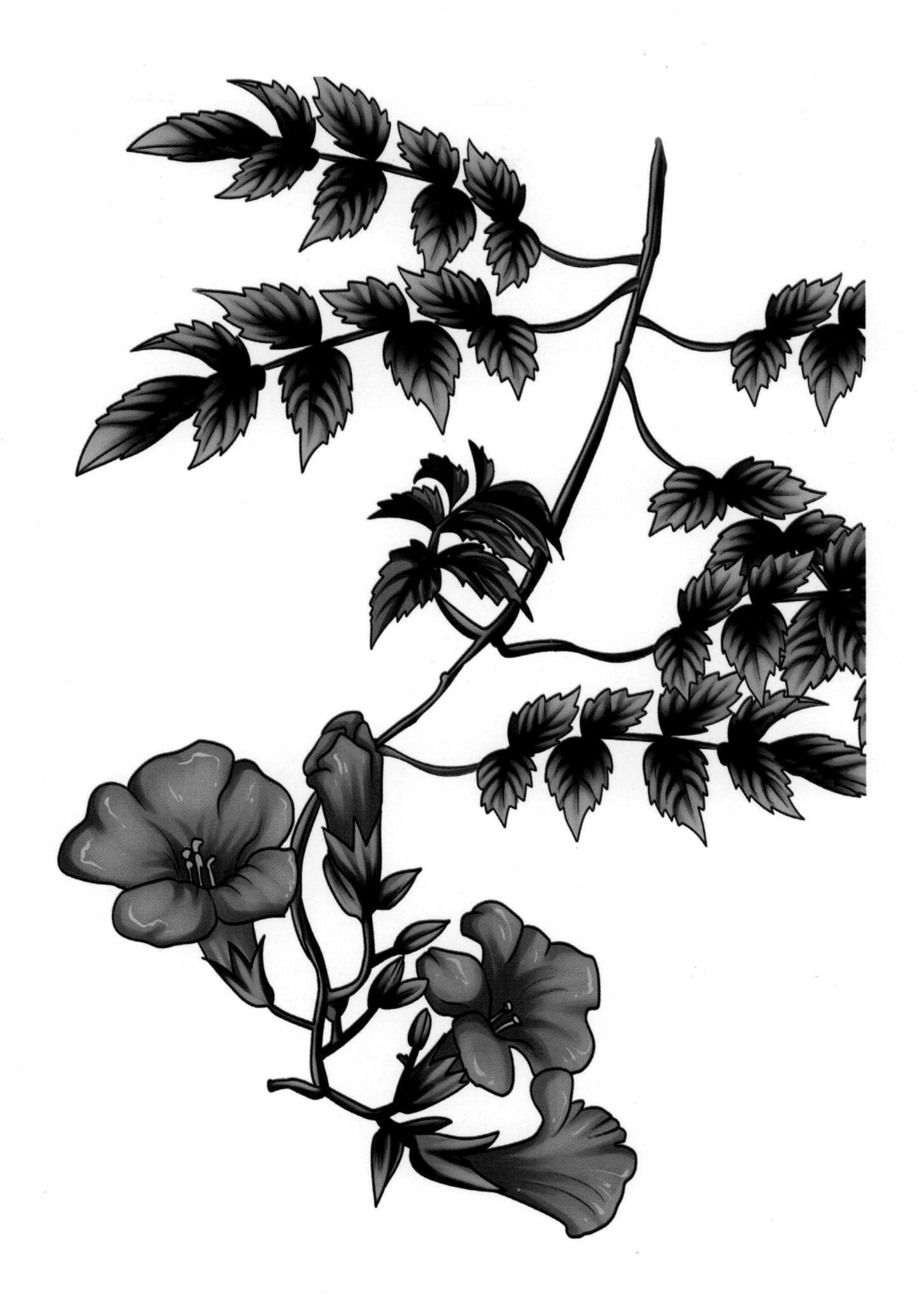

夏枯草

别名 铁色草、春夏草、棒槌草、羊肠菜、夏枯头、白花草。

来源 本品为唇形科植物夏枯草 *Prunella vulgaris* L. 的干燥果穗。

【形态特征】 多年生草本。茎方形，基部匍匐，高约30厘米，全株密生细毛。叶对生；近基部的叶有柄，上部叶无柄；叶片椭圆状披针形，全缘，或略有锯齿。轮伞花序顶生，呈穗状；苞片肾形，基部截形或略呈心脏形，顶端突成长尾状渐尖形，背面有粗毛；花萼唇形，前方有粗毛，后方光滑，上唇长椭圆形，3裂，两侧扩展成半披针形，下唇2裂，裂片三角形，先端渐尖；花冠紫色或白色，唇形，下部管状，上唇作风帽状，2裂，下唇平展，3裂；雄蕊4，2强，花丝顶端分叉，其中一端着生花药；子房4裂，花柱丝状。小坚果褐色，长椭圆形，具3棱。花期5～6月，果期6～7月。

【生境分布】 均为野生，多生长于路旁、草地、林边。分布于浙江、江苏、安徽、河南等地。

【采收加工】 夏季果穗呈棕红色时采收，除去杂质，晒干。

【性味归经】 辛、苦，寒。归肝、胆经。

【功能主治】 清肝泻火，明目，散结消肿。主治目赤肿痛，目珠夜痛，头痛眩晕，瘰疬，瘿瘤，乳痈，乳癖，乳房胀痛。

【用法用量】 水煎服，9～15克。

【使用注意】 脾胃虚弱者慎用。

单方验方

①**肝虚目痛（冷泪不止、羞明畏日）：** 夏枯草25克，香附50克。共研为末，每次5克，茶汤调下。②**黄疸型肝炎：** 夏枯草、金钱草各30克，丹参18克。水煎，分3次服，每日1剂，连服7～15日，未愈，再服7日。③**跌打伤、刀伤：** 夏枯草适量。在口中嚼碎后敷在伤处。④**巩膜炎：** 夏枯草、野菊花各30克。水煎，分2～3次服。⑤**急性乳腺炎：** 夏枯草、败酱草各30克，赤芍18克。水煎服，每日2次。⑥**喉癌：** 夏枯草、山豆根、龙葵各30克，薄荷3克。水煎，分2次服，每日1剂。

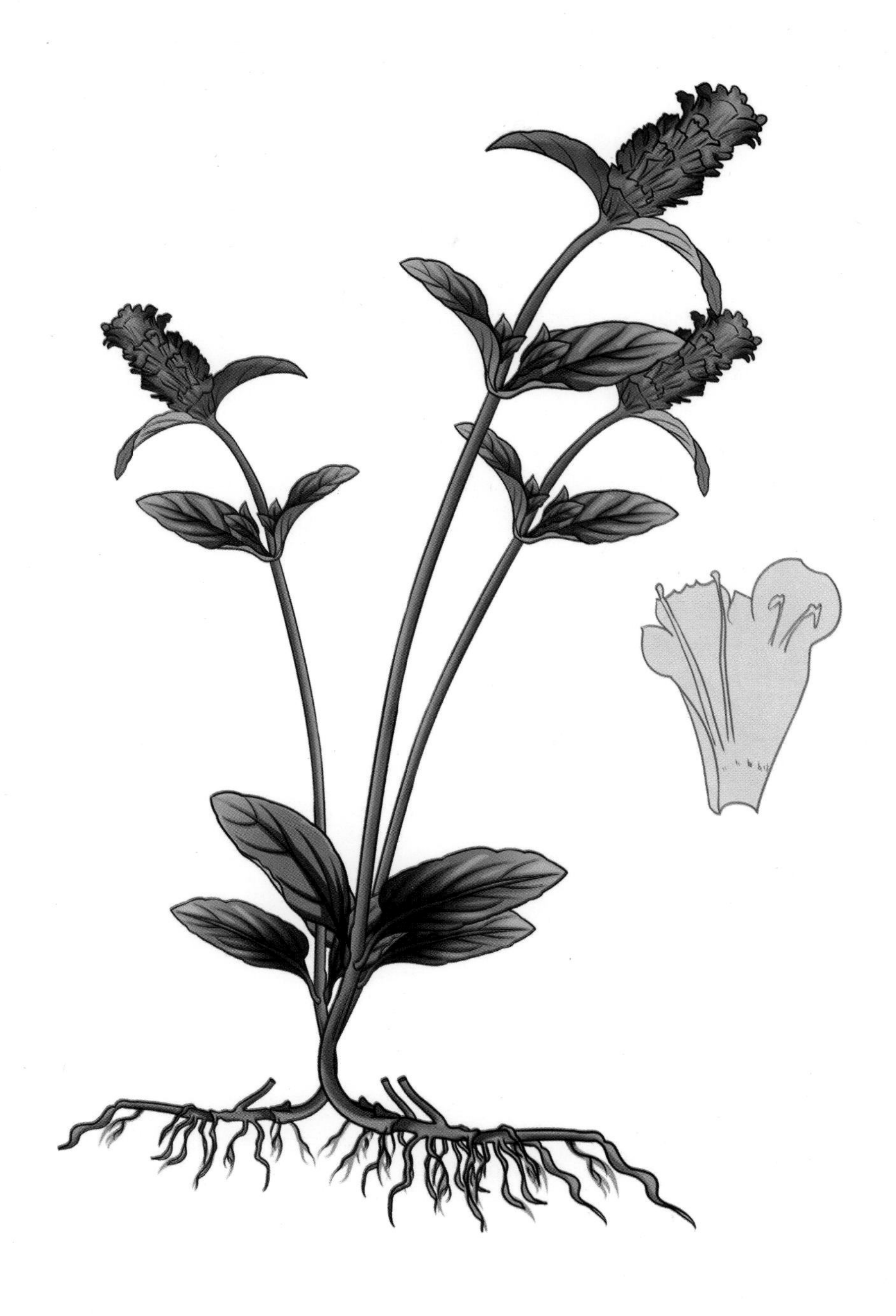

射干

别名 寸干、乌扇、鬼扇、乌蒲、山蒲扇、野萱花、金蝴蝶。

来源 本品为鸢尾科植物射干 *Belamcanda chinensis* (L.) DC. 的干燥根茎。

【形态特征】多年生草本，高50～120厘米，根茎横走，呈结节状。叶剑形，扁平，嵌迭状排成二列，叶长25～60厘米，宽2～4厘米。伞房花序，顶生，总花梗和小花梗基部具膜质苞片，花橘红色，散生暗色斑点，花被片6，雄蕊3枚，子房下位，柱头3浅裂。蒴果倒卵圆形，种子黑色。根茎呈不规则结节状，有分枝，长3～10厘米，直径1～2厘米。花期7～9月，果期8～10月。

【生境分布】生长于林下或山坡。分布于湖北、河南、江苏、安徽等地。

【采收加工】春初刚发芽或秋末茎叶枯萎时采挖，除去须根及泥沙，干燥。

【性味归经】苦，寒。归肺经。

【功能主治】清热解毒，消痰，利咽。主治热毒痰火郁结，咽喉肿痛，痰涎壅盛，咳嗽气喘。

【用法用量】水煎服，3～10克。

【使用注意】孕妇忌用或慎用。

单方验方

①**血瘀闭经：**射干、莪术各9克，当归、川芎各10克。水煎服。②**淋巴结结核肿痛：**射干9克，玄参、夏枯草各15克。水煎服。③**慢性咽喉炎：**射干、金银花、玉竹、麦冬、知母各10克，红糖适量。水煎服，10日为1个疗程。④**风热郁结、咽喉红肿热痛：**射干12克。水煎服。⑤**跌打损伤：**鲜射干60克。捣烂，敷患处。⑥**腮腺炎：**鲜射干3～5克。水煎，饭后服，每日2次。⑥**咽喉肿痛：**射干15克。水煎服。

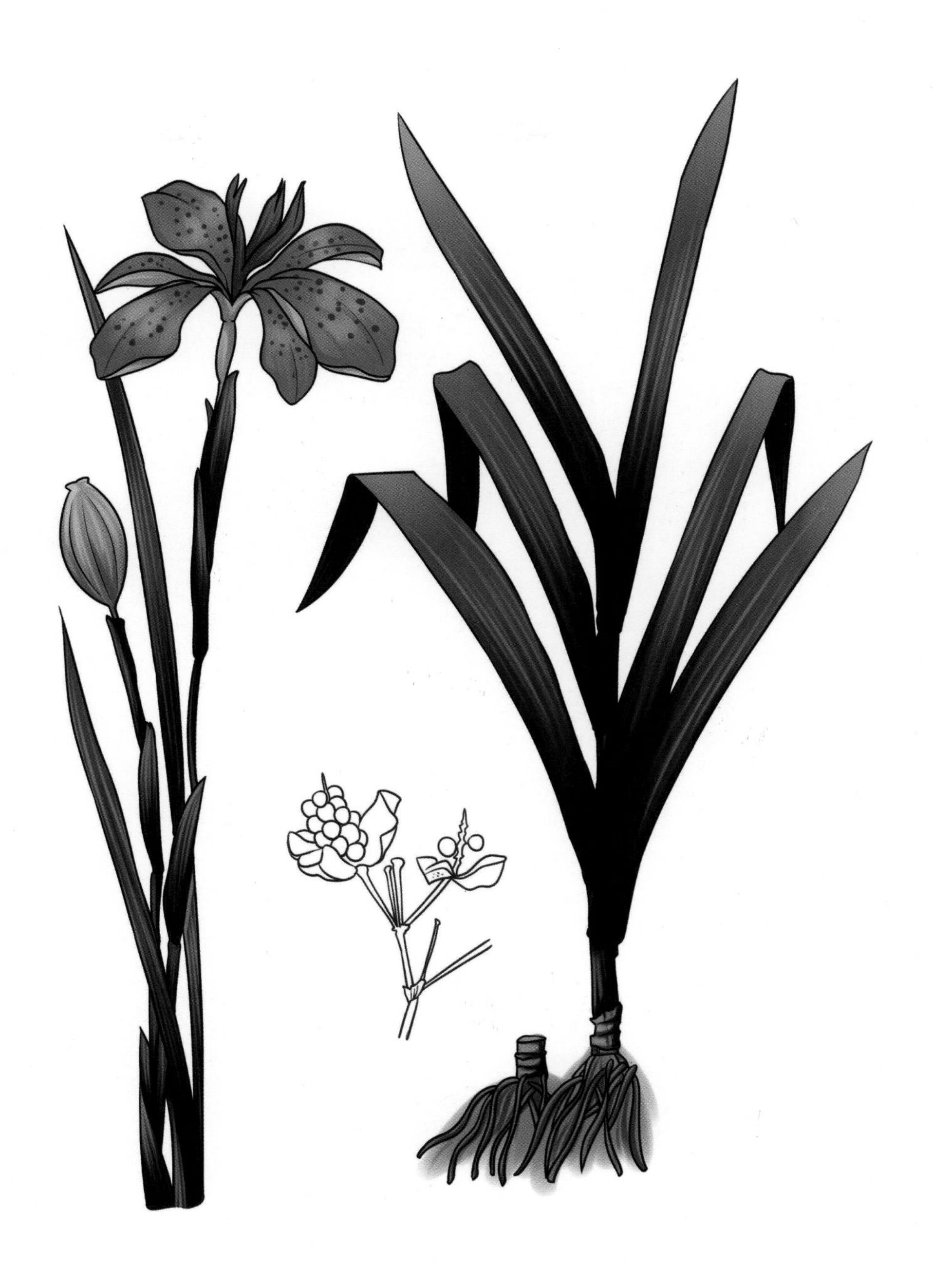

桂枝

别名 柳桂、嫩桂枝、桂枝尖。

来源 本品为樟科植物肉桂 *Cinnamomum cassia* Presl 的干燥嫩枝。

【形态特征】常绿乔木，高12～17米。树皮呈灰褐色，有芳香，幼枝略呈四棱形。叶互生，革质；长椭圆形至近披针形，长8～17厘米，宽3.5～6厘米，先端尖，基部钝，全缘，上面绿色，有光泽，下面灰绿色，被细柔毛；具离基3出脉，于下面明显隆起，细脉横向平行；叶柄粗壮，长1～2厘米。圆锥花序腋生或近顶生，长10～19厘米，被短柔毛；花小，直径约3厘米。浆果椭圆形或倒卵形，先端稍平截，暗紫色，长12～13毫米，外有宿存花被。种子长卵形，紫色。花期5～7月，果期至次年2～3月。

【生境分布】生长于常绿阔叶林中，但多为栽培。分布于广东、广西、云南等地。

【采收加工】春、夏两季采收，去叶，晒干，或切片晒干。

【性味归经】辛、甘，温。归心、肺、膀胱经。

【功能主治】发汗解肌，温通经脉，助阳化气，平冲降气。主治风寒感冒，脘腹冷痛，血寒经闭，关节痹痛，痰饮，水肿，心悸，奔豚。

【用法用量】水煎服，3～10克。

【使用注意】孕妇慎用。

单方验方

①**面神经麻痹：**桂枝30克，防风20克，赤芍15克。水煎，趁热擦洗患部，每次20分钟，每日2次（以局部皮肤潮红为度）。②**关节炎疼痛：**桂枝、熟附子各9克，姜黄、威灵仙各12克。水煎服。③**低血压症：**桂枝、肉桂各40克，甘草20克。水煎煮，分3次代茶饮。④**闭经：**桂枝10克，当归、川芎各8克，吴茱萸、艾叶各6克。水煎服。⑤**冠心病、胸闷胸痛：**桂枝、枳实、薤白各10克，生姜3克。水煎服。⑥**房室阻滞：**桂枝、炙甘草各15克，白芍20克，大枣5枚，生姜3片，三七6克（磨服），黄芪30克。水煎服。⑦**肺心病：**桂枝、苦杏仁各15克，白芍30克，生姜、大枣、厚朴各12克，炙甘草10克。水煎服。

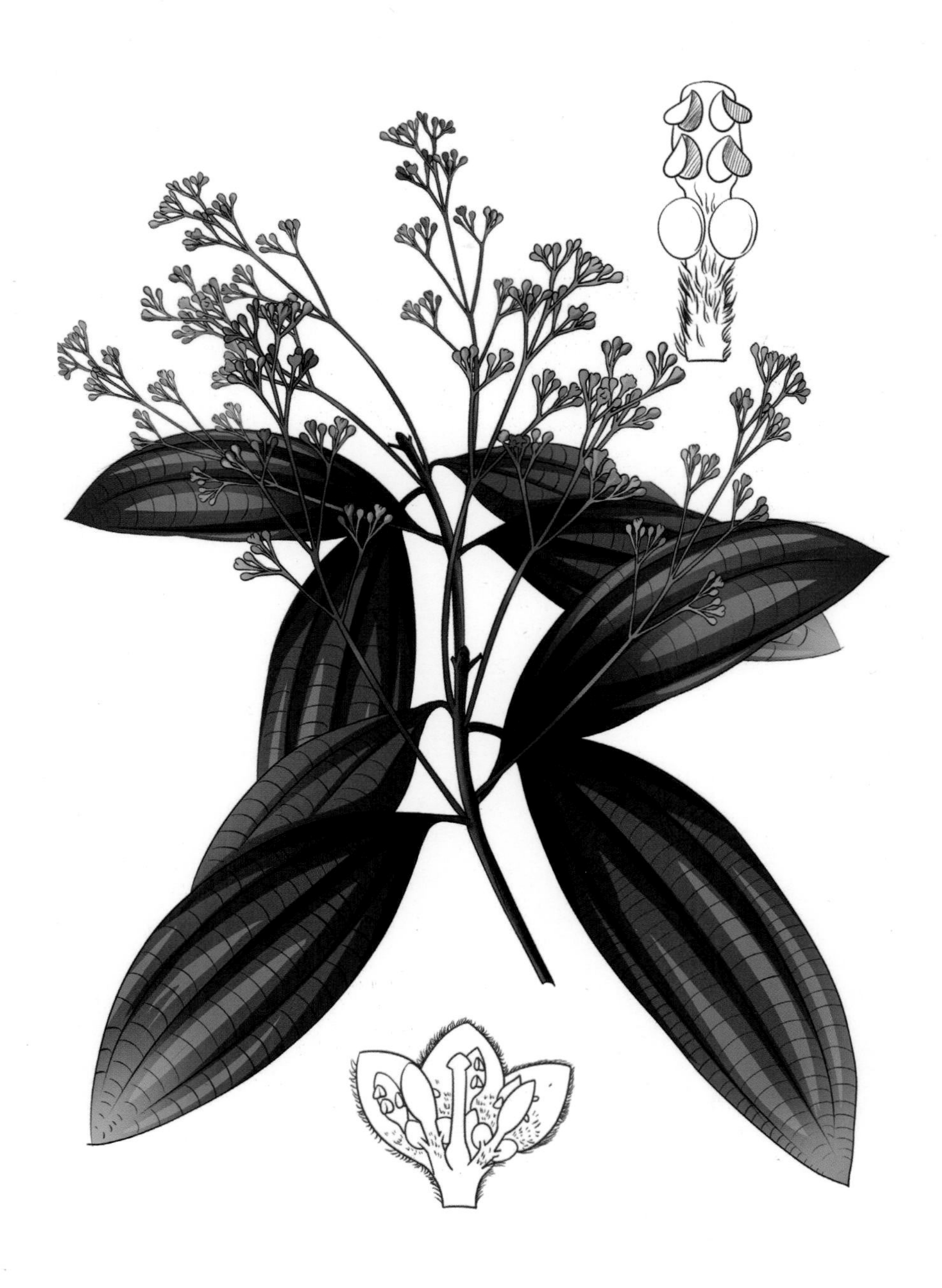

桔梗

别名　白药、梗草、卢茹、苦梗、大药、苦菜根。

来源　本品为桔梗科植物桔梗 *Platycodon grandiflorum* (Jacq.) A. DC. 的干燥根。

【形态特征】多年生草本，高30～90厘米，全株光滑无毛。根肉质，圆柱形，或有分枝。茎直立，单一或分枝。叶近于无柄，生于茎中，下部的叶对生或3～4片轮生，茎上部的叶有时为互生；叶片卵状披针形，长3～6厘米，宽1～2.5厘米，先端尖，基部楔形或近圆形，边缘有锯齿。花单生于茎顶，或数朵成疏生的总状花序；花萼钟状，先端5裂；花冠钟状，蓝紫色，径3～5厘米，5裂，裂片三角形；雄蕊5，花丝短，基部扩大，花药围绕花柱四周；子房半下位，5室，柱头5裂，反卷，被白柔毛。蒴果倒卵形，熟时顶部5瓣裂。种子卵形，有3棱。花期7～9月，果期8～10月。

【生境分布】适宜在土层深厚、排水良好、土质疏松而含腐殖质的沙质壤土上栽培。我国大部分地区均产。以华北、东北地区产量较大，华东地区、安徽产者品质较优。

【采收加工】春、秋两季采挖，洗净，除去须根，趁鲜刮去外皮或不去外皮，干燥。

【性味归经】苦、辛，平。归肺经。

【功能主治】宣肺，利咽，祛痰，排脓。主治咳嗽痰多，胸闷不畅，咽痛音哑，肺痈吐脓。

【用法用量】水煎服，3～10克。

【使用注意】凡阴虚久咳及有咯血倾向者均不宜用。

单方验方

①**咳痰不爽：**桔梗30克，甘草60克。水煎，分2次温服。②**肺痈唾脓痰：**桔梗15克，冬瓜子12克，鱼腥草30克，甘草6克。水煎服。③**咽喉肿痛：**桔梗、生甘草各6克，薄荷、牛蒡子各9克。水煎服。④**风热咳嗽痰多、咽喉肿痛：**桔梗、甘草各9克，桑叶15克，菊花12克，苦杏仁6克。水煎服。⑤**热咳痰稠：**桔梗6克，桔梗叶、桑叶各9克，甘草3克。水煎服，每日1剂，连服2～4日。

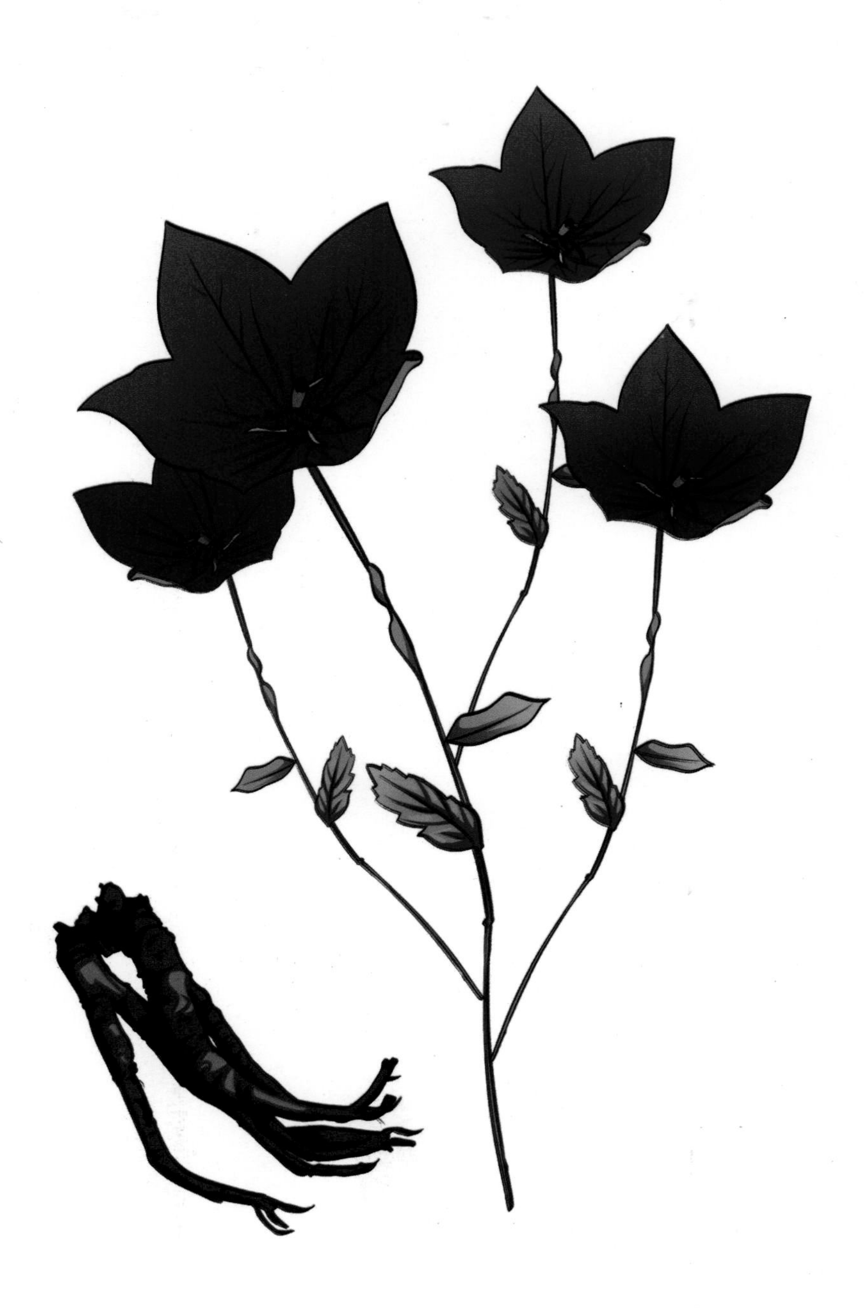

桑白皮

别名 桑皮、桑根皮、白桑皮、桑根白皮。

来源 本品为桑科植物桑 *Morus alba* L. 的干燥根皮。

【形态特征】为落叶灌木或小乔木，高3～15米。树皮灰白色，有条状浅裂；根皮黄棕色或红黄色，纤维性强。单叶互生，叶柄长1～2.5厘米，叶片卵形或宽卵形，长5～20厘米，宽4～10厘米，先端锐尖或渐尖，基部圆形或近心形，边缘有粗锯齿或圆齿，有时有不规则的分裂，上面无毛，有光泽，下面脉上有短毛，腋间有毛，基出脉3条与细脉交织成网状，背面较明显；托叶披针形，早落。花单性，雌雄异株；雌、雄花序均排列呈穗状葇荑花序，腋生；雌花序长1～2厘米，被毛，总花梗长5～10毫米；雄花序长1～2.5厘米，下垂，略被细毛；雄花具花被片4，雄蕊4，中央有不育的雌蕊；雌花具花被片4，基部合生，柱头2裂。瘦果，多数密集成一卵圆形或长圆形的聚合果，长1～2.5厘米，初时绿色，成熟后变肉质，黑紫色或红色。种子小。花期4～5月，果期5～6月。

【生境分布】生长于丘陵、山坡、村旁、田野等处，全国各地均有栽培。以南部各省育蚕区产量较大。

【采收加工】秋末落叶时至次春发芽前挖根部，刮去黄棕色粗皮，纵向剖开，剥取根皮，晒干。

【性味归经】甘，寒。归肺经。

【功能主治】泻肺平喘，利水消肿。主治肺热喘咳，水肿胀满尿少，面目肌肤浮肿。

【用法用量】水煎服，6～12克。

【使用注意】肺虚无火喘嗽者慎服。

单方验方

①**蜈蚣、蜘蛛咬伤：**桑白皮适量。捣汁敷。②**小儿肺盛、气急喘嗽：**地骨皮、桑白皮（炒）各30克，甘草（炙）3克。锉散，入粳米一撮，水二小盏，煎七分，饭前服。③**齿龈出血：**桑白皮20克，白茅根30克。水煎2次，混合后早、晚分服，每日1剂。

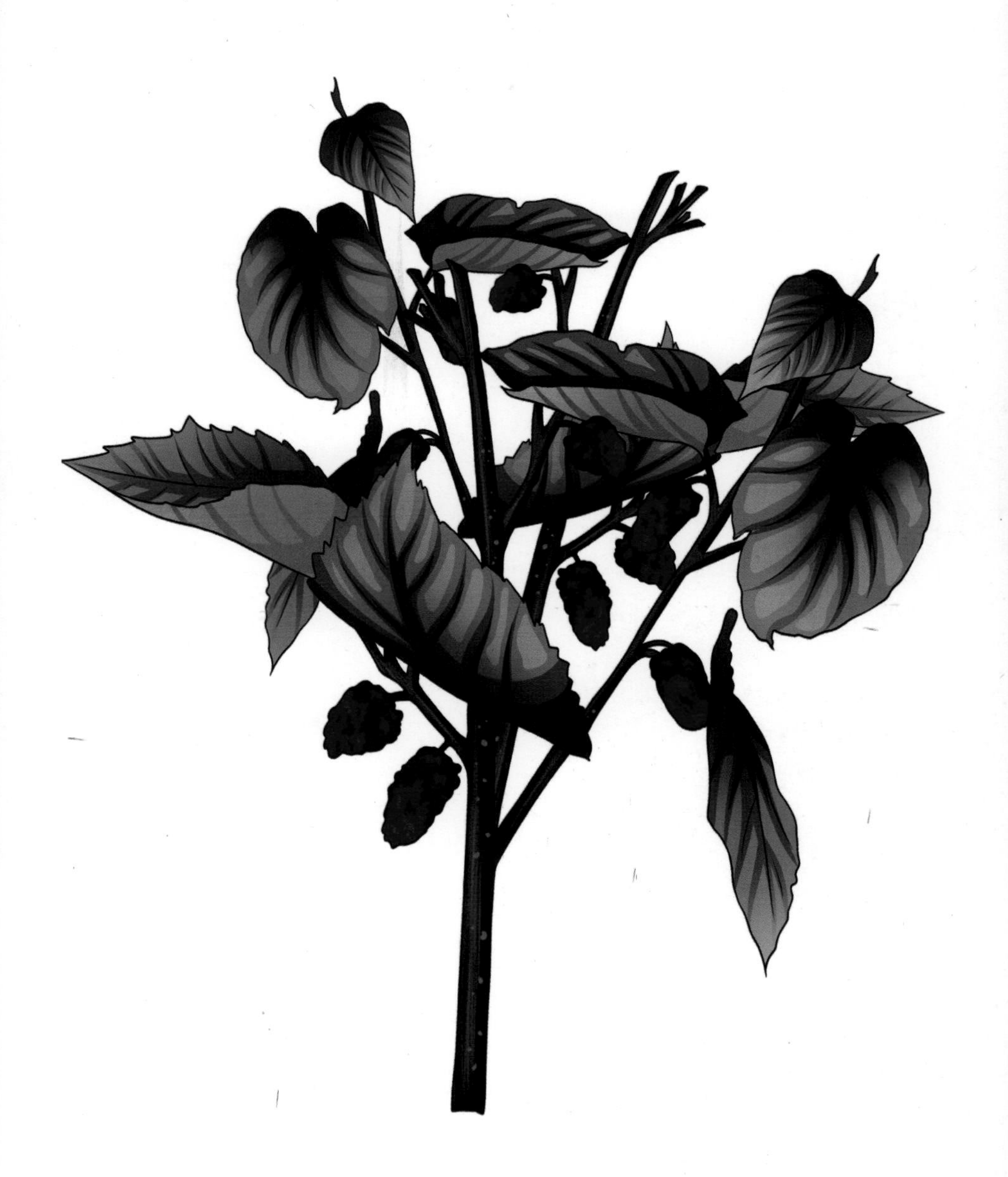

柴胡

别名 地熏、茈胡、山菜、茹草、柴草。

来源 本品为伞形科植物柴胡 *Bupleurum chinense* DC. 的干燥根。

【形态特征】多年生草本，高45～70厘米。根直生，分歧或不分歧。茎直立，丛生，上部多分枝，并略作“之”字形弯曲。叶互生；广线状披针形，长3～9厘米，宽0.6～1.3厘米，先端渐尖，最终呈短芒状，全缘，上面绿色，下面淡绿色，有平行脉7～9条。复伞形花序腋生兼顶生；伞梗4～10，长1～4厘米，不等长；花小，黄色，径约1.5毫米；萼齿不明显；花瓣5，先端向内折曲成2齿状；雄蕊5，花药卵形；雌蕊1，子房下位，光滑无毛，花柱2，极短。双悬果长圆状椭圆形，左右扁平，长约3毫米，分果有5条明显主棱，棱槽中通常有油管3个，接合面有油管4个。花期8～9月，果期9～10月。

【生境分布】生长于较干燥的山坡、林中空隙地、草丛、路边、沟边。柴胡分布于辽宁、甘肃、河北、河南等省。

【采收加工】春、秋两季采挖，除去茎苗和泥土，晒干。

【性味归经】辛、苦，微寒。归肝、胆、肺经。

【功能主治】疏散退热，疏肝解郁，升举阳气。主治感冒发热，寒热往来，胸胁胀痛，月经不调，子宫脱垂，脱肛。

【用法用量】水煎服，3～10克。

【使用注意】肝阳上亢、肝风内动、阴虚火旺、气机上逆者慎用。

单方验方

①**胸腹郁热下痢：**柴胡、黄芩各15克。酒、水各半（共200毫升）煎至100毫升，空腹冷服。②**子宫脱垂、脱肛：**柴胡、升麻各3克，黄芪15克，当归、党参各10克。水煎服。③**月经不调、经来胸腹胀痛：**柴胡、白芍、当归、炒白术各10克。水煎服。④**肝郁胁肋脐腹胀痛：**柴胡、白芍各10克，甘草、枳实（或枳壳）各3克。水煎服。⑤**疟疾或感冒、寒热阵发：**柴胡、姜制半夏、黄芩各10克。水煎服。

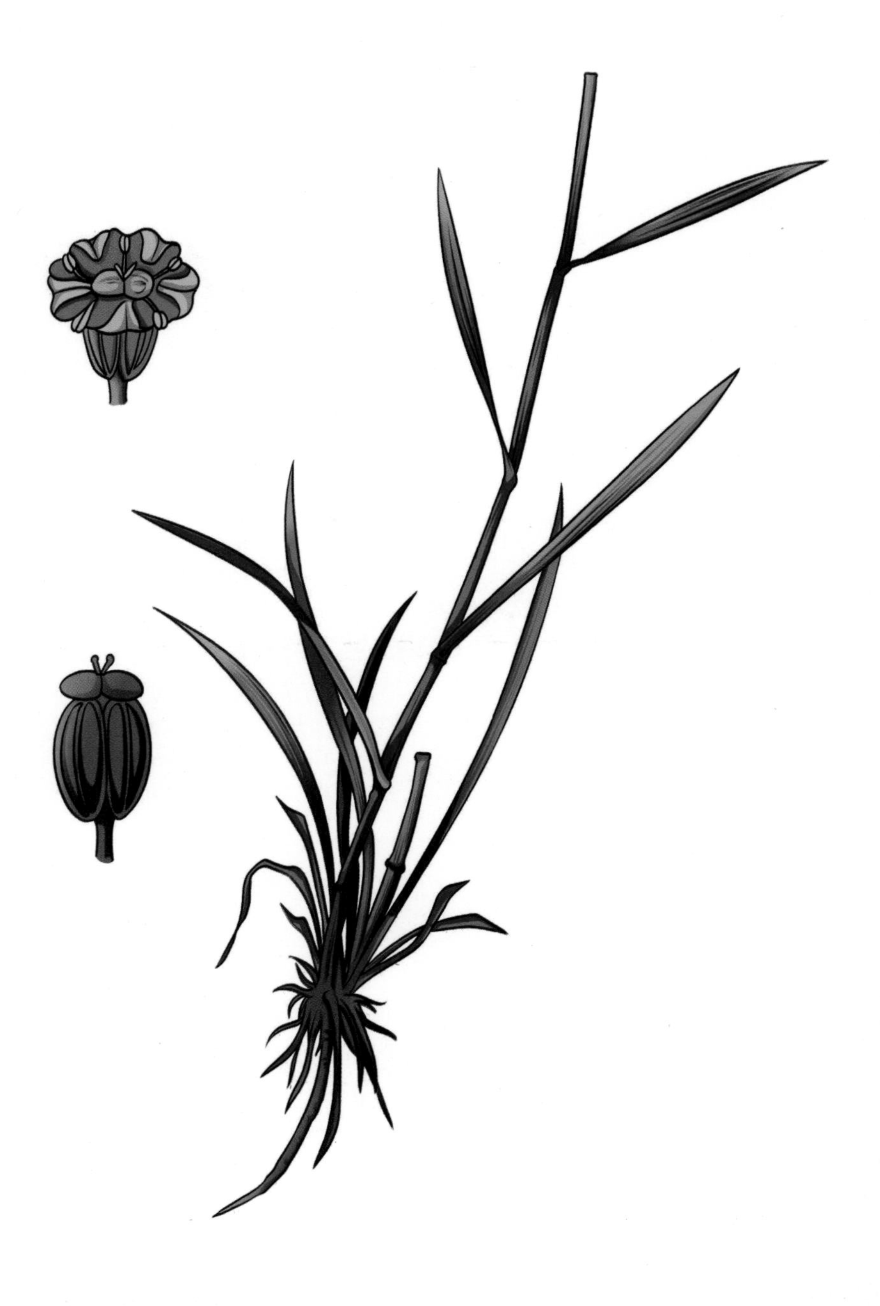

桃仁

别名 毛桃仁、扁桃仁、大桃仁。

来源 本品为蔷薇科植物桃 *Prunus persica* (L.) Batsch 等的干燥成熟种子。

【形态特征】落叶小乔木，高3～8米。叶互生，在短枝上呈簇生状；长8～15厘米，宽2～3.5厘米，先端渐尖，基部阔楔形，边缘有锯齿。花单生，先叶开放；萼片5，外面被毛；花瓣5，淡红色，稀白色；雄蕊多数，短于花瓣；心皮1，稀2，有毛。核果肉质，多汁，心状卵形至椭圆形，1侧有纵沟，表面具短柔毛；果核坚硬，木质，扁卵圆形，顶端渐尖，表面具不规则的深槽及窝孔。种子1粒。花期4月，果期5～9月。

【生境分布】全国各地均有栽培。

【采收加工】果实成熟后采收，除去果肉和核壳，取出种子，晒干。

【性味归经】苦、甘，平。归心、肝、大肠经。

【功能主治】活血祛瘀，润肠通便，止咳平喘。主治经闭痛经，癥瘕痞块，肺痈肠痈，跌扑损伤，肠燥便秘，咳嗽气喘。

【用法用量】水煎服，5～10克。

【使用注意】孕妇慎用。

单方验方

①妇女室女、血闭不通、五心烦热：桃仁（焙）、红花、当归（洗焙）、杜牛膝各等份（为末）。每次9克，空腹饭前温酒调服。**②产后腹痛、干血着脐下，亦主经水不利：**桃仁20枚，大黄90克，土鳖虫（熬，去足）20只。共研细末，炼蜜为4丸，以酒1000毫升煎1丸，取八合，顿服。**③产后血闭：**桃仁（去皮、尖）20枚，藕1块。水煎服。**④产后恶露不净、脉弦滞涩者：**桃仁、当归各9克，赤芍、桂心各4.5克，砂糖（炒炭）9克。水煎，去渣，温服。

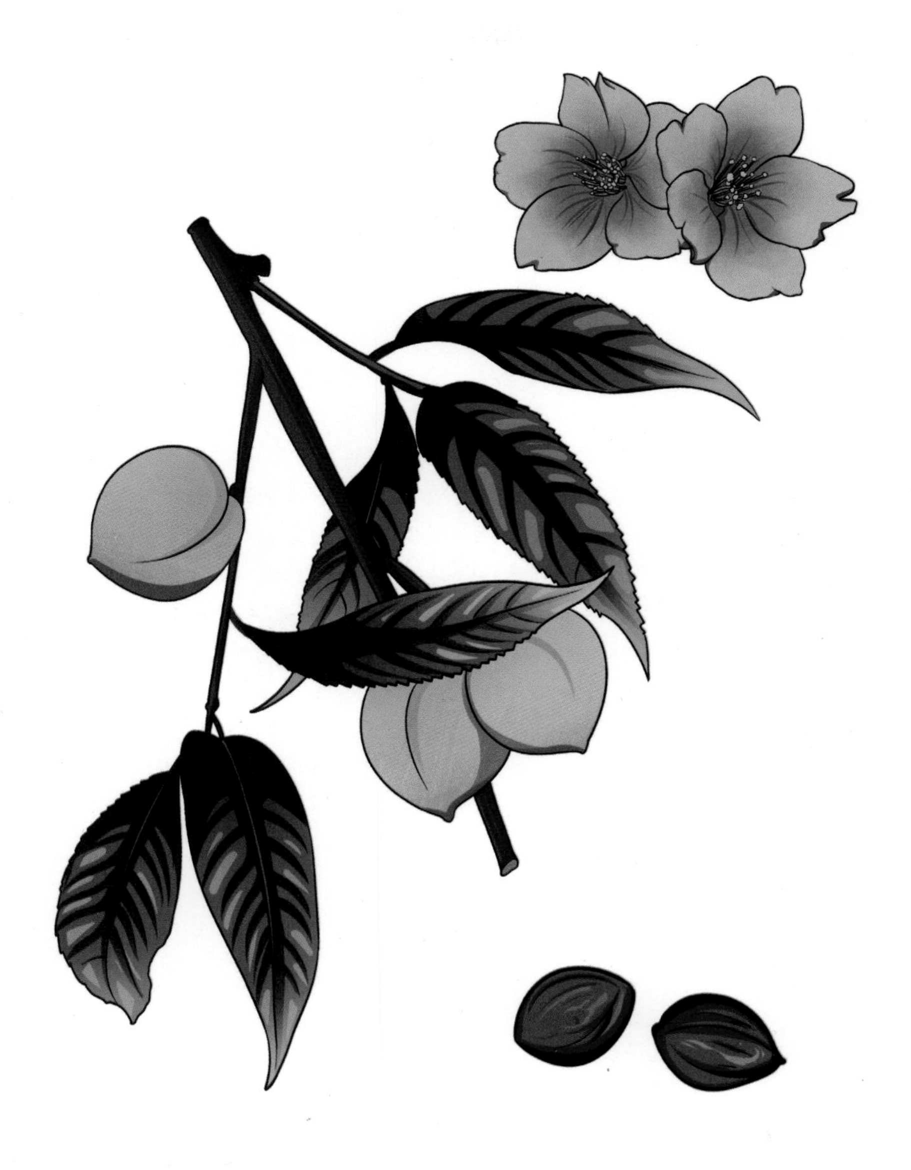

浙贝母

别名 象贝、浙贝、土贝母、象贝母、大贝母。

来源 本品为百合科植物浙贝母 *Fritillaria thunbergii* Miq. 的干燥鳞茎。

【形态特征】多年生草本，鳞茎半球形，茎单一，直立，圆柱形，高50～80厘米。叶无柄，狭披针形至线形，全缘。下部叶对生，中上部的叶常3～5片轮生，先端钩状；上部叶互生，先端常卷须状。花1至数朵，生于茎顶或叶腋，钟形，俯垂；花被淡黄色或黄绿色。蒴果卵圆形，有6条较宽的纵翅，成熟时室背开裂。种子扁平，近半圆形，边缘具翅。花期3～4月，果期4～5月。

【生境分布】生长于湿润的山脊、山坡、沟边及村边草丛中。原分布于浙江象山，故称象贝。现主产地为浙江鄞县樟树，均为人工栽培。江苏、安徽、湖南、江西等地也产。以浙江产品质优，奉为道地药材。

【采收加工】初夏植株枯萎时采挖，洗净。按大小分开，大者摘去心芽，习称“大贝”；小者不去心芽，习称“珠贝”。分别撞擦，除去外皮，拌以煅过的贝壳粉，吸去擦出的浆汁，干燥；或取鳞茎，大小分开，洗净，除去心芽，趁鲜切成厚片，洗净，干燥，习称“浙贝片”。

【性味归经】苦，寒。归肺、心经。

【功能主治】清热化痰止咳，解毒散结消痈。主治风热咳嗽，痰火咳嗽，肺痈，乳痈，瘰疬，疮毒。

【用法用量】水煎服，5～10克。

【使用注意】不宜与川乌、制川乌、草乌、制草乌、附子同用。

单方验方

①**感冒咳嗽：**浙贝母、知母、苦杏仁、桑叶各15克，紫苏10克。水煎服。②**痈毒肿痛：**浙贝母、连翘各15克，蒲公英40克，金银花30克。水煎服。③**反流性食管炎：**浙贝母、海螵蛸各20克。研末服。

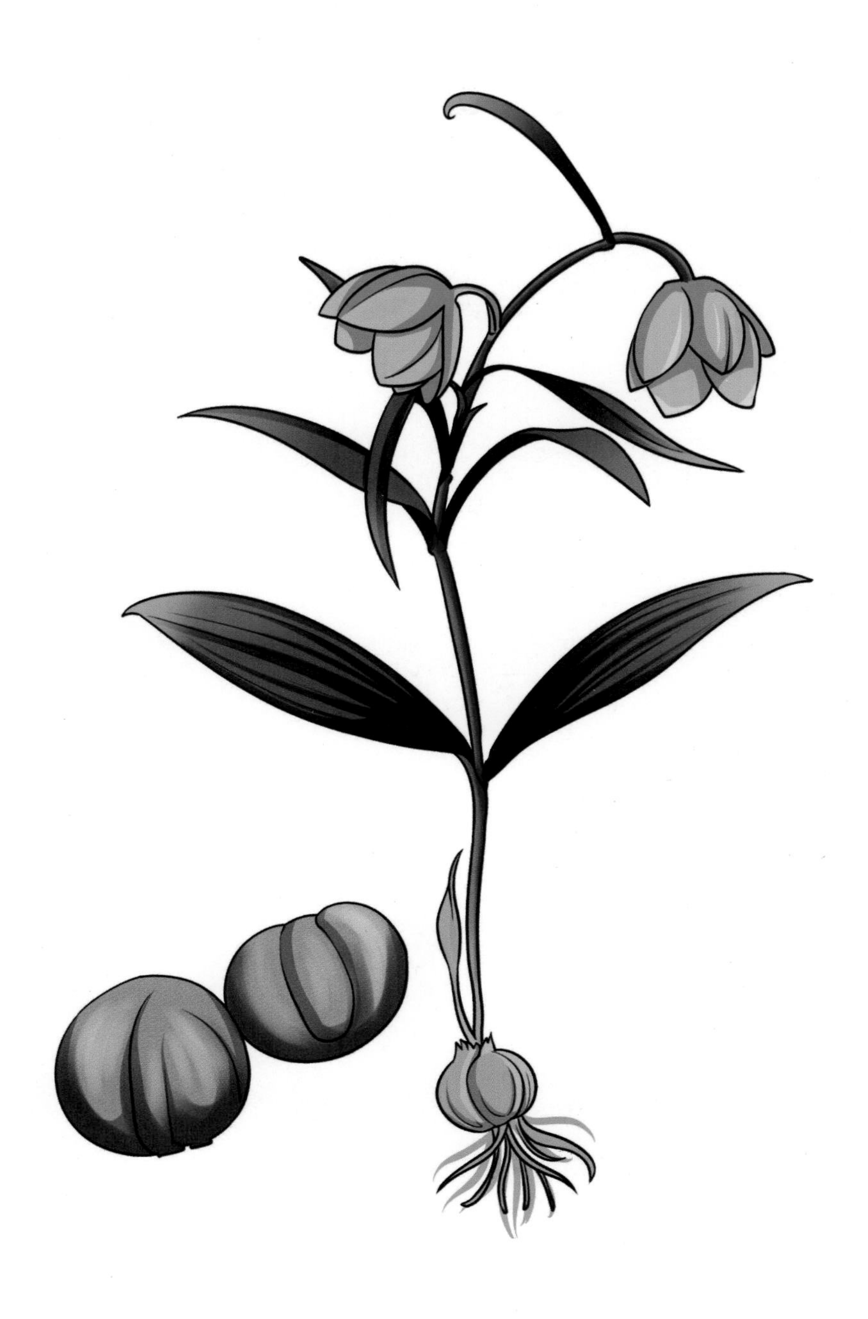

益母草

别名 坤草、益母蒿、益母艾、红花艾。

来源 本品为唇形科植物益母草 *Leonurus japonicus* Houtt. 的新鲜或干燥地上部分。

【形态特征】一年或两年生草本。茎直立，方形，单一或分枝，高60～100厘米，被微毛。叶对生，叶形多种，一年根生叶有长柄，叶片略呈圆形，基部心形；茎中部的叶有短柄，3全裂，裂片近披针形，两侧裂片常再1～2裂，最终裂片近线形，先端渐尖，边缘疏生锯齿或近全缘；最上部的叶不分裂，线形，近无柄，上面绿色，下面浅绿色，两面均被短柔毛。花多数，生于叶腋，呈轮伞状；花萼钟形，花冠唇形，淡红色或紫红色，长9～12毫米，上下唇几等长，上唇长圆形，全缘，下唇3裂，中央裂片较大，倒心脏形，花冠外被长茸毛，尤以上唇为甚；雄蕊4，2强，着生于花冠内面近裂口的下方；子房4裂，花柱与花冠上唇几等长，柱头2裂。小坚果褐色，三棱状，长约2毫米。花期6～8月，果期7～9月。

【生境分布】生长于山野荒地、田埂、草地等。全国大部分地区均有分布。

【采收加工】鲜品春季幼苗期至初夏花前期采割；干品夏季茎叶茂盛、花未开或初开时采割，晒干，或切段晒干。

【性味归经】苦、辛，微寒。归肝、心包、膀胱经。

【功能主治】活血调经，利尿消肿，清热解毒。主治月经不调，痛经经闭，恶露不尽，水肿尿少，疮疡肿毒。

【用法用量】水煎服，9～30克，鲜品12～40克。

【使用注意】孕妇慎用。

单方验方

①**痛经：**益母草30克，香附9克。水煎，冲酒服。②**闭经：**益母草90克，橙子30克，红糖50克。水煎服。③**功能失调性子宫出血：**益母草50克，香附15克，鸡蛋2个。加水煮至蛋熟，去壳后再煮10分钟，去药渣，吃蛋饮汤，每日1次。④**产后腹痛：**益母草50克，生姜30克，大枣20克，红糖15克。水煎服。⑤**瘀血块结：**益母草50克。水、酒各半煎服。⑥**产后血晕、心气绝：**益母草适量。绞汁服。

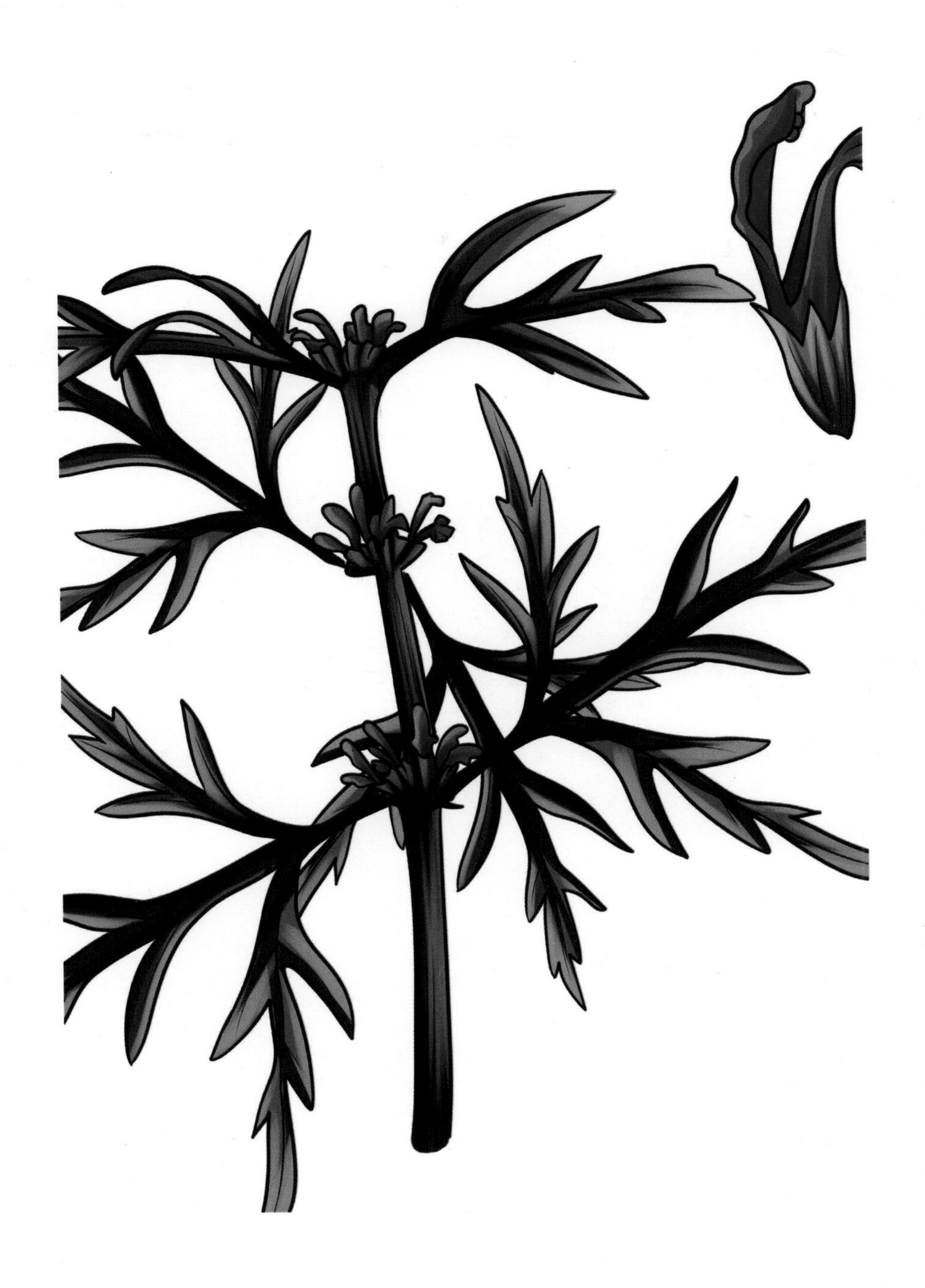

益智

别名 益智仁、益智子。

来源 本品为姜科植物益智 *Alpinia oxyphylla* Miq. 的干燥成熟果实。

【形态特征】 多年生草本，高1～3米。根茎延长。茎直立，丛生。叶2列，具短柄；叶片披针形，长20～35厘米，宽3～6厘米，先端尾状渐尖，基部宽楔形，边缘具脱落性小刚毛，基残痕呈细齿状，两面无毛；叶舌膜质，二裂，被淡棕色柔毛。总状花序顶生，在花蕾时包藏于鞘状的总状苞片内；花序轴被极短的柔毛；小花梗长1～2毫米；苞片膜质，棕色；花萼管状，长约1.2厘米，先端3浅齿裂，一侧深裂，外被短柔毛；花冠管与萼管几等长，裂片3，长圆形，长约1.8厘米，上方1片稍大，先端略呈兜状，白色，外被短柔毛；唇瓣倒卵形，长约2厘米，粉红色，并有红色条纹，先端边缘皱波状；侧生退化雄蕊锥状，长约2毫米；雄蕊1，花丝扁平，线形，长约1.2厘米，花药长6～7毫米，药隔先端具圆形鸡冠状附属物；子房下位，密被茸毛。蒴果球形或椭圆形，干时纺锤形，果皮上有明显的纵向维管束条纹，长约1.2厘米，直径约1厘米，不开裂，果熟时黄绿色或乳黄色。种子多数，不规则扁圆形，被淡黄色假种皮。花期2～4月，果期5～8月。

【生境分布】 生长于林下阴湿处或栽培。分布于广东、雷州半岛、海南岛山区、广西、云南、福建等地。

【采收加工】 夏、秋间果实由绿转红时采收，晒干或低温干燥。

【性味归经】 辛，温。归肾、脾经 。

【功能主治】 温肾固精缩尿，温脾止泻摄涎。主治肾虚遗尿，小便频数，遗精白浊，脾寒泄泻，腹中冷痛，口多唾涎。

【用法用量】 水煎服，3～10克。

【使用注意】 阴虚火旺者忌服。因热而致遗尿、尿频、崩漏者忌用。

单方验方

①**腹胀腹泻：** 益智100克。水浓煎，饮用。②**妇女崩中：** 益智（炒）适量。碾细，米饮入盐，每次5克。③**香口辟臭：** 益智50克，甘草10克。碾粉舔舐。

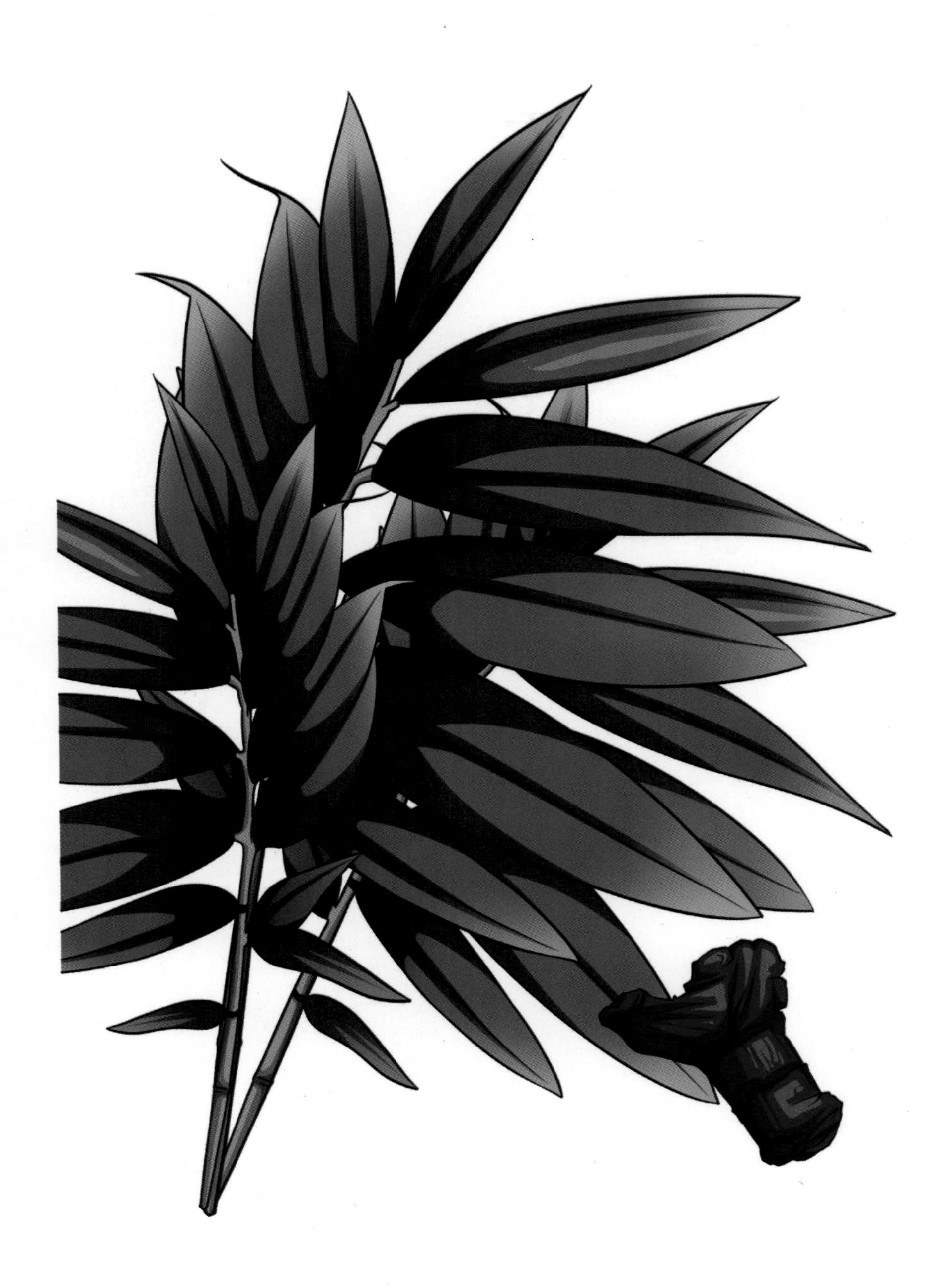

秦艽

别名 秦胶、大艽、左扭、左秦艽、西秦艽、萝卜艽。

来源 本品为龙胆科植物秦艽 *Gentiana macrophylla* Pall. 、麻花秦艽 *Gentiana straminea* Maxim. 、粗茎秦艽 *Gentiana crassicaulis* Duthie ex Burk. 或小秦艽 *Gentiana dahurica* Fisch. 的干燥根。前三种按性状不同分别习称“秦艽”和“麻花艽”，后一种习称“小秦艽”。

【形态特征】多年生草本植物，高30～60厘米，茎单一，圆形，节明显，斜升或直立，光滑无毛。基生叶较大，披针形，先端尖，全缘，平滑无毛，茎生叶较小，对生，叶基联合，叶片平滑无毛。聚伞花序由多数花簇生枝头或腋生作轮状，花冠蓝色或蓝紫色。蒴果长椭圆形。种子细小，矩圆形，棕色，表面细网状，有光泽。花期7～8月，果期9～10月。

【生境分布】生长于山地草甸、林缘、灌木丛与沟谷中。分布于陕西、甘肃等地。

【采收加工】春、秋两季采挖，除去泥沙；秦艽及麻花艽晒软，堆置“发汗”至表面呈红黄色或灰黄色时，摊开晒干；或不经“发汗”直接晒干；小秦艽趁鲜时搓去黑皮，晒干。

【性味归经】辛、苦，平。归胃、肝、胆经。

【功能主治】祛风湿，清湿热，止痹痛，退虚热。主治风湿痹痛，中风半身不遂，筋脉拘挛，骨节酸痛，湿热黄疸，骨蒸潮热，小儿疳积发热。

【用法用量】水煎服，3～10克。

【使用注意】久痛虚羸、溲多、便滑者忌服。

单方验方

①**背痛连胸：**秦艽7.5克，天麻、羌活、陈皮、当归、川芎各5克，炙甘草2.5克，生姜三片，桑枝15克（酒炒）。水煎服。②**疮口不合：**秦艽适量。研末，掺患处。③**暴泻、大渴、大饮：**秦艽100克，炙甘草25克。每服15克，水煎服。④**小儿骨蒸潮热、减食瘦弱：**秦艽、炙甘草各50克。每服5～10克，水煎服。⑤**身体酸痛、骨蒸潮热：**秦艽、柴胡各50克，甘草25克。研细末，每服15克，开水调下。

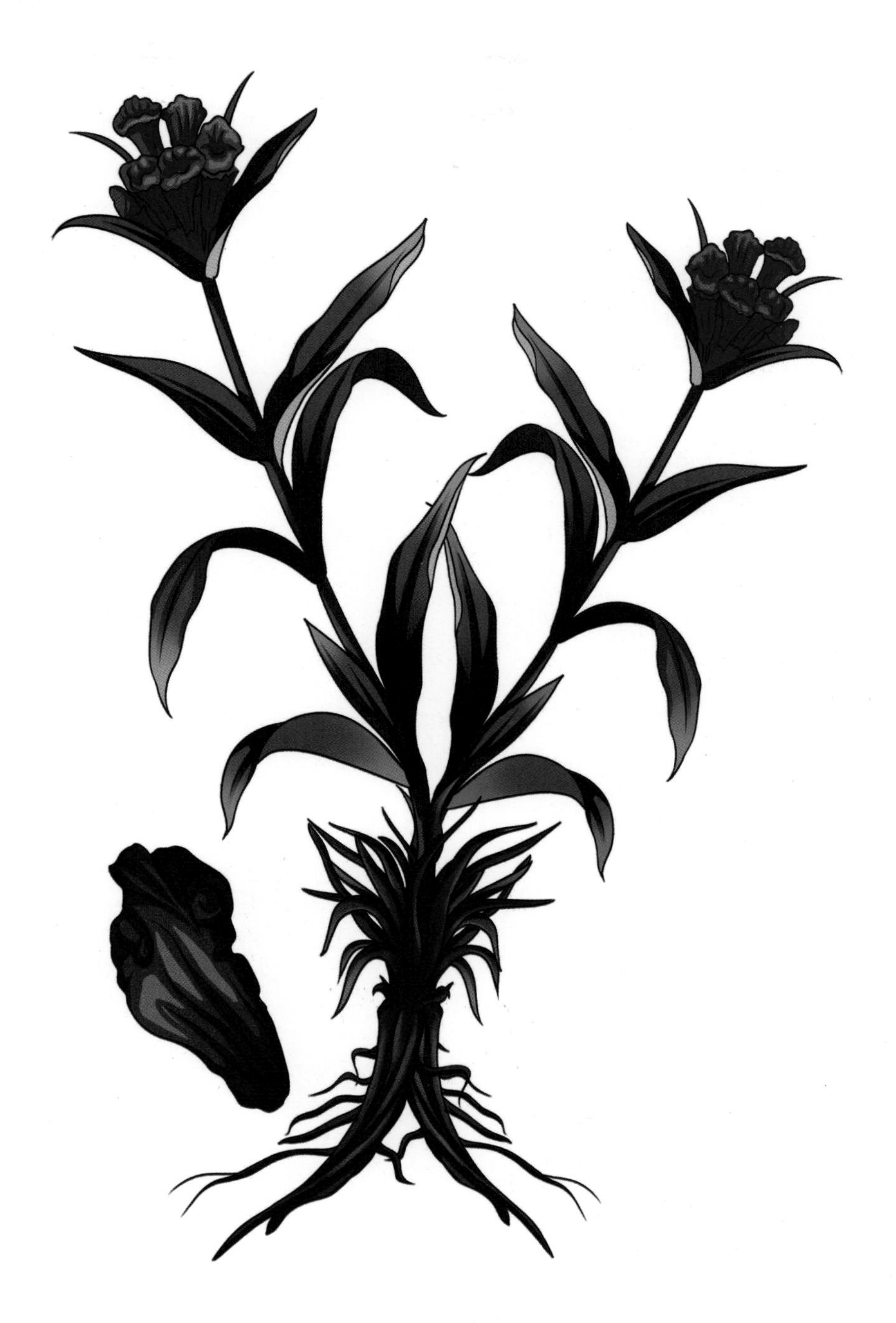

浮萍

别名 水萍、水花、水苏、小萍子、萍子草、浮萍草。

来源 本品为浮萍科植物紫萍 *Spirodela polyrrhiza* (L.) Schleid. 的干燥全草。

【形态特征】多年生细小草本，漂浮水面。根5～11条束生，扁平，纤维状，长3～5厘米。花序生于叶状体边缘的缺刻内；花草性，雌雄同株；佛焰苞袋状，短小，2唇形，内有2雄花和1雌花，无花被；雄花有雄蕊2，花药2室，花丝纤细；雌花有雌蕊1，子房无柄，1室，具直立胚珠2，花柱短，柱头扁平或环状。果实圆形，边缘有翅。花期4～6月，果期5～7月。

【生境分布】生长于池沼、水田、湖湾或静水中。全国各地均产。

【采收加工】6～9月采收，洗净，拣去杂质，晒干。

【性味归经】辛，寒。归肺经。

【功能主治】宣散风热，透疹，利尿。主治麻疹不透，风疹瘙痒，水肿尿少。

【用法用量】水煎服，3～9克。外用：适量，煎水浸洗。

【使用注意】表虚自汗者慎服。

单方验方

①时行热病、发汗：浮萍草50克，麻黄（去节）、桂心、附子（炮裂，去脐、皮）各25克。捣细末筛，每服10克，加水200毫升及生姜1.5克，煎至120毫升，和渣热服。**②皮肤风热、遍身生瘾疹：**浮萍、牛蒡子各适量。研末，以薄荷汤调下，每次10克，每日2次。**③身上虚痒：**浮萍末、黄萍各5克。四物汤煎汤调下。

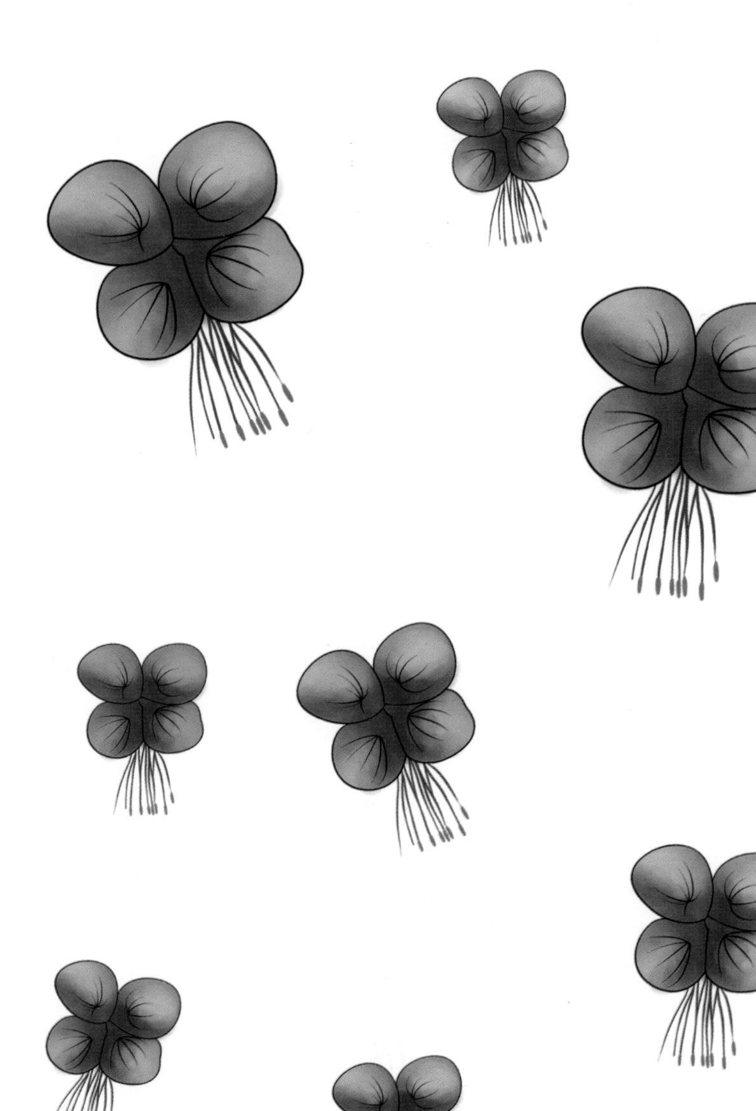

高良姜

别名 风姜、良姜、蛮姜、小良姜、高凉姜、佛手根、海良姜。

来源 本品为姜科植物高良姜 *Alpinia officinarum* Hance 的干燥根茎。

【形态特征】多年生草本，高30～80厘米。根茎圆柱状，横走，棕红色或紫红色，有节，节处具环形膜质鳞片，节上生根。茎丛生，直立。叶2列，无柄，叶片狭线状披针形，长15～30厘米，宽1.5～2厘米，先端尖，基部渐狭，全缘或具不明显的疏钝齿，两面无毛；叶鞘开放，抱茎，边缘膜质，叶舌最长可达3厘米，挺直，膜质，渐尖，棕色。圆锥形总状花序，顶生，长5～15厘米，花稠密；小苞片宿存，膜质，棕色，环形至长圆形，外面被疏毛；花两性，具短柄；萼筒状，长7～14毫米，3浅圆裂，棕黄色，外面被短毛；花冠管漏斗状，长约1厘米，裂片3枚，长约1.7厘米，浅肉红色，外面被疏短柔毛。蒴果不开裂，球形，直径约1.2厘米，被短毛，熟时橘红色。种子具假种皮，有钝棱角，棕色。花期4～10月。

【生境分布】生长于山坡、旷野的草地或灌木丛中。分布于广东、广西、台湾等地。

【采收加工】夏末秋初采挖，除去须根及残留鳞片，洗净，切段，晒干。

【性味归经】辛，热。归脾、胃经。

【功能主治】温胃止呕，散寒止痛。主治脘腹冷痛，胃寒呕吐，嗳气吞酸。

【用法用量】水煎服，3～6克。

【使用注意】阴虚有热者忌服。

单方验方

①**花斑癣：**高良姜50克，75%的乙醇250毫升。混合浸泡7日备用，取汁涂擦患处，每日2次（涂擦后有隐刺痛，几分钟后自行消失）。②**霍乱吐泻腹痛：**高良姜适量。火炙焦香，取250克兑酒1000毫升煮沸，顿服。③**胸胁胀痛：**高良姜、厚朴、当归各15克，桂心5克，生姜10克。水煎服。④**胃寒病、吐清水：**高良姜、延胡索各15克。水煎服。⑤**胃寒气滞作痛：**高良姜、制香附各100克。共研细粉，水泛为丸，每服5克，每日3次。

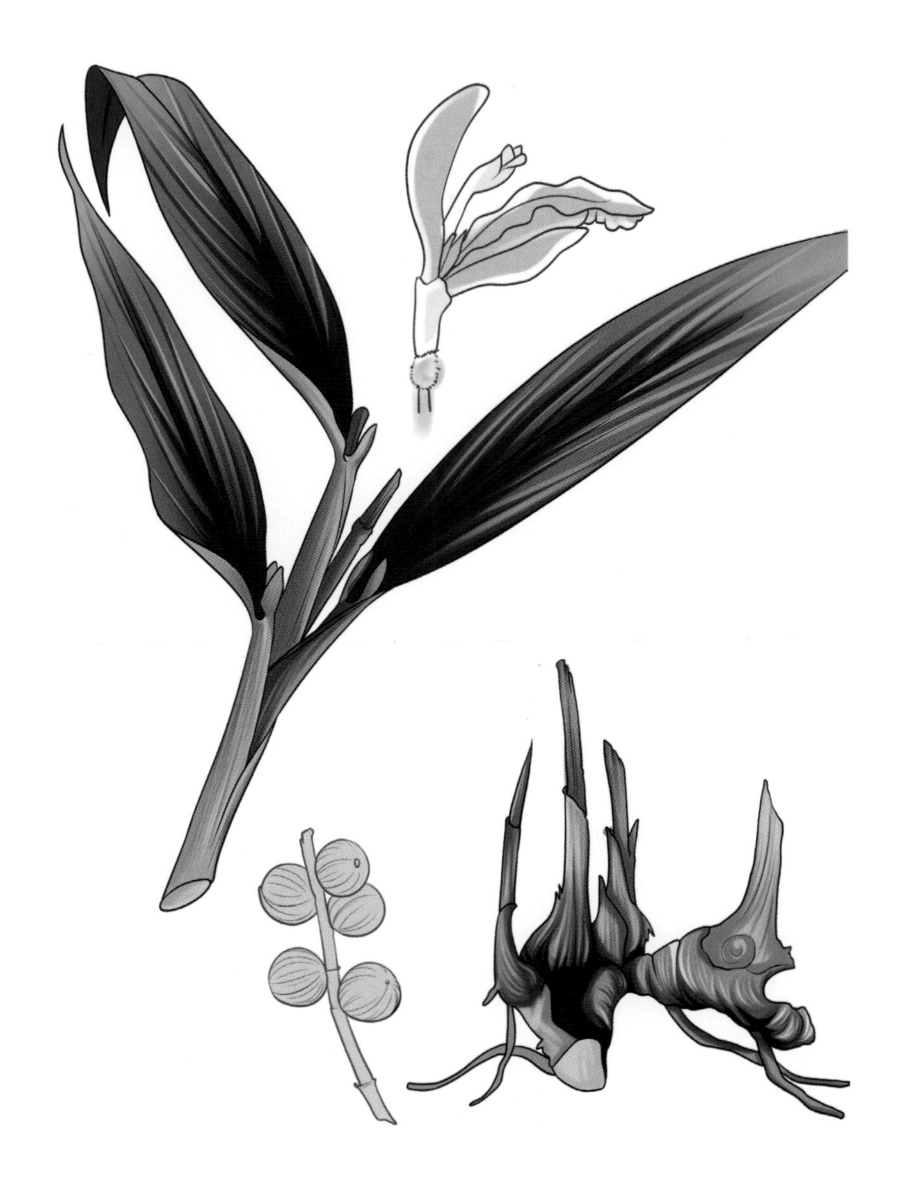

党参

别名 黄参、防党参、狮头参、上党参、中灵草、上党人参、防风党参。

来源 本品为桔梗科多年生草本植物党参 *Codonopsis pilosula* (Franch.) Nannf. 的干燥根。

【形态特征】多年生草本，有白色乳汁，根肥大肉质，呈长圆柱形，顶端有膨大的根头，具多数瘤状茎痕；茎缠绕，长而多分枝。叶在主茎及侧枝上互生，在小枝上近对生，叶卵形，全缘或微波状，上面绿色，被糙伏毛，下面粉绿色，密被柔毛。花单生于枝端；花萼贴生至子房中部，花冠阔钟状，黄绿色，内面有紫斑。蒴果短圆锥状，种子细小，多数。花期8～9月，果期9～10月。

【生境分布】生长于山地林边及灌木丛中。分布于山西、陕西、甘肃及东北等地。以山西产潞党参、东北产东党参、甘肃产的西党参品质最佳。

【采收加工】秋季采挖，洗净，晒干。

【性味归经】甘，平。归脾、肺经。

【功能主治】健脾益肺，养血生津。主治脾肺气虚，食少倦怠，咳嗽虚喘，气血不足，面色萎黄，心悸气短，津伤口渴，内热消渴。

【用法用量】水煎服，9～30克。

【使用注意】不宜与藜芦同用。

单方验方

①**小儿口疮**：党参50克，黄柏25克。共研细末，吹撒患处。②**心律失常**：党参10克，麦冬8克，五味子3克。每日1剂，共研细末，分2次服。③**慢性腹泻（脾胃虚型）**：党参、茯苓、白术、炙甘草、山药、诃子、莲子各15克，赤石脂25克。水煎服。

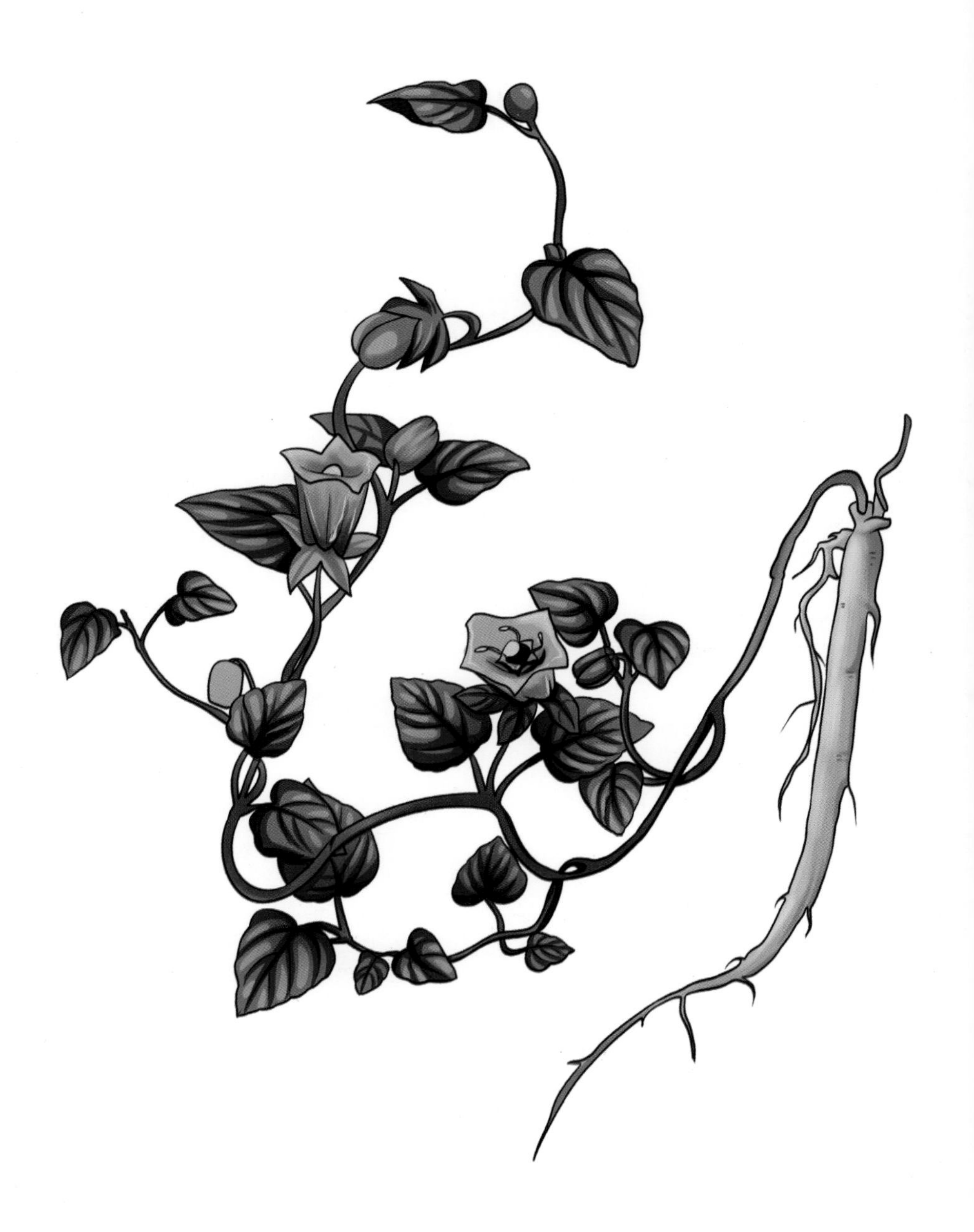

鸭跖草

别名 鸡舌草、竹叶草、鸭脚草、竹节草。

来源 本品为鸭跖草科植物鸭跖草 *Commelina communis* L. 的干燥地上部分。

【形态特征】一年生草本，高20～60厘米。茎基部匍匐，上部直立，微被毛，下部光滑，节稍膨大，其上生根。单叶互生，披针形或卵状披针形，基部下延成膜质鞘，抱茎，有缘毛；无柄或几无柄。聚伞花序有花1～4朵；总苞心状卵形，长1.2～2厘米，边缘对合折叠，基部不相连，有柄；花瓣深蓝色，有长爪。蒴果椭圆形。种子呈三棱状半圆形，暗褐色，长2～3毫米。花期夏季。

【生境分布】生长于田野间。全国各地均有分布。

【采收加工】夏、秋两季采收，晒干。

【性味归经】甘、淡，寒。归肺、胃、小肠经。

【功能主治】清热泻火，解毒，利水消肿。主治感冒发热，热病烦渴，咽喉肿痛，水肿尿少，热淋涩痛，痈肿疔毒。

【用法用量】水煎服，15～30克。外用：适量。

【使用注意】脾胃虚弱者，用量宜少。

单方验方

①**流行性感冒性腮腺炎并发脑膜炎**：鸭跖草60克。水煎服。②**感冒**：鸭跖草30～60克（鲜草60～120克）。水煎，分2次服。③**膀胱炎**：鸭跖草60克，天胡荽15克，车前草50克。每日1剂，水煎2次，混合煎液，分2次服（服时加少许白糖）。

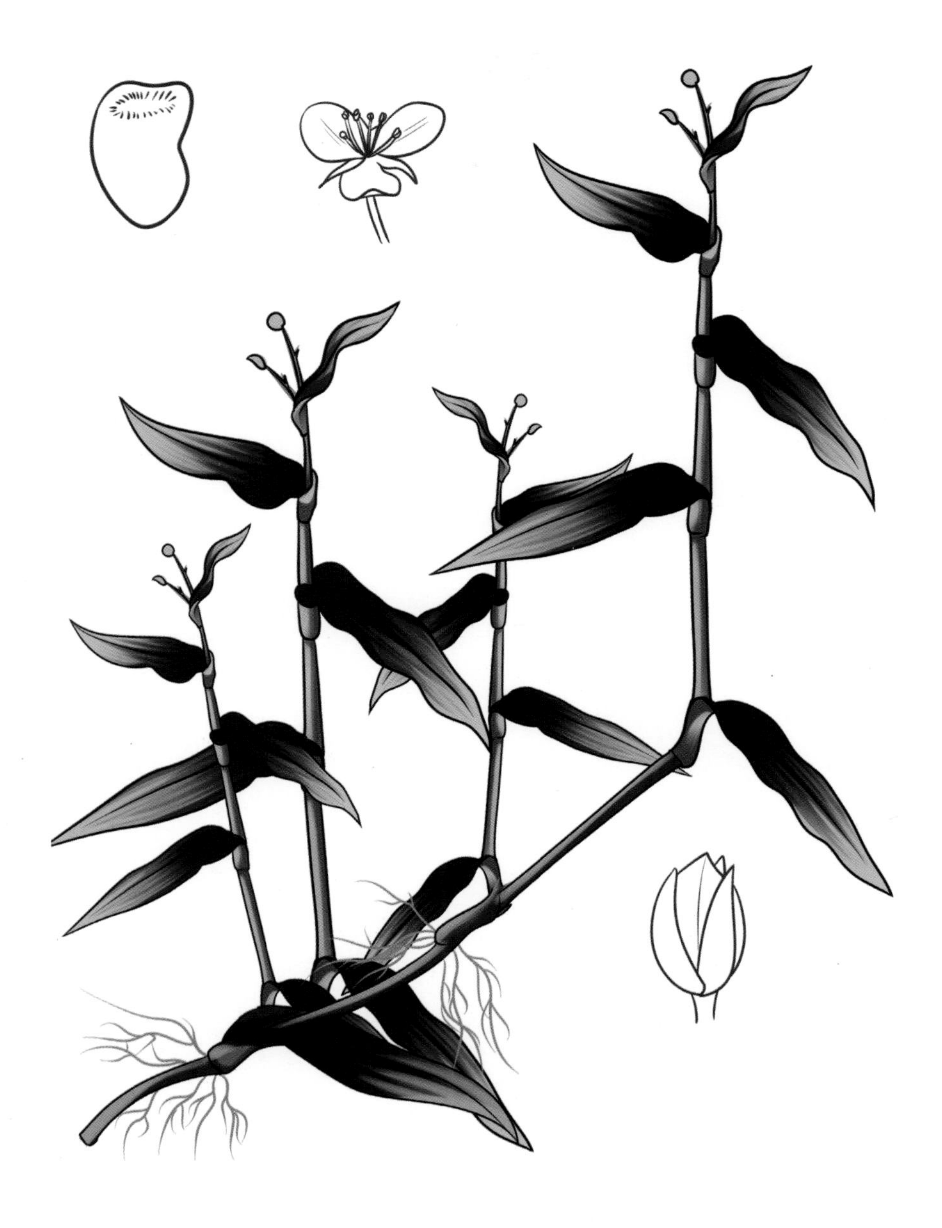

莱菔子

别名 萝卜子、萝白子、菜头子。

来源 本品为十字花科植物萝卜 *Raphanus sativus* L. 的干燥成熟种子。

【形态特征】一年生或两年生直立草本，高30～100厘米。直根，肉质，长圆形、球形或圆锥形，外皮绿色、白色或红色。茎分枝，无毛，稍具粉霜。基生叶和下部茎生叶大头羽状半裂，长8～30厘米，宽3～5厘米，顶裂片卵形，侧裂片4～6对，长圆形，有钝齿，疏生粗毛；上部叶长圆形，有锯齿或近全缘。总状花序顶生或腋生，萼片长圆形，花瓣4，白色、紫色或粉红色，直径1.5～2厘米，倒卵形，长1～1.5毫米，具紫纹，下部有长5毫米的爪；雄蕊6，4长2短；雌蕊1，子房钻状，柱头柱状。长角果圆柱形，长3～6厘米，在种子间处缢缩，形成海绵质横膈，先端有喙长1～1.5毫米；种子1～6颗，卵形，微扁，长约3毫米，红棕色，并有细网纹。花期4～5月，果期5～6月。

【生境分布】我国各地均产。

【采收加工】夏季果实成熟时采割植株，晒干，搓出种子，除去杂质，再晒干。

【性味归经】辛、甘，平。归脾、胃、肺经。

【功能主治】消食除胀，降气化痰。主治饮食停滞，脘腹胀痛，大便秘结，积滞泻痢，痰壅喘咳。

【用法用量】水煎服，5～12克。

【使用注意】气虚及无积滞者忌用。不宜与人参同用。

单方验方

①**食积嗅、脘腹饱胀：**炒莱菔子、炒六神曲、焦山楂各9克，陈皮6克。水煎服。②**夜盲症：**炒莱菔子（去皮，研粉）、动物肝（烤干为末）各等份。混和，每次2克，开水冲服。③**慢性气管炎、咳嗽痰多：**炒莱菔子、紫苏子各9克，白芥子4.5克。水煎服；或炒莱菔子、苦杏仁、牛蒡子各9克，水煎服。④**支气管哮喘：**莱菔子、紫苏子、白芥子各9克。水煎服，每日3次。⑤**崩漏症：**莱菔子120～150克。水煎，分3次服，每日1剂，连服1～2剂。

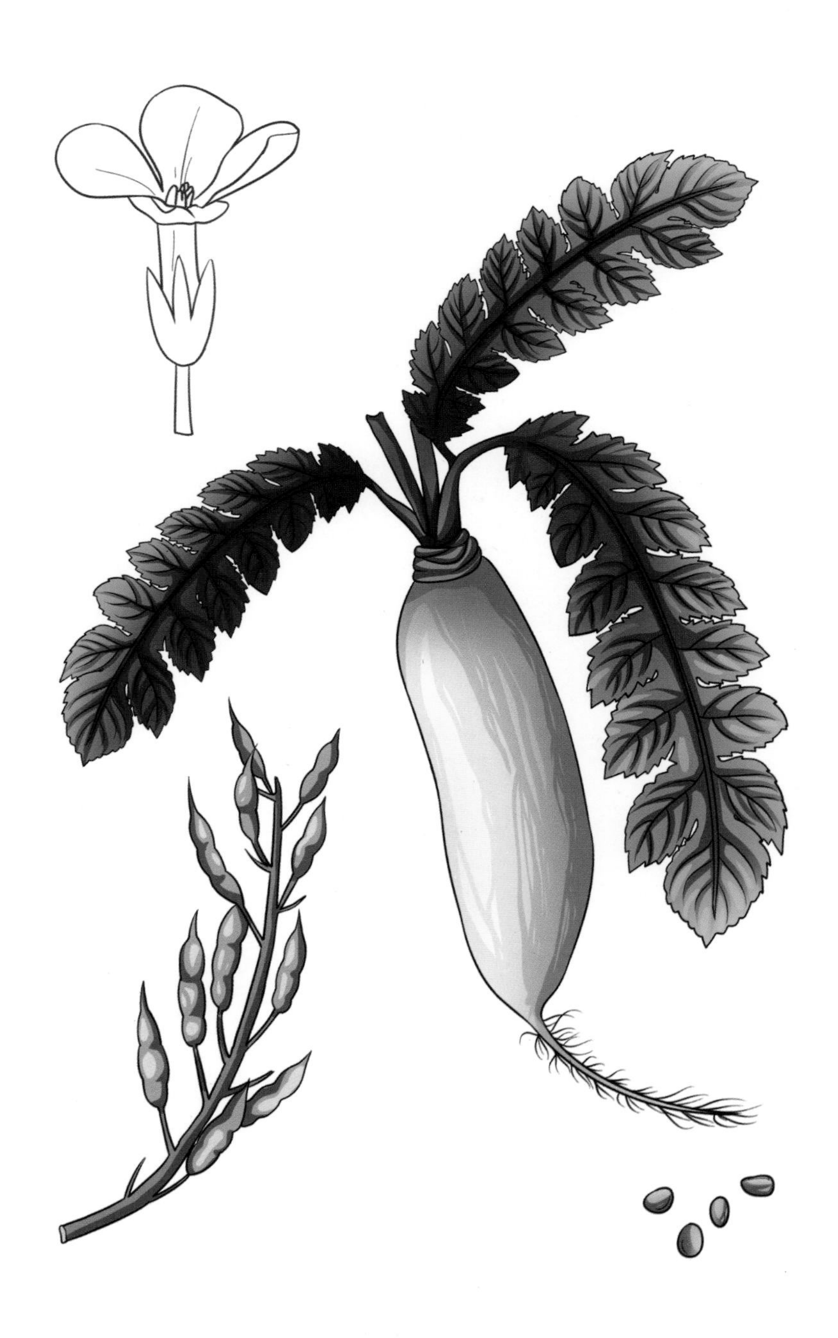

黄芩

别名 山茶根、黄芩茶、土金茶根。

来源 本品为唇形科植物黄芩 *Scutellaria baicalensis* Georgi 的干燥根。

【形态特征】多年生草本，茎高20～60厘米，四棱形，多分枝。叶披针形，对生，茎上部叶略小，全缘，上面深绿色，无毛或疏被短毛，下面有散在的暗腺点。圆锥花序顶生，花蓝紫色，二唇形，常偏向一侧。小坚果，黑色。花期7～8月，果期8～9月。

【生境分布】生长于山顶、林缘、路旁、山坡等向阳较干燥的地方。分布于河北、山西、内蒙古，以及河南、陕西等地。以山西产量最多，河北承德产者质量最好。

【采收加工】春、秋两季采挖，除去须根和泥沙，晒后撞去粗皮，晒干。

【性味归经】苦，寒。归肺、脾、胆、大肠、小肠经。

【功能主治】清热燥湿，泻火解毒，安胎，止血。主治湿温、暑湿，胸闷呕恶，湿热痞满，泻痢，黄疸，肺热咳嗽，高热烦渴，血热吐衄，痈肿疮毒，胎动不安。

【用法用量】水煎服，3～10克。

【使用注意】苦寒伤胃，脾胃虚寒者不宜用。

单方验方

①**泄泻热痢：**黄芩、白芍、葛根各10克，白头翁15克。水煎服。②**偏、正头痛：**黄芩片适量。酒浸透，晒干为末，每服3克，茶、酒下。③**小儿心热惊啼：**黄芩（去黑心）、人参各0.3克。制为散，每次服0.4克，淡竹叶汤调服。④**崩中下血：**黄芩适量。研细末，每服5克，烧秤锤淬酒调下。⑤**胎热胎动不安：**黄芩10克，生地黄、竹茹各15克。水煎服。⑥**尿路感染、血尿：**黄芩片24克。水煎，分3次服。

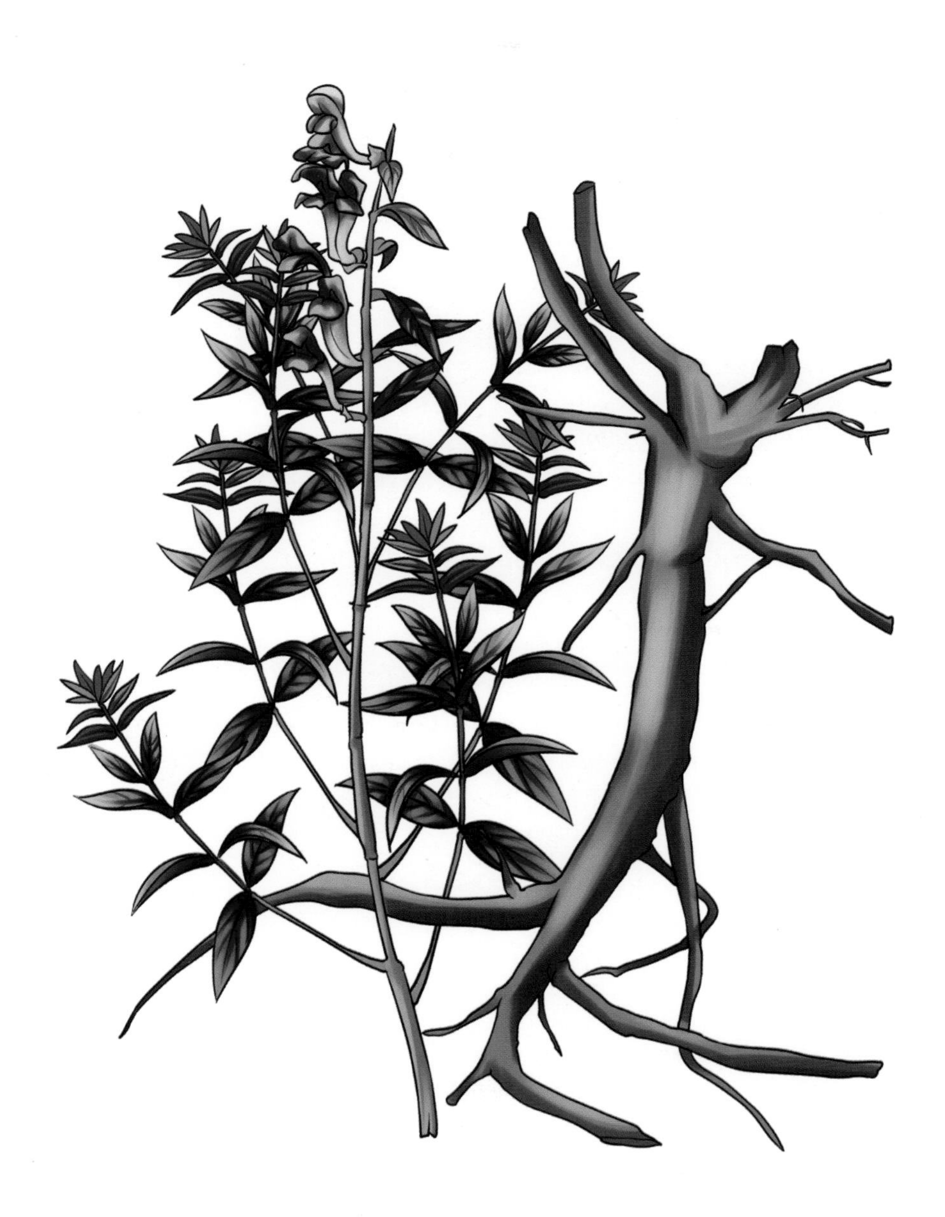

黄柏

别名 黄檗、元柏、檗木、檗皮。

来源 本品为芸香科植物黄皮树 *Phellodendron chinense* Schneid. 的干燥树皮。习称“川黄柏”。

【形态特征】落叶乔木，高10～12米。单数羽状复叶，对生；小叶7～15，矩圆状披针形及矩圆状卵形，长9～15厘米，宽3～15厘米，顶端长渐尖，基部宽楔形或圆形，不对称，上面仅中脉密被短毛，下面密被长柔毛，花单性，雌雄异株，排成顶生圆锥花序，花序轴密被短毛；果轴及果枝粗大，常密被短毛；浆果状核果球形，熟时黑色，有核5～6。花期5～6月，果期10～11月。

【生境分布】生长于沟边、路旁，土壤比较肥沃的潮湿地。分布于四川、贵州、湖北、云南等地。

【采收加工】剥取树皮后，除去粗皮，晒干。

【性味归经】苦，寒。归肾、膀胱经。

【功能主治】清热燥湿，泻火除蒸，解毒疗疮。主治湿热泻痢，黄疸尿赤，带下阴痒，热淋涩痛，脚气痿躄，骨蒸劳热，盗汗，遗精，疮疡肿毒，湿疹湿疮。盐黄柏滋阴降火。主治阴虚火旺，盗汗骨蒸。

【用法用量】水煎服，3～12克。外用：适量。

【使用注意】脾胃虚寒者忌用。

单方验方

①**下阴自汗、头晕腰酸：**黄柏9克，苍术12克，花椒30粒。加水2000毫升煎至600毫升，每次服100毫升，每日3次，2日服完。②**痢疾：**黄柏、秦皮各300克，翻白草450克。将翻白草、秦皮及黄柏200克，水煎2次，合并煎液，用小火浓缩成膏状；将剩余100克黄柏研细粉加入膏中搅匀，低温烘干，研细粉。每次1～2克，每日3次。

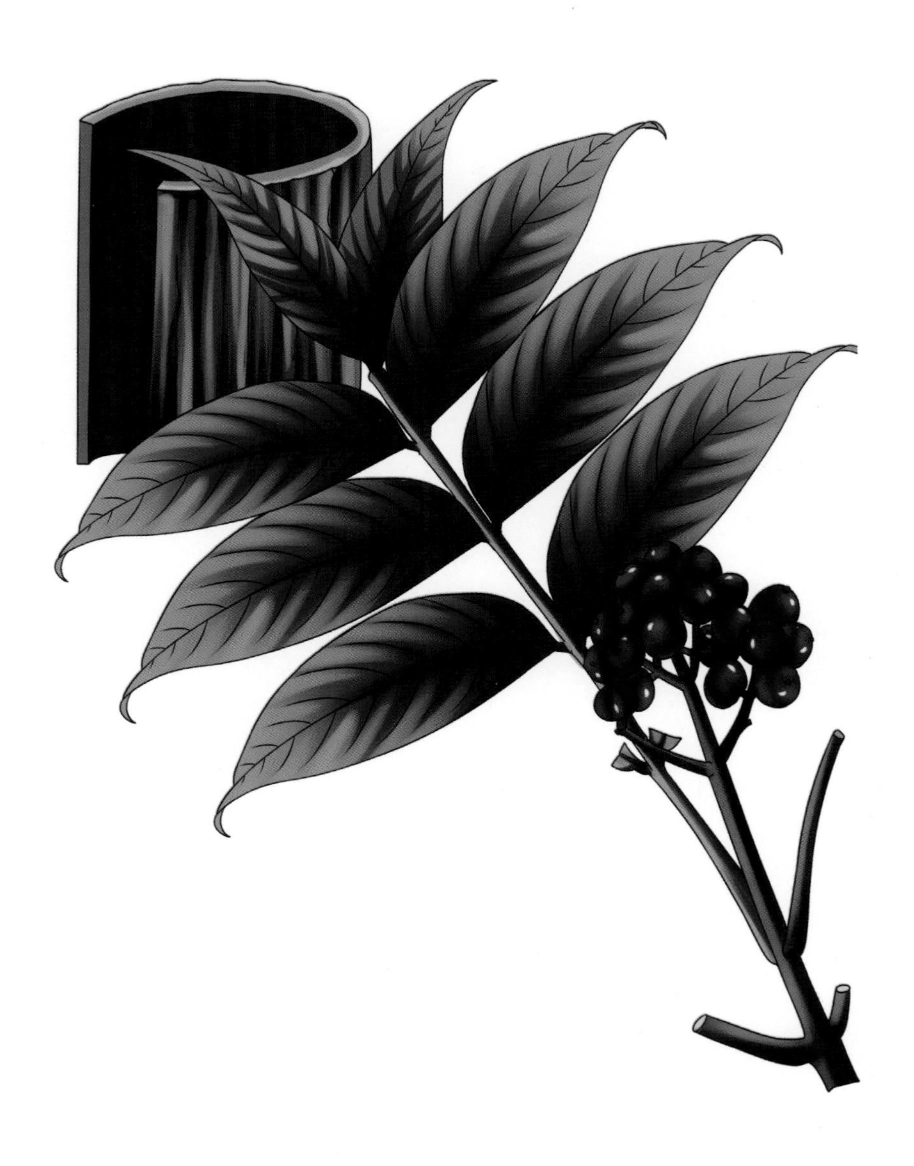

黄精

别名 菟竹、鹿竹、重楼、鸡头参、白及黄精、玉竹黄精。

来源 本品为百合科植物黄精 *Polygonatum sibiricum* Red. 的干燥根茎。

【形态特征】多年生草本。根茎横生，肥大肉质，黄白色，略呈扁圆形。有数个茎痕，茎痕处较粗大，最粗处直径可达2.5厘米，生少数须根。茎直立，圆柱形，单一，高50～80厘米，光滑无毛。叶无柄；通常4～5枚轮生；叶片线状披针形至线形，长7～11厘米，宽5～12毫米，先端渐尖并卷曲，上面绿色，下面淡绿色。花腋生，下垂，花梗长1.5～2厘米，先端2歧，着生花2朵；苞片小，远较花梗短；花被筒状，长8～13毫米，白色，先端6齿裂，带绿白色；雄蕊6，着生于花被管的中部，花丝光滑；雌蕊1，与雄蕊等长，子房上位，柱头上有白色毛。浆果球形，直径7～10毫米，成熟时黑色。花期5～6月，果期6～7月。

【生境分布】生长于土层较深厚、疏松肥沃、排水和保水性能较好的土壤中。分布于贵州、湖南、浙江、广西、河北、河南、湖北等地。

【采收加工】春、秋两季采挖，除去须根，洗净，置沸水中略烫或蒸至透心，干燥。

【性味归经】甘，平。归肺、脾、肾经。

【功能主治】补气养阴，健脾，润肺，益肾。主治脾胃气虚，体倦乏力，胃阴不足，口干食少，肺虚燥咳，劳嗽咳血，精血不足，腰膝酸软，须发早白，内热消渴。

【用法用量】水煎服，9～15克。

【使用注意】凡脾虚有湿、咳嗽痰多、中寒便溏及痞满气滞者不宜用。

单方验方

①**肺结核、病后体虚：**黄精25～50克。水煎服。②**脾胃虚弱、体倦无力：**黄精、山药、党参各50克。蒸鸡食。③**肺燥咳嗽：**黄精15克，北沙参12克，苦杏仁、桑叶、麦冬各9克，生甘草6克。水煎服。

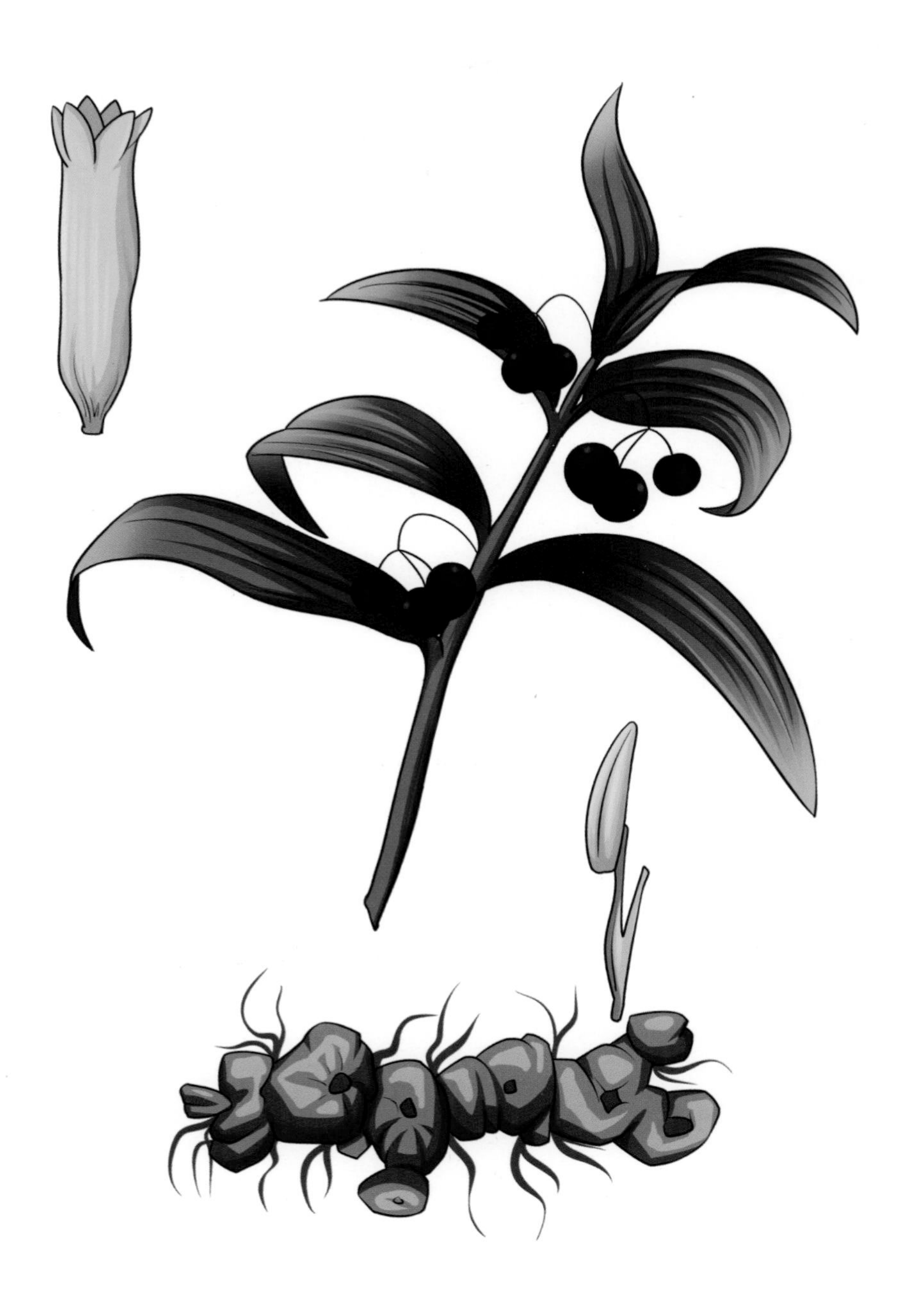

商陆

别名 当陆、章陆、山萝卜、章柳根、见肿消。

来源 本品为商陆科植物商陆 *Phytolacca acinosa* Roxb. 的干燥根。

【形态特征】多年生草本，最高可达1.5米。全株光滑无毛。根粗壮，圆锥形，肉质，外皮淡黄色，有横长皮孔，侧根甚多。茎绿色或紫红色，多分枝。单叶互生，具柄；柄的基部稍扁宽；叶片卵状椭圆形或椭圆形，长12～15厘米，宽5～8厘米，先端急尖或渐尖，基部渐狭，全缘。总状花序生于枝端或侧生于茎上，花序直立；花被片5，初白色后渐变为淡红色；雄蕊8～10；心皮8～10个。浆果，扁圆状，有宿萼，熟时呈深红紫色或黑色。种子肾形，黑色。花、果期5～10月。

【生境分布】生长于路旁疏林下或栽培于庭园。分布于全国大部分地区。

【采收加工】秋季至次春采挖，除去须根及泥沙，切成块或片，晒干或阴干。

【性味归经】苦，寒；有毒。归肺、脾、肾、大肠经。

【功能主治】逐水消肿，通利二便；外用解毒散结。主治水肿胀满，二便不通；外治痈肿疮毒。

【用法用量】水煎服，3～9克。外用：适量，煎汤熏洗。

【使用注意】孕妇禁用。

单方验方

①**足癣：**商陆、苦参各100克，花椒20克，赤芍50克。煎水汤浸泡患足，每日1～2次，每次15～30分钟；保留药液加热重复使用。②**腹中如有石、痛如刀刺者：**商陆根适量。捣烂蒸，布裹熨痛处。③**淋巴结结核：**商陆9克，红糖适量。水煎服。④**腹水：**商陆6克，赤小豆、冬瓜皮各50克，泽泻12克，茯苓皮24克。水煎服。⑤**痈疮肿毒：**商陆25克，蒲公英100克。煎水洗患处。⑥**肿毒：**商陆适量。和盐少许，捣敷。

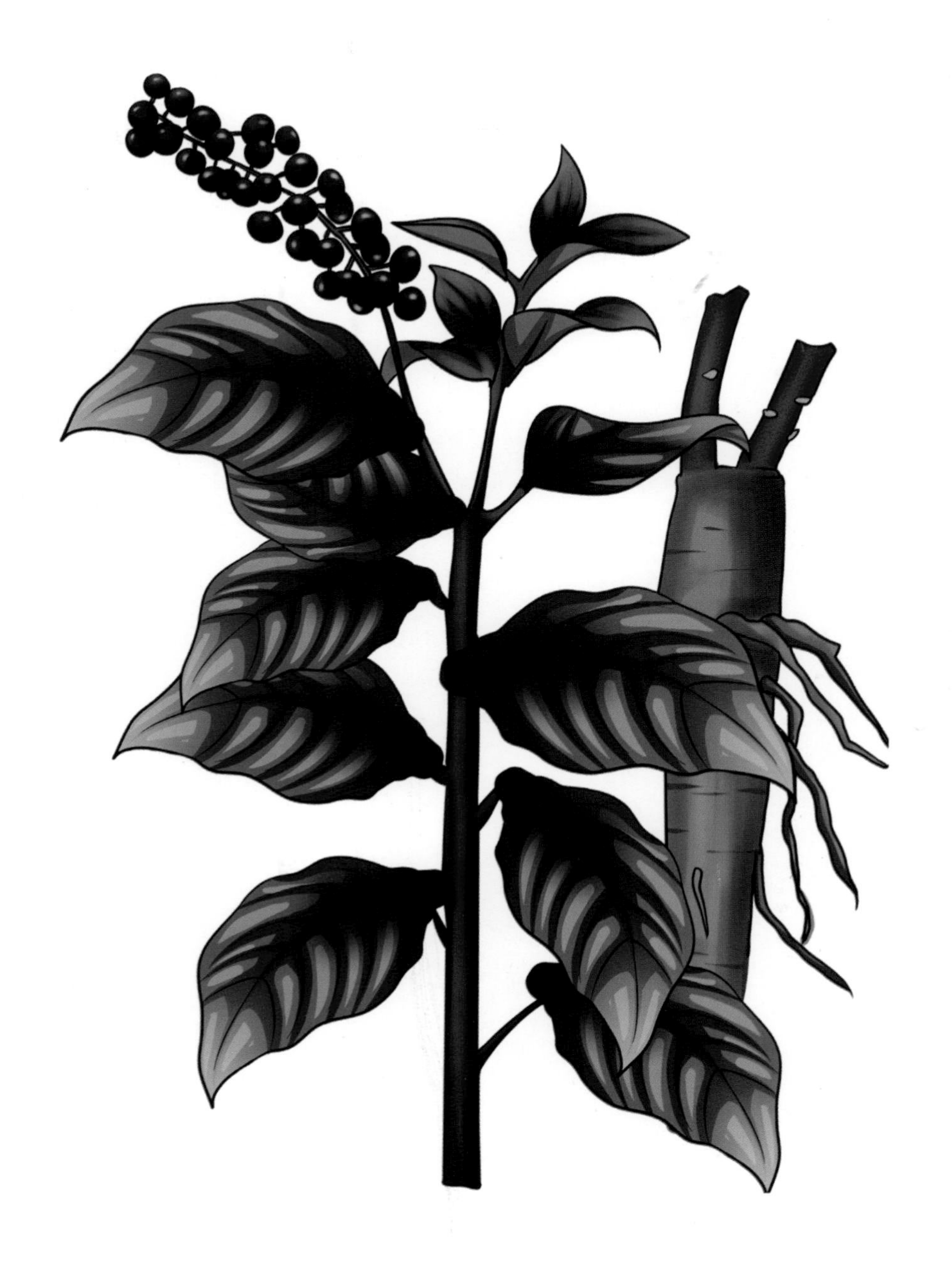

密蒙花

别名 蒙花、蒙花珠、糯米花、老蒙花、水锦花、鸡骨头花。

来源 本品为马钱科植物密蒙花 *Buddleja officinalis* Maxim. 的干燥花蕾及花序。

【形态特征】为灌木，高3～6米。小枝微具四棱，枝及叶柄、叶背、花序等均密被白色至棕黄色星状毛及茸毛。单叶对生，具柄；叶片矩圆状披针形至披针形，长5～12厘米，宽1～4.5厘米，先端渐尖，基部楔形，全缘或有小齿。聚伞花序组成圆锥花序，顶生及腋生，长5～12厘米；花小，花萼及花冠密被茸毛；花萼钟形，4裂；花冠淡紫色至白色，微带黄色，筒状，长1～1.2厘米，直径2～3毫米，先端4裂，裂片卵圆形；雄蕊4，近无花丝，着生于花冠筒中部；子房上位，2室，被毛，蒴果卵形，2瓣裂。种子多数，细小，具翅。小花序花蕾密集，有花蕾数朵至十数朵。花期2～3月，果期7～8月。

【生境分布】生长于山坡、杂木林地、河边和丘陵地带，通常为半阴生。分布于湖北、四川、陕西、河南、广东、广西、云南等地。

【采收加工】春季花未开放时采收，除去杂质，干燥。

【性味归经】甘，微寒。归肝经。

【功能主治】清热泻火，养肝明目，退翳。主治目赤肿痛，多泪羞明，目生翳膜，肝虚目暗，视物昏花。

【用法用量】水煎服，3～9克。

【使用注意】肝经风热目疾者不宜用。

单方验方

①**眼障翳：**密蒙花、黄柏根（洗锉）各50克。捣罗为末，炼蜜和丸（如梧桐子大），每次10～15丸，饭后、临卧熟水下或煎汤下。②**角膜云翳：**密蒙花、石决明（先煎）各20克，木贼、菊花、蒺藜各15克。水煎服。③**眼底出血：**密蒙花、菊花各10克，红花3克，冰糖适量。鲜开水冲泡，代茶饮。④**眼目羞明、肝胆虚损、视人不清：**密蒙花、羌活、菊花、蔓荆子、青葙子、木贼、石决明、蒺藜、枸杞子各等份。共研细末，饭后清茶送下15克。

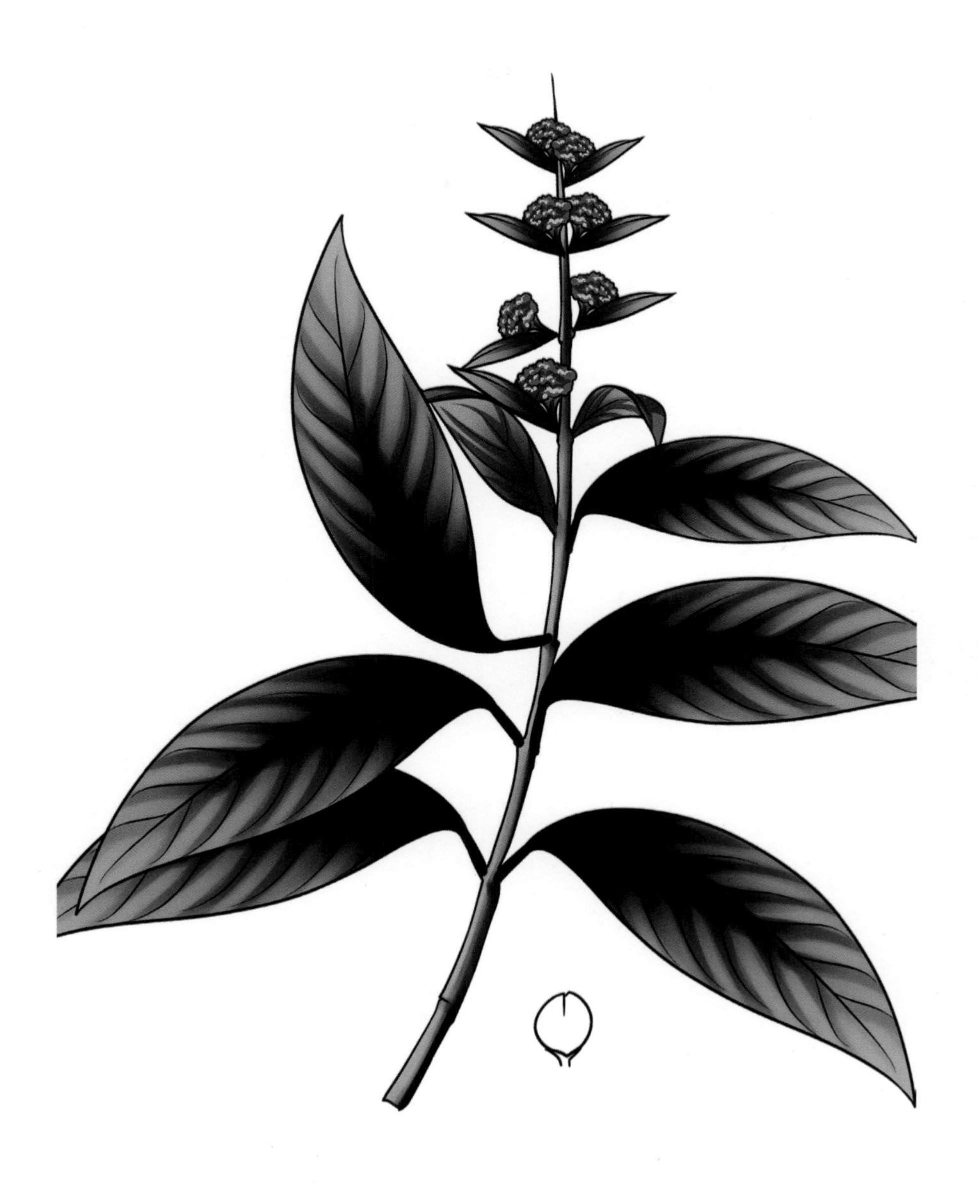

旋覆花

别名 金钱花、金沸花、满天星、全福花、金盏花、猫耳朵花。

来源 本品为菊科植物旋覆花 *Inula japonica* Thunb. 等的干燥头状花序。

【形态特征】多年生草本，高30～80厘米。根状茎短，横走或斜升，具须根。茎单生或簇生，绿色或紫色，有细纵沟，被长伏毛。基部叶花期枯萎，中部叶长圆形或长圆状披针形，长4～13厘米，宽1.5～4.5厘米，先端尖，基部渐狭，常有圆形半抱茎的小耳，无柄，全缘或有疏齿，上面具疏毛或近无毛，下面具疏伏毛和腺点，中脉和侧脉有较密的长毛；上部叶渐小，线状披针形。头状花序，径3～4厘米，多数或少数排列成疏散的伞房花序，花序梗细长，总苞半球形，径1.3～1.7厘米，总苞片约5层，线状披针形，最外层带叶质而较长，外层基部革质，上部叶质，内层干膜质，舌状花黄色，较总苞长2～2.5倍，舌片线形，长10～13毫米，管状花花冠长约5毫米，有三披针形裂片，冠毛白色，1轮，有20余个粗糙毛。瘦果圆柱形，长1～1.2毫米，有10条纵沟，被疏短毛。花期6～10月，果期9～11月。

【生境分布】生长于海拔150～2400米的山坡路旁、湿润草地、河岸和田埂上。分布于东北、华北、华东、华中各省（区）及广西等地。

【采收加工】夏、秋两季花开放时采收，除去杂质，阴干或晒干。

【性味归经】苦、辛、咸，微温。归肺、脾、胃、大肠经。

【功能主治】降气，消痰，行水，止呕。主治风寒咳嗽，痰饮蓄结，胸膈痞闷，喘咳痰多，呕吐噫气，心下痞硬。

【用法用量】水煎服，3～9克，包煎。

【使用注意】阴虚燥咳、大便泄泻者不宜用。

单方验方

①**神经性呕吐：**旋覆花、赭石、制半夏各15克，党参、生甘草各10克，生姜3片，大枣5枚。水煎服。②**乳岩、乳痈：**旋覆花6克，白芷、青皮、蒲公英3克，甘草节2.4克。水酒为引，水煎服。③**小便不行、因痰饮留闭者：**旋覆花1握。捣汁，和生白酒服。

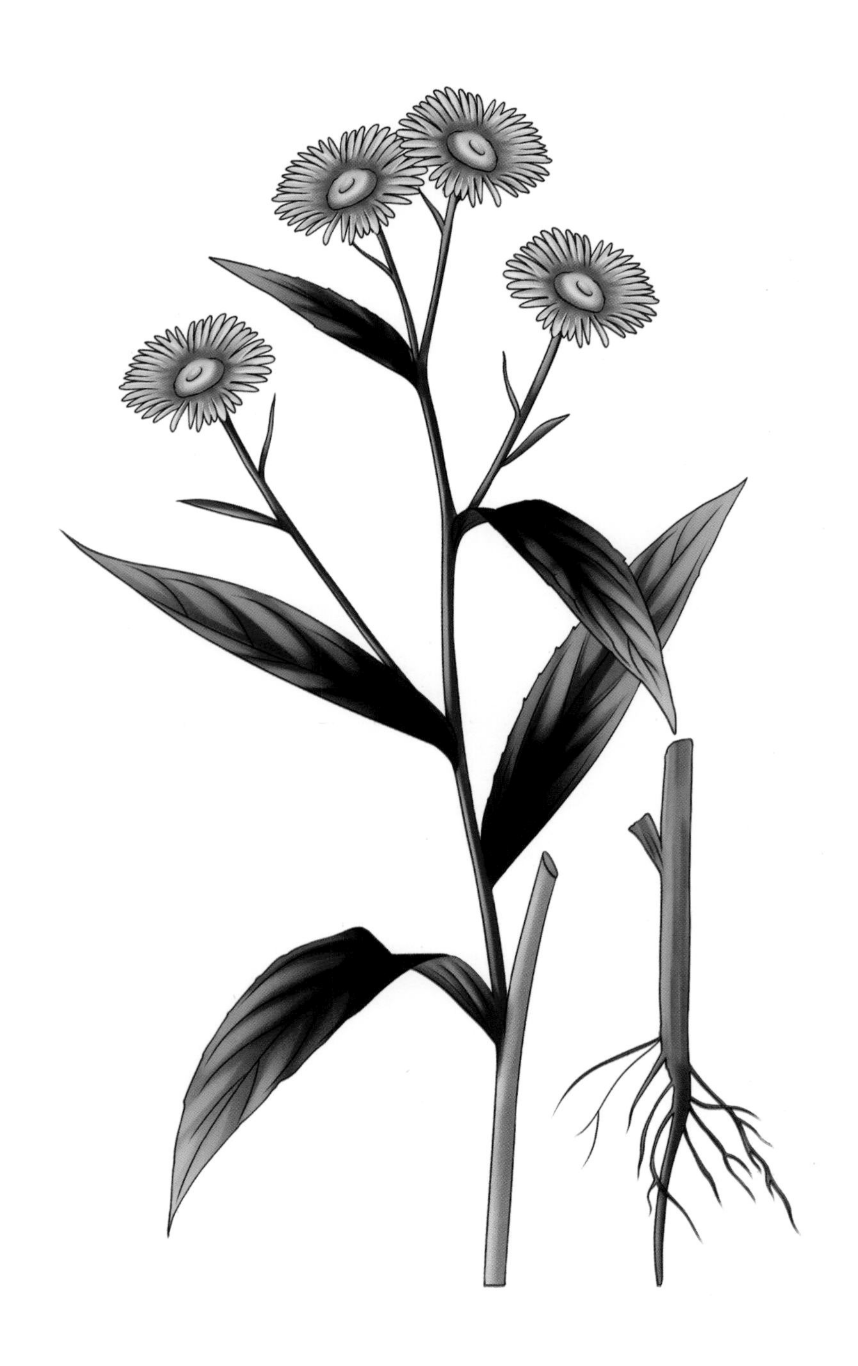

淡竹叶

别名 长竹叶、山鸡米、淡竹米、野麦冬、土麦冬、竹叶麦冬。

来源 本品为禾本科植物淡竹叶 *Lophatherum gracile* Brongn. 的干燥茎叶。

【形态特征】多年生草本，高40～100厘米。有短缩而稍木质化的根茎，须根中部常膨大为纺锤形的块根。茎丛生，细长直立，中空，表面有微细的纵纹，基部木质化。叶互生，叶片披针形，长5～20厘米，宽2～3.5厘米，先端渐尖，基部楔形而渐狭缩成柄状，全缘，两面无毛或具小刺毛，脉平行，小横脉明显，中脉在背面明显凸起；叶鞘光滑或一边有纤毛；叶舌截形，长0.5～1毫米，质硬，边缘有毛。圆锥花序顶生，长10～30厘米，分枝较少，小穗疏生，长7～12毫米，宽1.5～2.5毫米，伸展或成熟时扩展，基部光滑或被刺毛，具极短的柄；颖矩圆形，具5脉，先端钝，边缘膜质，第一颖较第二颖短；外稃较颖长，披针形，具7～9脉，顶端的数枚外稃中空，先端具短芒，内稃较短，膜质透明；子房卵形，花柱2枚，柱头羽状。花期7～9月，果期10月。

【生境分布】生长于林下或沟边阴湿处。分布于长江流域至南部各省（区）。

【采收加工】夏季未抽花穗前采割，晒干，切段生用。

【性味归经】甘、淡，寒。归心、胃、小肠经。

【功能主治】清热泻火，除烦止渴，利尿通淋。主治热病烦渴，小便短赤涩痛，口舌生疮。

【用法用量】水煎服，6～10克。

【使用注意】虚寒证忌用。

单方验方

①**尿血：**淡竹叶、白茅根各15克。水煎服，每日1剂。②**热淋：**淡竹叶20克，灯心草15克，海金沙10克。水煎服，每日1剂。③**发热、心烦、口渴：**淡竹叶15～25克。水煎服。④**预防中暑：**淡竹叶、大青叶、埔姜叶、金银花叶各10克，一枝香6克。水煎（或开水泡），代茶饮。⑤**发热、心烦、口渴：**淡竹叶10～15克。水煎服。⑥**尿路感染：**淡竹叶11～15克，丁公藤、凤尾草各30克。水煎服，每日1剂。

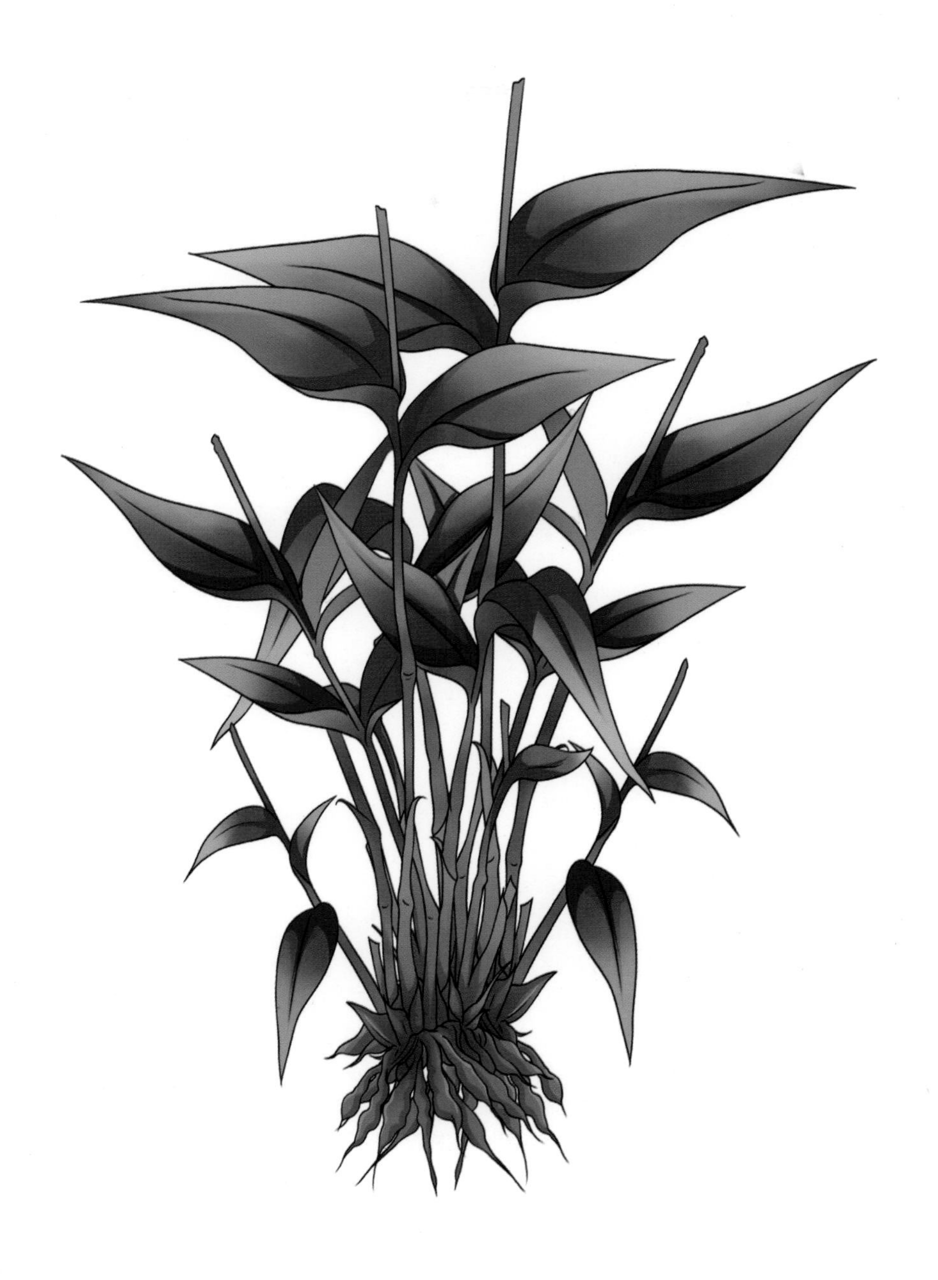

淫羊藿

别名 羊藿、仙灵脾、黄连祖、牛角花、羊藿叶、羊角风。

来源 本品为小檗科植物淫羊藿 *Epimedium brevicornu* Maxim. 的干燥叶。

【形态特征】多年生草本，高30～40厘米。根茎长，横走，质硬，须根多数。叶为2回3出复叶，小叶9片，有长柄，小叶片薄革质，卵形至长卵圆形，长4.5～9厘米，宽3.5～7.5厘米，先端尖，边缘有细锯齿，锯齿先端成刺状毛，基部深心形，侧生小叶基部斜形，上面幼时有疏毛，开花后毛渐脱落，下面有长柔毛。花4～6朵成总状花序，花序轴无毛或偶有毛，花梗长约1厘米；基部有苞片，卵状披针形，膜质；花大，直径约2厘米，黄白色或乳白色；花萼8片，卵状披针形，2轮，外面4片小，不同形，内面4片较大，同形；花瓣4，近圆形，具长距；雄蕊4；雌蕊1，花柱长。蓇葖果纺锤形，成熟时2裂。花期4～5月，果期5～6月。

【生境分布】生长于山坡阴湿处、山谷林下或沟岸。分布于陕西、四川、湖北、山西、广西等地。

【采收加工】夏、秋两季茎叶茂盛时采收，晒干或阴干。

【性味归经】辛、甘，温。归肝、肾经。

【功能主治】补肾阳，强筋骨，祛风湿。主治肾阳虚衰，阳痿遗精，筋骨痿软，风湿痹痛，麻木拘挛。

【用法用量】水煎服，6～10克。

【使用注意】阴虚火旺者不宜用。

单方验方

①**阳痿：**淫羊藿叶12克。水煎服（不可久用）。②**牙齿虚痛：**淫羊藿适量。研粗末，煎水漱口。③**闭经：**淫羊藿、肉苁蓉各12克，鸡血藤30克，枸杞子20克。水煎服。④**肺肾两虚、喘咳短气：**淫羊藿15克，黄芪30克，五味子6克。水煎服。⑤**肾虚阳痿、腰膝酸软：**淫羊藿100克，白酒500毫升。同浸泡，每次饮1小杯。

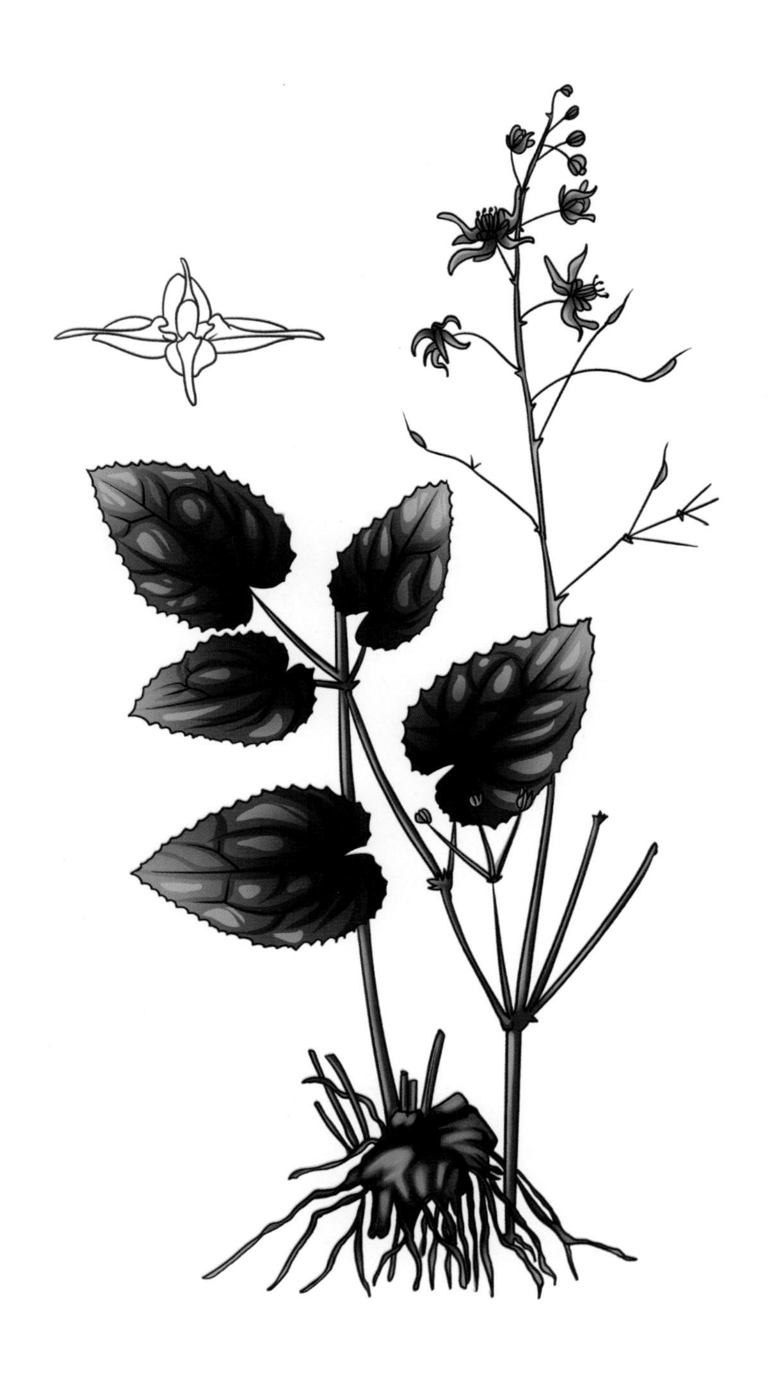

蛇床子

别名 蛇珠、野茴香、秃子花、蛇床实、蛇床仁、野萝卜碗子。
来源 本品为伞形科植物蛇床 *Cnidium monnieri* (L.) Cuss. 的干燥成熟果实。

【形态特征】一年生草本，高30～80厘米；茎直立，多分枝，中空，表面具深纵条纹，疏生细柔毛。基生叶有柄，茎基部叶有短阔的叶鞘，边缘有膜质，茎上部叶几乎全部简化成鞘状；叶片轮廓卵形至卵状披针形。复伞形花序顶生或侧生，总苞片8～10，线形有长尖；花瓣白色。双悬果长圆形，分果具5棱，果棱成翅状，无毛。果实呈椭圆形，由两个分果合抱而成。花期4～7月，果期6～8月。

【生境分布】生长于弱碱性稍湿的草甸子、河沟旁、碱性草原、田间路旁。分布于广东、广西、安徽、江苏等地。

【采收加工】夏、秋两季果实成熟时采收，除去杂质，晒干。

【性味归经】辛、苦，温；有小毒。归肾经。

【功能主治】燥湿祛风，杀虫止痒，温肾壮阳。主治阴痒带下，湿疹瘙痒，湿痹腰痛，肾虚阳痿，宫冷不孕。

【用法用量】水煎服，3～10克。外用：适量，煎汤熏洗或研末调敷。

【使用注意】肾阴不足、相火易动、精关不固、下焦湿热者不宜用。

单方验方

①**阴囊湿疹：**蛇床子25克。煎水，洗阴部。②**滴虫性阴道炎：**蛇床子50克，黄柏15克。以甘油明胶为基质做成（2克重）栓剂，每日于阴道内置放1枚。③**阳痿：**蛇床子、菟丝子、五味子各等份。共研末，炼蜜丸（如梧桐子大），每服30丸，每日3次。④**妇女阴痒：**蛇床子50克，白矾10克。煎汤频洗。⑤**滴虫性阴道炎：**蛇床子25克，花椒10克，白矾、苦参各15克。每日1剂，煎水熏洗阴道1～2次；本方亦可治湿疹。

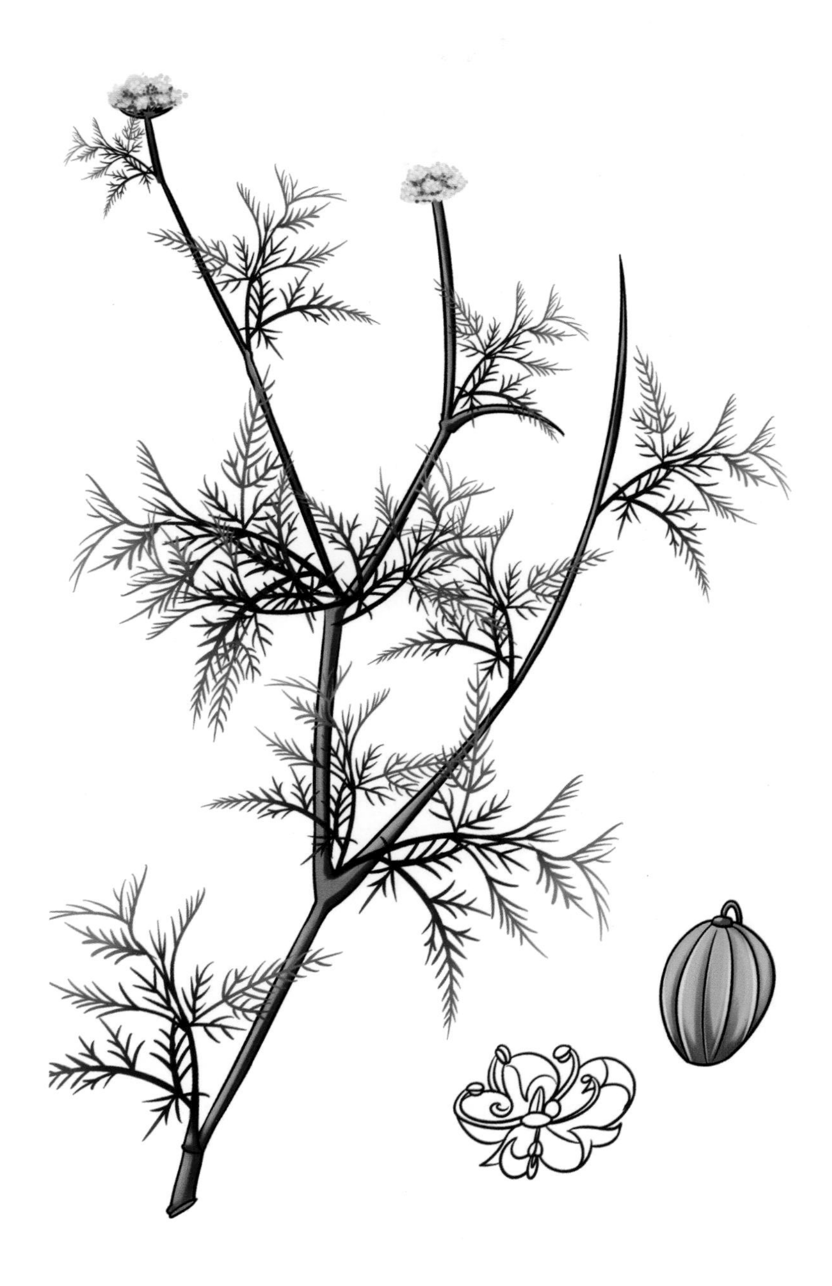

蛇蜕

别名 蛇符、蛇退、蛇壳、蛇皮、龙衣、龙子衣、龙子单衣。

来源 本品为游蛇科动物黑眉锦蛇 *Elaphe taeniura* Cope 等蜕下的干燥表皮膜。

【形态特征】大型无毒蛇，全长可达2米左右。上唇鳞9（4～2～3）或8，10，7；颊鳞1；眶后鳞2；中央9～17行微棱；腹鳞222～267；肛鳞2片；尾下鳞76～122对。头和体背黄绿色或棕灰色；眼后有一条明显的黑纹，也是该蛇命名的主要依据；体背的前、中段有黑色梯形或蝶状斑纹，略似秤星，故又名秤星蛇；由体背中段往后斑纹渐趋隐失，但有4条清晰的黑色纵带直达尾端，中央数行背鳞具弱棱。

【生境分布】分布于安徽、江苏、浙江、福建、台湾、广东、江西、湖北、四川、云南等地。

【采收加工】春末夏初或冬初收集，除去泥沙，干燥。

【性味归经】咸、甘，平。归肝经。

【功能主治】祛风，定惊，退翳，解毒。主治小儿惊风，抽搐痉挛，翳障，喉痹，疔肿，皮肤瘙痒。

【用法用量】水煎服，2～3克；研末，吞服，0.3～0.6克。

【使用注意】孕妇忌服。

单方验方

①**缠喉风，咽中如束，气不通：**蛇蜕（炙黄）、当归各等份。共为末，温酒调5克，得吐愈。②**破伤风：**蝉蜕（去土）适量。共为细末，掺在疮口上（毒气自散）。③**胃热吐食：**蝉蜕（去泥）50个，滑石50克。共研为末，每服10克，水1碗，加蜂蜜调服。

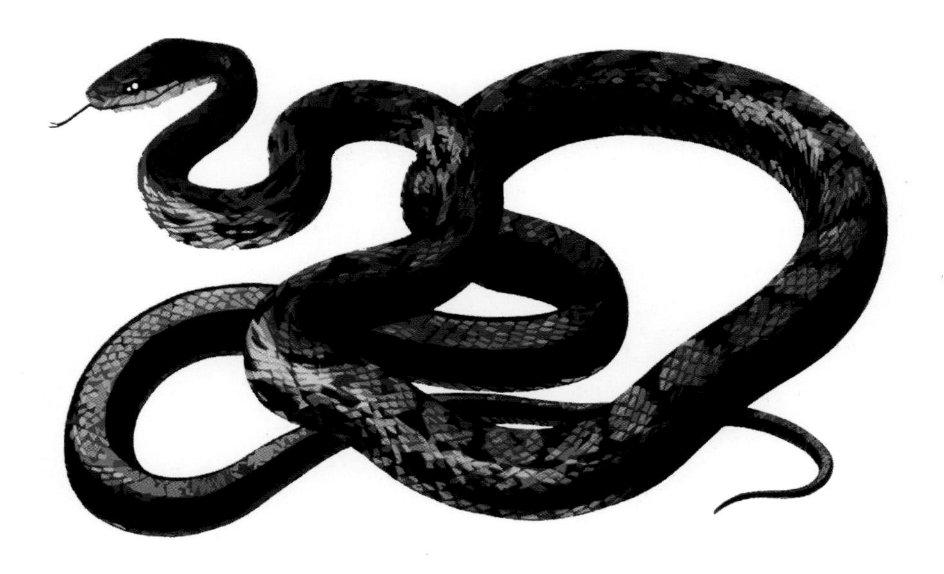

鹿茸

别名 斑龙珠。

来源 本品为鹿科动物梅花鹿 *Cervus nippon* Temminck 的雄鹿未骨化密生茸毛的幼角。

【形态特征】一种中型的鹿。体长约1.5米，肩高约90厘米。雄鹿有角，生长完全的共有四叉，眉叉斜向前伸；第二叉与眉叉相距较远，主干末端再分一叉。雌鹿无角。眶下腺明显，呈裂缝状。耳大直立。颈细长，颈和胸部下方有长毛。尾短，臀部有明显白斑。四肢细长，后肢外侧踝关节下有褐色腺体，名为跖腺；主蹄狭尖，侧蹄小。冬毛厚密，棕灰色或棕黄色，有白色斑点，夏季白斑更明显。腹部毛白色，四肢毛色较淡，背部有深棕色的纵纹。大都人工饲养。野生者栖息于混交林、山地草原和森林边缘附近；冬季多在山地南坡，春秋多在旷野，夏季常在密林。晨昏活动较多。以青草、树叶、嫩芽、树皮、苔藓为食。春、夏季喜食盐。雄鹿每年4～5月脱落旧角，随后长出茸角，外被天鹅绒状的茸皮。

【生境分布】我国东北、西北、内蒙古、新疆及西南山区均有分布。主产于吉林、黑龙江、内蒙古、新疆、青海等地。

【采收加工】夏、秋两季锯取鹿茸，经加工后，阴干或烘干。

【性味归经】甘、咸，温。归肝、肾经。

【功能主治】壮肾阳，益精血，强筋骨，调冲任，托疮毒。主治肾阳不足，精血亏虚，阳痿滑精，宫冷不孕，羸瘦，神疲，畏寒，眩晕，耳鸣，耳聋，腰膝冷痛，筋骨痿软，崩漏带下，阴疽不敛。

【用法用量】研末，冲服，1～2克。

【使用注意】高血压、肝炎、肾炎患者忌用。不宜与降糖药、水杨酸类药物合用。

单方验方

①**精血耗竭、面色黧黑、耳聋目昏、口干多渴、腰痛脚弱、小便白浊、上燥下寒、不受峻补：**鹿茸（酒浸）、当归（酒浸）各等份。共研细末，煮乌梅膏子为丸（如梧桐子大）每服50丸，空腹米饮送下。②**精血俱虚、营卫耗损、潮热自汗、怔忡惊悸、肢体倦乏、一切虚弱之症：**鹿茸（酒蒸）、附子（炮）各30克。上细切，分作4副，水2盏，生姜10片，煎至八分，去渣，饭前温服。

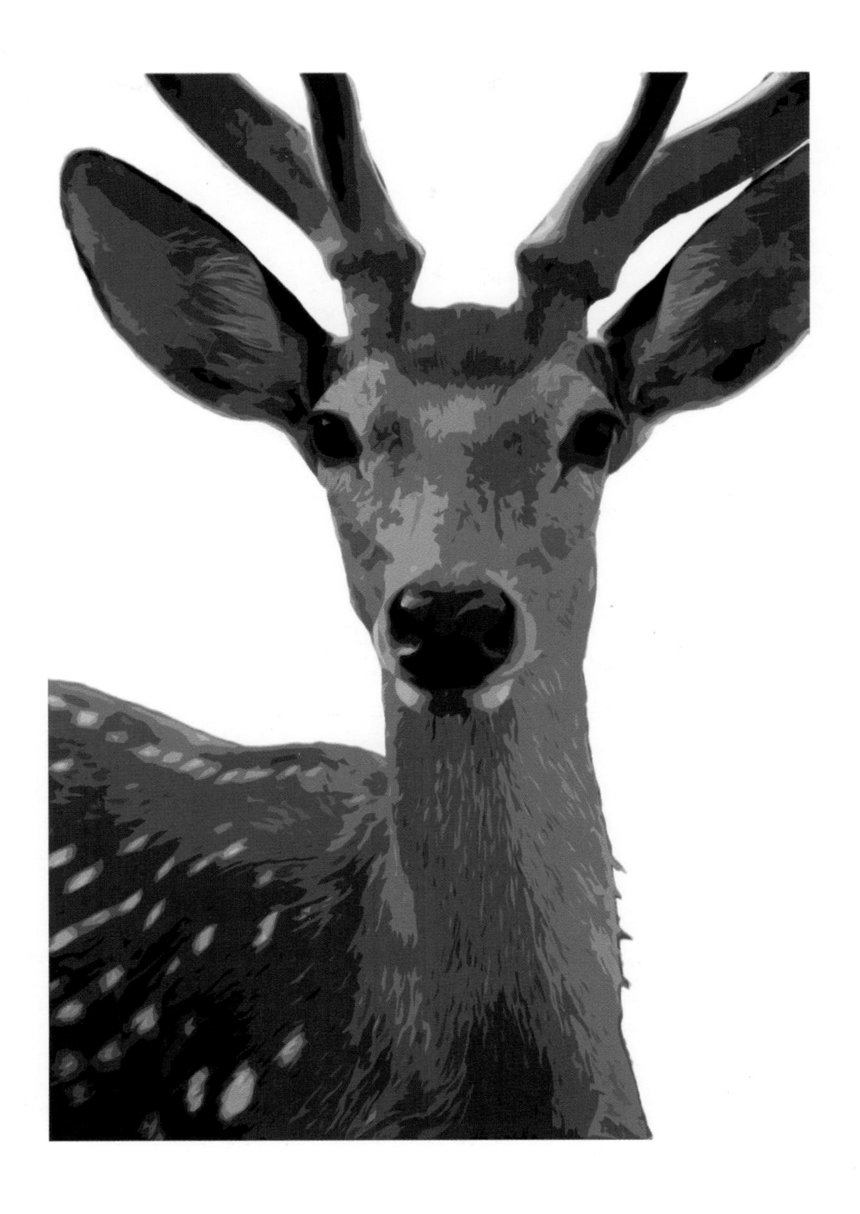

麻黄

别名 龙沙、狗骨、卑相、卑盐。

来源 本品为麻黄科植物草麻黄 *Ephedra sinica* stapf 的干燥草质茎。

【形态特征】多年生草本状小灌木，高30～70厘米。木质茎匍匐卧于土中；草质茎直立，黄绿色，节间细长，长2～6厘米，直径1～2毫米。鳞叶膜质，鞘状，长3～4毫米，下部1/3～2/3合生，围绕茎节，上部2裂，裂片锐三角形，中央有2脉。雌雄异株，少有同株者；雄花序阔卵形，通常3～5个成复穗状，顶生及侧枝顶生，稀为单生；苞片3～5对，革质，边缘膜质，每苞片内各有1雄花；雄花具无色膜质倒卵形筒状假花被；雄蕊6～8，伸出假花被外，花药长方形或倒卵形，聚成一团，花丝合生1束；雌花序多单生枝端，卵圆形；苞片4～5对，绿色，革质，边缘膜质，最上1对合生部分占1/2以上，苞片内各有1雌花；雌花有厚壳状假花被，包围胚珠之外，珠被先端延长成细长筒状直立的珠被管，长1～1.5毫米。雌花序成熟时苞片增大，肉质，红色，成浆果状。种子2枚，卵形。花期5月，种子成熟期7月。

【生境分布】生长于干燥的山冈、高地、山田或干枯的河床中。分布于吉林、辽宁、内蒙古、河北、河南、山西等地。

【采收加工】秋季采割绿色草质茎，晒干。

【性味归经】辛、微苦，温。归肺、膀胱经。

【功能主治】发汗解表，宣肺平喘，利水消肿。主治风寒感冒，胸闷喘咳，风水浮肿。蜜麻黄润肺止咳；多用于表证已解，气喘咳嗽。

【用法用量】水煎服，2～10克。

【使用注意】本品发散力强，多汗、虚喘患者慎用。能升高血压、兴奋中枢神经系统，故高血压、失眠患者需慎用。

单方验方

①**慢性支气管炎：**麻黄6克，细辛、干姜各1.5克，姜制半夏10克。水煎服。②**小儿腹泻：**麻黄4克，前胡8克。水煎，稍加白糖顿服，每日1剂。

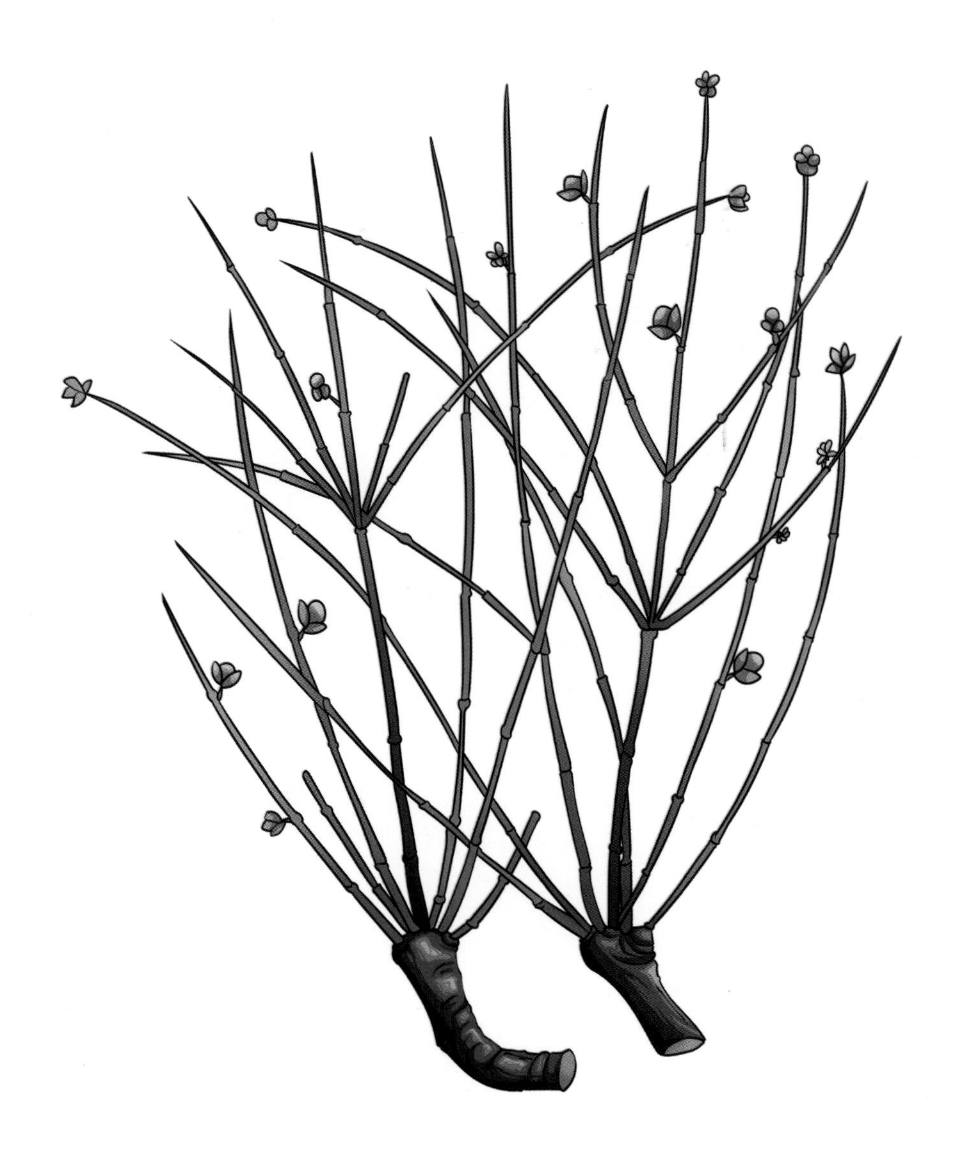

菟丝子

别名 萝丝子、豆寄生、豆须子、巴钱天、黄鳝藤、金黄丝子。
来源 本品为旋花科植物菟丝子 *Cuscuta chinensis* Lam. 的干燥成熟种子。

【形态特征】一年生寄生草本，全株无毛。茎细，缠绕，黄色，无叶。花簇生于叶腋，苞片及小苞片鳞片状；花萼杯状，花冠白色，钟形，长为花萼的2倍，先端5裂，裂片向外反曲；雄蕊花丝扁短，基部生有鳞片，矩圆形，边缘流苏状。蒴果扁球形，被花冠全部包住，盖裂。种子2～4颗，黄色或黄褐色，卵形，长1.4～1.6毫米，表面粗糙。花期7～9月，果期8～10月。
【生境分布】生长于田边、荒地及灌木丛中，常寄生于豆科等植物上。分布于东北辽阳、盖平，河南、山东、山西等地。
【采收加工】秋季果实成熟时采收植株，晒干，打下种子，除去杂质。
【性味归经】辛、甘，平。归肝、肾、脾经。
【功能主治】补益肝肾，固精缩尿，安胎，明目，止泻；外用消风祛斑。主治肝肾不足，腰膝酸软，阳痿遗精，遗尿尿频，肾虚胎漏，胎动不安，目昏耳鸣，脾肾虚泻；外治白癜风。
【用法用量】水煎服，6～12克。外用：适量。
【使用注意】阴虚火旺、大便燥结、小便短赤者不宜用。

单方验方

①**肾虚阳痿、遗精及小便频数：**菟丝子、枸杞子、覆盆子、五味子、车前子各9克。水煎服。②**乳汁不通：**菟丝子15克。水煎服。③**脾虚泄泻：**菟丝子15克，生白术10克。水煎服。④**腰膝酸软、遗精早泄、小便频数、带下过多：**菟丝子适量，黑豆60粒，大枣5枚。水煎服。

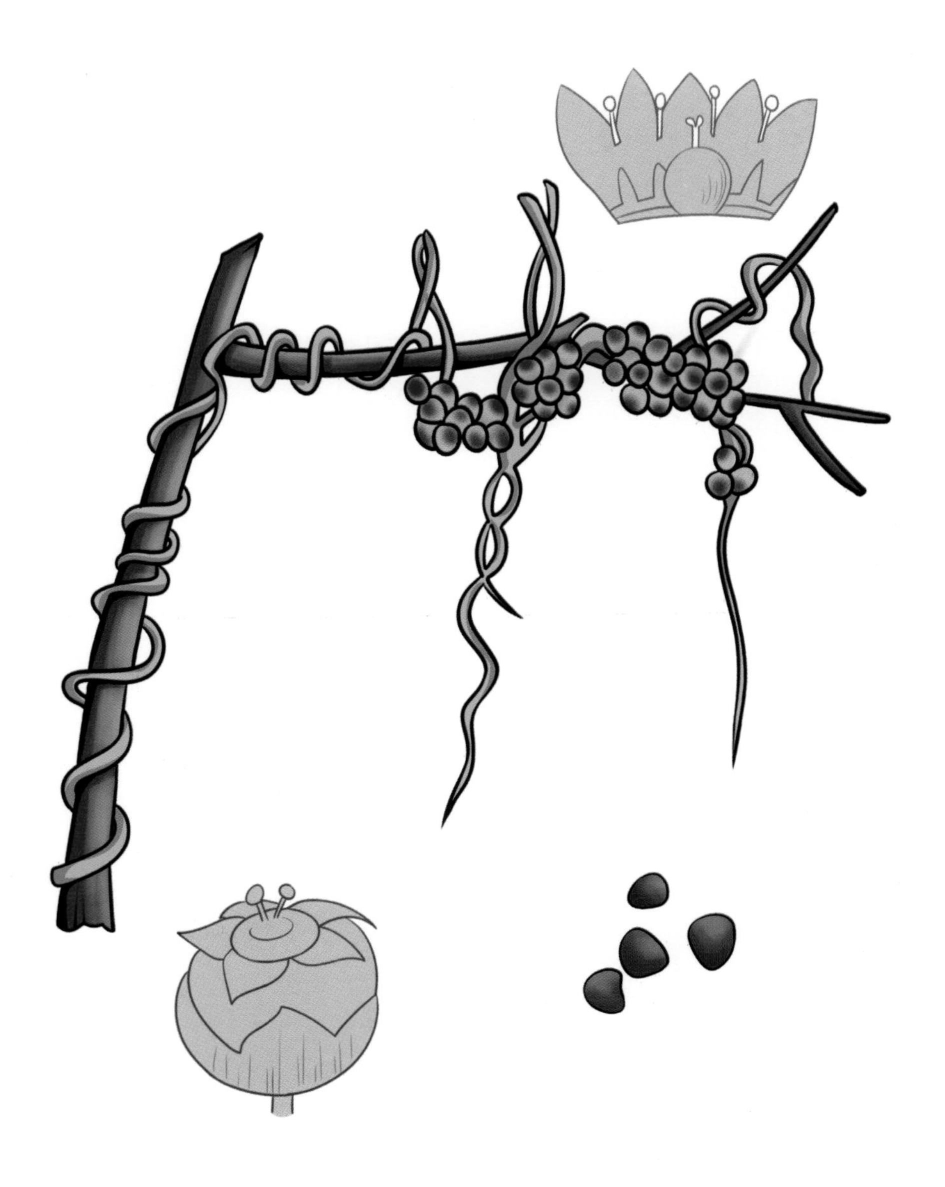

鹅不食草

别名 石胡荽、鸡肠草、野园荽、食胡荽。

来源 本品为菊科植物鹅不食草 *Centipeda minima* (L.) A. Br. et Aschers. 的干燥全草。

【形态特征】一年生匍匐状柔软草本，枝多广展，高8～20厘米，近秃净或稍被绵毛。叶互生，叶片小，匙形，长7～20毫米，宽3～5毫米，先端钝，基部楔形，边缘有疏齿。头状花序无柄，直径3～4毫米，腋生，花杂性，淡黄色或黄绿色，管状，花冠钟状，花柱裂片短，钝或截头形。瘦果四棱形，棱上有毛，无冠毛。花期9～11月。

【生境分布】生长于稻田或阴湿处、路旁。分布于浙江、湖北、江苏、广东等地。

【采收加工】夏、秋两季花开时采收，洗去泥沙，晒干。

【性味归经】辛，温。归肺经。

【功能主治】发散风寒，通鼻窍，止咳。主治风寒头痛，咳嗽痰多，鼻塞不通，鼻渊流涕。

【用法用量】水煎服，6～9克。外用：适量。

【使用注意】内服本品对胃有刺激。

单方验方

①**伤风头痛、鼻塞、目翳：**鹅不食草（鲜、干均可）适量。搓揉嗅其气，即打喷嚏，每日2次。②**寒痰咳喘：**鹅不食草适量。研汁，和酒服。③**脑漏：**鲜鹅不食草适量。捣烂，塞鼻孔内。④**单双喉蛾：**鹅不食草、糯米各30克。将鹅不食草捣烂，取汁浸糯米磨浆，徐徐含咽。

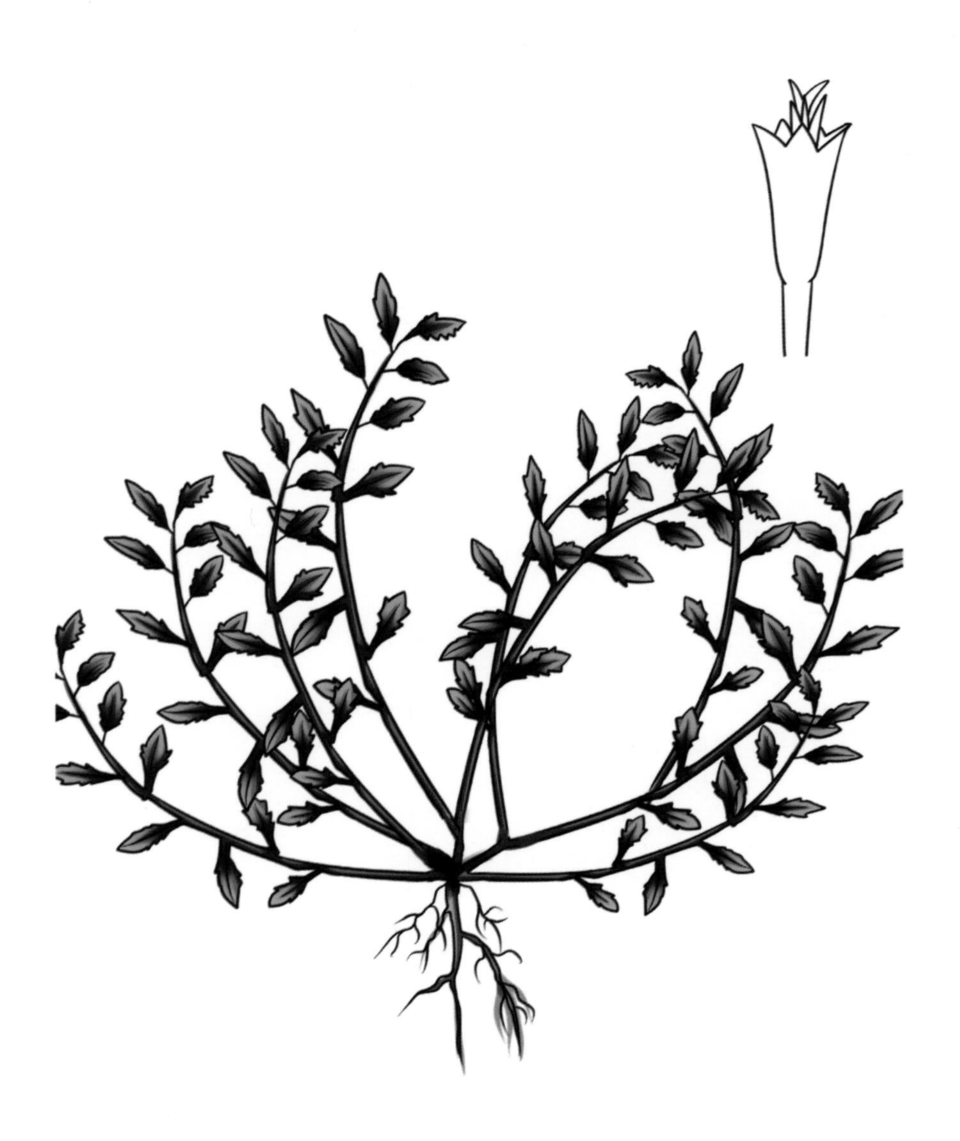

款冬花

别名 冬花、款花、艾冬花、看灯花、九九花。

来源 本品为菊科植物款冬 *Tussilago farfara* L. 的干燥花蕾。

【形态特征】多年生草本，高10～25厘米。基生叶广心脏形或卵形，长7～15厘米，宽8～10厘米，先端钝，边缘呈波状疏锯齿，锯齿先端往往带红色。基部心形或圆形，质较厚，上面平滑，暗绿色，下面密生白色毛；掌状网脉，主脉5～9条；叶柄长8～20厘米，半圆形；近基部的叶脉和叶柄带红色，并有茸毛。花茎长5～10厘米，具茸毛，小叶10余片，互生，叶片长椭圆形至三角形。头状花序顶生；总苞片1～2层，苞片20～30，质薄，呈椭圆形，具茸毛；舌状花鲜黄色，单性，花冠先端凹，雌蕊1，子房下位，花柱长，柱头2裂；筒状花两性，先端5裂，裂片披针状，雄蕊5，花药连合，雌蕊1，花柱细长，柱头球状。瘦果长椭圆形，具纵棱，冠毛淡黄色。花期2～3月，果期4月。

【生境分布】栽培或野生长于河边、沙地。栽培与野生均有。分布于河南、甘肃、山西、陕西等地。甘肃灵台产者称为“灵台冬花”，品质最优。

【采收加工】12月或地冻前当花尚未出土时采挖，除去花梗及泥沙，阴干。本品不宜日晒，不可见雾、露、雨和雪，否则不易保持色泽鲜艳。

【性味归经】辛、微苦，温。归肺经。

【功能主治】润肺下气，止咳化痰。主治新久咳嗽，喘咳痰多，劳嗽咯血。

【用法用量】水煎服，5～10克。

【使用注意】大便溏泄者不宜用。

单方验方

①**肺痈（肺脓肿）：**款冬花、薏苡仁各10克，桔梗15克，炙甘草6克。水煎服。②**久嗽不止：**款冬花、紫菀各15克。粗捣罗为散，每次5克，以水一中盏，入生姜0.5克煎至六分，去渣温服，每日3～4次。③**肺结核久咳不已、咳唾痰血：**款冬花12克，百合30克。水煎服。

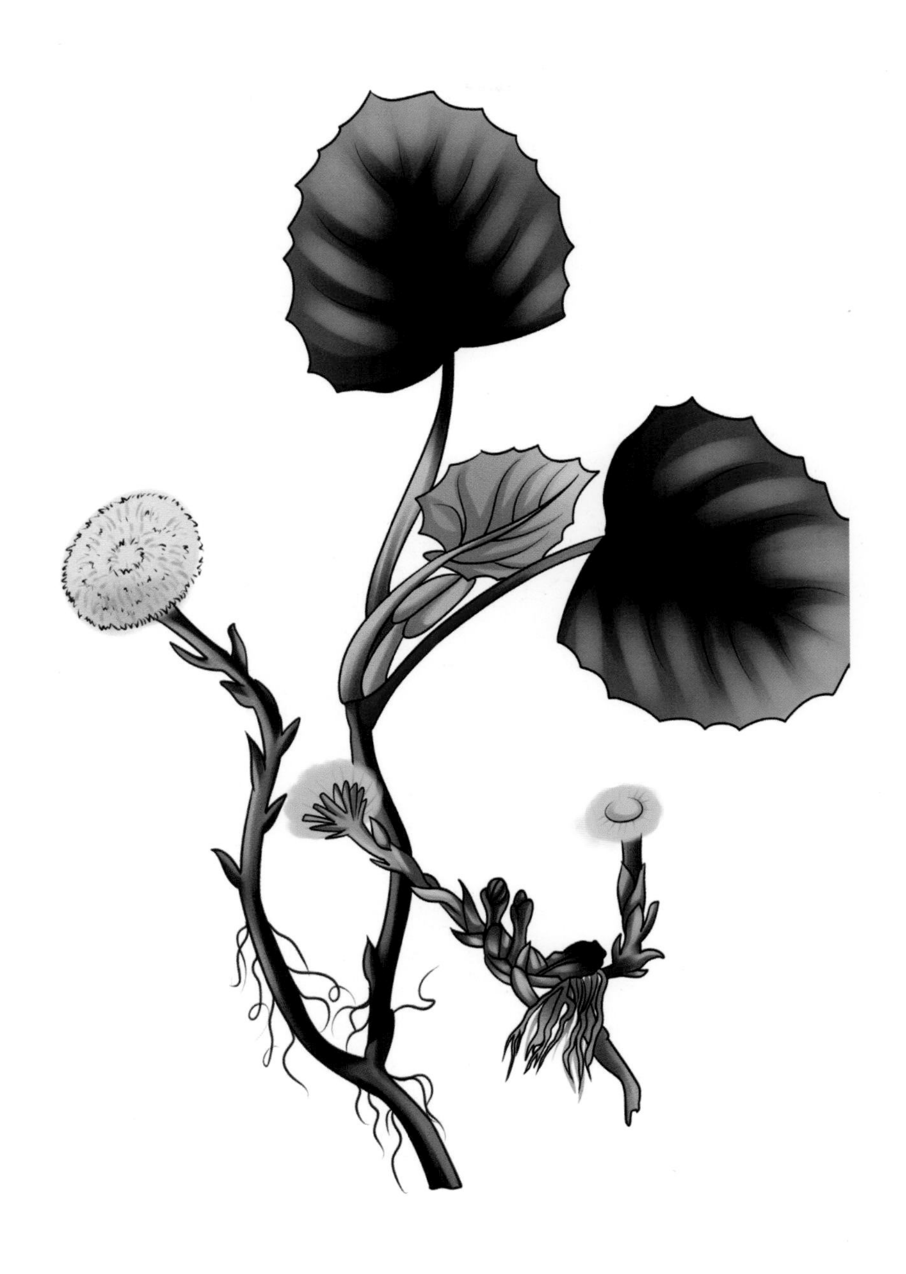

紫花地丁

别名 地丁、紫地丁、地丁草、堇堇草。

来源 本品为堇菜科多年生草本植物紫花地丁 *Viola yedoensis* Makino 的干燥全草。

【形态特征】多年生草本，高4～14厘米；果期最高可达20厘米。根茎短，垂直，淡褐色，长4～13毫米，粗2～7毫米；节密生，有数条细根。叶多数，基生，莲座状；叶柄于花期长于叶片1～2倍，具狭翅，于果期长10厘米以上，上部者较长，呈长圆形、狭卵状披针形或长圆状卵形，长1.5～4厘米，宽0.5～1厘米，先端圆钝，基部截形或楔形，稀微心形，边缘较平的圆齿，两面无毛或被细短毛，果期叶片增大；托叶膜质，苍白色或淡绿色。花梗通常多数，细弱，与叶片等长或高出叶片；花紫堇色或淡紫色，稀呈白色，喉部色较淡并带有紫色条纹；萼片5，卵状披针形或披针形，基部附属物短，末端圆形或截形；花瓣5，倒卵形或长圆状倒卵形；距细管状，长4～8毫米，末端圆；雄蕊5，花药长约2毫米，药隔先端的附属物长约1.5毫米；子房卵形，花柱棍棒状，柱头三角形。蒴果长圆形，长5～12毫米，无毛。种子卵球形，长约1.8毫米，淡黄色。花、果期4月中旬至9月。

【生境分布】生长于路旁、田埂和圃地中。分布于江苏、浙江、安徽及东北各省（区）。

【采收加工】春、秋两季采收，除去杂质，晒干。

【性味归经】苦、辛，寒。归心、肝经。

【功能主治】清热解毒，凉血消肿。主治疔疮肿毒，痈疽发背，丹毒，毒蛇咬伤。

【用法用量】水煎服，15～30克。

【使用注意】体质虚寒者忌服。

单方验方

①**中耳炎：**紫花地丁12克，蒲公英10克（鲜者加倍）。捣烂，沸水冲泡10分钟，于每日内分次饮完。②**丹毒：**紫花地丁、半边莲各12克，蒲公英10克。捣碎，沸水冲泡15分钟，代茶频饮，每日1剂。

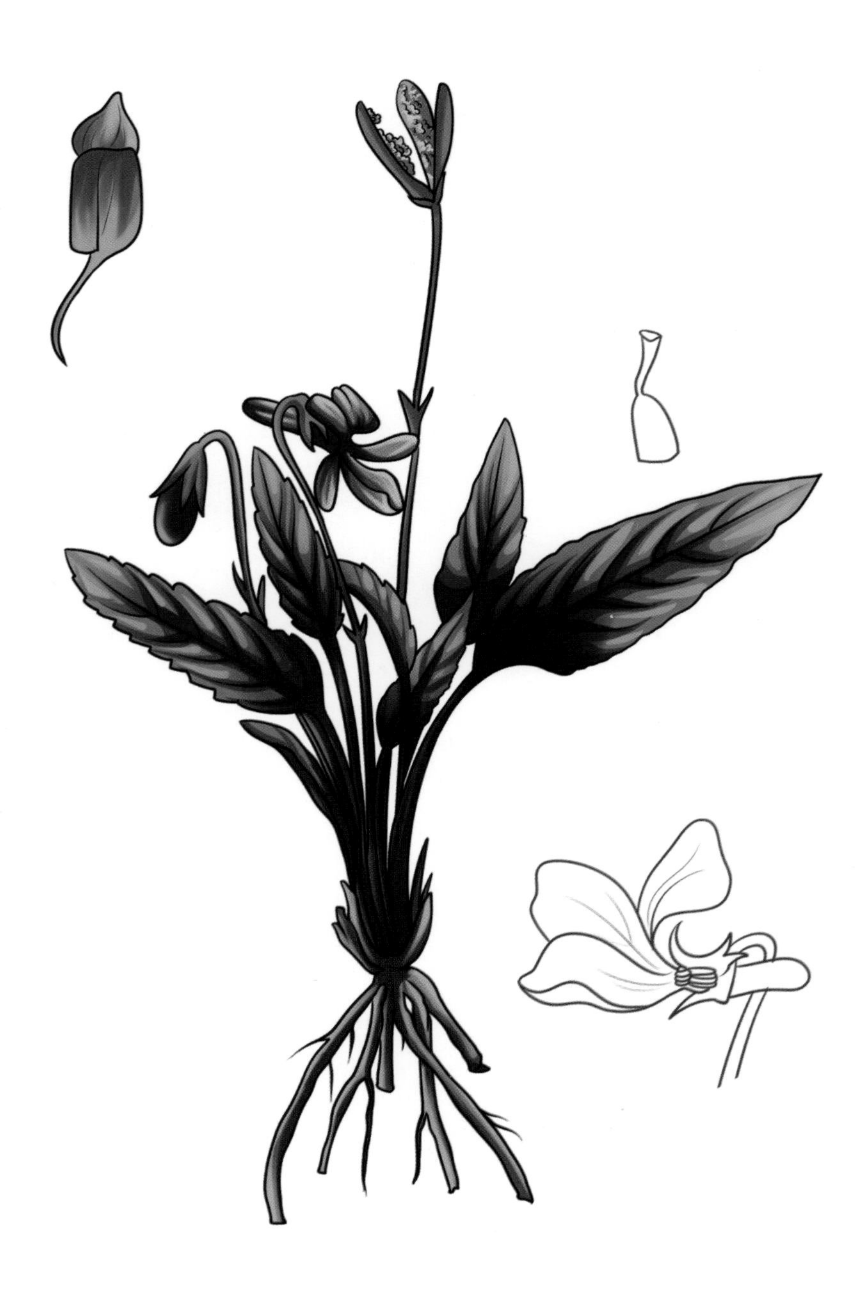

紫苏子

别名 苏子、任子、黑苏子、铁苏子。

来源 本品为唇形科植物紫苏 *Perilla frutescens* (L.) Britt. 的干燥成熟果实。

【形态特征】一年生草本，高30～200厘米。茎直立，多分枝，紫色、绿紫色或绿色，钝四棱形，密被长柔毛。叶对生，叶柄长3～5厘米，紫红色或绿色，被长茸毛；叶片阔卵形、卵状圆形或卵状三角形，长4～13厘米，宽2.5～10厘米，先端渐尖或突尖，有时呈短尾状，基部圆形或阔楔形，边缘具粗锯齿，有时锯齿较深或浅裂，两面紫色或仅下面紫色，上下两面均疏生柔毛，沿叶脉处较密，叶下面有细油腺点；侧脉7～8对，位于下部者稍靠近，斜上升。轮伞花序，由2花组成偏向一侧成假总状花序，顶生和腋生，花序密被长柔毛；苞片卵形、卵状三角形或披针形，全缘，具缘毛，外面有腺点，边缘膜质；花梗长1～1.5毫米，密被柔毛；花萼钟状，长约3毫米，10脉，外面密被长柔毛和黄色腺点，顶端5齿，2唇，上唇宽大，有3齿，下唇有2齿，结果时增大，基部呈囊状；花冠唇形，长3～4毫米，白色或紫红色，花冠筒内有毛环，外面被柔毛，上唇微凹，下唇3裂，裂片近圆形，中裂片较大。小坚果近球形，灰棕色或褐色，直径1～1.3毫米，有网纹，果萼长约10毫米。花期6～8月，果期7～9月。

【生境分布】多为栽培。分布于湖北、江苏、河南、山东、江西、浙江、四川等地。

【采收加工】秋季果实成熟时采收，除去杂质，晒干。

【性味归经】辛，温。归肺经。

【功能主治】降气化痰，止咳平喘，润肠通便。主治痰壅气逆，咳嗽气喘，肠燥便秘。

【用法用量】水煎服，3～10克。

【使用注意】气虚久嗽、阴虚喘逆、脾虚便滑者忌用。

单方验方

①**慢性支气管炎、支气管哮喘（对于咳嗽气喘、胸满胁痛者）**：紫苏子、油菜子各9克，白芥子6克。水煎服。②**咳嗽气喘**：紫苏子、苦杏仁各15克，麻黄、贝母、甘草各10克。水煎服。

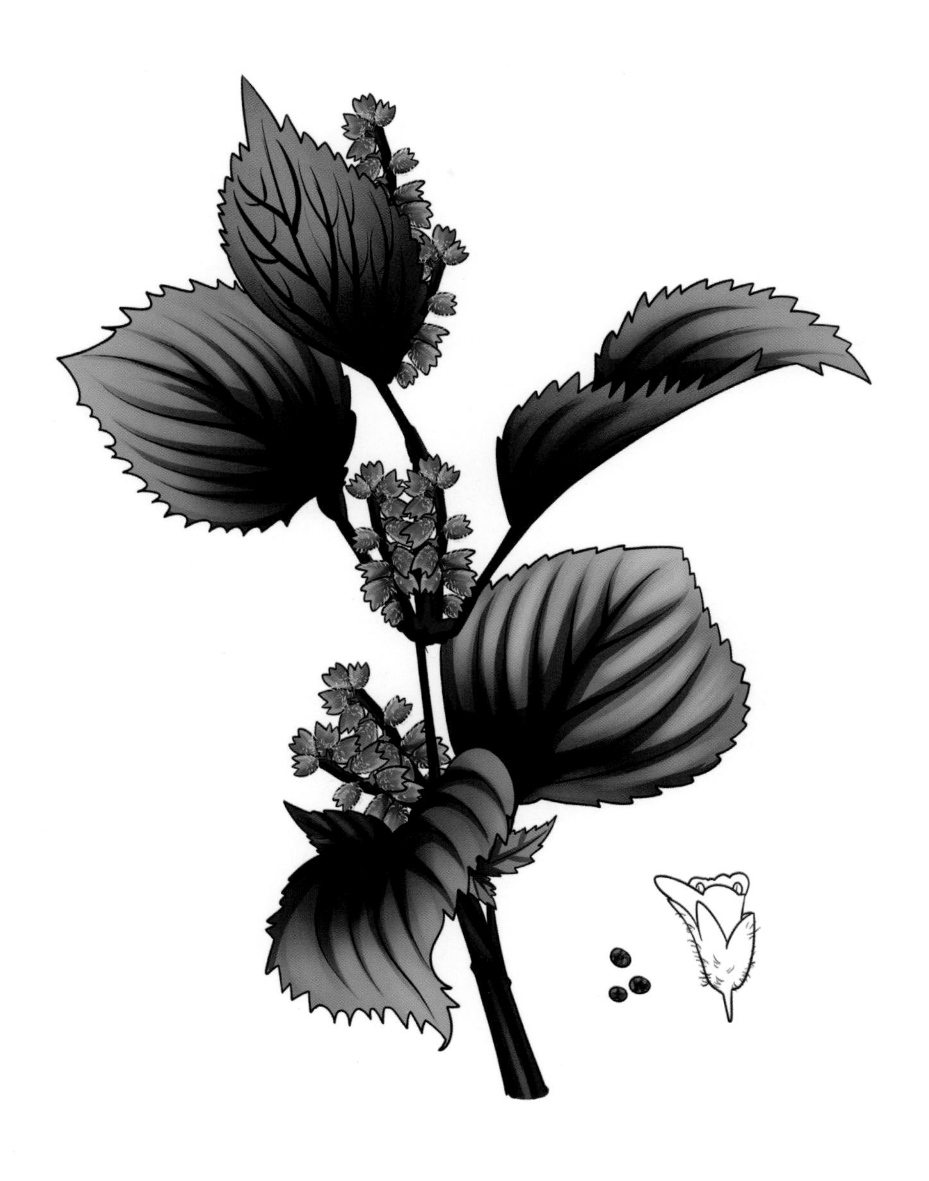

萹蓄

别名 萹竹、竹节草、地萹蓄、萹蓄蓼、大蓄片。

来源 本品为蓼科植物萹蓄 *Polygonum aviculare* L. 的干燥地上部分。

【形态特征】一年生草本，高15～50厘米。茎匍匐或斜上，基部分枝甚多，具明显的节及纵沟纹；幼枝上微有棱角。叶互生，叶柄短，约2～3毫米，也有近于无柄者；叶片披针形至椭圆形，长5～16毫米，宽1.5～5毫米，先端钝或尖，基部楔形，全缘，绿色，两面无毛；托鞘膜质，抱茎，下部绿色，上部透明无色，具明显脉纹，其上之多数平行脉常伸出成丝状裂片。花6～10朵簇生于叶腋，花梗短，苞片及小苞片均为白色透明膜质；花被绿色，5深裂，具白色边缘，结果后，边缘变为粉红色；雄蕊通常8枚，花丝短；子房长方形，花柱短，柱头3枚。瘦果包围于宿存花被内，仅顶端小部分外露，卵形，具3棱，长2～3毫米，黑褐色，具细纹及小点。花期6～8月，果期9～10月。

【生境分布】生长于路旁、田野，野生或栽培。全国大部分地区均产，主产于河南、四川、浙江、山东、吉林、河北等地。

【采收加工】夏季叶茂盛时采收，除去根和杂质，晒干。

【性味归经】苦，微寒。归膀胱经。

【功能主治】利尿通淋，杀虫，止痒。主治热淋涩痛，小便短赤，虫积腹痛，皮肤湿疹，阴痒带下。

【用法用量】水煎服，9～15克。外用：适量，煎水洗患处。

【使用注意】脾虚者慎用。

单方验方

①**泌尿系统感染、尿频、尿急：**萹蓄、瞿麦各25克，大黄20克，滑石50克，木通、栀子、车前子、甘草各15克，灯心草5克。水煎服，孕妇忌服。②**输尿管结石伴肾盂积水：**萹蓄、生地黄各25克，补骨脂、杜仲、续断、泽泻、丹参、海金沙各15克，滑石50克。水煎服。如有感染另加金银花、虎杖各25克。③**热黄：**萹蓄适量。取汁顿服1000毫升，多年者再服。④**蛔虫心痛、面青、口中沫出：**萹蓄300克。细锉，水煎去渣，浓煎如饴，空腹服。

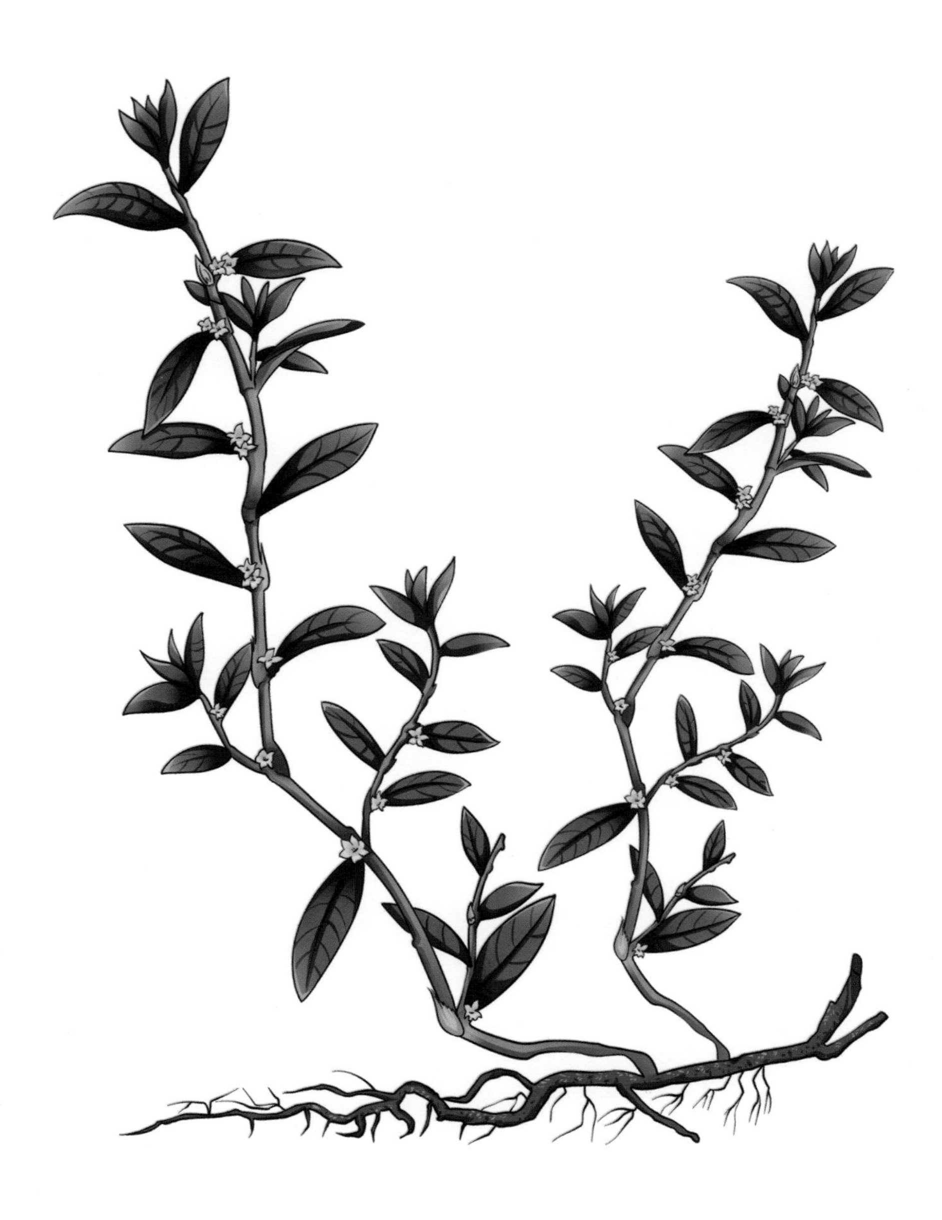

锁阳

别名 锁燕、地毛球、锈铁棒、锁严子、地毛球。

来源 本品为锁阳科植物锁阳 *Cynomorium songaricum* Rupr. 的干燥肉质茎。

【形态特征】 多年生肉质寄生草本。地下茎粗短，具有多数瘤突吸收根。茎圆柱形，暗紫红色，高20～100厘米，径3～6厘米，大部分埋于沙中，基部粗壮，具鳞片状叶。鳞片状叶卵圆形、三角形或三角状卵形，长0.5～1厘米，宽不及1厘米，先端尖。穗状花序顶生，棒状矩圆形，长5～15厘米，直径2.5～6厘米；生密集的花和鳞状苞片，花杂性，暗紫色，有香气，雄花有2种：一种具肉质花被5枚，长卵状楔形，雄蕊1，花丝短，退化子房棒状；另一种雄花具数枚线形、肉质总苞片，无花被，雄蕊1，花丝较长，无退化子房；雌花具数枚线状、肉质总苞片；其中有1枚常较宽大，雌蕊1，子房近圆形，上部着生棒状退化雄蕊数枚，花柱棒状；两性花多先于雄花开放，雄蕊、雌蕊各1，雄蕊着生子房中部。小坚果球形，有深色硬壳状果皮。花期6～7月。

【生境分布】 生长于干燥多沙地带，多寄生于白刺的根上。主产于内蒙古、甘肃、青海等地。

【采收加工】 春季采挖，除去花序，切段，晒干。

【性味归经】 甘，温。归肝、肾、大肠经。

【功能主治】 补肾阳，益精血，润肠通便。主治肾阳不足，精血亏虚，腰膝痿软，阳痿滑精，肠燥便秘。

【用法用量】 水煎服，5～10克。

【使用注意】 阴虚阳旺、脾虚泄泻、实热便秘者忌服。

单方验方

①**阳痿遗精、腰腿酸软、神经衰弱、老年便秘：** 锁阳30克，大米适量。共煮成粥，去锁阳食。②**阳痿不孕：** 锁阳、枸杞子、肉苁蓉各6克，淫羊藿15克，菟丝子9克。水煎服。③**下元不足引起的遗精、阳痿及精少、精稀等：** 锁阳、枸杞子各10克，甘草5克。水煎服。

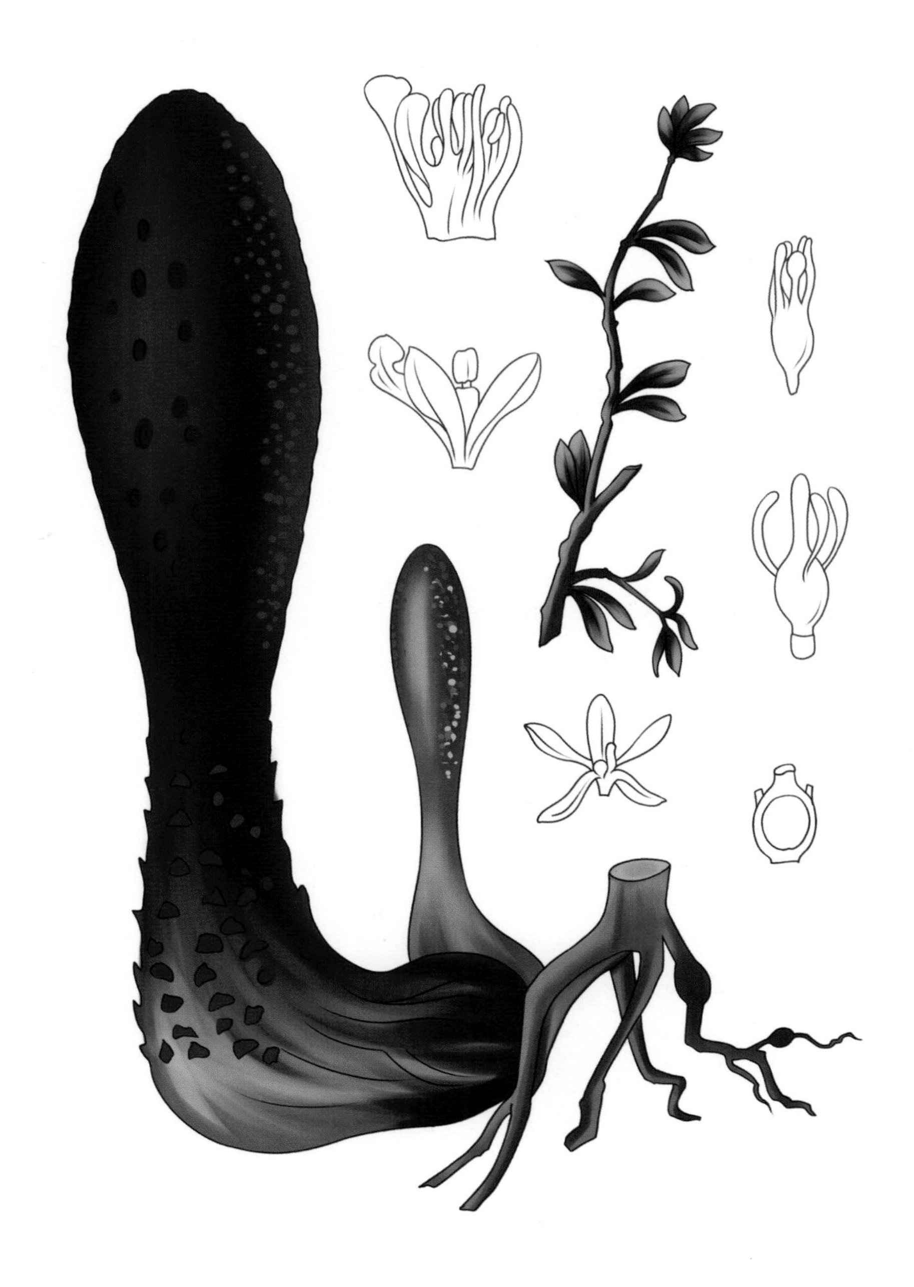

矮地茶

别名 平地木、老勿大、不出林、叶底珠。

来源 本品为紫金牛科植物紫金牛 *Ardisia Japonica* (Thumb) Blume 的干燥全草。

【形态特征】 常绿小灌木，高10～30厘米。地下茎作匍匐状，具有纤细的不定根。茎单一，圆柱形，径约2毫米，表面紫褐色，有细条纹，具有短腺毛。叶互生，通常3～4叶集生于茎梢，呈轮生状；叶柄长5～10毫米，密被短腺毛，无托叶，叶片椭圆形。花着生于茎梢或顶端叶腋，2～6朵集成伞形，花两性，花冠白色或淡红色。核果球形，径5～10毫米，熟时红色。花期6～9月，果期8～12月。

【生境分布】 生长于谷地、林下、溪旁阴湿处。分布于长江流域以南各省（区）。

【采收加工】 夏、秋两季茎叶茂盛时采挖，除去泥沙，干燥。

【性味归经】 辛、微苦，平。归肺、肝经。

【功能主治】 止咳平喘，清利湿热，活血化瘀。主治新久咳嗽，喘满痰多，湿热黄疸，经闭瘀阻，风湿痹痛，跌打损伤。

【用法用量】 水煎服，10～30克。

【使用注意】 服用本品或矮地茶素片，少数患者会引起胃脘部不适等消化道反应。

单方验方

①**慢性气管炎：** 矮地茶35克。水煎，分3次服。②**肺结核、结核性胸膜炎：** 矮地茶、夏枯草各12克，百部、白及、天冬、功劳叶、桑白皮各9克。水煎服。③**急性黄疸型肝炎：** 矮地茶30克，大枣10枚，红糖适量。水煎服。

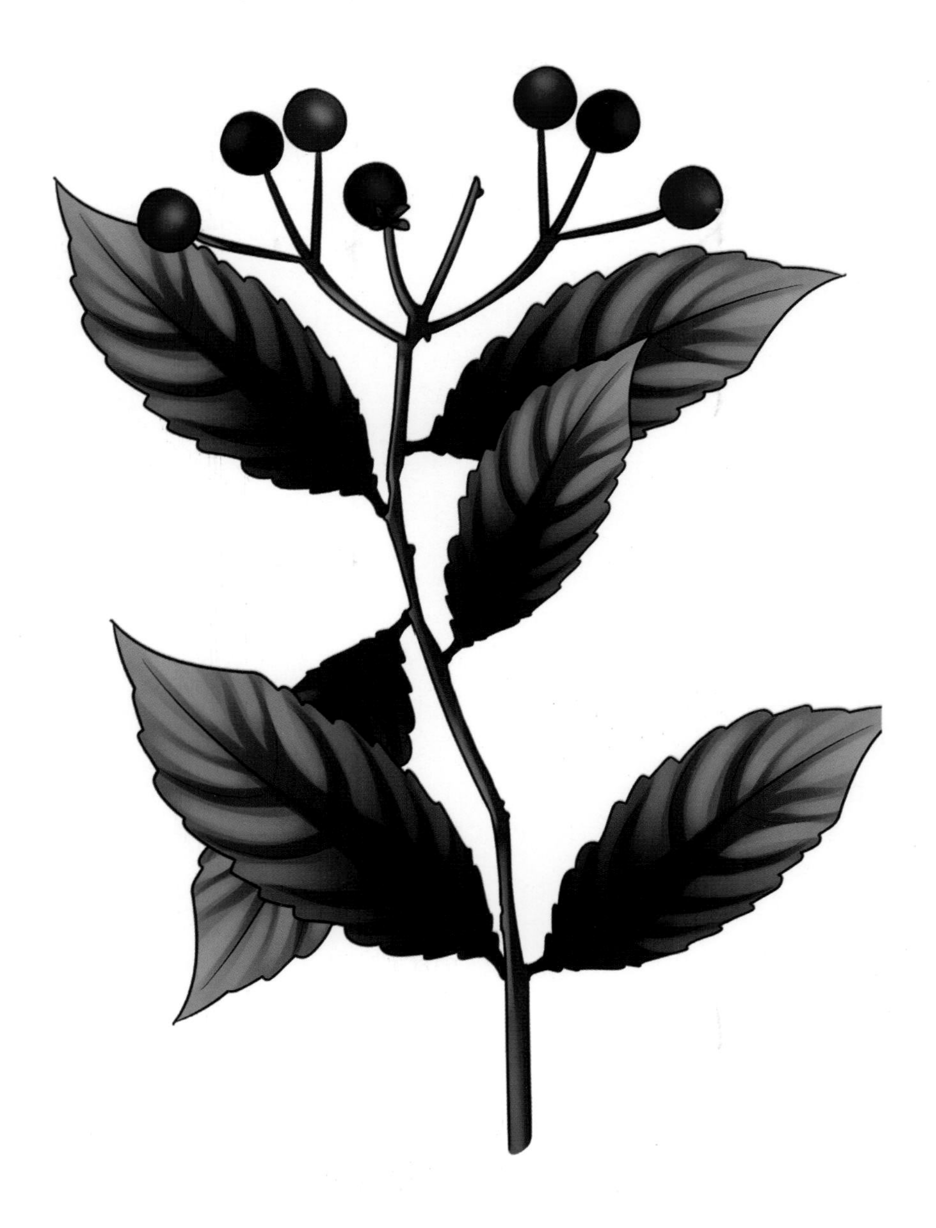

槐花

别名 豆槐、槐米、槐蕊、金药树、护房树。

来源 本品为豆科植物槐 *Sophora japonica* L. 的干燥花及花蕾。

【形态特征】落叶乔木，高8～20米。树皮灰棕色，具不规则纵裂，内皮鲜黄色，具臭味；嫩枝暗绿褐色，近光滑或有短细毛，皮孔明显。奇数线状复叶，互生，长15～25厘米，叶轴有毛，基部膨大；小叶7～15，柄长约2毫米，密生白色短柔毛；托叶镰刀状，早落；小叶片卵状长圆形，长2.5～7.5厘米，宽1.5～3厘米，先端渐尖具细突尖，基部宽楔形，全缘，上面绿色，微亮，背面伏生白色短毛。圆锥花序顶生，长15～30厘米；萼钟状，5浅裂；花冠蝶形，乳白色，旗瓣阔心形，有短爪，脉微紫，翼瓣和龙骨瓣均为长方形；雄蕊10，分离，不等长；子房筒状，有细长毛，花柱弯曲。荚果肉质，串珠状，长2.5～5厘米，黄绿色，无毛，不开裂，种子间极细缩。种子1～6颗，肾形，深棕色。花期7～8月，果期10～11月。

【生境分布】生长于向阳、疏松、肥沃、排水良好的环境。全国大部分地区均产。

【采收加工】夏季花将开放时采收，及时干燥，除去枝、梗及杂质。前者习称“槐花”，后者习称“槐米”。

【性味归经】苦，微寒。归肝、大肠经。

【功能主治】清热泻火，凉血止血。主治便血，痔血，血痢，崩漏，吐血，衄血，肝热头痛，眩晕目赤。

【用法用量】水煎服，5～10克。

【使用注意】脾胃虚寒者慎用。

单方验方

①**痔疮出血：**槐花、侧柏叶、地榆各15克。水煎服。②**脏毒、酒病、便血：**槐花（一半炒，一半生）、栀子（去皮，炒）各50克。共研为末，饭前新汲水调服10克。③**疔疮肿毒、一切痈疽发背，不问已成未成，但焮痛者皆治：**槐花（微炒）、核桃仁各100克。无灰酒一钟，煎千余沸，热服。

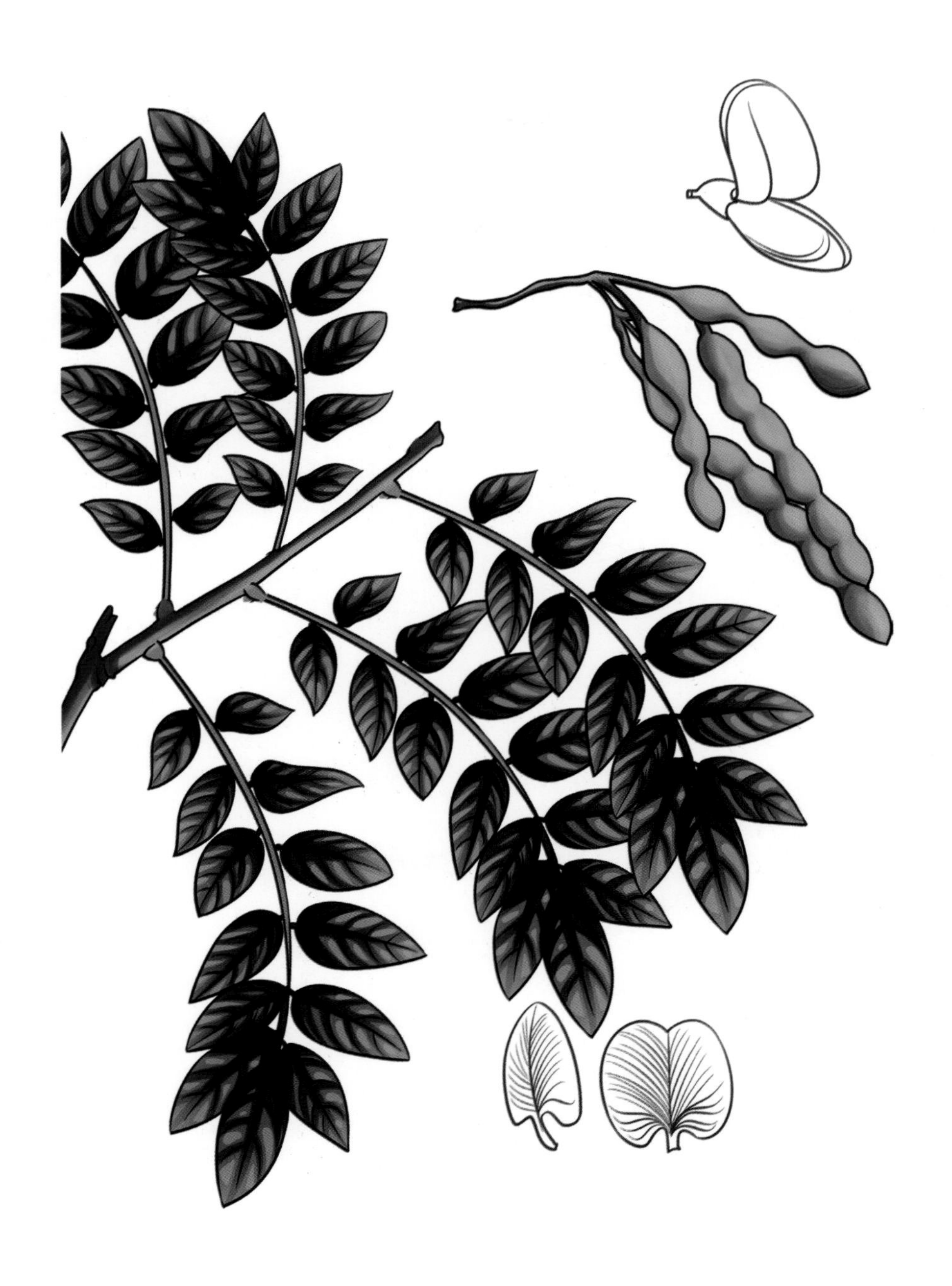

蒲公英

别名 婆婆丁、奶汁草、黄花草、黄花三七、黄花地丁。

来源 本品为菊科植物蒲公英 *Taraxacum mongolicum* Hand.-Mazz. 或同属数种植物的干燥全草。

【形态特征】多年生草本，含白色乳汁，高10～25厘米。叶根生，排成莲座状；叶片矩圆状披针形、倒披针形或倒卵形，先端尖或钝，基部狭窄，下延成叶柄状，边缘浅裂或作不规则羽状分裂，裂片齿牙状或三角状，全缘或具疏齿，绿色，或在边缘带淡紫色斑，被白色丝状毛。花茎上部密被白色丝状毛；头状花序单一，顶生，全部为舌状花，花冠黄色，着生于花冠管上，雌蕊1，子房下位，长椭圆形，花柱细长，柱头2裂，有短毛。瘦果倒披针形，外具纵棱，有多数刺状凸起，顶端具喙，着生白色冠毛。花期4～5月，果期6～7月。

【生境分布】生长于道旁、荒地、庭园等处。全国各地均有分布。

【采收加工】春至秋季花开时采挖，除去杂质，洗净，晒干。

【性味归经】苦、甘，寒。归肝、胃经。

【功能主治】清热解毒，消肿散结，利尿通淋。主治疔疮肿毒，乳痈，瘰疬，目赤，咽痛，肺痈，肠痈，湿热黄疸，热淋涩痛。

【用法用量】水煎服，10～15克。

【使用注意】如用量过大，可致缓泻。

单方验方

①**感冒伤风：**蒲公英30克，防风、荆芥各10克，大青叶15克。水煎服。②**眼结膜炎：**蒲公英15克，黄连3克，夏枯草12克。水煎服。③**腮腺炎：**蒲公英30～60克。水煎服（或捣烂，外敷）。④**小便淋沥涩痛：**蒲公英、白茅根、金钱草各15克。水煎服。⑤**淋病：**蒲公英、白头翁各30克，车前子、滑石、小蓟、知母各15克。水煎服。⑥**肝胆热所致的肾阴虚耳鸣、耳聋：**蒲公英30克，龙胆、黄芩、赤芍、栀子各15克。水煎服。⑦**猩红热：**蒲公英16克，黄芩6克，生甘草3克。每日1剂，水煎，分2次服。⑧**慢性胃炎、胃溃疡：**蒲公英干根、地榆根各适量。共研末，生姜汤送服，每次10克，每日3次。⑨**胆囊炎：**蒲公英50克。水煎服。

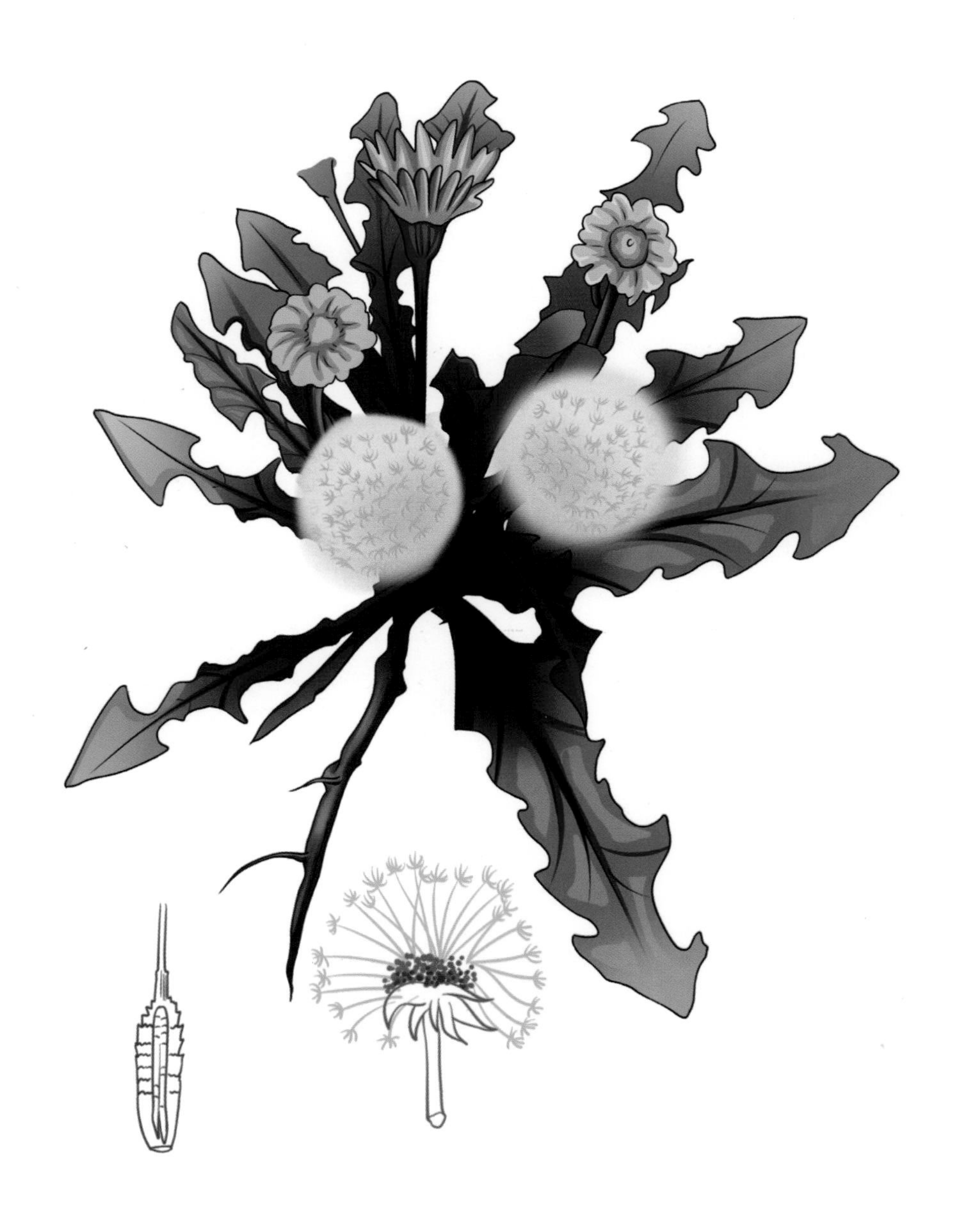

蒺藜

别名 硬蒺藜、蒺骨子、刺蒺藜。

来源 本品为蒺藜科植物蒺藜 *Tribulus terrestris* L. 的干燥成熟果实。

【形态特征】一年生匍匐草本，多分枝，全株有柔毛。羽状复叶互生或对生；小叶5～7对，长椭圆形，长6～15毫米，宽2～5毫米，基部常偏斜，有托叶。花单生于叶腋，萼片5，花瓣5，黄色，早落；雄蕊10，5长5短；子房上位，5室，柱头5裂。花期6～7月，果实8～9月。

【生境分布】生长于田野、路旁及河边草丛。全国各地均产；主要分布于河南、河北、山东、安徽、江苏、四川、山西、陕西等地。

【采收加工】秋季果实成熟时采割植株，晒干，打下果实，除去杂质。

【性味归经】辛、苦，微温；有小毒。归肝经。

【功能主治】平肝解郁，活血祛风，明目，止痒。主治头痛眩晕，胸胁胀痛，乳闭乳痈，目赤翳障，风疹瘙痒。

【用法用量】水煎服，6～10克。

【使用注意】无。

单方验方

①**眼疾、翳障不明：**蒺藜200克（带刺炒），葳蕤150克（炒）。共为散，每早饭后白汤调服15克。②**肝虚视物模糊：**蒺藜、女贞子、枸杞子、生地黄、菊花各10克。水煎服，每日1剂。③**白癜风：**白蒺藜子240克。生捣为末，热水送服，每次6克，每日2次，1个月后断根；服至半个月时，白处见红点，即预示有效。④**通身浮肿：**蒺藜适量。每日煎水外洗。

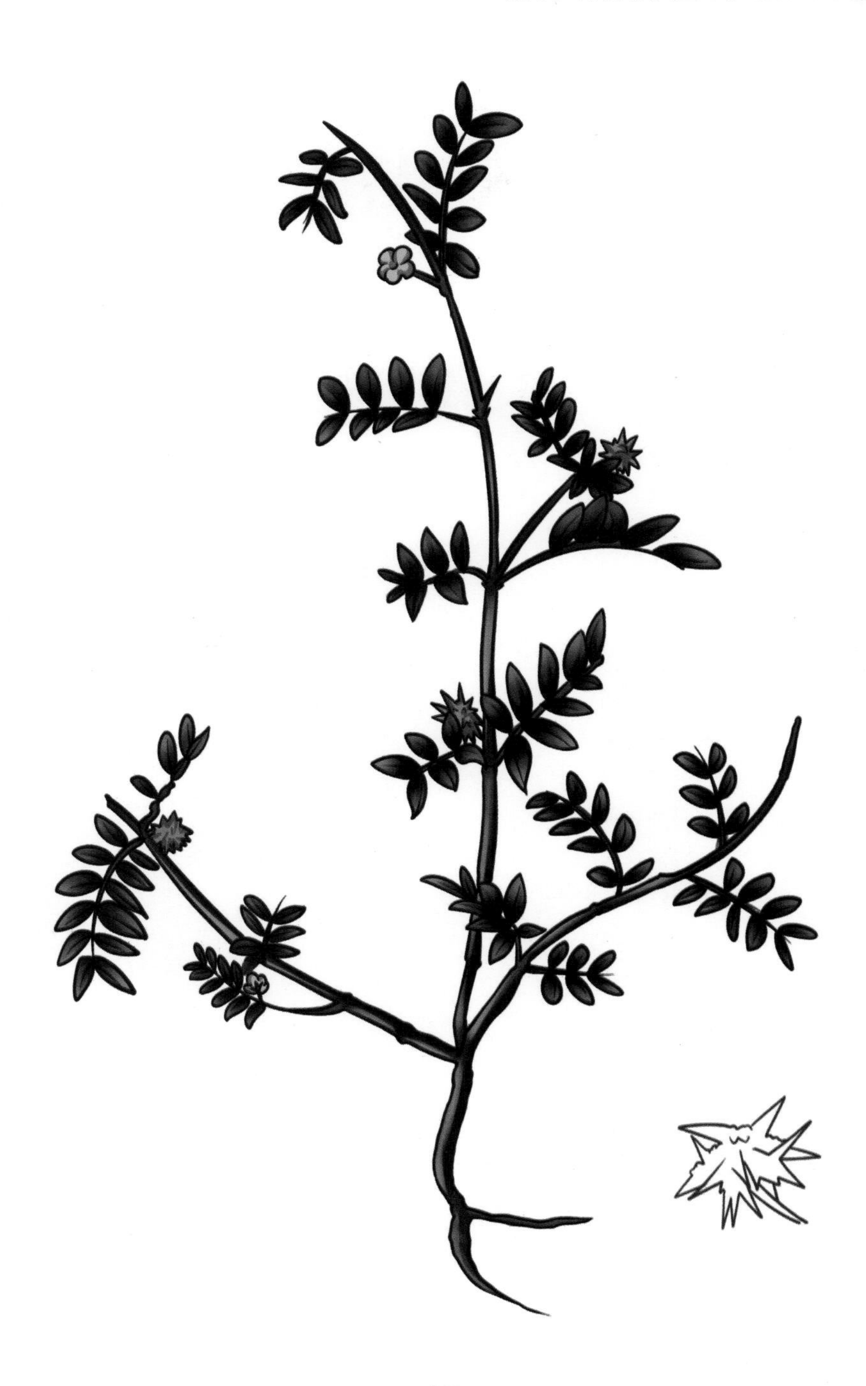

漏芦

别名 野兰、鹿骊、鬼油麻、和尚头、大头翁、独花山牛蒡。

来源 本品为菊科植物祁州漏芦 *Rhaponticum uniflorum* (L.) DC. 的干燥根。

【形态特征】多年生草本，高30～80厘米，全体密被白色柔毛。主根粗大，上部密被残存叶柄。基生叶丛生，茎生叶互生。叶长椭圆形，长10～20厘米，羽状全裂至深裂，裂片矩圆形，边缘具不规则浅裂，两面密被白色茸毛。头状花序，单生茎顶，具干膜质苞片，多列，花全为管状花，淡紫色，雄蕊5，聚药。瘦果卵形，有4棱，棕褐色，冠毛刚毛状。根呈圆锥形，多扭曲，长短不一，完整者长10～30厘米，直径1～2厘米。花期5～7月，果期6～8月。

【生境分布】生长于向阳的草地、路边、山坡。祁州漏芦产于河北、辽宁、山西等地。

【采收加工】春、秋两季采挖，除去须根及泥沙，晒干。

【性味归经】苦，寒。归胃经。

【功能主治】清热解毒，消痈，下乳，舒筋通脉。主治乳痈肿痛，痈疽发背，瘰疬疮毒，乳汁不通，湿痹拘挛。

【用法用量】水煎服，5～9克。

【使用注意】孕妇慎用。

单方验方

①**乳腺炎：**漏芦、蒲公英、金银花各25克，土贝母15克，甘草10克。水煎服。②**风湿性关节炎、风湿痛：**漏芦50克。水煎服。③**肥胖症：**漏芦、决明子、泽泻、荷叶、防己各15克。水浓煎至100毫升，分2次服。

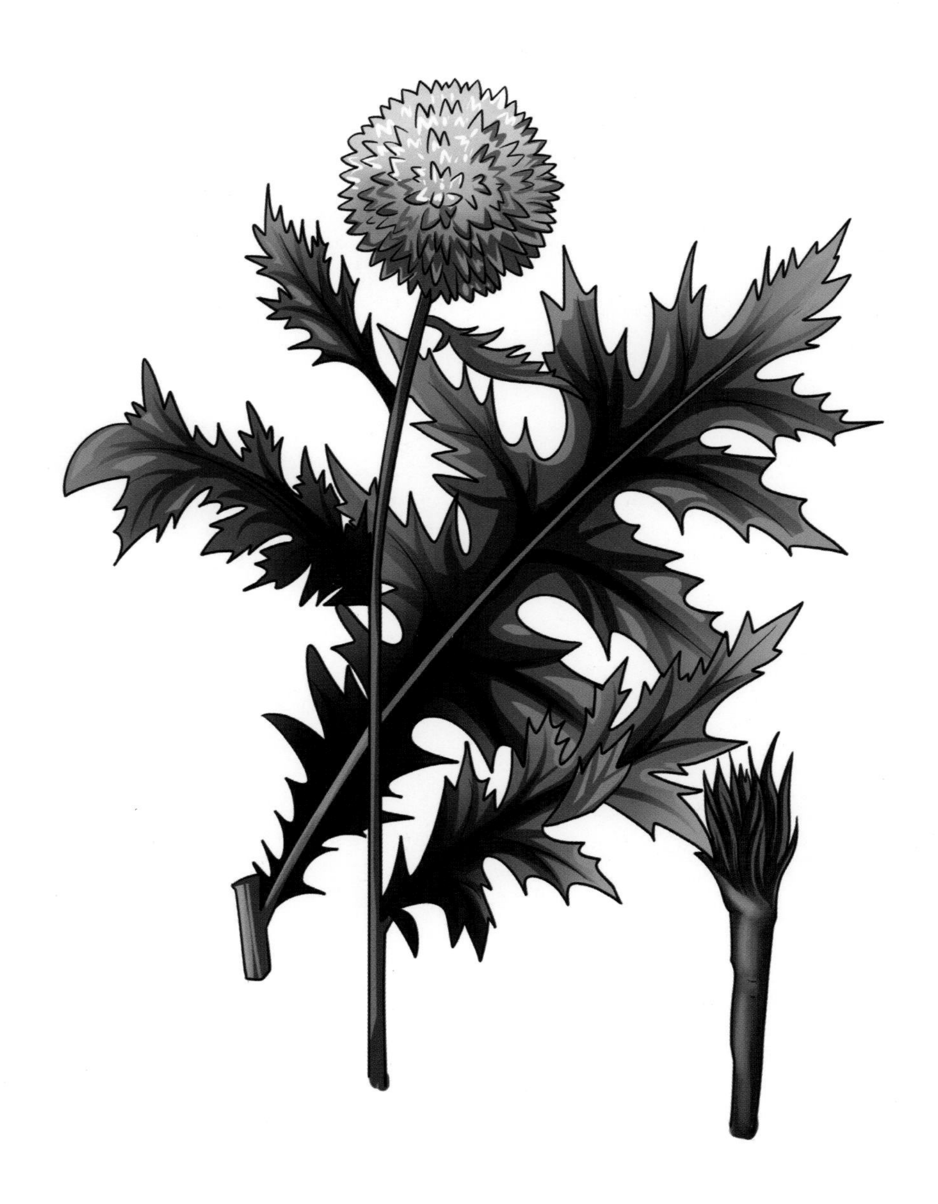

酸枣仁

别名 枣仁、酸枣核。

来源 本品为鼠李科植物酸枣 *Ziziphus jujuba* Mill. var. *spinosa* (Bunge) Hu ex H.F.Chou 的干燥成熟种子。

【形态特征】落叶灌木，稀为小乔木，高1～3米。老枝灰褐色，幼枝绿色；于分枝基部处具刺1对，1枚针形直立，长约3厘米，另1枚向下弯曲，长约0.7厘米。单叶互生，托叶针状，叶片长圆状卵形至卵状披针形，先端钝，基部圆形，稍偏斜，边缘具细锯齿。花小，2～3朵簇生于叶腋；花萼5裂，裂片卵状三角形；花瓣5，黄绿色，与萼片互生，雄蕊5，与花瓣对生；花盘明显，10浅裂；子房椭圆形，埋于花盘中，花柱2裂。核果肉质，近球形，成熟时暗红褐色，果皮薄，有酸味。花期6～7月，果期9～10月。

【生境分布】生长于向阳或干燥的山坡、山谷、丘陵、平原、路旁以及荒地。性耐干旱，常形成灌木丛。分布于华北、西北及辽宁、山东、江苏、安徽、河南、湖北、四川等地。

【采收加工】秋末冬初采收成熟果实，除去果肉和核壳，收集种子，晒干。

【性味归经】甘、酸，平。归肝、胆、心经。

【功能主治】养心补肝，宁心安神，敛汗，生津。主治虚烦不眠，惊悸多梦，体虚多汗，津伤口渴。

【用法用量】水煎服，10～15克。

【使用注意】无。

单方验方

①**心悸不眠：**酸枣仁适量。研末，淡竹叶煎汤送服，每次6克，每日2次，宜连服1周。②**气虚自汗：**酸枣仁、党参各15克，黄芪30克，白术12克，五味子9克，大枣4枚。水煎，分3次服。③**胆气不足所致惊悸、恐惧、虚烦不寐：**酸枣仁、川贝母、知母各9克，茯苓15克，甘草6克。水煎服，每日1剂。④**心气亏虚、神志不安者：**酸枣仁、朱砂、人参、乳香各适量。共研细末，炼蜜为丸服，每次9克，每日2～3次。

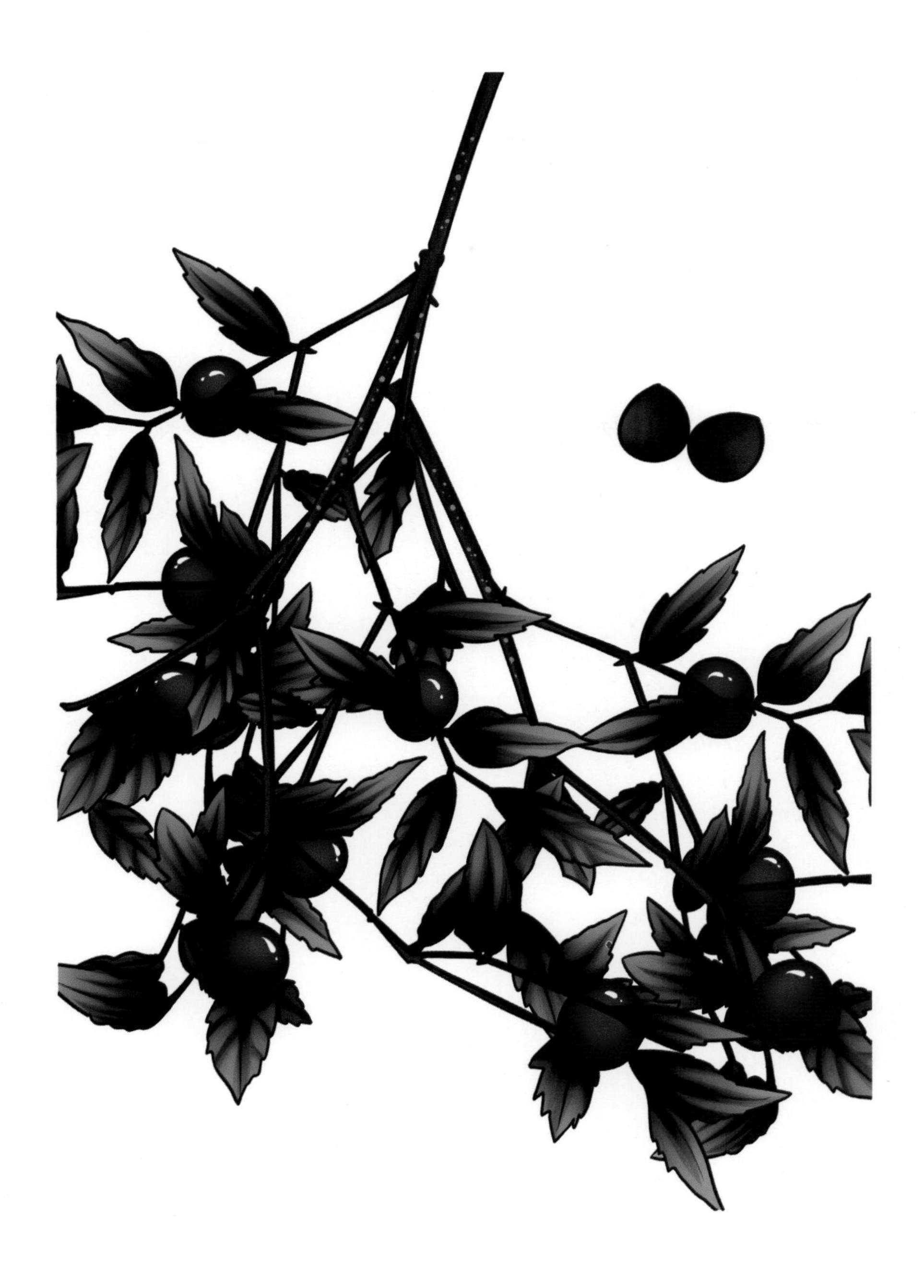

中草药汉语拼音索引

R

S

T

W

X

Y

Z

病症验方汉语拼音索引

E

F

G

H

J

O

P

Q

R

S

X

Y

病症验方笔画索引

五画

六画

九画

十画

十一画

十二画

十三画

十四画

十五画

十六画

十七画

十八画至二十一画

图书在版编目（CIP）数据

常用中草药识别图鉴　彩绘典藏版 / 谢宇主编. --长沙 : 湖南科学技术出版社, 2017.9
ISBN 978-7-5357-9364-5

Ⅰ. ①常… Ⅱ. ①谢… Ⅲ. ①中草药－图谱 Ⅳ. ①R282-64

中国版本图书馆CIP数据核字(2017)第163612号

CHANGYONG ZHONGCAOYAO SHIBIE TUJIAN CAIHUI DIANCANGBAN
常用中草药识别图鉴　*彩绘典藏版*

主　　编：谢　宇
责任编辑：李　忠
出版发行：湖南科学技术出版社
社　　址：长沙市湘雅路276号
网　　址：http://www.hnstp.com
湖南科学技术出版社天猫旗舰店网址：
　　　　http://hnkjcbs.tmall.com
印　　刷：衡阳市顺昌印务有限公司
　　　　（印装质量问题请直接与本厂联系）
厂　　址：衡阳市石鼓区黄沙湾9号
邮　　编：421001
版　　次：2017年9月第1版第1次
开　　本：880mm×1230mm　1/32
印　　张：15.5
书　　号：ISBN 978-7-5357-9364-5
定　　价：48.00元